KB042395

보건의료법
윤리학

HEALTH LAW AND BIOETHICS

손명세· 강선주 · 권오탁 · 김명희 · 김소윤
김태현 · 김한나 · 박정연 · 박지용 · 백상숙
엄주희 · 왕승혜 · 원종욱 · 이동현 · 이미진
이세경 · 이연호 · 이 원 · 이유리 · 이은영
이일학 · 이정배 · 장승경 · 장 욱 · 최성경

박영사

　　법률의 제정은 기본적으로 사회질서와 인권에 대한 제약을 담을 수밖에 없다. 현재까지 가장 포괄적인 인권제약은 비상사태수습을 위한 비상사태법(속칭 계엄법)에 의한 것이었다. 그런데 이번 코로나 19 대유행 과정에서 우리는 계엄 상황보다 더 심한 자유와 권리의 제한을 감염병의 예방 및 관리에 관한 법률을 통해 이루어지는 것을 볼 수 있었다. 계엄법은 그 자유의 제한 정도가 정치와 경제를 중심으로 −비록 생활 영역 전반에 걸쳐 있지만 관혼상제, 거주에 대한 제한은 상당한 자유가 보장되었다− 단기간에 이루어지는데 비해 현재 감염병예방법에 의한 규제는 통신비밀, 거주이전, 집회 및 결사, 출판 등에 관해서 광범위하게 규제하고 있으며 그 구속력을 민형사상 제재를 통해 보장하고 있다. 이것은 질병창궐, 질병전파로 인한 재난상황을 전쟁과 같은 사회적 위험과 비교할 수 있음을 보여준다. 보건의료에 관한 법의 제정과 검토는, 정치적−사회적인 자유 제한의 경우와 같이 인권과 질병 대응의 균형을 목표로 이루어져야 한다. 그리고 보건의료법윤리학의 필요성을 드러내는바, 입법에서 집행에 이루어지는 과정을 논의 대상으로 하는 보건의료법학, 법률의 근거를 형성하고 정당성을 평가하는 보건의료윤리학의 종합적 접근으로서 보건의료법윤리학의 기반 정립이 중요하다 하겠다.

　　현실사회에서 법은 윤리와 사회 전체의 합의를 담는 그릇이고, 그 그릇은 기본적으로 위계가 있다. 헌법이라는 엄청나게 큰 그릇 속에서 보건의료법은 헌법과의 정합성에 맞도록 규정되어 있어야 한다. 그 근간이 되는 헌법은 그간 인류의 진화과정과 발전과정에서 일어났던 사회적 합의가 만들어졌던 부분이고, 그 합의가 한 나라의 사회적 큰 틀이 만들어지는 과정은 국제사회의 발전과 맞닿아 있다. 이는 전 인류가 어떤 형태로든 사회의 발전방향에 따라서 만들어왔던 많은 인권선언과 합의 등에 의해서 만들어졌다.

　　법은 헌법이라는 그릇과 겹쳐지는 국제법이라는 환경 속에 다 담겨질 수도 있고, 나와 있을 수도 있다. 사회사상에 대한 윤리적 검토를 통해서 각 나라의 법을 검토해 보면, 각 나라별로 어떤 부분들이 얼마만큼 사회합의를 통해서 앞서 있고 뒤쳐져 있는 것들을 알 수 있다. 법을 통해서 전 세계의 사회를 들여다보면 통시성과 동시성 같은 것들에 의해서 차이가 나타나는 부분을 명확히 볼 수 있다. 현대사회에 있어서 이러한 법의 특성을 잘 이해하기 위해서는 사회 자체의 굉장히 중요한 현실의 문제들과 원칙의 문제를 실제적으로 한 사회의 역사적 통시성뿐 아니라 국제사회에 있어서의 역사적 통시성을 고찰해야 한다. 그리고, 그것들이 서로 교차하는 부분에 있어서의 비교성을 통해서 국제적 차원을 포괄할 수 있는 사회적 합리성을 회득해 나가야 한다.

현대 사회에서 가장 소중한 학문적 방법론은 '법치'로의 회귀라는 부분이다. 법의 근간과 기본을 이루는 윤리, 즉 사회적 윤리와 '인간의 윤리'라는 부분들에 대한 검토가 굉장히 중요할 수밖에 없고, 그런 과정을 거치지 않으면 법의 형성기반이 많이 약해진다. 각 나라와 사회마다 법을 만드는 방식이 다르다. 그러나, 특히 다른 분야보다는 정치적 영향에서 국지성을 획득하는 분야인 보건의료분야에 있어서의 국제사회와의 통시성을 가지고 있는 법과 윤리는 각 사회에서 꼭 필요한 분야이다.

'법치'에 있어서 입법은 매우 중요한 의미가 있다. 사회의 제도와 현상을 담는 그릇으로서의 입법이 되는 과정들은 세부적으로 나뉜다. 입법과정에서 절차에 대한 부분들과 시행방법에 대한 것들을 다루는 기술적인 분야로서의 입법론과 원칙론적인 분야에 있어서의 입법론이 있다. 보건의료분야에서의 법학과 입법론은 각각의 입법의 과정에서 다루어져야 하는 사회적 현상, 윤리적 원칙, 사회분석론, 입법과정에서 예상되는 사회행태 변화, 이런 것들을 총괄적으로 들여다볼 수 있는 내용들이 더 많이 검토되고, 근본적 성찰이 있어야 한다.

국제적 단계에서 보건의료법윤리가 어떻게 발전되어 왔는지는 세계인권선언과 지금 현재의 국제기구들이 설립, 그 후의 소수자들의 배려, 권리 확장, 포용 방식으로서의 사회변화를 담아내고 있는 국제적인 현실들을 고찰해 보면 잘 알 수 있다. 미국이나 우리사회도 마찬가지로, 실제적으로 소수자의 인권은 인류가 탄생 후 끊임 없이 확장되어 왔다. 이에 대한 감내는 총체적 사회의 역할이지만, 특히 보건의료 영역에서 어떻게 감내할 것인가는 우리의 역할이 될 것이다.

　　국제법에서는 이러한 것들이 근간이 되어 와있고, WHO에서는 이를 국제규범과 제도로 만들어 가는 과정이 있었다. 과거는 이러한 것들을 국제규범과 제도로 만드는 것이 적었으나, 최근 100년에는 그러한 노력이 활발하였다. 이때, 참여국가의 동의가 필수적이고, 각 나라에서는 이런 부분을 발전시켜 가야 한다. 이런 의미에서, 국제수준에서 보았을 때 우리 사회는 얼마 전까지도 국제적으로 문제가 되고 있는 현상과 사회의 원리를 기존의 관행과 기존의 인식 방식에 의해서 이해하려고 하고 그것들을 받아들이는 입장으로, 수동적으로 외국에서 주어지니까 따라가야만 한다는 입장을 가지고 있었다.

　　그러나 최근 들어서 우리사회의 인식, 사회적 규범, 여러 관계들이 국제사회에 있어서의 모든 갈등구조와 활용 구조를 다 담지하고 있는 형태로 진행하고 있다. 즉, 우리는 국제사회의 것은 순하게 받아들이는 것을 넘어서서, 어떤 의미에 있어서는 그것들을 만들어가고 협력하고 리드하고, 국제사회에 영향을 주는 역할도 하고 있다. 특히, 최근의 COVID-19를 겪으면서, 국제사회에서의 우리에 대한 인식도 매우 달라졌다. 그런 의미에 있어서, 보건의료법학은 기술적 입법론 단계를 넘어서, 보건학과 윤리학, 법학의 원리학의 진정한 융합학문으로서의 위상에 맞게 발전해 오고 있다. 특히 윤리학은 원리와 작동 원칙들을 검토하는 방식으로서, 각 학문분야에 영향을 줄 수 있는 중요한 학문이 되었다.

　　우리나라의 입법은 국회발의 또는 정부발의를 거친다. 정부발의는 국회발의보다는 매우 복잡하고 엄격한 과정을 거친다. 그 과정에서 어떤 것이 생략되고 어떤 것이 포함되어야 하고 하는 것에 대한 의견을 계속 나누지 않으면 안 된다. 이것들을 좀 더 체계적으로 접근하기 위해서는 보건의료영역의 윤리적 문제점들을 상당히 많이 논의하고, 그것들이 법적 규제로 갈 수 있을지 아니면 윤리적 문제로 사회적 윤리규범을 세우는 정도로 할 것인지 논의가 필요하다.

　　이 책에서는 보건의료 각 분야의 윤리적 규범과 법적 장치를 다룰 예정이다. 보건의료체계를 형성하고 제공체계의 하부구조를 이야기하고, 국민들이 이용하는 체계에 대한 이야기를 한다. 소수자 권리에 대한 존중과 배려가 우리사회를 넘어서 세계에서 어떻게 되고 있는가에 대한 고찰을 통해서 인류가 계속해서 진화하고 발전해 나가는 이론적 배경의 틀을 제시하고, 이를 인권적 개념과 윤리적 원칙의 갈등이 없는 선에서 정리하는 것이 이 학문의 진수이다.

● 제1편   보건의료법윤리학의 이해 ●

제 1 장   보건의료법윤리학의 개념 ································· 3

  제1절 ∣ 보건의료와 법, 윤리 규범: 보건의료법윤리의 필요성 ················· 3

  제2절 ∣ 보건의료법윤리의 학문적 정립 ·························· 6

  제3절 ∣ 결론 ·· 20

제 2 장   법학적 접근 ································· 21

  제1절 ∣ 보건의료법학의 체계적 이해 ························· 22

  제2절 ∣ 보건의료법학의 내용: 공법적 쟁점과 판례 ················ 35

제 3 장   윤리학적 접근 ································· 70

  제1절 ∣ 보건의료에서 윤리적 이해의 필요성 ··················· 70

  제2절 ∣ 보건의료영역의 윤리적 문제들 ······················ 71

  제3절 ∣ 의료기관의 윤리 ·································· 76

제 4 장   보건의료법윤리의 학제적 성격 ·················· 84

  제1절 ∣ 보건의료분야의 법윤리 문제 ······················· 84

  제2절 ∣ 보건의료법학의 학문적 성격: 통합과학성 ··············· 85

  제3절 ∣ 보건의료윤리학의 학문적 성격: 윤리적 추론 ············· 91

  제4절 ∣ 보건의료법윤리학의 학제간 연구 ···················· 102

● 제2편   보건의료의 제공체계에서의 법·윤리 ●

제 5 장 보건의료인력과 의료행위 ···························· 107

제1절 ┃ 배경 및 현황 ······························ 108
제2절 ┃ 의료행위의 개념과 의료인별 의료행위 ············ 110
제3절 ┃ 의사와 한의사의 의료행위 ···················· 117
제4절 ┃ 의사와 치과의사의 의료행위 ·················· 123
제5절 ┃ 전문간호사의 의료행위 ······················ 130
제6절 ┃ 기타 보건의료인 ·························· 136

제 6 장 응급의료와 감염관리 ···························· 146

제1절 ┃ 응급의료 ···························· 146
제2절 ┃ 감염과 격리–감염관리와 인권 ················ 161

제 7 장 보건의료재정의 관리 ···························· 186

제1절 ┃ 필요성 및 현황 ························ 186
제2절 ┃ 관련 제도 및 법률의 주요쟁점과 논의방향 ········ 205

제 8 장 의료기술의 혁신과 지적재산권 ···················· 222

제1절 ┃ 배경 및 현황 ·························· 222
제2절 ┃ 공중보건, 지적재산과 무역 정책 ·············· 231
제3절 ┃ 의료기술의 혁신과 지적재산 ················ 234
제4절 ┃ 의료기술의 접근성 ······················ 236
제5절 ┃ 시사점 및 결론 ························ 241

제 9 장 의료기기 규제와 육성정책 ······················ 243

제1절 ┃ 배경 및 현황 ·························· 244
제2절 ┃ 의료기기 인허가제도의 개요 ················ 249

제3절 ┃ 의료기기 인허가와 임상시험 ·· 252

제4절 ┃ 의료기기 신의료기술평가와 보험등재 ······························· 261

제5절 ┃ 의료기기 규제와 육성 정책의 최근 동향 ························· 266

● 제3편 보건의료 이용에서의 법·윤리 ●

제10장 인공임신중절제도 ·· 275

제1절 ┃ 배경 및 현황 ··· 276

제2절 ┃ 주요국가 인공임신중절 관련 입법례 ······················· 278

제3절 ┃ 주요국가 인공임신중절 관련 정책 ·························· 286

제4절 ┃ 우리나라 인공임신중절 ······································· 298

제5절 ┃ 결론 ··· 307

제11장 근로자 건강과 산업보건 ·································· 309

제1절 ┃ 근로기준법 ··· 309

제2절 ┃ 산업안전보건법 ··· 321

제3절 ┃ 산업재해보상보험법 ·· 332

제12장 노인과 통합의료복지 ···································· 346

제1절 ┃ 노인보건의료와 법적 근거 ·································· 346

제2절 ┃ 노인 환자의 특징과 재활 ···································· 351

제3절 ┃ 노인 만성질환과 장기요양 ·································· 355

제4절 ┃ 노인통합의료복지 ·· 370

제13장 장애인보건 ·· 375

제1절 ㅣ 장애의 개념과 장애등급 ····································· 375

제2절 ㅣ 장애인보건 관련 법·제도 개선 ························· 382

제14장 생애 말기 돌봄 ··· 395

제1절 ㅣ 배경 및 현황 ··· 397

제2절 ㅣ 문제점 및 대안 ··· 425

제3절 ㅣ 제언 ··· 432

참고문헌 ··· 434

제1편

보건의료법윤리학의 이해

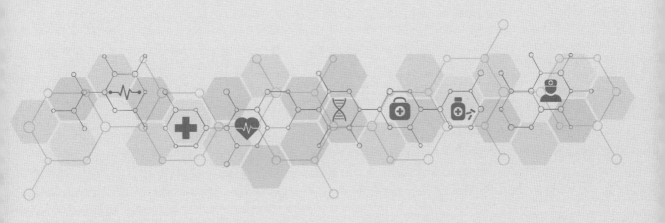

제 1 장 보건의료법윤리학의 개념
제 2 장 법학적 접근
제 3 장 윤리학적 접근
제 4 장 보건의료법윤리의 학제적 성격

제1장 보건의료법윤리학의 개념

제1절 | 보건의료와 법, 윤리 규범: 보건의료법윤리의 필요성

1. 보건의료와 법, 윤리의 상호작용

보건의료는 삶의 기본적인 조건인 건강을 다룬다는 점에서, 그리고 의료행위와 보건의료의 결정이 미치는 영향이 더욱 커짐에 따라 실천적, 학문적으로 중요한 법학과 윤리학의 탐구 대상이 되었다. 추상적, 일반적인 수준에서는 자명해 보이는 많은 규범들은 실제 보건의료 사례에서 별로 명확한 답변을 제시하지 않을 때가 많다. 게다가 사회적 갈등을 예방, 해결하기 위해 활용되는 법률 체계 내에서 법적 책임이 인신이나 재정적으로 영향을 미치게 될 때, 윤리적 관점을 유지하기가 더 어려워질 수도 있다. 어떤 행위가 반드시 하거나/하면 안 되는 의무에 속한 것인지, 의사나 환자가 자유로이 판단할 수 있는 것인지, 지금 벌어진 결과의 법적, 윤리적 책임은 누구에게 물어야 할 것인지 판단하는 일은 간단하지 않다. 이렇게 어려운 일이지만 보건의료에 관한 법적, 윤리적 판단을 피할 수는 없기 때문에 이를 더 분명히 사고할 방법을 찾아야 한다.

필자들은 보건의료법윤리학이 보건, 의료, (또는 보건의료)와 법, 윤리를 병렬로 늘어놓은 신조어가 아니라 이미 보건의료현장과 학문적 탐구의 현장에서 통합되어 수행되고 있으며 분명한 기여점을 가지고 있다고 생각한다. 우선 법과 윤리는 보건의료인들이 과학에 한정된 사고가 아니라 환자의 경험과 가치에 관심을 갖고 이를 의사결정 과정에 반영하도록 훈련시키고 있다. 의학은 자연과학적 지식을 개별 환자에 적용하는 학문이다. 그 과정에서 의학은 공학이나 자연과학과는 다른 측면을 가진다. 지식을 기계적으로 적용해서는 원하는 결과를 가져올 수 없으며 주어진 사태의 개별성에 주목하고 지식을 어디까지 적용할 수 있을 것인지 그 한계를 판단하는 능력(실천지, practical wisdom, *phronesis*)이 요구된다. 이 실천지는 의학적 지식의 한계에 대한 경험, 돌보는 대상(즉 환자, 혹은 지역사회)의 필요와 그들이 해결해야 할 과제에 대한 인간적 공감능력, 그리고 기술을 활용하는 효과적인 방식에 대한 이해를 종합한 것이다. 이런 의미에서 의학은 단순히 자연과학의 응용에 머무를 수 없는 것이다. 의학의 본질적 특성에 윤리적, 법적 측면이 관련되어 있다는 인식과 분리할 수 없는 것이다.1 이런 의미에서 법적, 윤리적 사고 능력은 의료인의 기본적 역량에 속한다. 동시에 보건의료는 끊임없이 법학과 윤리학에 새로운 관점과 문제의식을 제기한다. 예를 들어 인간의 도덕적 판단에 대한 신경과학의 발견은 인간의 자유의지, 도덕적 판단과 행위 사이의 관련성 등에 있어 새로운 관점을 제기하고 그간 인문학이 전제로 받아들였던 인간관에 의문을 제기한다. 또한 새로운 생물학의 적용범위를 어떻게 정할 것인지 정하는 (윤리학적, 법적) 난제의 해결을 인문학에 기대한다.

2. 학제간 연구로서 보건의료법윤리학

융·복합을 표명하는 연구소와 연구자가 많아지고 사회의 관심도 높아지고 있다. 그러나 융합과 복합을 정의하는 일은 점점 어려워지고 있다. 이것은 융합이라는 개념을 담은 많은 어휘들의 존재와 관련 있다. 이미 우리는 '복합', '융합', '퓨전', '하이브리드', '통섭', '통합', '탈경계' 등과 같은 비슷하지만 구별되는 의미를 융합이라는 표현 아래 사용하고 있는 상황인데, 이 개념들은 '새로운 존재', '일부 접합', '서로의 내용 혼합', '매개하는 존재의 생성' 등의 의미를 담고 있다. 이것들을 종합하면 지금까지 구별하여 존재하였던 것을 어떤 방식으로 서로에게 영향을 미치도록 함으로써 전에 없던 성격을 갖게 하거나, 전혀 새로운 것을 창조하는 작업이 융합이라고 할 수 있다. 의학-법학-윤리학 융합에 이것을 적용한다면, 그간 별개로 진행되었던 법학-윤리학과 보건의료의 학문영역이 접하도록 함으로써 양쪽의 변화를 일으키는 것을 의미한다. 그렇다면 이어지는 질문은 어떻게 접촉하게 할 것인가? 그 결과물은 어떤 형태가 될 것인가? 하는 것이다.

---

1 근본적으로 인문학 영역에 속하는 것으로 간주되는 여러 활동들-역사, 철학, 문학, 윤리학, 법학, 신학, 사회학 등-에 관한 보건의료계의 관심이 깊어지는 것은 긍정적인 측면이 있다.

홍성욱은 융합의 유형을 '생각의 탄생', '전문화와 잡종화', '기술의 융합', '통섭', '학제간 협력연구' 등으로 제시한다. 이러한 구분은 역사적으로 등장하였던 융합을 정리한 것으로 어떤 기준에 따른 것은 아니지만 융합을 이해하는데 의미가 있다. '생각의 탄생'이란 문제해결 과정에서 그 문제를 주로 다루는 학문분야 외의 인접 영역에서 가능한 자원을 끌어다 사용하는 경우인데, 슈뢰딩거가 생물학의 문제를 양자역학의 관점에서 해석한 것이 그 대표적인 예이다. 생물학이 풀지 못하는 복잡성의 문제를 물리학적 관점에서는 포용할 수 있음을 드러낸 것이 슈뢰딩거의 연구다. '기술의 융합'은 오늘날 흔히 언급되는 NBIC(나노−바이오−정보−인지) 융합연구의 예와 같이 각자 발전하였던 학문분야들이 공동으로 활용할 수 있는 영역을 발견하고 접근하는 것을 의미한다. 마지막으로 '학제간 협력연구'는 학문적 배경이 서로 다른 여러 구성원으로 이루어진 연구진이 공동의 문제해결을 위해 협력하는 방식을 의미한다. 이런 학제간 협력연구는 과거 학문이 자신의 주요한 과제로 간주하였던 해석−이해−설명(인문학−사회과학−자연과학)의 구분을 넘어서는 활동을 요구한다고 할 수 있다.

보건의료−법학−윤리학 융합연구는 그중에서 '학제간 협력연구'의 일종이다. 그리고 법학과 윤리학이 가진 해석과 규범 제시 기능을 통해 자연과학적 의학이 결여하고 있는 의학의 다양성을 파악하고 적절한 의학의 개선을 가능하게 하는 실용적인 목적도 가지고 있다. 이 방향성은 앞에서 언급한 바와 같이 쌍방향성을 가지기에 신경과학의 발전을 통해 인간성의 새로운 측면을 발견함으로써 인문학의 과제를 확대하고, 근간을 재검토하는 과제를 제시할수도 있다.

이러한 통합은 보건의료와 관련된 법적, 윤리적 문제의 다양성과 질적 심화에서 필요성과 가능성을 동시에 찾을 수 있다. 보건의료법윤리는 보건의료와 관련된 실정법만을 그 대상으로 하는 것이 아니라 전통적인 공법학과 사법학 그리고 보건의료정책 모두에 관련되는 다양하고 광범위한 문제를 다루고 있으며, 이런 실제 규범을 윤리학(그리고 철학)적인 관점에서 비판적으로 성찰하려는 시도다. 이는 보건의료법윤리가, 그 연구자들의 학문적 기반에 따라, 철학이나 법학의 분과학문으로 파악해서는 안 되고, 이와 같은 전통적인 법체계와 내적 연관성을 유지하면서도 보건의료와 관련된 모든 법적 문제를 총체적인 관점에서 인식할 것을 요청한다.[2] 즉 보건의료법윤리는 법학 분야, 철학 분야, 정책 및 보

---

2 이는 관련되는 개별과학 내지 분과학문들의 경계 그 자체를 없애고 단일한 하나의 통일된 보건의료 법학을 정립해야 한다는 것을 의미하는 것이 아니라, 그 경계를 '넘나들면서' 그들이 입체적으로 순환하고 교류하면서 체계화되어야 함을 의미하는 것이다. 이에 대하여는 정종섭, 위의 논문(주 26), 226면; 최경석, "생명윤리와 생명윤리법: 다원주의 사회에서 학제적 생명윤리학의 학문적 정체성과 미래", 「법학논집」(이화여자대학

건학, 의학의 연구성과가 적극적으로 소통되고 유기적으로 종합되는 분야가 되어야 하는 것이다. 결론적으로 보건의료법윤리는 인문과학, 사회과학, 더 나아가 자연과학이 상호 교차하는 영역에 있으며, 이에 따라 학제적 연구가 긴요하게 요청되는 분야라고 할 수 있다.34 이하에서는 보건의료법학에 있어 통합과학성 및 통합과학적 접근의 구체적 모습을 법학의 다른 분과학문 및 의학, 보건학, 정책학 등 인접학문들과의 관계를 통하여 살펴보기로 한다. 이는 다른 한편 보건의료법학의 학문적 위상을 검토하는 작업이라고도 할 수 있을 것이다.

제2절 | 보건의료법윤리의 학문적 정립

보건의료법윤리를 학제간연구의 장(field of interdisciplinary study)으로 간주한다면 이 공동의 논의에 참여하는 분야의 문제의학과 접근법을 이해하는 것이 도움이 될 것이다. 본 절에서는 (1) 의학, 보건학, (2) 법학, (3) 윤리학, 그리고 (4) 관련된 인문학 분야의 순으로 살펴볼 것이다.

1. 의학, 보건학

보건의료법윤리는 의료와 보건에 관한 법적 문제를 그 탐구대상으로 삼고 있기 때문에, 본질적으로 의학 및 보건학과 매우 밀접한 관련성을 맺고 있다. 특히 의학 및 보건학의 전문지식 또는 연구성과의 반영은 규범에 관한 탐색의 시발점으로, 동시에 규범의 현실적합성이나 수용가능성을 제고한다는 측면에서 필수불가결하다.

의학은 전통적으로 인간을 생물학적 개체로 파악하여 질병의 발생 원인을 탐구하는

교 법학연구소, 2012), 제17권 제1호, 249면.

3 이상돈, 앞의 논문(주 19), 147면 또한 전문법학의 가장 중요한 과제로서 학제적 연구를 들고 있다.

4 다학문적(multidisciplinary) 접근방법과 학제적 접근방법을 구분하여, 전자를 '학문병렬적' 또는 '다수 학문적'으로, 후자를 '학문 협동적' 또는 '학문 사이를 넘나드는'의 의미로 번역하면서, 후자인 학제적 접근방법이 생명윤리에 있어 바람직한 접근방법론임을 피력하는 입장으로 최경석, 앞의 논문(주 34), 243면. 이에 따르면 학제적 접근방법이란 학문 통합적 현안 문제에 대한 탐구와 개별 학문의 근본 문제에 대한 탐구 사이에 '순환적 환류'가 발생하는 방법을 의미한다. 생명윤리학에서 학제적 연구의 구체적 방법론에 대하여 자세한 것은 최경석, 같은 논문, 249-251면 참조.

자연과학적 학문으로서 생물학적 또는 생의학적(biomedical) 접근 방법을 취한다.[5] 특히 의학적 전문지식은 의료과오소송에 있어 의료사고의 과실 및 인과관계 판정 여부에 직접적인 영향력을 행사한다. 예컨대, 의료인은 의학에 대한 전문적인 지식과 경험, 임상의료의 실천적 관행 등에 입각하여 구체적 의료 상황에 적합한 의료행위를 하여야 할 법적 의무를 부담하는데,[6] 실제적 사안에서 의료인이 이러한 의무를 다하였는지 여부는 일차적으로 의학적 판단에 의지할 수밖에 없다.[7]

한편, 보건학은 역학적, 통계학적 그리고 사회경제적 요인을 개선함에 따라 인구 집단의 건강 수준이 향상될 수 있다는 사회경제적 접근 방법까지를 포괄한다.[8] 특히 이러한 보건학적 연구 성과는 국가의 보건의료 관련 법정책에 있어 매우 중요한 실증적 근거로서 작용한다. 예컨대, 흡연에 대한 법적 규제의 확립과 그 규범적 정당화에는 담배의 유해성에 대한 역학적 연구들이 중요한 역할을 담당한다.[9] 즉, 국민건강증진법 제8조 제1항은 "국가 및 지방자치단체는 국민에게 담배의 직접흡연 또는 간접흡연과 과다한 음주가 국민건강에 해롭다는 것을 교육·홍보하여야 한다"고 규정하고, 동법 제9조의2 제1항은 담배의 제조자 등은 담배갑 포장지 앞면·뒷면·옆면 및 광고 등에 흡연이 폐암 등 질병의 원인이 될 수 있다는 내용의 경고문구, 타르 흡입량은 흡연자의 흡연습관에 따라 다르다는 내용의 경고문구, 나프틸아민·니켈·벤젠 등 담배에 포함된 발암성물질, 금연상담전화의 전화번호 등을 표기하도록 규정하고 있다.[10] 또한 동법 제9조 제4항은 "다음 각 호의 공중이 이용하는 시설의 소유자·점유자 또는 관리자는 해당 시설의 전체를 금연구역으로 지정하여야 한다"고 규정하면서, 각 호로서 국회의청사 등 국가기관의 청사(제1호 내지 5호), 유아교육법 등에 따른 학교 및 학교의 교사(제6호 내지 제7호), 의료법에 따른 의료기관(제8호) 등을 적시하고 있다.[11] 특히 이와 같은 특정장소에서의 흡연행위 금지라는 보다

---

5 유승흠, 『양재모의 보건학』(계축문화사, 2005), 23면.

6 대법원 2003. 1. 24. 2002다3822 등 참조.

7 물론 특정한 의료 조치의 실시 여부 등과 같은 의학적 내지 의료적 판단에 대하여는 일차적으로 당해 의료인에게 재량권이 부여된다. 의료행위의 재량행위성에서 도출되는 의료인의 재량권은 의료과오소송에서 과실 여부 인정과 밀접한 관계가 있다. 즉, 의료인의 재량권을 넓게 인정하면 과실로 판단되는 영역이 좁아지고, 반대로 그 재량권을 좁게 인정하면 과실로 판단되는 영역이 넓어지게 된다. 이와 같은 점에서 의료인의 재량권에 대한 판단과 그 제한은 의료과오소송의 중요한 논점이 된다.

8 유승흠, 앞의 책(주 65), 23면.

9 이하의 담배규제에 대한 내용은 「저스티스」(한국법학원)에 향후 게재예정인 박지용, "공중보건법학 의 개념과 이념적 기초"의 내용 일부를 요약·정리하여 작성된 것이다.

10 담배광고의 제한에 대하여는 국민건강증진법 제9조의4 참조.

11 또한 국민건강증진법 제9조 제5항은 "지방자치단체는 흡연으로 인한 피해 방지와 주민의 건강 증진을 위하

직접적 규제는 간접흡연의 유해성으로부터 타인, 즉 비흡연자의 건강을 보호한다는 측면에서 입법화된 것이고,12 이러한 규제의 정당성은 간접흡연의 유해성에 대한 과학적 근거가 확보되면서지지, 강화된다.

2. 보건의료법학

가. 보건의료법학과 공법

보건의료와 관련된 방대한 실정법의 존재에서도 알 수 있듯이 보건의료법학은 행정법과 밀접한 관련을 맺고 있다. 사회적 하부체계가 고도화되고 사회변동의 속도가 빨라지면서 특별행정법의 비중은 양적으로 더욱 확대되고 있는 한편,13 법률의 제정, 개정, 폐지 등 그 변화의 속도와 폭도 증가하고 있다. 행정법은 개별 보건의료 관련 실정법의 해석에 있어서 공법적 사고의 틀을 제공하고, 방대한 개별 법률간 또는 상.하위 법령 사이의 법적 의미를 체계적으로 분석할 수 있도록 한다는 점에서 보건의료법학 연구에 있어 큰 비중을 차지한다. 행정법의 시각에서 보면, 보건의료행정에서 행정법원리들이 어떻게 적용되고 구현되고 있는지를 검토하고, 개별 보건의료 관련 법률들의 세부적인 내용을 고찰하고자 하는 '보건의료행정법' 역시 보건의료행정의 특수성과 다양성을 고려할 때 행정법각론의 중요한 연구대상이 될 수 있을 것이다. 한편, 헌법 제36조 제3항은 "모든 국민은 보건에 관하여 국가의 보호를 받는다."고 규정 하고 있다. 헌법은 이와 같이 보건에 관한 국가의 특별한 보호를 규정하면서도 구체적으로 어떠한 방법과 수단을 통하여 이를 달성하여야 하는지에 관하여는 침묵하고 있다. 물론 헌법해석을 통하여 그 내용을 일정 부분

여 필요하다고 인정하는 경우 조례로 다수인이 모이거나 오고가는 관할 구역 안의 일정한 장소를 금연구역으로 지정할 수 있다"고 규정하고, 동조 제6항은 "누구든지 제4항 및 제5항에 따라 지정된 금연구역에서 흡연하여서는 아니 된다"고 규정한다. 그리고 이를 위반하여 금연구역에서 흡연을 한 자에게는 10만원 이하의 과태료를 부과한다(동법 제34조 제3항).

12 담배규제기본협약(Framework Convention on Tobacco Control, FCTC) 제8조에서도 담배연기 노출로 부터의 보호를 위한 금연구역 지정조치를 규정하고 있다.

13 강학상 행정법총론이 개별 행정법에 공통적으로 적용되는 일반원리를 그 연구의 중심과제로 삼는데 반하여, 행정법각론은 이러한 행정법의 일반원칙을 개별분야에 적용하고 개별 행정법의 특수한 성격과 내용을 연구하는 데 초점을 맞추고 있다. 종래 행정법각론으로 주로 다루어져 왔었던 것은 경찰행정법, 지방자치법, 공무원법, 공물법, 경제·재무행정법, 환경법 등이 있으며, 이러한 행정법의 개별분야는 계속하여 세분화하고 있다. 이에 대하여는 김성수, 『일반행정법』(홍문사, 2012), 8면.

도출할 수도 있으나, 국가의 보건의료 행정 활동의 세부적인 내용, 절차 및 그 한계 등에 관하여 개별 법률로 규정함으로써 이를 구체화할 필요성이 있다.

시민적 자유의 관점에서 이러한 행정법의 비대화가 반드시 바람직한 것만은 아니다. 행정법의 증가는 국가권력의 강화를 가져오고, 이는 시민적 자율에 맡겨져 있던 삶의 영역들이 국가의 행정권에 의하여 조직화되고 법적으로 규율된다는 것을 의미하기 때문이다.14 이러한 관점에서 행정법의 통제규범으로서의 헌법의 역할을 간과해서는 안 된다. 행정권에 대한 법적 통제를 법률에만 의존하였던 것이 과거의 형식적 법치주의였다면, 현재는 실질적 법치주의의 관점에서 헌법, 특히 기본권에 의하여 행정을 통제하고 있고,15 그 실질적 구제수단이 헌법재판이다. 특히 현재 보건의료 관련 법률들을 살펴보면 이러한 헌법적 통제의 필요성은 매우 긴요하며, 실제로 많은 보건의료 관련 법률의 위헌성 여부가 헌법재판소의 결정 목록에 오르고 있다. 이러한 현상은 우선 양적으로 방대한 보건의료 관련 법률이 존재하며, 내용적으로도 국가가 보건의료에 대하여 강력한 통제권을 행사하는 방향으로 변모하고 있는 상황에 기인한다. 예컨대, 1963년 (구) 의료보험법 당시에는 보험자의 보험의료기관 지정신청 및 보험의료기관의 지정취소요구 제도를 채택하고 있었지만,16 1999년 법률 개정으로 이른바 '요양기관 당연지정제도' 또는 '강제지정제도'가 도입됨으로써 의료법 상의 의료기관은 법률상 당연히 의료보험법 (현행법상으로는 국민건강보험법)상의 요양기관으로 취급하게 되었다.17 비록 헌법재판소는 이 규정에 대하여 합헌 판결을 내린 바 있지만,18 이러한 당연지정제도는 의료기관이 국민건강보험법의 틀 밖으로 이탈할 수 있는 자유를 배제하고 있는 것으로, 국가는 이를 통하여 의료기관에 대하여 강력한 통제권을 행사할 수 있다.19 결론적으로 보건의료법학에 있어 헌법적 접근은 특히 현재 우리의 보건의료법체계를 비판적으로 재구성함에 있어 이론적 차원에서 뿐만 아니라 실천적인 차원에서도 큰 의미가 있다고 생각한다.

---

14 이상돈, 앞의 논문(주 19), 115면.
15 이에 대하여 자세한 것은 김성수, "헌법은 존속하고 행정법은 변화한다", 「공법연구」 (한국공법학회, 2013), 제41집 제4호, 68면 이하 참조.
16 (구) 의료보험법 (1963. 12. 16. 제정, 법률 제1623호) 제39조, 제40조 참조.
17 국민건강보험법 제42조 참조.
18 헌재 2002. 10. 31. 99헌바76, 2000헌마505(병합).
19 위 헌법재판소 결정의 문제점에 대하여 자세한 것은, 박지용, 앞의 논문(주 21), 537－539면 참조.

나. 보건의료법학과 민사법

보건의료에 있어 민사법과의 관계가 중요하다는 점은 다언(多言)을 요하지 않는다.20 보건의료 영역에서의 법학은 전통적으로 의사와 환자의 법률관계를 토대로 특정한 의료행위로 발생한 악(惡)결과 또는 손해에 대한 책임을 규명하고자 하는 의료책임법을 중심으로 발전하였다. 현대사회에서 의료사고는 더 이상 전문직으로서 의사의 윤리적 책임 문제로 한정되지 않음은 물론이다. 불법행위법의 개별화 영역으로서 의료과오법은 다분히 의료행위의 특수성에서 기인하여 발전했다. 의료행위의 특수성, 즉 침습성, 구명성, 전문성 등은 불법행위법의 영역에서 다른 일반적인 소송 유형과는 다르게 취급하여야 할 논리적 근거를 형성하고 있다.21

의료행위의 침습성 내지 위험근접성이라 함은 의료행위는 질병의 치료와 건강 회복이라는 본래의 목표와는 달리 당초 예상하거나 기대하지 않았던 생명 또는 신체의 침해라는 악결과가 발생할 가능성을 내포하고 있음을 의미한다. 의료행위의 대상인 사람의 신체는 의학의 발전에도 불구하고 여전히 예측하지 못하는 영역이 존재할 뿐만 아니라 각 개인마다 그 의학적 반응도 상이하다. 이와 같은 의료행위의 침습성과 위험근접성은 의료과실이 인정되더라도 그 책임을 제한하는 사유로 작용한다.22 또한 일련의 의료행위가 전체 치료과정에서 어떠한 의미를 가지고 있는지를 파악하기 위해서는 고도의 의학적 전문지식을 필요로 한다. 이와 같은 의료행위의 전문성은 의료사고에 따른 의료과오소송에서 피해자인 환자 측에게 커다란 입증상의 장애물로 작용한다. 일반인인 환자 측에서 전문가의 영역에 있는 의료행위의 의미를 파악하여 그 과실이나 인과 관계를 입증하기는 것은 사실상 불가능하기 때문이다. 주지하다시피 이러한 입증상의 곤란에 대하여 대법원은 의료과오소송에서 피해자인 환자 측의 입증부담을 경감하는 판례이론을 전개하고 있다.23

20　이 단락은 박지용, 앞의 논문(주 17), 412－414면을 기반으로 수정·보완되어 작성된 것이다.

21　의료행위의 특수성에 대하여 자세한 것은 신현호, 백경희, 『의료분쟁 소송·조정 총론』(육법사, 2011), 76－83면 참조.

22　예컨대, 대법원은 "가해행위와 피해자 측의 요인이 경합하여 손해가 발생하거나 확대된 경우에는 그 피해자 측의 요인이 체질적인 소인 또는 질병의 위험도와 같이 피해자 측의 귀책사유와 무관한 것이라고 할지라도 당해 질환의 태양·정도 등에 비추어 가해자에게 손해의 전부를 배상시키는 것이 공평의 이념에 반하는 경우에는, 법원은 그 손해배상액을 정함에 있어서 과실상계의 법리를 유추적용하여 그 손해의 발생 또는 확대에 기여한 피해자 측의 요인을 참작할 수 있다고 봄이 상당하다"(대법원 1995. 4. 14. 94다29218, 대법원 1997. 8. 22. 96다43164, 대법원 1998. 7. 24. 98다12270 등)고 판시하고 있다.

23　예컨대, 대법원은 "피해자 측에서 일련의 의료행위과정에 있어 저질러진 일반인의 상식에 바탕을 둔 의료상의 과실 있는 행위를 입증하고 그 결과와의 사이에 일련의 의료행위 외에 다른 원인이 개재될 수 없다는

오히려 주목할 것은 의료과오소송에서의 법리가 의료환경에 미치는 정책적 효과다. 의료과오소송에 관한 대법원의 입장은 법의 해석과 적용에 있어 정책적 고려가 이미 광범위하게 작용하고 있음을 보여주는 한 예라고 할 수 있다. 즉, 의료과오소송에서의 법리적 전개가 민법상 불법행위법 규정으로부터 연역적으로 도출된다고 보는 것은 일종의 규범적 허구이며, 이는 오히려 환자보호, 의료사고 예방 및 의료환경 개선과 같은 정책적 사고의 산물로 보는 것이 보다 타당하다. 법정책적인 측면에서 의료과오소송에서의 과실 및 인과관계의 입증책임 전환 또는 완화는 미시적인 관점에서 피고인 환자의 입증부담을 경감시켜 환자보호에 기여하지만, 다른 한편 의료사고의 발생을 방지하기 위해서 환자가 기여할 수 있는 주의수준이나 행위수준이 낮아져 비효율성이 나타날 것이라는 관점이나, 입증책임의 전환으로 의료소송이 폭증하고 의사의 방어의료(defensive medicine)가 발생하여 전체 사회적 비용이 증가될 수 있다는 관점 또한 성립할 수 있다.[24][25]

이러한 고민은 대법원 판례의 미묘한 기류 변화로도 감지된다. 최근 대법원은 "수술 도중 환자에게 사망의 원인이 된 증상이 발생한 경우 그 증상 발생에 관하여 의료상의 과실 이외의 다른 원인이 있다고 보기 어려운 간접사실들을 증명함으로써 그와 같은 증상이 의료상의 과실에 기한 것이라고 추정하는 것도 가능하다고 하겠으나, 그 경우에도 의사의 과실로 인한 결과 발생을 추정할 수 있을 정도의 개연성이 담보되지 않는 사정들을 가지고 막연하게 중한 결과에서 의사의 과실과 인과관계를 추정함으로써 결과적으로 의사에게 무과실의 증명책임을 지우는 것까지 허용되는 것은 아니다"라고 판시하고 있는 바,[26] 이처럼 대법원이 과실 추정의 전제로서 개연성이 담보되는 사정을 요구하고 있는 것은 지나친 증명책임의 완화가 자칫 의사 측에 무과실책임이나 위험책임을 지우는 결과

점, 이를테면 환자에게 의료행위 이전에 그러한 결과의 원인이 될 만한 건강상의 결함이 없었다는 사정을 증명한 경우에 있어서는, 의료행위를 한 측이 그 결과가 의료상의 과실로 말미암은 것이 아니라 환자의 특이체질 등 전혀 다른 원인으로 말미암은 것이라는 입증을 하지 아니하는 이상, 의료상 과실과 결과 사이의 인과관계를 추정하여 손해배상책임을 지울 수 있도록 입증책임을 완화하는 것이 손해의 공평·타당한 부담을 그 지도원리로 하는 손해배상제도의 이상에 맞는다"(대법원 2001. 3. 23. 99다48221)고 판시하고 있다.

24 이와 같은 법경제학적 관점에 대하여 자세한 것은 이종인, 『불법행위법의 경제학』(한울, 2010), 287–296면 참조.

25 의료소송과 방어의료와의 상관관계를 실증적으로 분석한 선구적인 연구로는 The Committee on Legal Issues in Health Care, "Medical Malpractice Threat: A Study of Defensive Medicine", 1971 Duke L. J. 939 (1971) 참조. 특히 pp.964–965에 의하면, 의료소송은 부정적인 방어의료의 증가, 소송비용 등과 같은 행정비용의 증가 등을 가져오는 반면 의료의 질 향상에는 거의 도움을 주지 못한다고 한다. 이에 대하여는 박지용, 앞의 논문(주 17), 413면.

26 대법원 2007. 5. 31. 2005다5867.

를 초래할 수 있다는 정책적 고려가 작용한 결과다.27 여기에서 입법에서뿐만 아니라 사법(司法)의 영역에서도 상충하는 정책적 목표에 대한 가치판단과 형량의 문제가 중심과제로 등장하고 있다.28

다. 보건의료법학과 형사법

의료사고에 있어 의료인에게는 민사책임과는 별도로 형사책임도 문제될 수 있다. 의료과오로 인하여 초래되는 결과는 애초에 의도하지 않은 환자의 사망이나 상해일 것인데, 이에 대하여 형법은 제26장에 과실치사상의 죄를 규정하여 이를 형사처벌하도록 하고 있다.29 30 이와 같은 의료사고 또는 의료과오에 대한 형사책임에 대한 법적 논의는 이에 대한 민사책임법과 함께 광의의 의료책임법을 형성한다고 할 수 있다.31 그러나 동일한 의료사고라 할지라도 그 민사책임과 형사책임의 구체적 귀속 여부는 그 결론을 달리할 수 있음에 주의하여야 한다. 예컨대, 동일한 의료사고에 대하여 당해 의료인에게 형사책임은 인정되지 않는 경우에도 민사책임은 인정될 수 있다. 논리적으로는 그 반대의 경우도 가능하다. 민사책임과 형사책임은 그 본질을 서로 달리 하기 때문이다.32 의료과오에 대한

---

27 박지용, 앞의 논문(주 17), 414면. 과실 및 인과관계의 추정법리를 널리 활용하여 의사 측의 불법행위책임의 성립을 비교적 쉽게 인정하면서도 구체적인 손해배상액 산정에 있어서는 의료행위의 특수성 등을 이유로 광범위한 책임제한을 인정하고 있는 현재의 대법원의 입장은 법정책적인 차원에서 재검토를 요한다. 물론 이러한 대법원의 입장은 의료사고에 대하여 별다른 환자 구제수단이 없는 상황에서 환자보호라는 법익과 일면 공적 기능 – 국민건강보험제도를 통하여 민간 의료기관이 사회화되어 있음을 고려할 때 – 을 수행하는 의료인 또는 의료환경의 보호라는 법익을 절충한 입장으로서 일응 수긍할 수 있다. 그러나 이러한 법리는 의료인 입장에서 보면 '자유보호'라는 불법행위법의 본질을 넘어서 부당하게 의료인에게 민사책임을 전가하는 측면이 있음을 부인할 수 없고(위험책임화), 환자 입장에서는 광범위한 책임제한으로 불법행위법의 보상적 기능이 충분히 달성되지 못한다는 문제점을 가지고 있다고 생각한다. 私見으로는 불법행위법의 원칙에 보다 충실하게 책임 성립요건을 판정하고, 다른 한편으로는 책임제한 법리도 보다 엄격하게 제한적으로 운용되어야 한다고 본다. 다만 이러한 필자의 주장은 의료분쟁의 합리적 해결과 환자보호를 위한 별도의 법적.제도적 장치(예컨대, 무과실 의료사고 보상 내지 보험제도)가 구비됨을 전제로 한다. 이와 같은 필자의 기본적 구상은 향후 별도의 연구로 구체화할 예정이다.

28 민사법의 영역에서 법관이 법을 해석·적용할 때 특정한 법정책적인 고려, 특히 경제적 효율성 등을 반영하여야 하는지 여부에 관한 독일에서의 논쟁(Eidenmuller의 부정설과 Janson의 긍정설)을 자 세히 소개하고 있는 문헌으로 윤진수, "법의 해석과 적용에서 경제적 효율의 고려는 가능한가?", 고학수, 허성욱(편), 『경제적 효율성과 법의 지배』(박영사, 2009), 7–14면 참조.

29 형법 제266조 내지 제268조 참조.

30 의사의 치료행위에 대한 형법적 접근을 범죄체계론적 입장에서 분석한 문헌으로 박흥식, "의사의 치료행위에 대한 형법적 이해", 「법학논집」(이화여자대학교 법학연구소, 2013), 제17권 제3호 참조.

31 이상돈, 김나경, 앞의 책(주 15), 152면.

32 즉, 대법원은 "불법행위에 따른 형사책임은 사회의 법질서를 위반한 행위에 대한 책임을 묻는 것으로서 행위자에 대한 공적인 제재(형벌)를 그 내용으로 함에 비하여, 민사책임은 타인의 법익을 침해한 데 대하여

민사소송과 형사소송은 그 결론이 상이한 경우가 다수 있는데, 이는 그 증명책임이론에서 양자 사이에 현격한 차이가 존재하기 때문이다.

그러나 보건의료와 형사법의 관련성은 비단 의료사고의 영역에만 한정되는 것은 아니다. 형법학의 시각에서 보면 형사책임을 의료사고에 국한하는 것은 오히려 협의의 의료형법이라고 할 수 있다. 이와 달리 광의의 의료형법에는 널리 보건의료영역에서 발생하는 각종 범죄에 대하여 형벌을 부과하는 법규범이 포함된다.33 여기에는 낙태죄, 업무상 비밀누설죄 등과 같은 형법전에 규정되어 있는 것으로 한정되지 아니한다.34 형법전에 규정되어 있는 형사처벌규정 이외에도 보건의료영역과 직접 또는 간접적으로 관련되어 있는 많은 특별형법 및 행정형법 규정들이 존재하는데,35 보건범죄 단속에 관한 특별조치법, 의료법, 응급의료에 관한 법률, 국민건강보험법, 식품위생법 등이 해당한다. 한편 보건의료 영역에 있어 면허제도와 같은 행정법적 제도의 강제적 실현을 위하여 형법적 수단, 즉 행정형벌에 의존하는 경우가 있고, 이러한 현상은 더욱 심화되고 있는 것으로 보인다. 예컨대, 2010년 개정된 의료법 제23조의2 제1항 본문은 "부당한 경제적 이익 등의 취득 금지"라는 표제 하에 "의료인, 의료 기관 개설자 및 의료기관 종사자는 약사법에 따른 품목허가를 받은 자 또는 품목신고를 한 자, 의약품 수입자, 의약품 도매상으로부터 의약품 채택. 처방유도 등 판매촉진을 목적으로 제공되는 금전, 물품, 편익, 노무, 향응, 그 밖의 경제적 이익을 받아서는 아니 된다"고 규정하면서, 동법 제88조의2는 "이를 위반한 자는 2년 이하의 징역이나 3천만원 이하의 벌금에 처하고, 이 경우 취득한 경제적 이익 등은 몰수하며, 몰수할 수 없을 때에 는 그 가액을 추징"하도록 규정하고 있다.36 소위 '리베이트 쌍벌제'를 입법화한 것으로 이해되는 이들 규정은 종래 실무적으로 경쟁법적 관점에서

행위자의 개인적 책임을 묻는 것으로서 피해자에게 발생한 손해의 전보를 그 내용으로 하는 것이고, 손해배상제도는 손해의 공평.타당한 부담을 그 지도원리로 하는 것이므로, 형사상 범죄를 구성하지 아니하는 침해행위라고 하더라도 그것이 민사상 불법행위를 구성하는지 여부는 형사책임과 별개의 관점에서 검토하여야 한다"(대법원 2008. 2. 1. 2006다6713)고 판시하고 있다.

33 일반적으로 형법은 "범죄와 범죄에 대한 법률효과인 형벌 또는 보안처분을 규정하는 법규범의 총 체"라고 정의되고 있는 바, 그렇다면 보건의료 영역에서의 관련 범죄와 그에 대한 효과로서 형벌을 규정하는 일체의 법규범은 보건의료형법론의 대상이 될 것이다. 이에 대하여는 이재상, 『형법총론』(박영사, 2011), 3면.

34 형법 제270조, 제317조 제1항 참조.

35 형법의 범위와 관련하여, 형법전을 '협의의 형법'이라 하며, 협의의 형법 이외의 특별형법과 행정형 법을 포함한 모든 형사처벌규정을 '광의의 형법'이라고 한다. 보건의료에 있어 형법적 검토는 이러한 광의의 형법을 그 대상으로 한다. 협의의 형법과 광의의 형법의 개념에 대하여는 이재상, 앞의 책(주 57), 4면.

36 다만, 의료법 제23조의2는 견본품 제공, 학술대회 지원, 임상시험 지원, 제품설명회, 대금결제조건 에 따른 비용할인, 시판 후 조사 등의 행위 등에 해당되고 보건복지부령으로 정하는 범위 안의 경제적 이익 등인 경우에는 위 규정이 적용되지 않는다는 단서조항을 두고 있다. 같은 취지의 규정으로는 약사법 제47조 참조.

또는 거래의 공정성이라는 관점에서 독점규제 및 공정거래에 관한 법률(이하 '공정거래법')에 의하여 규제되고 있었던 의약품 리베이트 관행에 대하여 직접적으로 그 수수(收受)자인 의료인 등을 형사처벌의 대상으로 규정한 것이다.[37] 그 밖에 의료법 제15조의 진료거부의 금지, 동법 제27조의 무면허 의료행위의 금지 규정 및 그 위반시 형사처벌 규정[38] 등도 행정법적 제도나 의료체계를 유지하기 위하여 입법화된 것이다.

　　그러나 이와 같은 행정형법은 과도하게 확장될 위험성을 내포하고 있으며, 이는 국가권력의 남용으로 이어질 수 있다(과잉범죄화). 보건의료법학에 있어 국가형벌권을 적절하게 제한하기 위한 형법의 보장적 기능에 대한 재인식이 보다 절실하게 요청된다. 특히 형법의 보충성 원칙과 탈윤리화는 보건의료 영역에 있어서도 형법의 법치 국가적 한계로서 진지하게 고려되어야 할 것이다.[39] 예컨대, 의약품 리베이트 쌍벌제 규정과 관련하여, 의약품 리베이트를 규제하여야 할 필요성을 긍정된다고 할지라도 현재의 쌍벌제 규정과 같은 형사법적 접근방법이 법정책적으로 바람직한 수단인지는 별도의 논의를 필요로 한다.[40] 물론 위와 같은 형사처벌 규정을 통하여 단기적으로 억제적 효과가 발휘될 개연성은 충분하다. 그러나 현재의 의약품 가격결정 구조의 개선을 도모하지 않고서 쌍벌제와 같은 대증적 수단만으로는 의약품 리베이트의 '근원적 근절'은 불가능하다. 요컨대 현재의 국민건강보험 실거래가상환제도 하에서 기준보험상환가격과 시장실거래가와의 차액이 존재하는 한 의약품 리베이트가 구조적으로 발생할 개연성이 높다. 가격결정 구조에 대한 거시적 접근은 소홀히 한 채 손쉽게 형법적 대응방법을 취하는 것은 이해당사자의 강력한 저항은 별론으로 하더라도 잠재적 범죄자의 양산과 선택적 처벌의 문제를 유발할 우려가 있다고 할 것이다. 또한 이것이 의료윤리의 문제라면 국가의 형벌권 행사로 해결하기 보다는 그에 앞서 전문직 윤리의 영역으로 자율적으로 해결할 여지는 없는지 진지하게 검토하여야 할 것이다.

37　박지용, "의약품 리베이트 쌍벌제와 의료분쟁조정법", 「의료정책포럼」(대한의사협회 의료정책연구소, 2012), 제10권 제4호, 34-35면. 공정거래법에 의한 접근방법은 의약품 리베이트의 '제공자'를 규제하는데 초점을 맞추고 있는 것이어서 '수수자'인 의료인 등을 직접적인 규제대상으로 한 것은 아니었다. 의약품 리베이트 제공자에 대하여 적용되는 규정은 동법 제23조 제1항 제3호의 '부당한 고객유인'이다. 바로 이러한 차원에서 종래의 법적 규제만으로는 의약품 리베이트 근절에 미흡할 수밖에 없다는 인식이 위와 같은 쌍벌제 규정의 도입으로 이어지게 된 것이라고 할 수 있다. 이와 같은 종래의 의약품 리베이트 입법의 문제점에 관하여 자세한 것은, 최호진, "의료분야에서 부패범죄의 양상과 대책", 「비교형사법연구」(비교형사법학회, 2011), 제13권 제2호, 728-729면 참조.

38　의료법 제87조 이하 참조.

39　형법의 보충성원칙과 탈윤리화에 대하여 자세한 것은 이재상, 앞의 책(주 57), 7면 이하 참조.

40　이하 박지용, 위의 논문(주 61), 34-35면.

3. 윤리학, 철학

고대 그리스의 히포크라테스 선서에서도 그 단서를 엿볼 수 있듯이,[41] 전통적으로 의료 영역을 규율한 규범은 국가법이 아니라 전문가 윤리로서의 의료윤리(medical ethics) 였다. 1960년대 이전까지만 해도 의료인들에 대한 윤리적 태도나 실천이 문제되었을 뿐, 이에 대한 외부적인 법적 규제나 규율은 많지 않았다.[42] 즉, 역사적으로 의료인은 매우 자율적인 집단으로서 존재했고, 이들에게는 법적 개입보다는 내부적 지침으로서 의료윤리가 더 중요하게 작동하였다.[43] 그러나 현대의 사회경제적 현실은 법적 기능의 확대를 요구하고 있으며,[44] 이것은 보건의료 영역에 있어서도 예외는 아니다. 의료 현실에서 발생하고 있는 여러 가지 문제들을 오로지 윤리나 도덕의 관점에서 해결할 수는 없다. 바로 이러한 지점에서 의료 영역에서 법과 윤리의 통합적 접근이 요청되는 것이다.[45]

최근 의료윤리와 법의 통합적 접근과 관련하여 주목하여야 할 것으로는 의료윤리가 생명윤리(bioethics)[46] 및 연구윤리(research ethics)로 발전, 또는 확대되는 경향을 들 수 있다. 학문적인 의미에서 생명윤리는 대략 1970년대 이후 미국을 중심으로 논의되기 시작

41 다만, 히포크라테스 선서 이전인 기원전 1750경의 바빌론 함무라비법전(the Code of Hammurabi)이나 아스클레피우스(Asclepius) 신전의 문구("의사는, 신과 같이, 환자의 신분이나 재산과 무관하게 동등하게 도움을 베풀어야 한다") 등에서도 의료윤리의 단서를 발견할 수 있다고 한다. 이에 대하여는 H. Kushe, P. Singer, "What Is Bioethics? A Historical Introduction", H. Kushe, P. Singer(ed), A Companion to Bioethics (Wiley-Blackwell, 2009), p.4.

42 W. V. D. Burg, "Law' and Bioethics", H. Kushe, P. Singer(ed), 위의 책(주 85), p.56.

43 다만, 의료윤리를 표방한 의료인 내부지침이 역사적으로 의료영역에서 의료인들의 독점적 지위를 확보하기 위한 수단으로 활용되어 왔던 점 또한 간과해서는 안 된다. 이에 대하여 자세한 것은 P. Starr, The Social Transformation of American Medicine (Basic Books, 1984), pp.215–225 참조.

44 이상돈, 앞의 책(주 6), 316면.

45 지난 1998년 연세대학교 의과대학과 보건대학원에 '의료법윤리학과'가 개설된 것은 의료윤리학적 전통에 있어 법학적 접근이 필요하다는 것을 '의과대학'측에서 인식했다는 점에서 큰 의미를 갖는다. 서구에서는 이미 1960년대 이후 본격적으로 의료인, 윤리학자 및 법학자 간의 학문적 소통이 이루어져 왔으며, 그 과정에서 윤리학과 법학이 공유하는 규범들을 정립시킬 수 있었다. 충분한 설명에 근거한 동의이론, 즉 'informed consent'이론과 같은 자율성(autonomy), 환자의 권리 개념 등이 그 대표적인 例이다. 이에 대하여 자세한 것은 W. V. D. Burg, 앞의 논문(주 86), pp.56–64 참조.

46 생명윤리학 중에서도 의료와 관련된 윤리적 문제를 다루는 학문 영역을 특히 '생명의료윤리학 (biomedical ethics)'이라고 부르기도 한다. 광의의 의미로서 생명윤리학은 생명의료윤리학뿐만 아니라 환경윤리, 동물실험윤리 등을 포함한다. 이에 대하여는 권상옥, "의철학 연구의 최근 경향: 의철 학과 생명의료윤리학의 관계를 중심으로", 『의철학연구』(한국의철학회, 2008), 제6호, 4면. 한편, 생명윤리와 생명의료윤리, 생명윤리와 의료윤리의 구분에 대한 비판적인 견해로는 최경석, 앞의 논문(주 34), 242면. 또한 'bioethics'의 번역어로서 '생물윤리'가 보다 적절했다는 주장, 그리고 '윤리'와 '윤리학'의 준별을 전제로 전문직 윤리로서의 생명윤리, 이론적·철학적 생명윤리학, 생명윤리정책학으로서의 생명윤리법을 구분하는 입장에 대하여 자세한 것은 최경석, 같은 논문, 244–245면 및 251면 이하 참조.

하였으며, '생명윤리'라는 용어도 미국의 van Potter가 "생물학 지식과 인간의 가치 체계에 대한 지식을 함께 엮는 새로운 학문"이라고 정의한데서 기인한다.[47] 당시 생명윤리학과 법학 사이의 주요 논쟁은 낙태와 안락사에 관한 것으로, 양자 모두 생명 또는 죽음과 직접적인 관련을 맺고 있는 주제라고 할 수 있다.[48] 이러한 주제는 현대 의료 과학기술의 혁명적 진보에 따라 더욱 심화되고 있다. 뇌 기능이 멈추었음에도 인공호흡기 등을 통하여 심장박동을 계속 유지시키고 있는 것이 기술적으로 가능한 상황에서, 이러한 기술의 사용에 한계를 설정하여야 한다는 필요가 제기되고 있다.[49] 한편, 유전자 조작 동·식물, 인간복제 등과 같은 생명공학(bio-technology)과 이를 응용한 각종 첨단의료의 등장은, 새로운 윤리적 물음을 제기한다.[50] 이주제들은 연구진실성, 인간을 대상으로 하는 연구에서의 피험자 보호 등의 문제들과 함께 연구윤리의 영역에서 논의되기도 한다.[51] 지난 2004년 소위 황우석 박사의 줄기세포 논문 조작 사건을 계기로,[52] 생명윤리 및 안전에 관한 법률 이 제정되어 시행 되고 있는 바, 동법은 연구윤리에 있어 중요한 규범적 토대로 작용하고 있다.[53]

이와 같은 의료윤리, 생명윤리와 법의 문제를 논증함에 있어 도덕철학적 방법론은 요긴한 사고의 틀을 제공한다.[54] 이 글에서 상론할 수는 없으나, 다양한 도덕철학 이론

---

47 권복규, 김현철, 『생명윤리와 법』(이화여자대학교 출판부, 2009), 19면. 다만, 근대적 개념의 생명윤 리 관련 문헌은 1954년의 Joseph Fletcher의 저서 'Morals and Medicine'이 최초라고 한다. 이에 대하여는 H. Kushe, P. Singer, 앞의 논문(주 85), p.7.

48 이에 대하여 자세한 것은 H. Kushe.P. Singer, 위의 논문(주 85), p.8 이하 참조.

49 이른바 '김할머니 사건'으로 불리는 무의미한 연명치료 중단에 관한 최초의 대법원 판결로서 대법원 2009. 5. 21. 2009다17417 참조.

50 이와 관련하여 생명윤리(법)학을 주된 연구대상으로 설정한 전문연구소가 설립되고 있는 것은 주목 할 만하다. 예컨대, 2005년 이화여자대학교 법학전문대학원에 '생명윤리법정책연구소'(후에 '생명의료법연구소'로 개명)이 설립되었고, 2012년에는 국가 차원의 연구소인 '국가생명윤리정책연구원'이 설립된 바 있다.

51 권복규.김현철, 앞의 책(주 91), 22면.

52 서구에서도 터스키기(Tuskegee) 매독 사건 등을 통하여 의학연구에 있어 규범적 규율의 필요성이 대두하였고, 그 결과 '벨몬트 보고서(Belmont Report)'와 같은 연구윤리 지침이 마련된 바 있다.

53 다만 이 법률의 표제로서 '생명윤리'라는 용어의 사용은 다소 오해의 여지는 있다. 이 법률은 생명 윤리적 쟁점에 관한 내용을 규율하는 것이 아니라 인간대상연구 등에 대한 절차적 규율에 초점을 맞추고 있기 때문이다.

54 여기서 '사고의 틀'이라는 표현을 사용한 것은 한편으로 특정한 윤리이론이나 도덕철학적 입장만으 로는 보건의료영역에서 문제되는 윤리적.법적 문제를 해결할 수 없음을 시사하기 위함이다. 이와 같은 취지에서 종래의 윤리이론이 생명윤리적 쟁점들에 대하여 제한적인 역할을 할 수 밖에 없음을 피력하면서 생명윤리학을 응용윤리학으로 분류하는 것에 반대하는 견해로서 최경석, 앞의 논문(주 34), 253-254면 참조. 한편, 도덕철학과 의료윤리학의 관계에 대하여 자세한 것은 강명신, 손명세, "의료윤리학의 학문적 위상과 학제적 연구의 범위에 대한 일고", 「한국의료윤리학회지」(한국의료 윤리학회, 2009), 제12권 제3호, 224-227면 참조.

중에서도 공리주의와 칸트적 의무론은 '원칙주의(principle-based approach)'적 접근을 제시한다.[55][56] 이른바 의료윤리의 네 원칙으로 자율성 존중의 원칙, 악행금지의 원칙, 선행의 원칙, 정의의 원칙 등을 설정하는 입장은 일반적으로 이러한 원칙주의적 접근의 대표적인 예로 설명된다.[57][58] 그러나 이러한 원칙주의적 접근은 구체적인 사례의 해결에 있어 원칙들 상호간의 충돌이 발생한다는 문제점을 가지고 있으며, 이러한 모순은 다양한 반대이론의 출현을 야기하였다.[59] 전문직 윤리를 통한 '덕 윤리(virtue ethics approach)'적 접근이 그 대표적인 예라고 할 수 있으며, 이는 정치철학적으로 자율성에 근거한 자유주의적 법 모델에 대한 공동체주의적 반격이라고 할 수 있을 것이다.

한편, 19세기부터 시작된 근대 의학은 철학과 결별하고 의학에 과학의 성과와 방법론을 도입하면서 '과학으로서의 의학'을 추구하기 시작하였고, 이로 인하여 의학은 질병 자체나 질병의 발생 기전과 같은 객관적인 문제에 관심을 기울인 결과 임상에서는 이른바 '현대 의학의 위기(crisis of comtemporary medicine)', 즉 '의료의 비인간화' 또는 '질병으로부터의 환자의 소외' 현상이 나타나게 되었다.[60] 이러한 현상은 현대 의료에 대한 철학적 반성의 계기가 되었으며, 이 과정에서 '의(醫)철학(philosophy of medicine)'이라는 학문이 나타나게 되었다.[61] 이러한 의철학적 반성은 의료의 사회적 가치나 문화적 요소를 재발견하는 계기가 되었다. 특히 건강이나 질병 그리고 삶과 죽음의 기준에 대한 철학적 성

---

55 공리주의는 '최대 다수의 최대 행복'이라는 원칙이, 칸트의 실천철학에서는 '의무의 원칙'이 각각 보편적 구속력을 가진다고 주장되고 있는 바, 이러한 차원에서 양자는 원칙주의적 접근이라고 할 수 있다. 이에 대하여는 김종국, "칸트 대 공리주의", 「칸트연구」(한국칸트학회, 2004), 제14집, 109−110면.

56 원칙주의적 접근, 공리주의적 접근, 덕 윤리적 접근 등의 다양한 의료윤리학 접근방법에 대하여 자세한 것은 H. Kushe, P. Singer(ed), 앞의 책(주 85), p.65 이하 참조.

57 이에 대하여 자세한 것은 T. L. Beauchamp, J. F. Childress, Principles of Biomedical Ethics (Oxford University Press, 2012) 참조.

58 다만 의료윤리의 네 원칙은 일반적인 원칙에 그칠 뿐, 구체적인 문제들에 대한 실천적인 답변을 제시함에 있어서는 한계를 갖는다. 이러한 측면에서 네 원칙의 내용은 공허하다. 최경석, 앞의 논문(주 34), 254면이 이를 원칙주의적 접근으로 취급해서는 안 된다고 주장하는 것도 이와 같은 취지라고 볼 수 있다.

59 강명신, 손명세, 앞의 논문(주 98), 229−230면.

60 권상옥, "한국에서 의철학하기", 「의철학연구」(한국의철학회, 2006), 제2호, 2면.

61 의학과 철학의 관계 및 의철학의 개념과 범위에 대한 E. D. Felligrino의 견해를 소개하고 있는 문헌으로 권상옥, 위의 논문(주 104), 7−9면. 이에 의하면, 의학과 철학의 관계를 다음의 네 가지로 나눌 수 있다고 한다. 첫째는 '의학과 철학(medicine and philosophy)'으로 의학과 철학이 각자의 정 체성을 유지하면서 삶과 죽음, 고통, 몸과 마음의 문제와 같은 공통의 주제를 중심으로 대화하는 방식이다. 둘째는 '의학으로서의 철학(philosophy in medicine)'으로, 의학의 문제를 철학의 방법으로 설명하려는 시도로서, 의학의 인식론, 의료윤리의 문제 등이 여기에 해당한다. 셋째는 '의철학 (philosophy of medicine)'으로, 환자와 의사의 관계라는 임상적 만남이나 의료윤리의 철학적 근거 등 의료의 본질적 의미를 다룬다. 넷째는 '의료철학(medical philosophy)'으로, 이는 임상의사가 자 신의 경험에 근거하여 의학을 반성하는 작업, 즉 임상의학과 관련된 개인적인 반성이나 임상적 지혜를 추구하는 것을 의미한다.

찰은 안락사나 낙태와 같은 법적 문제와, 의사와 환자의 관계에 대한 철학적 반성은 의료계약법이나 의료책임법의 규범적 토대와 각각 직·간접적으로 연결된다고 할 수 있다.

이처럼 보건의료 영역에서 윤리학적·철학적 기초는 보건의료법윤리의 접근에서 실정법체계 밖에서 그 개념과 논리체계 등을 근본적으로 다시 성찰할 수 있는 계기가 되며,[62] 법실무에 있어서 다양한 가치관과 세계관이 공존하고 있음을 드러내어 법률가로 하여금 보다 겸허한 판단으로 이끄는 교육적 효과 또한 거둘 수 있게 한다.[63] 의료에 있어 윤리가 역사적·전통적으로 중심적인 규범적 지위에 있었다는 점, 생명과 질병이라는 보건의료법학의 탐구대상이 철학적 사고에 보다 친숙한 주제라는 점 등을 고려할 때, 보건의료법학에 있어 윤리학적·철학적 기초를 논하는 것은 단순히 하나의 방법론에 지나지 않는 것이 아니라, 보건의료법윤리 그 자체라고 할 수 있을 것이다.

4. 사회과학

보건의료법윤리는 규범을 확인하고 사례에 적용하는 차원을 넘어 정책학, 정치학, 경제학, 사회학, 사회복지학 등의 사회과학의 도움을 받아 보건의료에 대한 충분한 정보를 획득하고, 이를 규범적으로 평가할 수 있는 다양한 방법론을 모색하여야 한다. 이는 규범의 사회과학적 토대와 그 정책적 효과에 보다 많은 관심을 기울여야 실질적으로 기여할 수 있다는 이해와 관계된다.

다른 한편, 동적(動的)인 측면에서의 역사적·제도적 접근방법은 보건의료에 대한 법 정책의 발전을 모색하는 데 유용한 관점을 제시한다. 특히 제도의 경로의존성(path dependence)에 대한 이해는 사실의 규범적 수용에 있어 중요한 역할을 한다. 일단 형성된 제도는 그 환경의 변화에도 불구하고 일반적으로 제도적 존속력을 갖는다.[64] 다만 그럼에도 환경변화는 끊임없이 경로일탈의 문제를 제기한다. 이러한 긴장관계는 제도의 본질과 핵심을 유

---

62 윤리적 옳음과 법적 옳음은 구분되며, 따라서 법적으로 문제가 없다는 것이 윤리적으로 옳음을 담보하지 못하므로, 법적으로 문제 없는 것에 대하여도 윤리적 고찰은 가능하다. 이에 대하여는 강명신, 손명세, 앞의 논문(주 98), 232면; 최경석, 앞의 논문(주 34), 246면.

63 이와 같은 측면에서 "고유한 법학방법론에 의해서 확보될 수 있는 법의 객관성이라는 것은 기껏해 야 한계 지어진 범주 내에서의 객관성일 뿐이다"라는 지적을 이해할 수 있다. 이에 대하여는 김정오, "비판으로서의 법학", 「법철학연구」(한국법철학회, 2006), 제9권 제1호, 114면. 특히 법에 있어서의 객관성에 대한 비판법학적 비평에 대하여 자세한 것은 김정오, 같은 논문, 108면 이하 참조.

64 전광석, 위의 책(주 79), 29면.

지하여야 한다는 정태적 안정성과 변화된 상황에 대응하는 자기혁신을 통하여 그 기능을 유지하여야 한다는 동태적 안정성 사이의 갈등으로 설명되기도 한다.[65] 이와 같은 사회과학적 기초가 결여된 규범형성은 그 규범의 수용가능성과 현실적 합성을 상실시키고, 특정한 가치관에 경도된 자의적인 결정에 의하여 지배될 위험을 발생시킨다. 예컨대, 의료에 대한 국가권력의 개입의 제한을 주장하는 것이 복지국가원리에 입각하여 형성된 사회보장법으로서의 국민건강보험법의 정당성 그 자체를 부정하는 것이 되어서는 안 된다.[66] 헌법의 복지국가원리와 인간다운 생활을 할 권리 등의 사회적 기본권 규정에 의하여 국민건강보험법이 실현되고 있는 현실에서, 다른 대안 없이 이를 폐지하고 완전 자유시장형 의료체계로 전환하는 것은 정치적으로 가능하지 않을 뿐 아니라,[67] 헌법적인 차원에서 용인될 수 없는 과거의 형식적 법치국가로의 회귀에 불과한 것이기 때문이다. 오히려 의료에 대한 과도한 국가권력의 개입의 제한 문제는 복지국가원리에 입각한 의료보장법의 '근원적 정당성'을 인정하는 전제 위에 이에 대한 법치 국가적 한계를 설정하는 것으로 이해함이 타당하다.[68]

5. 법과 윤리의 관계

법과 윤리 사이에서 윤리가 행위의 정당성에 있어 좀 더 근본적임은 분명하다. 윤리적 정당화는 행위의 허용가능성을 함축하고 있지만 법적으로 이에 준하는 표현은 존재하지 않는다. 법적으로 문제가 되지 않는다는 것은 그 행위가 현행 법률에 위반되지 않는다는 의미를 가질 뿐이다.[69] 하지만 법률이 없이 그 정당성을 확보할 수 없는 행위가 있다

---

65 전광석, 위의 책(주 79), 23면; 전광석, "지속가능성과 복지국가", 「법학연구」(연세대학교 법학연구원, 2012), 제22권 제2호, 5-6면.
66 이하 박지용, 앞의 논문(주 21), 533면.
67 이는 부분적으로 경로의존성에 의하여 설명이 가능하다. 예컨대, 이론적으로는 현재의 사회보험 형 식의 국민건강보험제도를 영국식의 국민보건의료제도(National Helath Service, 이하 'NHS')로 전환 하는 것이 그 대안으로 고려될 수 있을 것이다. 입법자에게 원칙적으로 어떠한 의료보장체계를 선택할 수 있는 시원적 자유가 부여되어 있는 것은 사실이다. 그러나 대부분의 의료기관이 민간의료 기관으로서 사법상의 주체로서의 지위를 보유하고 있는 현실에서 의료기관의 국가기관화를 전제 하고 있는 NHS로의 전환은 수용되기 어려운 측면이 있다. 한편, 영국 NHS의 정치.역사적 의미에 대하여 자세한 것은 C. Webster, The National Health Service: A Political History (Oxford University Press, 2002) 참조.
68 이는 헌법이론적으로는 사회국가적 입법이 의사의 직업의 자유 또는 환자의 자기결정권 등을 과잉 으로 제한하는가의 문제로 파악될 수 있다.
69 유호종, 손명세, 『의료문제에 대한 윤리와 법의 통합적 접근: 의료법윤리학 서설』(동림사, 2002), p.18

는 점에서 (예를 들어 우측 차선으로 운전하는 도로교통법의 규정) 법의 중요성을 확인할 수 있다. '법이 규정'한 쪽으로 운전하는 것이 윤리적인 운전이 될 수 있는 것이다.[70]

그리고 실정법의 강제력은 윤리적 판단의 실행을 담보한다는 점에서 법과 윤리의 관계를 생각할 수 있다. 윤리적으로 정당하고 사회적으로 그 중요성이 합의된 사안은 법률의 강제 조항을 통해 모든 시민의 준수를 추구할 수 있다. 이런 점에서 법률은 윤리의 중요한 실현 수단이라고 할 수 있다. 그러나 법의 강제성은 동의하지 않는 사회 구성원이 의지나 양심에 반하는 행동을 취하게 만들 수 있다. '법에 부합하는 행위가 도덕적으로 정당화되지 않는다. 그러나 처벌을 피하기 위해 그 행위를 하겠다'와 같은 반응이 논쟁이 될 수 있다.[71]

제 3 절 | 결론

지금까지 학제간연구로서 보건의료법윤리의 개념과 구성요소, 주요한 문제를 살펴보았다. 보건의료법윤리는 아직 독자적인 분과학문(an academic discipline)으로 존재하기보다 보건의료 분야의 다양한 현상에 대한 규범적 분석과 대안마련을 위한 학제간 연구로서 이루어지는 활동으로 이해하는 것이 적절할 것이다. 한편 지속적인 의사소통과 문제 해결 경험이 분야의 발전에 기여할 것이다.

---

70 같은 책. p.25.
71 연명의료결정법에서는 주치의가 자신의 가치관에 따라 연명의료결정이행의 의무를 피할 수 있도록 하는 조항을 두고 있다.

제2장 법학적 접근

사례 1

의사 A는 자신이 운영하는 병원 인터넷 홈페이지에 환자들의 치료경험담과 함께, "흉터, 통증 걱정 없는 간단하고 정확한 유방시술기기" 등의 문구를 게재하였다. 검찰은 A가 금지된 의료광고를 함으로써 '치료효과를 보장하는 등 소비자를 현혹할 우려가 있는 내용의 광고'를 한 것으로 '그 밖에 의료광고의 내용이 국민건강에 중대한 위해를 발생하게 하거나 발생하게 할 우려가 있을 때' 이를 금지하고 있는 의료법(제56조 제2항 제2호 및 제11호)을 위반했다는 혐의로 기소하였고, 의사 A는 벌금 100만원의 약식명령을 고지받았다. A는 이 의료법 조항들이 의료인 등의 헌법상 표현의 자유나 직업수행의 자유를 침해한다고 주장한다.

사례 2

자가면역질환의 일종인 루푸스를 앓고 있는 1962년생 미혼 여성인 B는 부모가 모두 사망하고 형제들과는 30년간 연락이 두절되어 사실상 연고가 없는 사람이다. B는 '시체 해부 및 보존에 관한 법률' 제12조 제1항 본문에 의거하여 본인의 의사와는 상관없이 사망 후에 그 시체를 인수하는 사람이 없으면 의과대학에 해부용으로 제공될 수 있다는 사실을 신문기사를 통해 알게 되었다. 그래서 B는 본인 사후에 본인의 시신이 해부용으로 의과대학에 제공되는 것을 원치 않는다. 그녀는 이 법률이 본인의 시체 처분에 대한 자기결정권을 침해한다고 주장한다.

제1절 | 보건의료법학의 체계적 이해

1. 서론

　　현대사회에서 건강 및 보건의료의 문제는 인간의 삶의 질을 결정짓는 중요한 요소의 하나로 인식되고 있다. 그러나 최근 보건의료를 둘러싼 사회적 갈등양상은 매우 첨예해지고 있으며,1 이에 따라 보건의료와 관련된 많은 법적 문제들이 제기되고 있다. 그러나 엄밀히 말하면 보건의료에 대한 법학적 관심이 전혀 새로운 현상은 아니다. 의료문제와 관련된 법학의 분과학문을 지칭하는 의미로서 이미 '의료법' 내지 '의료법학'이라는 용어가 널리 사용되고 있고, 특히 민법상 불법행위법의 영역으로서 의사의 의료행위에 대한 과실 및 인과관계 판단을 그 핵심으로 하는 소위 '의료과오법' 분야는 판례의 축적과 더불어 발달하여 왔다.2 그런데 최근 보건의료와 관련하여 제기되고 있는 다양한 사회적·법적 문제들, 예컨대 진료비 지불제도로서 포괄수가제의 도입 문제,3 이른바 '의약품 리베이트 쌍벌제' 등은 전통적으로 의료(과오)법의 영역에서 다루어져 왔던 주제들과는 질적으로 차이가 있음을 알 수 있다.4 여기에서 '보건의료와 법'을 바라봄에 있어, 보건의료의 사회적 토대로 그 시야를 확장할 필요성이 제기된다. 이는 보건의료법학이 소위 '전문법' 분야로서 법학의 분과학문으로 자리매김할 수 있다면 그 대상영역을 정립하는 작업과 무관하지 않다고 할 것이다.5

1　특히 지난 2000년에 있었던 의약분업정책의 실시와 관련하여 발생한 이른바 '의료대란' 사건은 정부와 의료계와의 갈등이 수면 위로 분출되는 계기가 되었다. 이에 대하여 자세한 것은 차흥봉, 『의약분업 정책과정』 (집문당, 2006); 박재영, 『개념의료』(청년의사, 2013), 199면 이하 참조. 의료민영화, 원격의료, 국민건강보험제도를 둘러싸고 발생한 최근의 의료계의 파업결의도 이와 같은 사회적 갈등이 극단적으로 표출된 한 例라고 할 수 있다.

2　의료과실과 의료과오의 개념에 대하여, 김천수, "불법행위법의 확장과 의료과오책임의 현대적 동향", 「사법」 (사법발전재단, 2012), 제21호, 138-139면은 과실은 손해와 관련된 정의로서 손해발생에 대한 예견 및 회피를 하지 아니한 경우에 인정되는 것이며, 한편 과오는 의무 위반과 관련된 개념으로 손해의 예견 및 회피만이 아니고 법률이나 조리로 인정되는 의무의 위반이 포함된다고 한다.

3　이에 대하여 자세한 것은 보건복지부, "7개 질병군 포괄수가제 올해 7월 병의원급 의무적용 확대", 2012. 2. 15. 보도자료 참조.

4　보건의료를 둘러싼 최근의 사회적 갈등의 모습은 주로 정부의 특정한 정책추진에 대하여 의료계가 반발하는 형태로 나타난다. 그러나 이 문제를 단순히 보건복지부를 위시한 행정관료와 의사집단 사이의 전문적·기술적 문제로 파악해서는 곤란하다. 보건의료 관련 법과 정책은 시민의 건강권에 직접적인 영향력을 미친다는 점에서 전문가적 공론뿐만 아니라 시민적 참여가 긴요하게 요청되는 분야라고 할 것이다. 한편 건강문제에 있어 시민 참여의 중요성에 대하여 자세한 것은 김창엽, 『건강할 권리』(후마니타스, 2013), 216면 이하 참조.

5　의료(법학), (공중)보건(법학) 및 보건의료(법학)의 개념에 상세한 논증은 이 글의 Ⅳ. 단락 참조. 후술하겠지만, 특히 보건의료법학의 개념에 대하여 필자는 광의(health law)와 협의(health care law 또는 health care system law)를 구분하여 사용한다. 이 글의 표제에서 사용하고 있는 보건의료법학은 광의의 의미로서

이와 같은 관점의 확장필요성은 일정 부분 후기산업사회의 구조적 특징에서 비롯된다. 즉, 후기산업사회에서 재화의 생산과 분배는 다양한 사회적 하부체계(subsystem)의 기능에 의해 이루어지며, 이러한 사회적 하부체계는 환경체계, 경제체계, 교육체계 등의 각 영역별로 분화되어 있다.6 '보건의료체계(health system)' 역시 이러한 사회적 하부 체계 중의 하나로서, 널리 사회 구성원의 건강을 증진·회복 또는 유지하는 것을 목적으로 하는 사회제도와 구조를 말한다.7 사회의 구조가 고도화되고 사회 변동의 속도가 빨라지면서 사회적 하부체계를 기능적으로 뒷받침하기 위한 법체계도 대단히 복잡한 구조를 띠게 된다. 방대한 양의 특별행정법의 존재는 이를 방증한다. 보건의료 영역도 예외는 아니어서, 예컨대 의료법, 응급의료에 관한 법률, 공공보건의료에 관한 법률, 지역보건법, 감염병의 예방 및 관리에 관한 법률, 후천성면역결핍증 예방법, 결핵예방법, 정신보건법, 모자보건법, 국민건강증진법, 국민건강보험법, 의료급여법, 보건의료기본법 등의 많은 법률이 존재한다. 이와 같은 다양한 실정법의 존재는 보건의료의 영역이 매우 포괄적이고 다층적임을 시사한다. 한편 이러한 보건의료체계의 포괄성은 그 전체모습을 그려내는데 장애요소로 작용하며, 이는 보건의료와 법의 구체적 적용국면을 보다 체계적으로 이해할 필요성을 제기한다. 이 글에서는 보건의료와 법에 대한 위와 같은 기초적인 인식을 바탕으로 보건의료법학의 학문적 성격, 위상, 영역, 개념적 기초 등을 고찰하고, 이를 통한 그 체계적 이해의 가능성을 살펴보고자 한다. 먼저 보건의료와 관련된 법적 문제의 다양성과 복잡성을 파악하고, 보건의료법학의 특성을 검토한다. 이 글에서는 보건의료법학의 학문적 성격을 '통합과학성'으로 규정한다(Ⅱ). 다음으로 보건의료법학과 법학의 다른 분과학문, 사회과학 등의 인접학문들과의 관계 및 상호작용을 살펴봄으로써 보건의료법학의 통합과학성을 구체적 맥락에서 살펴본다. 이는 보건의료법학의 학문적 위상과 영역을 설정하는 작업이라고도 할 수 있을 것이다(Ⅲ). 마지막으로 '의료', '보건' 및 '보건의료'의 개념을 학제적 관점에서 파악하고, 보건의료법학의 학문적 영역을 체계적으로 설정한다. 이는 앞서 파악한 보건의료법학의 통합과학성과 그 구체적 맥락 등을 토대로 보건의료법학의 학문

'건강'이라는 가치로 매개된 법체계의 총체를 그 대상으로 한다.

6 이상돈, 『기초법학』(법문사, 2010), 497-498면에 의하면, 사회적 하부체계는 과학과 기술의 전문지식 을 제공하는 전문가집단과 그것을 바탕으로 재화를 생산해내는 산업, 그리고 과학과 산업영역을 계획, 조정, 관리하는 행정관료의 기능적인 상호작용에 의하여 재화의 생산과 분배가 이루어지는 매커니즘을 말한다.

7 World Health Organization, World Health Report 2000. Health System: Improving Performance (World Health Organization, 2000), p.5.

영역을 재분류함으로써, 그 연구 주제와 범위 등을 보다 체계적으로 인식할 수 있는 하나의 단서를 제공하기 위함이다(Ⅳ). 다만 이 글은 보건의료법학의 모습을 전체적으로 조망하는 것을 주된 목적으로 하는 바, 개별적인 법적 쟁점에 내용은 필요한 한도에서 언급하되 구체적이고 심화된 논의는 향후 연구과제로 미뤄두기로 한다.

2. 개념적 기초를 통한 학문영역의 체계적 이해가능성

가. 보건의료 개념과 관련된 몇 가지 문제

1) 의료와 (공중)보건

일상의 언어감각에서 '의료(醫療)', '보건(保健)' 또는 '공중보건(公衆保健)' 그리고 '보건의료(保健醫療)'의 용어는 큰 구별 없이 혼용되어 사용되고 있는 것으로 보인다.8 그러나 의료와 보건은 본래 개념적 또는 이념적으로 구분되는 것이다.9 이와 같은 양자의 구분은 보건의료와 관련된 법체계의 이해와 학문영역의 체계적 설정에 있어 유용한 기초적 도구개념으로 작용한다. 전통적으로 '의료(medical care, medical practice)'는 진료, 즉 진단과 치료(diagnosis and treatment)를 중심 개념으로 하여, 각종 검사, 처치, 수술 등의 의료서비스에 의한 결과, 성과 또는 산출을 의미하며, 다만 현대적 의미에서는 건강관리, 예방 및 재활까지를 포함한다.10 즉, 의료는 기본적으로는 '당해 환자 개인'을 그 대상으로 한다는 점에 그 특징이 있다.

반면, '보건' 또는 '공중보건'은 '인구 집단(population as a whole)'을 그 대상으로 하여,11 그 집단 전체의 건강 수준에 초점을 맞춘다는 점에서 의료와 구분되며, 주체의 측면에서도 비록 다른 행위주체를 배제하는 것은 아니지만 국가가 핵심적 기능을 수행한다

---

8 이하 의료와 보건, 보건의료의 개념은 박지용, 앞의 논문(주 21), 513−518면을 기반으로 수정·보완되어 작성된 것이다.

9 의료와 보건의 이념형적 구분과 우리나라에서의 현실적 교착 현상에 대하여 자세한 것은 이상돈, "법을 통한 보건과 의료의 통합?−보건의료기본법 체계기획에 대한 비판과 전망", 「고려법학」(고려대학교 법학연구소, 2001), 제36집, 121−126면 참조.

10 유승흠, 앞의 책(주 65), 23−24면.

11 'public health'의 번역어로는 일반적으로 '보건' 그리고 '공중보건'이 사용된다. 여기서 특히 '공중(公衆)'은 public health가 '의료'와는 달리 인구집단 전체를 그 대상으로 하고 있음을 강조하는 맥락에서 사용된 것이다.

는 점이 부각된다.[12][13] 1920년대 Winslow는 보건에 대하여 "조직적인 지역사회의 노력에 의하여 환경위생관리, 전염병관리, 개인위생에 관한 보건교육, 질병의 조기발견과 예방적 치료를 할 수 있는 의료 및 간호서비스의 체계화, 모든 사람이 자기 건강을 유지하는데 적합한 생활수준을 보장받도록 사회제도를 발전시킴으로써 질병을 예방하고, 수명을 연장하며, 신체적·정신적 건강과 효율을 높이는 기술과 과학이다"라고 정의내린 바 있다.[14] 이러한 의료와 보건의 개념 구분은 단순히 이념적 내지 이론적인 차원에서 논의되는 것만은 아니며, 사회적 또는 역사적인 관점에서의 분석도 가능하다. 예컨대, 미국의 경우, 근대적 보건개념이 도입되고 이후 국가차원의 보건청 및 보건소가 설립되던 19세기 중반에 이른바 '의료에 대한 보건의 침투'에 대하여 상호간의 영역 범위에 관하여 치열한 논쟁이 전개된 바 있다.[15] 특히 당시 미국의 의료계는 치료적 기능을 수행하는 보건소의 설립에 강하게 반발하였는데, 점차 보건소의 역할은 환경보건이나 의사들에 대한 기술적 지원에 보다 중점을 두게 되었다. 이것은 미국에서 의료와 보건의 영역 구분이 비교적 엄격하게 유지되면서 발전하였음을 의미한다. 이러한 사회적 내지 역사적 상황에 비추어 볼 때, 보건은 국가권력과 결부되어 있는 권력적 현상인 반면 의료는 인간의 생활과 결부되어 있는 비권력적인 현상이라는 인식, 즉 보건이 '사회체계(Sozialsystem)'를 구성하는 요소라면 의료는 '생활세계(Lebenswelt)'를 구성하는 요소라는 법사회학적 설명[16]을 이해할 수 있다.

2) 보건의료: 의료와 보건의 통합적 접근

그러나 현대사회에서 의료와 보건은 상호 통합되는 경향이 있다. 의료와 보건의 영역에 대한 논쟁은 역설적으로 양자의 구분이 사회적 상황이나 문화적 요소에 따라 다분히 유동적임을 시사한다. 예컨대, 의학과 보건학의 경계에 있는 '예방의학(preventive medicine)'은 의학의 한 분과임을 표방하지만 '인구집단 전체'를 그 대상으로 하는 점과 질병의 '예방'을 다룬다는 점에서 보건과 공통점이 많다.[17] 또한 산업사회에서 의료 역시 더 이상

---

12 B. Turnock, Public Health: What It Is and How It Works (APHA Press, 2012), pp.8–11.
13 이러한 점에서 학문으로서 '의학'과 '보건학'은 그 접근방법을 달리한다. 이에 대하여는 이 글의 Ⅲ. 4. 단락 참조.
14 대한예방의학회(편), 『예방의학과 공중보건학』(계축문화사, 2011), 19면.
15 이에 대하여 자세한 것은 P. Starr, 앞의 책(주 87), p.180 이하 참조.
16 이상돈, 앞의 논문(주 109), 122–123면.
17 이 때문에 종종 '예방의학과 공중보건(preventive medicine and public health)'이라고 양자를 묶어서 사용

생활세계에만 머무는 것이 아니라 사회체계로서의 성격을 가지게 되었는데, 이는 의료서비스가 자본 및 국가권력과 보다 밀접한 관련을 맺으면서 "체계적으로 재생산되는 매커니즘에 편입되었음"을 의미한다.[18]

이러한 의료와 보건의 통합적 이해로서 '보건의료' 구상은 실정법상으로도 표현되어 있다. 즉, 보건의료기본법 제1조는 "보건의료에 관한 국민의 권리·의무와 국가 및 지방자치단체의 책임을 정하고 보건의료의 수요와 공급에 관한 기본적인 사항을 규정함으로써 보건의료의 발전과 국민의 보건 및 복지의 증진에 이바지하는 것"을 동법의 목적으로 규정하고 있다. 그리고 동법 제3조 제1호에서는 '보건의료'에 대하여 "국민의 건강을 보호·증진하기 위하여 국가·지방자치단체·보건의료기관 또는 보건의료인 등이 행하는 모든 활동"이라고 규정하고 있다. 또한 강학상 보건학에서 보건의료는 일반적으로 건강과 질병을 연속선상에서 파악하는 질병의 자연사 전체에 걸쳐 사람들에 의하여 수행되는 제반 활동, 즉 건강유지 및 증진을 위해 보건의료서비스를 산출하는 활동으로 이해되고 있다.[19]

이를 종합하면, 현대적 의미에서 보건의료는 의료와 보건이 '건강'이라고 하는 가치를 매개로 하여 통합된 개념으로, 의료서비스를 포함한 모든 건강보호 및 건강증진 활동 그 자체 또는 그러한 활동을 제공 내지 보장하는 체계를 의미한다고 할 것이다.[20] 세계보건기구(World Health Organization, WHO) 역시 '보건의료체계(health system)'라는 용어를 사용하면서, 이를 "건강의 증진, 회복, 유지하는 것을 주된 목적으로 하는 모든 활동"으로 정의하고 있다.[21]

3) 광의와 협의의 보건의료 개념

위와 같은 세계보건기구의 정의는 본래의 의료와 보건의 개념을 모두 아우를 수 있

하기도 한다. 이에 대하여는 유승흠, 앞의 책(주 65), 23면.

18 이상돈, 앞의 논문(주 109), 124-125면.

19 유승흠, 앞의 책(주 65), 251면.

20 이러한 개념 정의, 특히 '제도'로서의 보건의료의 성격은 보건의료기본법의 제정이유문을 참고하면 더욱 분명해진다. 즉, 동법 제정이유문에서는 "21세기를 맞이하여 국민의 새로운 보건의료수요의 변화에 대응하여 국민의 건강권을 보장하고, 보건의료법령간의 체계성·연계성을 제고시키며, 각 부처의 보건의료기능에 대한 종합·조정기능을 강화하여 종합적이고 체계적인 보건의료정책의 수립·시행 체계를 마련함으로써 보건의료제도의 효율적인 운영과 국민보건의 향상을 도모 (함)"을 동법의 제정이유로 적시하고 있다. 이에 대하여는 박지용, 앞의 논문(주 21), 515면.

21 World Health Organization, 앞의 책(주 7), p.5.

는 매우 포괄적인 개념이라고 할 수 있다(광의의 보건의료). 이와 같은 추상화의 전략은 그만큼 여기에 포섭되는 사안의 범위를 확대시킴으로써 주거, 빈곤, 환경, 인권 등으로 보건의료의 논의 영역을 확장시킬 수 있는 장점을 보유하고 있다. 보건의료법학의 통합과 학성도 이러한 보건의료 개념의 포괄성에서 비롯되는 것이라고 할 수 있다. 그러나 이러한 보건의료 개념은 구체적인 맥락에서 보다 협소하게 이해되기도 한다.

이 경우 보건의료는 특히 '의료서비스의 생산과 분배'에 관한 영역, 즉 '의료체계'를 특별히 지칭하는 용어로 사용된다(협의의 보건의료). 실제로 세계보건기구는 보건의료체계를 위와 같이 폭넓게 설정하면서도, 그 구성부분으로(building blocks)으로 서비스 공급(service delivery), 인력(health workforce), 정보(health information systems), 의료물품, 백신 및 기술(medical products, vaccines and technologies), 재정(health systems financing), 리더십 및 거버넌스(leadership and governance) 등을 제시하고 있는 바,22 이는 내용적으로는 의료체계에 보다 접근하고 있는 것이라고 할 수 있다. 그중에서도 의료서비스 공급체계와 재정체계에 있어 국가와 시장이 상호 어떠한 관계를 맺느냐에 따라 전체 보건의료체계의 모습은 크게 좌우되는데, 이에 따라 미국식의 자유기업형(entrepreneurial), 독일식의 복지지향·사회보험형(welfare-oriented), 영국식의 보편주의적·포괄형(universal and comprehensive) 체계로 분류하는 것도 가능하다.23

나. 의료법학, 보건의료법학, 공중보건법학

1) 보건의료법학 학문영역의 범주적 재구성

의료와 보건의 이념형적 구분, 의료와 보건의 통합적 접근으로서 보건의료, 그리고 보건의료 개념의 다층성과 맥락적 이해 등은 보건의료법학의 학문영역을 보다 체계적으로 이해할 수 있는 단초를 제공한다. 먼저 광의의 보건의료 개념은 의료, 보건 그리고 협의의 보건의료를 모두 포괄하는 것으로 보건의료법학(health law)에 호응한다. 여기서 '건강(health)'은 보건의료법학의 모든 학문영역을 관통하는 핵심적 가치가 된다. 이처럼 광의

---

22 World Health Organization, Strengthening Health System to Improve Health Outcomes: WHO's Framework for Action (World Health Organization, 2007), pp.13−25.

23 이에 대하여 자세한 것은 M. I. Roemer, National Health Systems of the World: Volume 1: The Counties (Oxford University Press, 1991); P. L. Barton, Understanding the U.S. Health Services System (Health Administration Press, 2009), p.3 이하; T. Bodenheimer, K. Grumbach, Understanding Health Policy (McGraw-Hill Medical, 2012), p.169 이하 참조.

로 설정한 보건의료법학은 의료, 보건, 협의의 보건의료 개념에 각각 조응하는 '의료법학 (medical law)', '공중보건법학(public health law)', 그리고 협의의 '보건의료법학(health care law)'24 등으로 재구성할 수 있다. 특히 협의의 보건의료법학은 의료법학과 공중보건법학을 매개하는 지위에 있다. 다만 이러한 시도는 이론(theory)이나 규범적 기준이라기보다는 보건의료법학의 영역을 보다 체계적으로 이해하기 위한 하나의 방편적 기술(description)에 가깝다는 점을 주의하여야 한다. 따라서 위와 같은 각 영역들 간에는 서로 중복되는 주제들이 존재할 수 있으며, 특히 최근의 의료와 보건의 수렴 경향은 오히려 각 영역들 간의 유기적 이해를 촉구한다고도 할 수 있다.

2) 의료법학

이념형적 구분으로서 의료 개념에 호응하는 의료법학은 '의사와 환자의 법률관계'에 초점을 맞추고,25 그 법률관계에 기인한 의사 및 환자의 권리·의무를 규명하는 것을 중심적인 연구과제로 삼는다.26 대다수의 의사, 간호사 등 의료전문직 종사자들은 환자 개인을 대상으로 하는 임상환경에서 훈련을 받고 의료서비스를 제공한다. 비교적 최근까지도 임상의학은 인구집단의 건강을 고려하는 공중보건과는 격리되어 있었고, 이러한 분리의 전통은 관련 학문 분과와 단과대학의 분리라는 측면에서 현재까지도 강고하게 그 유산을 남기고 있다.27 이러한 상황에서 임상의료의 현장, 즉 의사와 환자의 미시적 관계에서 발생하는 법적 문제들이 보건의료 영역에 있어 법학적 논의의 시초가 된 것은 자연스러운 것이었다. 특히 초기에는 '의료법'이라는 용어보다 '의사법(醫師法)'이라는 용어가 보

---

24 따라서 보건의료법학을 지칭할 때, 그것이 광의 또는 협의의 의미로 사용되는지에 대한 맥락적 이해가 요구된다고 할 것이다. 물론 이러한 필자의 용어 사용은 우리 학계의 일반적 용어 관행과는 거리가 있을 수 있다. 예컨대, 광의의 보건의료 개념에 대응하는 보건의료법 내지 보건의료법학은 일반적으로 '의료법' 내지 '의료법학'으로 불리기도 한다. 이와 같이 우리의 학계나 법실무에서 의료법 또는 의료법학이라는 용어가 보다 널리 통용되고 있는 것은 우연이 아니고, 그동안의 연구나 실무적 관심이 의료과오법을 위주로 한 좁은 의미의 의료법학 영역에 집중되었음을 반영하는 것이라고 생각한다. 그러나 미국의 학계에서는 'medical law', 'health care law', 'public health law'가 비교적 엄격하게 구분 —물론 견해에 따라 그 의미와 범위에 있어 다소의 차이는 있지만— 되고 있는 것으로 보이고, 이를 포괄하는 용어로서 일반적으로 'health law'가 사용되고 있다.

25 Felligrino는 의학의 본질은 '임상의학(medical practice)'이며, 이를 현상학적으로 접근하면 '의사와 환자의 관계'라고 표현할 수 있다고 한다. 이러한 관점에서 Felligrino는 의학과 철학의 관계에 대한 네 가지 사유 방식(앞의 주 105 참조) 중 의료의 본질과 치유(healing)라는 의료의 목적을 성찰하는 '좁은 의미의 의철학'만이 진정한 의철학이라고 주장한다. 이에 대하여는 권상옥, 앞의 논문(주 90), 12면.

26 B. Fremgen, Medical Law and Ethics (Pearson, 2012), p.7.

27 이에 대하여 자세한 것은 이상돈, 앞의 논문(주 109), 119–121면 참조.

다 일반적으로 사용되었는데,28 이러한 용어 쓰임은 의사는 의료의 주체로, 반면 환자는 의료의 객체로 바라보는 의사 중심의 관점이 은연중 암시되고 있으며, 여기에는 의사의 직업윤리적 전통이 강하게 작용하고 있다고 할 수 있다.

의료에 있어 '환자의 자율성(patient autonomy)'이 강조되고 이에 따라 규범적으로 여러 차원의 환자의 권리들이 확립되면서 의사 중심의 의사법 관념은 극복되고 있지만, 의사 의 법적 책임에 관한 논의는 여전히 의료법학의 중심적 주제로 다루어지고 있다. 의료과오에 대한 의사의 민·형사적 책임 또는 의료과오소송에서의 실무적 대응, 의사 등의 비밀유지의무(confidentiality)29 등이 바로 그것이다.

그러나 의료에 있어서 환자의 대등적 또는 주체적 지위로의 격상이라는 최근의 변화는 의료법학 영역에서 법리적 변화를 주도하는 패러다임(paradigm)이 되고 있다. 대표적인 것이 바로 의사의 설명의무에 관한 법리라고 할 수 있다.30 설명의무의 법리는 대륙법에서는 환자의 자기결정권에 기초한 판례이론으로서, 영미법에서는 의료윤리 영역에서의 충분한 설명에 근거한 동의, 즉 'informed consent'이론이 법이론으로 발전한 것으로 설명되기도 하는데,31 양자의 근본취지는 동일하다고 생각된다. 즉, 설명의무법리는 의사와 환자간의 지식과 힘의 비대칭적 관계를 극복하고 환자의 자율성을 보장하기 위한 규범적 방편으로 이해되며, 이로써 환자는 더 이상 의료행위의 객체로만 머무르지 않고, 의사와 함께 의료행위의 쌍방적 주체로서의 지위를 갖게 되는 것이다.32 이와 같은 의사의 설명의무는 의료에 대한 계약법적 접근을 시도할 때 보다 풍부한 논증이 가능하다.33 구체적

---

28 예컨대, 에르빈 도이취, 양삼승 역, "의사법(醫師法) 및 의사의 책임에 관한 최근의 국제적 동향", 「법조」(법조협회, 1983), 제32권 제8호; 김민중, "의사책임(醫師責任) 및 의사법(醫師法)의 발전에 관한 최근의 동향(상).(하)", 「인권과 정의」(대한변호사협회, 1991), 제180호·제181호 참조.

29 의사의 비밀유지의무에 대하여 자세한 것은 B. Fremgen, 앞의 책(주 126), pp.241−243. 한편 현행 실정법 규정으로는 형법 제317조 제1항, 의료법 제19조 및 제88조 참조.

30 예컨대, 대법원은 "환자에게 수술을 시행하는 과정 및 그 후에 나쁜 결과가 발생할 개연성이 있는 의료행위를 하는 경우에 있어서는, 응급환자의 경우나 그 밖의 특별한 사정이 없는 한, 진료계약상의 의무로서 또는 수술에 대한 승낙을 얻기 위한 전제로서, 당해 환자나 법정대리인에게 질병의 증상, 치료 방법의 내용 및 필요성, 발생이 예상되는 위험 등에 관하여 당시의 의료수준에 비추어, 상당하다고 생각되는 사항을 설명하여 당해 환자가 그 필요성이나 위험성을 충분히 비교해 보고 그 의료행위를 받을 것인가의 여부를 선택할 수 있도록 하여야 할 의무가 있을 뿐만 아니라, 그 진료 목적의 달성을 위하여 환자 또는 그 보호자에 대하여 요양의 방법 기타 건강관리에 필요한 사항을 상세히 설명하여 후유증 등에 대비하도록 할 의무가 있다"(대법원 1994. 4. 15. 93다60953, 대법원 1995. 1. 20. 94다3421, 대법원 1997. 7. 22. 95다49608 등)고 판시하고 있다.

31 신현호, 백경희, 앞의 책(주 45), 267−268면.

32 김나경, "의사의 설명의무와 법적 이해", 「한국의료법학회지」(한국의료법학회, 2007), 제15권 제1호, 11면.

33 박지용, 앞의 논문(주 17), 416면.

인 설명의 대상과 범위는 당해 의료상황이나 의료행위의 내용에 따라 달리 정해질 수 있고, 환자의 의사결정을 위하여 중요한 사항은 설명의 대상이 된다는 점에서 구체적 사안에서의 의료계약의 해석이 중요한 쟁점으로 부각될 수 있다.[34][35] 최근에는 이와 같은 의료에 대한 계약법적 접근이나 환자 중심의 법정책은 더욱 확장되어 의료과오소송에서의 입증책임 전환이론이 대두하기도 하였다.[36] 또한 최근 의료에 있어 과학기술의 혁명적 진보는 다양한 생명윤리학적 논의를 촉발하고 있다.[37] 이는 의료의 본질적 의미를 재성찰할 계기를 제공해주고 있으며, 의사와 환자 간의 법률관계에도 적지 않은 영향을 미치고 있는 바, 의료윤리의 생명윤리로의 발전은 의료법학의 외연을 확장시키는 계기가 되고 있음은 전술한 바와 같다.[38]

3) 공중보건법학[39]

보건의료에 있어 법학적 관심은 그동안 의사와 환자의 법률관계를 다루는 의료의 영역에 치중되어 왔으나, 역사적인 관점에서 볼 때 '법'이라는 규범형식은 의료보다는 오히려 보건에 친숙한 것이었다. 의료의 영역을 규율한 것은 전통적으로 국가법보다는 의료윤리였다. 반면, 공중보건을 위한 법적 수단의 강구는 비교적 오랜 역사를 가지고 있다. 예컨대, 1127

---

34 대법원 1994. 4. 15. 92다25885판결 참조.

35 더욱이 대법원은 설명의무 위반에 대한 입증책임 분배에 있어 "설명의무는 침습적인 의료행위로 나아가는 과정에서 의사에게 필수적으로 요구되는 절차상의 조치로서, 그 의무의 중대성에 비추어 의사로서는 적어도 환자에게 설명한 내용을 문서화하여 이를 보존할 직무수행상의 필요가 있다고 보여질 뿐 아니라, 의사가 그러한 문서에 의해 설명의무의 이행을 입증하기는 매우 용이한 반면 환자 측에서 설명의무가 이행되지 않았음을 입증하기는 성질상 극히 어려운 점 등에 비추어, 특별한 사정이 없는 한 의사 측에 설명의무를 이행한 데 대한 입증책임이 있다고 해석하는 것이 손해의 공평·타당한 부담을 그 지도원리로 하는 손해배상제도의 이상 및 법체계의 통일적 해석의 요구에 부합한다"(대법원 2007. 5. 31. 선고 2005다5867판결)고 판시하고 있는 바, 이러한 대법원의 입장은 의사의 설명의무위반을 채무불이행책임으로 구성하는 경우 논리적인 정합성을 획득할 수 있다. 즉, 환자는 설명의 결여라는 객관적 채무불이행사실을 입증하면 족하고, 의사 측에서 설명이 불가능한 상태였거나 발생위험성이 너무나 비전형적인 것이라는 등의 면책사유를 입증함으로써 대항할 수 있는 구조가 된다. 이에 대하여 자세한 것은 곽윤직(편), 『민법주해(ⅩⅣ)』(박영사 2009), 268–269면(박일환 집필); 박지용, 앞의 논문(주 17), 416–417면 참조.

36 의료과오에 대한 계약법적 접근에 대하여 자세한 것은 송오식, "의료과실의 계약법적 구성", 「법학연구」(부산대학교 법학연구소, 2007), 제48권 제1호 참조. 한편, 법정책적인 차원에서 의료과오에 있어 입증책임의 전환을 주장하는 입장에 대하여는 김형배, 『채권총론』(박영사, 1998), 251–252면 참조. 이에 대한 비판적 입장으로는 박지용, 위의 논문(주 17), 412–414면 참조.

37 이에 대하여 자세한 것은 B. Fremgen, 앞의 책(주 126), p.269 이하 참조.

38 이 글의 Ⅲ. 6. 단락 참조.

39 이 단락은 「저스티스」(한국법학원)에 향후 게재예정인 박지용, "공중보건법학의 개념과 이념적 기초"의 내용 일부를 요약·정리하여 작성된 것이다.

년경의 베네치아 검역법(檢疫法)은 공중보건법의 효시로 일컬어지기도 한다.[40] 의료법학은 의사와 환자의 법률관계라는 미시적 관계를 중점적으로 다루고 있기 때문에, 인구집단 전체의 건강 유지 및 증진을 목적으로 하는 다양한 활동으로부터 파생되는 법적 문제들을 포괄하지 못한다. 부연하면 의료인의 구체적인 의료행위에 대한 법적 평가나 개인의 건강 문제에 대한 분석을 넘어서, 인구집단 전체 또는 지역사회의 건강을 보호하고 증진하기 위한 공중보건에 대한 법적 고찰이 요구되고 있는 것이다. 특히 '위험사회(risk society)'로 불리는 현대사회에서 공중보건 및 공중보건법의 중요성은 더욱 확대되고 있다고 할 수 있다.[41]

결국 의료법학이 의사와 환자의 법률관계에 초점을 맞추고 그 법률관계에 기인한 의사 및 환자의 권리와 의무를 규명하는 것을 중심 연구과제로 삼는다면, 공중보건법학은 인구집단 전체의 건강 수준을 유지 및 증진시키기 위한 모든 활동, 그중에서도 '국가'의 활동에 주목하고 이에 대한 법적 근거와 한계를 규명하는 것을 주요 연구대상으로 한다.[42] L. Gostion의 견해에 따르면, 공중보건법학은 "인구집단 전체로서의 시민의 건강 상태를 유지 및 향상시키기 위한 국가의 법적 권한과 의무 및 다른 공중보건 참여자와 의 협력, 그리고 공동선(common good)을 위하여 시민의 자율성(autonomy), 프라이버시(privacy), 자유(liberty), 재산 및 기타 법적으로 보호되는 이익을 제한할 수 있는 국가 권력의 한계를 연구하는 학문"으로 정의된다.[43] 또한 공중보건의 개념요소로서 국가의 권한과 의무, 국가 권력의 강제와 한계, 공중보건체계(public health system)에서의 참여자,[44] 인구집단 전체,

---

40 이에 의하면 선박이 항구에 입항하기 위해서는 40일의 대기기간이 요구되었고, 이 기간 동안 보건 당국(health officials)은 선박이나 선원에 대하여 각종 검사(inspection)이나 격리조치(isolation) 등을 집행할 권한을 보유하고 있었다. 이에 대하여는 L. Gostin, Public Health Law: Power, Duty, Restraint (University of California Press, 2008), pp.423-424. 물론 이 시기 보건당국의 활동은 인구집단 전체의 건강 유지 및 증진이라는 근대적 개념의 보건에 입각한 것이라기보다는 '질서유지'를 위한 경찰행 정의 성격을 보다 강하게 가지고 있었다. 현행 검역법 제1조의 규정에서도 짐작할 수 있듯이 이러한 공중보건의 경찰국가적 원형은 현재에도 보존되고 있음을 간과해서는 안 된다.

41 예컨대, 유전공학이나 원자력과 같이 과학기술의 혁명적 진보는 역설적으로 인류에게 새로운 유형의 위험을 야기하고 있고, 세계화로 인한 교통 네트워크의 발전은 신종플루와 같은 공중보건 위험을 전지구적 차원에서 급속도로 확산시키고 있다. 유전자조작식품(Genetically Modified Organisms, GMOs)의 유해성에 대하여 자세한 것은 M. Robin, The World According to Monsanto (New Press, 2012), p.131 이하 참조. 또한 일본 도쿄전력 후쿠시마 원전사고와 그 영향에 관한 문제에 대한 철학적 분석으로는 다카하시 데쓰야, 한승동 역, 『희생의 시스템 후쿠시마 오키나와』(돌베게, 2013). 또한 신종플루의 발생과 확산에 대하여 자세한 것은 김우주, 『이기적인 바이러스 플루』(동아일보사, 2009) 참조.

42 L. Gostin, 앞의 책(주 140), pp.3-5.

43 L. Gostin, 위의 책(주 140), p.4.

44 여기에는 보건의료서비스의 공급자(health care), 관련 기업(business), 지역사회(the community), 언론(media), 학계(academe) 등이 포함된다고 한다. 이에 대하여는 L. Gostin, 위의 책(주 140), p.5.

지역사회와 시민의 참여, 예방 지향(prevention orientation) 및 사회 정의(social justice) 등을 들고 있다.[45]

공중보건법학은 공중보건의 보호에 있어서는 필수적으로 개인 차원이 아닌 공적 차원의 집단적 노력(collective actions)이 요구되고, 이러한 노력은 근본적으로는 국가의 의무에 해당한다는 점을 대전제로 삼고 있다.[46] 국가는 이러한 공중보건 보호의무를 수행하기 위하여 다양한 정책수단을 강구하여야 하는데, 특히 법은 보건당국의 권한과 관할을 설정하고, 공중보건과 관련을 맺고 있는 개인들의 행동에 직접적 또는 간접적 영향을 미칠 수 있는 사회적 규범(social norms)을 형성할 수 있다는 점에서 매우 중요한 역할을 한다는 점을 강조한다.[47]

다만 이러한 공중보건법학 구상에는 다음과 같은 반론도 제기되고 있다. 즉, 이른바 '고전적 공중보건(old public health)' 개념을 통하여 공중보건에 대한 국가의 개입과 공중보건법의 영역을 축소하려는 시도가 바로 그것인데, 이에 의하면 Gostin의 견해는 공중 보건의 영역을 거의 무제한적으로 확대하고 있고, 그 결과 헌법적 차원에서 국가 권력의 개입을 확대시키는 결과를 초래한다고 이를 비판하면서, 역학에 기반한 초기의 근대적 공중보건 개념을 복원함으로써 공중보건의 영역을 합리적으로 제한할 것을 주장한다.[48] 이러한 입장은 건강문제에 대한 국가의 광범위한 개입이 개인의 자유에 대한 침해를 초래할 수 있다는 점을 인식하고, 그 대응으로서 공중보건 영역의 무분별한 확장에 제동을 걸고자 하는 기획이라고 할 수 있다. 이러한 공중보건법학의 개념을 둘러싼 논쟁은 공중보건과 개인의 자유와의 본질적 긴장관계를 항상 염두에 두어야 함을 상기시킨다. 즉, 공중보건은 개인과 인구집단의 건강 그리고 국가와 사회의 안전보장 내지 질서유지와도 밀접한 관련성을 맺고 있는 '공익'이지만,[49] 그렇다고 하여 그것이 항상 개인의 자유나 이익에 우선할 수

---

45 각 개념요소에 대하여 자세한 것은 L. Gostin, 위의 책(주 140), pp.5-23 참조.

46 L. Gostin, "Legal Foundations of Public Health Law and its Role in Meeting Future Challenge", Public Health 120 Supplement 1(2006. 8.), pp.8-9.

47 L. Gostin, S. Burris, Z. Lazzarini, "The Law and the Public's Health: A Study of Infectious Disease Law in the United States", 99 Colum. L. Rev. 59, 59 (1999).

48 R. Epstein, "In Defense of the 'Old Public Health'", 69 Brook. L. Rev. 1421, 1433 (2003-2004). 보다 구체적으로는 공중보건에 대한 국가의 개입은 전염병 통제와 특정한 병원균(pathogen)에 의한 광범위한 오염과 환경적 위험의 경우에만 한정되어야 하며, 특히 흡연, 비만(obesity) 및 이로 인한 만성질환(chronic disease) 등에 대하여는 국가가 함부로 개입해서는 안 된다고 주장한다.

49 최근의 생물테러로 인한 공중보건위기 또는 팬데믹 인플루엔자(pandemic influenza)의 위협 등의 대두로 인하여 공중보건이 국가안보나 안전의 문제와 더욱 근접하고 있다는 점을 지적하는 문헌으로 N. Hunter, "Public-Private Health Law: Multiple Directions in Public Health", 10 J. Health Care L. & Pol'y 89, 106

는 없다. 공중 보건에 대한 국가의 권한과 의무와 동시에 그것의 한계 또한 공중보건법학의 주요 과제로 논의되고 있는 것도 이와 같은 취지에서 이해할 수 있다.50 따라서 특정한 공중보건과 관련된 입법 내지 행정적 조치의 법적 정당성 문제는 당해 사안에서의 구체적인 법익 형량의 결과로 귀결되어야 할 것이다. 이처럼 공중보건법학은 국가의 공중보건활동에 대한 법적 근거와 한계를 다룬다는 측면에서 주로 공법적(公法的) 접근을 시도한다고 할 수 있고, 의사와 환자라는 사법(私法)관계를 토대로 의료과오법이나 의료계약법으로 발전한 의료법학과는 그 접근방법론의 측면에서도 차이가 있다고 할 수 있다.

4) 협의의 보건의료법학: 의료체계법론

의사와 환자의 법률관계는 본질적으로는 의료계약이라는 사법(私法)적 행위로 형성된다. 즉, 의료계약(Arztvertrag)51에 있어서 의사는 환자에게 의료서비스를 제공할 채무를 부담하며, 환자는 의사에게 의료서비스에 대한 대가를 지급할 채무를 부담하게 되는데, 이때 일방의 채무는 상대방에게는 채권이 된다.52 53 이와 같이 미시적 관점에서 의사와 환자의 관계를 양 당사자 간의 계약관계로 파악하는 것이 의료법학의 기초적 토대라고 할 수 있다. 그러나 의사와 환자의 관계는 전체 의료체계에서 의료공급자와 의료수요자가 어떻게 상호작용하고 있는가의 문제로 바라볼 수도 있다. 의료체계는 의사와 환자의 관계에 직·간접적인 영향을 미친다. 예컨대, 의료서비스에 대한 재정체계로 본인부담(out-of-pocket payments), 개인 민간보험(individual private insurance), 직장 민간보험(employment-based private insurance), 정부재정(government financing) 중 어떠한 방법을 채택하느냐에 따라 의사의 진료행태, 환자의 의료서비스에 대한 접근성, 전체 의료비용의 규모 등은 차이를 보이게 된다.54 이처럼 협의의 보건의료법학은 의료체계 그 자체를 법적 탐구대상으로 한다는 점에서 이를 '의료체계법론'으로 표현할 수도 있을 것이다.

(2007).

50 L. Gostin, 앞의 논문(주 146), pp.9－10.

51 의료계약과 진료계약(Behandlungsvertrag)을 구별하여, 의료계약 중 특히 진단과 치료에 해당하는 의료행위를 목적으로 하는 의료계약을 진료계약으로 파악하는 견해로는 김천수, "의료계약", 「민사법학」(한국민사법학회, 1997), 제15호, 147－148면.

52 의사의 진료채무, 환자의 진료비지급채무 등 의료계약상의 권리·의무에 대하여 자세한 것은 곽윤직(편), 『민법주해(ⅩⅣ)』(박영사, 2009), 259면(박일환 집필) 참조.

53 이와 같은 점에서 의료계약은 유상의 쌍무계약으로 이해된다. 이에 대하여는 최행식, "의료행위와 의료계약에 관한 기초론적 고찰", 「법학연구」(한국법학회, 2004), 제14집, 599면.

54 이에 대하여 자세한 것은 T. Bodenheimer, K. Grumbach, 앞의 책(주 123), p.5 이하 참조.

이러한 의료체계법론 기획에는 공중보건적 관점이 투영되어 있는 것은 사실이다. 의료서비스에 대한 재정체계, 의료접근성, 의료비의 지불방식,55 의료조직의 구성, 의료의 질 향상, 질병예방에 있어 의료의 역할 등은 인구집단 전체의 건강과 밀접하게 관련되어 있기 때문이다. 특히 의료보장제도의 도입은 국가역할의 역사적 변천과 관련하여 공중 보건의 문제를 단순히 사회질서유지를 위한 경찰행정의 관점으로 인식하였던 것에서 탈피하여 이를 실질적 평등과 사회적 정의의 관점으로 이해하려는 사회국가적 전환을 시도하는 것이라고 평가할 수 있다.56 그러나 의료보장법과 같은 의료체계와 관련된 규범들은 일반적인 공중보건법과는 상이한 특수성도 지니고 있다. 공중보건을 위한 다양한 국가의 활동에 초점을 맞추고 있는 공중보건법은 일반적으로 '국가-시민'이라는 법적 구조로 귀결된다. 이와 달리, 의료체계법은 미시적인 의료행위와 그러한 의료행위가 이루어지는 거시적인 환경을 아울러 고찰하여야 하고, 그 때문에 보다 다면적인 법적 구조가 형성될 수 있다. 즉, 의료체계법은 의료와 보건이 매개되는 영역에 위치한다. 이와 같은 관점에서 영미의 학계에서도 의료보장법과 의료서비스 전달체계와 같은 의료체계에 관한 규범들은 이를 'Health Care Law'라고 하여 의료법학이나 공중보건법학과는 별도의 연구대상으로 삼는 것이 일반적인 경향이다.57

예컨대, 한국 보건의료체계의 근간을 이루고 있는 국민건강보험법을 살펴보자. 한 국은 1963년 의료보험법을 제정한 이후, 그 적용범위와 지역을 점진적으로 확대하여 1989년에는 이른바 '전국민의료보험'을 달성하였고, 1999년에는 국민건강보험법을 제정하여 다보험자로 운영하던 보험체계를 '국민건강보험공단'이라는 단일 공보험자로 통합하여 현재에 이르고 있다.58 본래 건강보험제도는 질병으로 인한 수입의 중단이나 질병치료를 위한 치료비 지출이라는 위험을 보험의 원리에 따라 분산시키는 제도이고, 이러한 보험의 형태로는 정부 또는 공공기관이 운영하는 공보험과 민간보험회사가 운영하는 사보험이 있는

---

55 여기에는 행위별수가제(fee-for-service), 질환별상환제(payment per episode of illness) 또는 포괄수가제, 인두제(capitation), 총액계약제(global budget) 등이 있다. 이에 대하여 자세한 것은 T. Bodenheimer, K. Grumbach, 위의 책(주 123), p.31 이하 참조.

56 박지용, 앞의 논문(주 21), 522면.

57 J. Montgomety, Health Care Law (Oxford University Press, 2002), pp.1-3; S. Burris, G. Mays, F. Scutchfield, J. Ibrahim, "Moving from Intersection to Integration: Public Health Law Research and Public Heath Systems and Services Research", The Milbank Quarterly Vol. 90 No. 2(2012. 6.) p.378에서도 이와 같은 규범들을 'infrastructure law'로 분류하고, 이를 'interventional public health law' 및 'incidental public health law'와 구별한다.

58 이에 대하여 자세한 것은 박지용, 앞의 논문(주 21), 524-526면 참조.

데, 한국은 국민건강보험법 을 통하여 사회보장제도의 하나로서 사회연대성의 원리에 기반하여 사회보험 형식의 공적 건강보험제도를 실시하고 있는 것이다. 이러한 사회보험 형식의 건강보험법의 도입은 의료계약에 근거한 '의사-환자'의 양면적 법률관계가 '의사(요양기관)-환자(가입자)-국가 또는 공공기관(보험자)'의 다면적 법률관계로 전환되는 것을 의미한다. 보다 근본적으로 국민건강보험법은 '사회보장제도'로서의 성격, '보험제도'로서의 성격 그리고 '의료제도'로서의 성격을 동시에 보유하고 있고, 각각의 제도를 규율하는 원리의 상호충돌로 인하여 적지 않은 법적·정치적 갈등을 내포하고 있다. 이러한 문제를 온전히 인식하고 해결하기 위해서 통합과학적 접근방법이 요구됨은 물론이다.

제2절 | 보건의료법학의 내용: 공법적 쟁점과 판례

보건의료법학은 국가의 법 체계 내에서 보건의료와 관련된 규범적 체계이므로, 국가의 최고규범이자 규범적 가치기준인 헌법을 기준 삼아, 보건의료법학이 어떠한 모습을 형성하는지를 살펴보는 것이 의미가 있다. 국민이 국가로부터 보장받을 수 있는 권리인 기본권은 헌법 제10조 인간의 존엄과 가치 조항으로부터 시작한다. 보건의료법학과 관련된 기본권은 제10조 인간으로서의 존엄과 가치부터 생명권, 자기결정권, 알권리와 모를 권리, 제36조 제3항 보건에 관한 권리, 제17조 사생활의 비밀과 자유, 개인정보자기결정권, 제12조 신체의 자유, 제15조 직업의 자유와 제23조 재산권 등을 논할 수 있다. 헌법재판소는 어떤 사안이나 법률이 헌법에 위반되는지 여부를 최종 판단하는 사법기관으로서, 판례를 통해 보건의료와 관련한 기본권을 확인·선언하고 구체적 사안에서 기본권과 헌법질서에 대한 침해 여부를 판단한다. 보건의료법학은 궁극적으로 보건의료 관련한 국민의 기본권을 보장하는데 목적이 있고, 기본권의 핵은 인간의 존엄과 가치이다. 보건의료법학은 기본권을 보장하기 위하여 구성된 보건의료 관련 규범 체계와 규범 이론 및 원리를 논하는 것이다. 보건의료법학의 작용하는 실제는 법원의 판례를 통해 명확하게 이해할 수 있다, 특히 헌법재판소의 판례들을 통해 헌법 질서 속에서 보건의료법학의 해석과 기능을 볼 수 있다. 따라서 아래에서는 보건의료법학과 관련한 기본권들의 내용을 일괄하고, 구체적인 사안과 법률 조항이 헌법질서에 위배되는지 여부를 헌법재판소에서 판단한 판결 요지와 쟁점을 통해서 기본권 질서 속에서 보건의료법학의 내용들을 짚어나간다.(Ⅰ) 법학은 규범의 내용적 측면과 그 내용을 보장하기 위한 조직과 절차적인 면에서 모두 정당성을 가져야 비로소 온전히 규범적 기능과 역할을 수행하게 된다. 보건의료법학에 실체법적으로 기능하는 규범적 지도 원리들로서 평등의 원리, 과잉금지의 원리, 과소금지의 원리, 신뢰보호의 원칙, 적법절차의 원리와, 조직·절차법적으로 기능하는 규범적 지도 원리들로서 체계정당성, 사안의 적합성과 법률유보, 보충성의 원리를 차례로 살펴보도록 한다.(Ⅱ) 조직법적·절차법적 원들도 내용적 측면에서 작용하는 원리들이기도 하기 때문에, 넓은 의미에서 보면 실체법적 원리와 조직법적·절차법적 원리를 통틀어 보건의료법학의 지도원리로 설명될 수 있다. 이 지도원리들은 보건의료의 입법·행정·사법의 공권력이 발동하는 전 영역에 적용되는 권리들이다.

1. 헌법상 보건의료에 관한 기본권

보건의료법학의 내용 속으로 들어가 이를 상세히 탐구하기 위하여, 보건의료와 관련된 헌법상 기본권들의 쟁점과 이와 연관된 헌법재판소 판례를 함께 펼쳐보고자 한다. 헌법에 명시된 기본권들은 법률 중에서도 최고 상위규범이자 근본규범인 헌법에서 보장하는 국민의 권리들로서, 보건의료 영역에서 궁극적으로 보장하고자 하는 국민의 권리들로서 설명될 수 있다. 보건의료와 관련된 기본권은 헌법 제10조의 인간의 존엄과 가치를 근간으로 하여 기본권 목록 전반에 걸쳐 구체화된 권리들로 나타나 있다. 아래에서는 보건의료 영역에 관련된 기본권들과 그와 관련된 쟁점을 상술한다.

가. 인간으로서의 존엄과 가치

헌법 제10조 제1문 전단은 '모든 국민은 인간으로서의 존엄과 가치를 가치며'라고 규정하여 인간의 존엄과 가치를 모든 기본권 보장의 종국적 목적이며 기본권 질서의 핵심적인 내용이자 헌법의 최고원리로 선언하고 있다. 인간의 존엄과 가치는 기본권의 이념적 정신적인 출발점인 동시에 헌법질서의 구조적 근본 원리이다. 이는 모든 국가권력이 인간의 존엄과 가치에 구속되며, 모든 국가권력 행사의 기준이 된다는 의미이다.[59]

제헌헌법은 국민의 권리의무 장(제2장)에서 평등권의 보장(제8조), 신체의 자유를 포

---

[59] 엄주희, "환자의 생명 종결 결정에 관한 연구: 입법적 실천 방안을 위한 미국과의 비교법적 모색", 박사학위논문, 연세대 대학원 법학과, 2013년, 215－216면.

함한 기본권에 대한 조항(제9조~제27조), 헌법에 열거되지 아니한 이유로 경시되지 아니한다는 조항(제28조)을 규정하고 있으나 인간의 존엄과 가치에 대한 명시적인 규정은 없었다. 인간의 존엄과 가치에 대한 규정은 1962년 제5차 헌법 개정에서 제8조에서 신설되었다. 「모든 국민은 인간으로서의 존엄과 가치를 가지며, 이를 위하여 국가는 국민의 기본권 인권을 최대한으로 보장할 의무를 진다」고 명시함으로써 포괄적인 기본권 존중주의를 선언하고 있다. 10·26 사태 이후 유신헌법의 몰락과 새로운 민주적인 헌법을 갈망하는 국민의 공감대를 바탕으로 탄생한 1980년 제8차 헌법 개정에서는 인간의 존엄과 가치 조항에 행복추구권이 추가되고 불가침의 인권이 강조되었다. 즉 「모든 국민은 인간으로서의 존엄과 가치를 가지며, 행복을 추구할 권리를 가진다. 국가는 개인이 가지는 불가침의 기본적 인권을 확인하고 이를 보장할 의무를 진다」고 규정하여 이 조항이 현행 헌법까지 개정 없이 존속되고 있다. 이 규정은 우리 헌법상 기본권 존중과 기본권의 천부인권성을 강조하면서 모든 기본권규정을 해석하는 근본 원리로 작용하고 있다.[60] 보건의료법학이 지향하는 바는 궁극적으로 인간의 존엄과 가치를 보장하고자 하는 것이고, 인간의 존엄과 가치를 바탕으로 구체적인 권리를 보장하고 보건의료 제도들을 설계·구성·운영하고 있는 것이다. 인간의 존엄과 가치 규정으로부터 독자적으로 또는 다른 기본권과 결합하여 인격권, 생명권, 자기결정권 등의 구체적인 권리가 도출될 수 있다.

헌재 2010. 5. 27. 2005헌마346, 판례집 22-1하, 275 [기각,각하]
생명윤리 및 안전에 관한 법률 제13조 제1항 등 위헌확인

[판시사항]

배아 생성자가 배아의 관리 또는 처분에 대해 갖는 기본권과 그 제한의 필요성

[결정 요지]

배아 생성자는 배아에 대해 자신의 유전자정보가 담긴 신체의 일부를 제공하고, 또 배아가 모체에 성공적으로 착상하여 인간으로 출생할 경우 생물학적 부모로서의 지위를 갖게 되므로, 배아의 관리 또는 처분에 대한 결정권을 가진다. 이러한 **배아 생성자의 배아에 대한 결정권은 헌법상 명문으로 규정되어 있지는 아니하지만, 헌법 제10조로부터 도출되는 일반적 인격권의 한 유형으로서의 헌법상 권리**라 할 것이다.

---

60 엄주희, "생명권의 헌법적 근거와 연명치료중단에서의 생명권의 보호범위", 「헌법학연구」 제19권 제4호, 2013, 281-282면 발췌·재구성.

다만, 배아의 경우 형성 중에 있는 생명이라는 독특한 지위로 인해 국가에 의한 적극적인 보호가 요구된다는 점, 배아의 관리·처분에는 공공복리 및 사회 윤리적 차원의 평가가 필연적으로 수반되지 않을 수 없다는 점에서도 그 제한의 필요성은 크다고 할 것이다. 그러므로 배아 생성자의 배아에 대한 자기결정권은 자기결정이라는 인격권적 측면에도 불구하고 배아의 법적 보호라는 헌법적 가치에 명백히 배치될 경우에는 그 제한의 필요성이 상대적으로 큰 기본권이라 할 수 있다.

나. 생명권

생명권은 우리 헌법상 명문의 규정에는 없지만 인간의 존엄과 가치 규정, 신체의 자유 등에서 도출될 수 있는 기본권 중의 기본권으로 인정되고 있다. 학계의 구체적인 논의로는 생명권의 헌법상 근거가 인간의 존엄과 가치 규정, 신체의 자유, 헌법에 열거되지 아니한 이유로 경시되지 아니한다는 규정이 모두 해당된다는 견해, 인간의 존엄과 가치에 대한 규정이 있기 때문에 인간으로서의 생존의 가치가 인정되어야 한다는 견해, 생명권이 신체적 완전성 및 신체활동의 임의성을 보장하는 신체의 자유의 당연한 전제일 뿐 아니라 인간의 존엄성을 그 가치적인 척도로 하는 우리 기본권질서의 논리적인 기초이므로 헌법질서 내에서 명문규정의 유무에 관계없이 당연히 인정되는 헌법상의 권리라고 하는 견해가 있다.[61]

인간의 생명권은 최대한 존중되어야 하고, 국가는 국민의 생명을 최대한 보호할 의무가 있다. 생명권은 국가로부터 침해받지 않을 권리로서 대국가적인 방어권으로의 성격과 타인에 의한 생명권 침해로부터 국가의 보호를 요구할 수 있는 보호 청구권의 성격을 갖는다. 생명권은 그 주체인 본인이라도 개인의 처분권이 인정되지 않으므로 본인의 생명을 임의로 처분하거나 본인 생명에 대한 처분권을 타인에게 위임하는 것은 정당화되지 않는다. 우리 형법이 자살을 실행에 옮겨 성공 또는 실패한 사람의 경우 처벌하지 않으나 자살에 관여한 사람에 대해서는 일정한 책임을 인정하고 있는 이유도 생명권의 처분 불가능성에 근거한다. 모든 인간은 출생에서 사망에 이르기까지 모든 순간 생명권을 보호받아야 한다. 보호가치가 없는 생명이나 생존가치가 없는 생명은 있을 수 없고 인간 생명은 어떠한 경우에도 국가 목적의 단순한 수단이 될 수 없다. 따라서 기대여명이 얼마 남지 않은 말기환자의 생명권도 건강한 사람과 마찬가지로 동일하게 보호된다. 말기환자 내지 임종 과정에 있

——— 61 엄주희, 앞의 논문, 282면 발췌.

는 환자에게 죽음의 과정에 따른 존엄하고 자연스러운 사망에 이를 수 있도록 하는 문제는 후술하는 인간의 존엄과 가치로부터 연명의료 결정에 관한 자기결정권의 문제가 된다.[62]

헌재 2008. 7. 31. 2004헌바81, 판례집 20-2상, 91 [합헌,각하]
민법 제3조 등 위헌소원

[판시사항]

　태아가 생명권의 주체가 되는지 여부

[결정요지]

　인간의 생명은 고귀하고, 이 세상에서 무엇과도 바꿀 수 없는 존엄한 인간 존재의 근원이다. 이러한 생명에 대한 권리, 즉 생명권은 비록 헌법에 명문의 규정이 없다 하더라도 인간의 생존본능과 존재목적에 바탕을 둔 선험적이고 자연법적인 권리로서 헌법에 규정된 모든 기본권의 전제로서 기능하는 기본권 중의 기본권이다. 모든 인간은 헌법상 생명권의 주체가 되며, 형성 중의 생명인 태아에게도 생명에 대한 권리가 인정되어야 한다. 따라서 태아도 헌법상 생명권의 주체가 되며, 국가는 헌법 제10조에 따라 태아의 생명을 보호할 의무가 있다.

다. 자기결정권

　우리 헌법상 자기결정권에 대해서는 명시적인 규정이 없으나, 헌법 제10조에서 파생된 개인의 인격권과 행복추구권의 전제로서 개인의 자기결정권이 헌법상 보장되는 것으로 보고 있다. 환자가 생명과 신체의 기능을 어떻게 유지할 것인지에 대하여 스스로 결정하여 진료행위를 선택할 수 있다는 환자의 자기결정권은 의료인의 설명의무와 이에 따른 환자 본인의 동의권 행사로 나타난다. 예컨대 의료인의 재량권에 기하여 수술 등 신체를 침해하는 진료행위가 필요한 경우 환자에게 진료행위에 대한 동의를 얻어야 한다.

　의학의 역사에서 환자의 자기결정권이라는 개념은 근대 의학이 형성되기 시작한 1900년대 초반이다. 그 이전까지 의학과 보건의료 영역에서 환자는 단지 치료를 기다려야 하는 수혜자이며 의사의 권위에 복종하는 수동적인 존재였으나, 근대 의학이 형성되면서 환자도 의사와 동등한 자격으로 의료계약을 맺게 되는 자주적인 존재로 패러다임의 전환이 일어났

---

62 엄주희, "환자의 생명 종결 결정에 관한 헌법적 고찰-한국과 미국의 헌법 판례를 중심으로", 「헌법판례연구」 14, 2013, 96면.

다. 자기결정권은 보건의료에서의 자율성(autonomy)으로 표현될 수 있는 개인의 핵심적인 권리이다. 대만과 우리나라와 같이 의료 가부장주의 의식과 문화를 가지고 있는 문화권에서는 개인의 자율성(individual autonomy) 보다는 가족 자율성(family autonomy) 내지 가족 중심의 의사결정 문화가 존재해왔다. 개인적 자율성 문화는 서구의 생의학 내지 생명윤리의 중심이고, 대만이나 우리나라와 같은 동양의 문화에서는 환자 본인 보다는 가족이 결정하는 가족 중심의 의사결정 문화가 지배적이었으나, 점차 서구의 개인의 자율성 문화가 유입되어 사전연명의료의향서를 법제화하는 등 제도적으로도 큰 영향을 끼치고 있다.63

　　환자의 자기결정권은 의사의 설명의무와 짝을 이루는 관계로서 환자가 본인의 의학적 결정을 내리기 전에 의사로부터 충분한 정보가 제공된다는 전제를 필요로 한다. 의사의 설명의무는 환자의 알권리를 충족시키고 환자의 신체에 대한 자기결정권을 보장하기 위한 것으로서 환자가 설명에 의한 동의권(informed consent)을 가지도록 하는 의미가 있다. 설명에 의한 동의권은 환자 스스로가 의료에 관한 의사결정 과정에 참여할 수 있게 하고, 의사가 환자의 상태와 질병의 성격, 치료를 위한 방안들과 각각의 방안이 가지고 있는 장단점과 예후 등 의학적 처치에 관한 사항을 환자에게 공개함으로써, 환자가 그 정보들을 기초로 향후 치료방법에 관해 지각 있는 선택(knowledgeable choice)을 할 수 있도록 하는 권리이다.64 설명에 의한 동의권에는 세 가지 요소가 있는데 1) 환자에게 의사결정능력이 있고(의사능력), 2) 충분한 의학적 정보를 바탕으로 이루어진 의사결정이어야 하며(정보) 3) 환자의 자발적이고 진지한 의사에 기한 결정(자발성)이 있어야 한다. 첫 번째 요소인 의사능력은 환자가 치료에 관한 정보를 이해하고 상황과 예후를 인정하며 치료의 선택에 대해 추론할 수 있고 여러 가지 선택지에 대해서 의사소통할 수 있는 능력이다. 두 번째 요소인 정보는 환자의 이해를 돕기 위해서 환자에게 맞게 적절히 주어져야 하는 치료나 수술에 관한 정보이다. 세 번째 요소인 자발성은 두려움, 고통, 잘못된 신념이나 틀린 정보 등과 같이 적절치 않은 영향력이나 압박이 없는 상태에서 의사결정 과정이 이루어져야 한다는 것이다.65 환자의 자기결정권은 무제한 허용되는 것이 아니라 이러한 설명에 의한 동의권의 방법으로서 실현되어야 한다. 그리고 자기결정권에는 생명의 내재적 존엄성과 국가의 기

63　엄주희, "대만 환자 자주 권리법에 대한 연구", 「법학논고」 제64집, 2019, 39면.
64　엄주희, "환자의 생명 종결 결정에 관한 연구: 입법적 실천 방안을 위한 미국과의 비교법적 모색", 박사학위논문, 연세대 대학원 법학과, 2013년, 225－226면 발췌·재구성.
65　엄주희, "미성년자 연명의료 결정에 관한 소고: 미국에서의 논의를 중심으로", 「법학논총」 제41집, 2018년 5월, 6면.

본권 보호의무로서 보호되는 내재적 한계가 있기 때문에 죽음의 방법과 시기를 자유롭게 선택할 권리, 이른바 죽을 권리를 인정하는 데까지 나아가지는 아니한다. 즉 의사조력자살과 같이 적극적·직접적 형태로 생을 마감하는 것도 헌법적으로는 허용되지 않는다.[66] 또한 이 자기결정권의 내재적 한계로 말미암아, 임신의 어느 시기이든 상관없이 임부 본인의 자기결정에 따라 낙태할 수 있도록 하는 법제는 헌법에 부합하지 않는다.[67]

헌재 2009. 11. 26. 2008헌마385, 판례집 21-2하, 647 [각하]
입법부작위 위헌확인

[판시사항]
죽음에 임박한 환자에게 '연명치료중단에 관한 자기결정권'이 헌법상 보장된 기본권인지 여부

[결정요지]
'연명치료중단, 즉 생명단축에 관한 자기결정'은 '생명권 보호'의 헌법적 가치와 충돌하므로 '연명치료중단에 관한 자기결정권'의 인정 여부가 문제되는 '죽음에 임박한 환자'란 '의학적으로 환자가 의식의 회복가능성이 없고 생명과 관련된 중요한 생체기능의 상실을 회복할 수 없으며 환자의 신체상태에 비추어 짧은 시간 내에 사망에 이를 수 있음이 명백한 경우', 즉 '회복 불가능한 사망의 단계'에 이른 경우를 의미한다 할 것이다. 이와 같이 '죽음에 임박한 환자'는 전적으로 기계적인 장치에 의존하여 연명 할 수밖에 없고, 전혀 회복가능성이 없는 상태에서 결국 신체의 다른 기능까지 상실되어 기계적인 장치에 의하여서도 연명할 수 없는 상태에 이르기를 기다리고 있을 뿐이므로, '죽음에 임박한 환자'에 대한 연명치료는 의학적인 의미에서 치료의 목적을 상실한 신체침해 행위가 계속적으로 이루어지는 것이라 할 수 있고, 죽음의 과정이 시작되는 것을 막는 것이 아니라 자연적으로는 이미 시작된 죽음의 과정에서의 종기를 인위적으로 연장시키는 것으로 볼 수 있어, 비록 연명치료중단에 관한 결정 및 그 실행이 환자의 생명단축을 초래한다 하더라도 이를 생명에 대한 임의적 처분으로서 자살이라고 평가할 수 없고, 오히려 인위적인 신체침해 행위에서 벗어나서 자신의 생명을 자연적인 상태에 맡기고자 하는 것으로서 인간의 존엄과 가치에 부합한다 할 것이다. 그렇다면 환자가 **장차 죽음에 임박한 상태에 이를 경우에 대비하여 미리 의료인 등에게 연명치료 거부 또는 중단에 관한 의사를 밝히는 등의 방법으로 죽음에 임박한 상태에서 인간으로서의 존엄과 가치를 지키기 위하여 연명치료의 거부 또는 중단을 결정할 수 있다 할 것이고, 위 결정은 헌법상 기본권인 자기결정권의 한 내용으로서 보장된다 할 것이다.**

---

66 엄주희, 김명희, "호스피스 완화의료와 의사조력자살 간 경계에 관한 규범적 고찰", 「법학연구」 제28권 제2호, 2018, 22－23면.
67 엄주희, 양지현, "낙태와 관련한 자기결정권의 행사와 그 한계에 대한 재조명", 「성균관법학」 제30권 제4호, 2018, 75－79면.

라. 알권리와 모를 권리

알권리는 헌법 제10조 등으로부터 도출되는 구체적 권리로서 일반적으로 접근이 가능한 정보원에 대한 접근적, 즉 개별적 정보접근권을 말한다. 헌법에서 직접 명시하고 있지는 않으나 제21조 표현의 자유를 비롯하여 제10조 인간의 존엄과 가치 및 행복추구권, 제1조 국민주권주의, 제4조 자유민주주의적 질서, 제34조 인간다운 생활을 할 권리 등의 규정에서 나타난 헌법적 정신을 근간으로 도출됨으로써 알권리가 헌법적 권리로 인정되고 있다. 일반적인 알권리(Right to know) 개념은 매스미디어에 의한 취재나 보도의 자유를 통하여 정보를 입수할 수 있는 국민의 권리라는 개념에서 발전하였다. 소극적인 의미로는 일반적으로 접근할 수 있는 정보원으로부터 의사형성에 필요한 정보를 수집하고 그 수집된 정보를 취사선택할 수 있는 자유를 말하고, 적극적인 의미로는 자유권적 정보수집권과 청구권적 정보수집권을 통틀어서 광의의 알권리라고도 부르며, 정보수령권, 정보수집권, 정보공개청구권을 알권리의 내용으로 본다.68

알권리는 사생활로 보호되어야 하는 타인에 대한 정보나 기밀 유지가 필요한 국가기관에 대한 정보가 아니라, 자신의 정보에 접근할 것을 요구하는 권리로서, 보건의료 영역에서는 본인의 정신과 신체에 발생한 사실과 발생이 예측되는 사실에 대하여 접근할 수 있는 권리가 된다. 보건의료 영역에서 헌법적 권리로서의 알권리와 자기결정권은 동전의 양면처럼 서로 연결되어 환자에게 주어진 기본적인 권리가 된다. 앞서 설명한 자기결정권의 내용으로서 설명의 의한 동의권(informed consent)이 실현되기 위해서는 우선 알권리가 충족이 되어야 한다는 것이다. 그러나 태아의 성별정보는 국가나 공공기관이 아닌 의료인이 정보보유자이고 태아의 성별 정보가 일반적으로 접근 가능한 정보원에 해당한다고 보기 어려우므로, 이른바 태아 성별을 미리 확인할 자유는 알권리의 범주에 포함되지 않는다.69

반면, 모를 권리라 함은 본인의 내밀한 영역의 신체적·정신적 상황에 대해 알지 않고 무위의 초연한 상태를 유지할 수 있는 법익을 보호받고자하는 권리이다. 헌법 10조의 인간의 존엄과 가치와 행복추구권으로부터 구체적인 권리로서 알권리 뿐 아니라 모를 권리도 도출될 수 있고, 이는 의료윤리상 타인에게 해악을 끼치지 않을 의무(악행 금지의 원칙)와 맥을 같이 한다. 모를 권리의 실제적 적용으로는, 치료나 연구 중에 우연히 획득한 부

---

68 김명수, "보건의료법제에서 포괄적 위임금지원칙에 관한 고찰", 「세계헌법연구」 제20권 1호, 2014, 41−43면.
69 헌재 2008. 7. 31. 선고, 2004헌마1010, 2005헌바90(병합) 결정; 이백휴, "의료법상 태아 성감별 및 고지 금지 규정에 대한 검토", 「한국의료법학회지」 제18권 2호, 2010, 103면.

산(incidental findings)물 등을 환자 본인에게 알림으로 인해 환자가 불안, 초조, 근심, 걱정, 고통 등 정신적 해악이나 보험 혜택 등의 불이익을 보지 않도록 보호받을 수 있다는 것이다.[70] 특히 유전자 검사나 뇌신경과학기술로 인해 알게 되는 유전정보와 미래에 발생할 가능성이 있는 질환에 관한 정보에서는 알권리 보다는 모를 권리의 보호가 더 긴요하다. 1997년 UNESCO의 인간 유전체와 인권에 관한 보편 선언(UNESCO, Universal Declaration in the Human Genome and human Rights,1997, art.5c)와 같은 해에 유럽의회의 인권과 생의학에 관한 협약(Council of Europe, Convention on Human Rights and Biomedicine(Oveido Convention), 1997,art.10(2))에서는 유전자 검사의 결과를 고지 받거나 받지 않을지에 관해 본인이 결정할 수 있는 권리를 명시함으로써, 국제 인권 차원에서 알권리와 모를 권리를 다루었다.[71] 모를 권리는 UNESCO, 세계보건기구의 선언, 네덜란드 민법, 프랑스 보건법전, 독일 민법 등 에서 채택되어 법제화되어 있다. 이에 대하여 환자에게 진실을 알리지 않는 것을 허용하는 것으로 의사와 환자 사이의 관계 측면의 진화에 반하며, 의사의 위험을 알릴 의무에 반하는 것이며 또한 환자의 자율성(Autonomy) 관념에 반한다는 반대론도 있다.[72]

후술하는 보건에 관한 권리의 내용에도 알권리와 모를 권리가 내용요소로서 구성될 수 있다.

헌재 2015. 11. 26. 2014헌바299, 판례집 27-2하, 218 [합헌]
의료법 제23조의2 제2항 등 위헌소원

[판시사항]

1. 리베이트를 수수한 의료인을 처벌하도록 한 의료법(2010. 5. 27. 법률 제10325호로 개정된 것) 제88조의2 전문 중 비급여대상인 의료기기와 관련된 의료인에 대하여 징역형에 처하는 부분(이하 '이 사건 법률조항'이라 한다)이 평등원칙에 위배되는지 여부(소극)

2. 이 사건 법률조항이 과잉금지원칙에 위배되어 직업의 자유를 침해하는지 여부(소극)

---

70 엄주희, "뇌신경윤리에 관한 법제 연구", 법제처, 「법제 통권」 2018, 59면; 석희태, "환자의 모를 권리와 의사의 배려의무", 「의료법학」 제19권 제1호,2018,5면; 유호종, "'유전정보의 모를 권리'의 윤리적 법적 근거와 실현 방법", 「한국의료법학회지」 22(1), 2014, 109-110면; Jonathan hsrring, Charles Foster, "Please Don't Tell me"-The Right Not to know, 21 Cambridge Q. Healthcare Ethics 20, 2012, pp.21-24. 미국의 경우, 모를 권리의 법적 근거를 자율성(우리나라의 경우, 헌법상 권리로서 자기결정권) 뿐 아니라 사생활의 영역에서 보호 원리인 프라이버시권에서도 도출하고 있다.

71 Bartha Maria Knoppers, From the Right to Know to the Right Not to know, 42 J.L. Med. & Ethics 6, 2014, pp.6-7.

72 엄주희, 앞의 논문, 59-60면.

[결정요지]

1. 비급여대상인 의료기기의 경우에도 요양급여 대상인 의료기기와 마찬가지로 그 유통 과정에서 리베이트가 발생하면 보건의료시장에서 공정하고 자유로운 경쟁을 확보할 수 없게 되어 의료기기 가격이 인상되고, 그 부담은 고스란히 환자에게 전가되어 의료서비스의 질적 수준이 떨어지게 되는 점을 고려하면, 비급여대상인 의료기기와 관련하여 의료법 제23조의2 제2항 본문을 위반한 의료인을 요양급여 대상인 의료기기의 경우와 마찬가지로 징역형으로 처벌할 수 있도록 한 것에는 합리적 이유가 있으므로, 이 사건 법률조항은 평등원칙에 위배되지 아니한다.

2. 이 사건 법률조항은 리베이트를 금지함으로써 의료기기 가격이 인상되고 환자에게 그 비용이 부당하게 전가되는 것을 방지하고, 의료서비스의 질을 높여 국가의 보호를 받는 국민 보건에 기여하는 한편, 보건의료시장에서 공정하고 자유로운 경쟁을 확보하여 의료기기 유통질서를 투명화하기 위한 것이므로 목적의 정당성이 인정되고, 징역형이라는 제재방법은 리베이트를 효과적으로 억제할 수 있다는 점에서 수단의 적합성도 인정된다. 위반행위에 대한 처벌수위에 있어서도 구성요건이 까다로운 기존의 다른 형사처벌 규정에 비해서도 상대적으로 낮은 수준이고, 징역형을 규정하면서 벌금형도 선택적으로 규정하고 있어 지나치게 과중한 형벌을 규정하고 있다고 볼 수 없는 점 등을 고려하면 침해의 최소성 및 법익의 균형성도 인정되므로 과잉금지원칙에 위배되어 직업의 자유를 침해한다고 할 수 없다.

[이유]

* 비급여 진료비용(비급여대상의 비용) 결정

보건복지부장관은 요양급여의 기준을 정할 때 업무나 일상생활에 지장이 없는 질환, 그 밖에 보건복지부령으로 정하는 사항은 요양급여의 대상에서 제외할 수 있고(국민건강보험법 제41조 제3항), '국민건강보험 요양급여의 기준에 관한 규칙' 별표 2에서 요양급여의 대상에서 제외되는 사항인 '비급여대상'을 규정하고 있다.

비급여대상인 의료기기에 대해서는 의사와 환자와의 사이에 계약에 의하여 가격이 결정된다. 다만 요양급여의 대상에서 제외되는 사항의 비용(비급여 진료비용)에 대하여 의료기관과 의료소비자 간 정보의 비대칭성이 강해 합리적인 의료소비가 이루어지지 못하였다. 더욱이 비급여대상인 의료기기의 가격결정권이 의료기관에게 있기 때문에 비급여 진료비용이 의료기관별로 매우 상이하였다. 이에 보건복지부는 2009년 의료법 개정을 통하여 2010년부터 의료기관 개설자로 하여금 환자 또는 **환자의 보호자가 쉽게 알 수 있도록 비급여 진료비용을 보건복지부령으로 정하는 바에 따라 고지하도록 하여 의료소비자의 알권리와 진료비용에 대한 예측가능성을 확대하고, 의료기관 선택권을 강화하였다.**

이에 따라 의료기관 개설자는 비급여대상의 항목과 그 가격을 적은 책자 등을 비치하고, 진료기록부 사본·진단서 등 제증명수수료의 비용을 접수창구 등 의료소비자가 보기 쉬운 곳에 게시하여야 하며, 인터넷 홈페이지를 운영하는 병원급 의료기관은 동일한 정보를 인터넷 홈페이지에 따로 표시하여야 한다(의료법 시행규칙 제42조의2 제1항, 제2항, 제3항).

마. 보건에 관한 권리

우리나라 제헌헌법 제20조에서 가족과 건강에 대한 국가의 보호를 규정한 이래, 우리 법체계에서 최고 상위법인 헌법에서 보건에 관한 규정(현행 헌법 제36조 제3항[73])을 유지하고 있다. 보건권 내지 건강권이라고도 칭해지는 보건에 관한 규정은 보건의료 영역에 관해 준거가 되는 기본권 규정이다. 보건에 관한 권리는 국가가 적극적으로 국민보건에 필요한 배려를 해야 한다는 의미와 국민이 국가를 상대로 국가권력에 의한 침해의 배제를 청구할 수 있다는 자유권적 의미와 사회권적 성격을 동시에 가지고 있다. 즉 국가에 대하여 건강한 생활을 침해하지 않도록 요구할 수 있도록 요구할 수 있을 뿐 아니라 보건의료 제도를 구축하고 유지함으로써 돌봄을 받을 수 있도록 적극적으로 요구할 수 있는 권리로 이해될 수 있다.[74] 국민은 인간의 존엄과 가치로부터 도출되는 건강 보호의 이익을 가지고 있으므로, 사회적으로 보건의료 체계에 도입함으로써 국민의 건강 수준의 향상을 도모할 수 있어야 한다. 보건에 관한 권리와 병행하여, 보건의료 체계에서는 전술한 알 권리와 모를 권리 두 가지 측면이 모두 고려하여야 한다. 환자 본인이 가지는 알권리는 설명 동의(informed consent)로서, 의료진이나 연구자가 의사결정 능력이 있는 환자에게 치료 및 시술에 관한 정확한 정보를 고지·제공하여 환자의 자발적인 의사에 기한 동의를 획득해야 하는 것이다. 다만 예컨대, 뇌신경과학기술의 적용 대상자와 같이 검증이 충분하지 않은 신생 첨단기술을 적용할 때 동의능력이 없는 경우에 대리인의 동의로 갈음해야 되거나, 장애인들에게 뇌신경기술이 장애를 치료할 수 있는 유일한 치료 방법일 경우 동의를 보완할 수 있는 안전장치에 대한 고려가 필요하다. 동의능력에 있어 취약한 상황에 있는 대상자를 어떻게 보호하고 대상자의 최선의 이익을 위한 보건의료 시스템을 구축해야 하는지는 알권리와 모를 권리의 측면뿐 아니라 국민의 보건에 관한 권리로부터 도출될 수 있는 고려해야 할 사항이다.

현행 헌법의 조문과 체계상 보건에 관한 권리의 위상이 분명히 드러내지 않는 면이 있으므로, 한국헌법학회의 헌법개정연구위원회가 2018년에 제안한 헌법개정안에서는 현행 보건에 관한 조항(제36조 제3항)을 인간다운 생활을 할 권리 등을 규정한 조항으로 이동하여 건강권을 명확하게 명시하고 국가의 건강보호의무로서 질병의 예방과 보건의료 제

---

73 헌법 제36조 제3항 모든 국민은 보건에 관하여 국가의 보호를 받는다.
74 엄주희, 「환자의 생명 종결 결정에 관한 연구: 입법적 실천 방안을 위한 미국과의 비교법적 모색」, 박사학위논문, 연세대 대학원 법학과, 2013년, 233면

도의 향상을 명시할 것을 제안한 바 있다.[75]

헌재 1998. 7. 16. 96헌마246, 판례집 10-2, 283 [인용(위헌확인),각하]
전문의 자격시험 불실시 위헌확인 등

[판시사항]

보건복지부장관이 의료법과 대통령령의 위임에 따라 치과전문의자격시험제도를 실시할 수 있
도록 시행규칙을 개정하거나 필요한 조항을 신설하는 등 제도적 조치를 마련하지 아니하는 부작
위가 청구인들의 기본권을 침해한 것으로서 헌법에 위반되는지 여부

[결정요지]

청구인들은 치과대학을 졸업하고 국가시험에 합격하여 치과의사 면허를 받았을 뿐만 아니라,
전공의수련과정을 사실상 마쳤다. 그런데 현행 의료법과 위 규정에 의하면 치과전문의의 전문과
목은 10개로 세분화되어 있고, 일반치과의까지 포함하면 11가지의 치과의가 존재할 수 있는데도
이를 시행하기 위한 시행규칙의 미비로 청구인들은 일반치과의로서 존재할 수 밖에 없는 실정이
다. 따라서 이로 말미암아 청구인들은 직업으로서 치과전문의를 선택하고 이를 수행할 자유(직업
의 자유)를 침해당하고 있다. 또한 청구인들은 전공의수련과정을 사실상 마치고도 치과전문의자격
시험의 실시를 위한 제도가 미비한 탓에 치과전문의자격을 획득할 수 없었고 이로 인하여 형벌의
위험을 감수하지 않고는 전문과목을 표시할 수 없게 되었으므로(의료법 제55조 제2항, 제69조 참
조) 행복추구권을 침해받고 있고, 이 점에서 전공의수련과정을 거치지 않은 일반 치과의사나 전문
의시험이 실시되는 다른 의료분야의 전문의에 비하여 불합리한 차별을 받고 있다.

[이유]

청구인들은 국민의 일원으로서 치과전문의제도가 시행되지 않고 있는 한, 치과분야에 있어서
충분한 의료서비스를 제공받지 못하고 의료사고의 위험성 앞에 무방비 상태로 노출되어 보건에
관하여 국가의 보호를 받을 권리, 즉 보건권을 침해받고 있다고 주장한다.

살피건대, **헌법은 "모든 국민은 보건에 관하여 국가의 보호를 받는다"라고 규정하고 있는바(제
36조 제3항), 이를 '보건에 관한 권리' 또는 '보건권'으로 부르고, 국가에 대하여 건강한 생활을
침해하지 않도록 요구할 수 있을 뿐만 아니라 보건을 유지하도록 국가에 대하여 적극적으로 요구
할 수 있는 권리로 이해**한다 하더라도 치과전문의제도를 시행하고 있지 않기 때문에 청구인을 포
함한 국민의 보건권이 현재 침해당하고 있다고 보기는 어렵다.

---

75 허종렬, 엄주희, 박진완, "헌법상 기본권 개정안 논의동향과 성과 검토 - 2018 한국헌법학회 헌법개정연구
위원회 기본권분과위원회의 활동을 중심으로", 「법학논고」 제63집, 2018, 113면

바. 사생활의 비밀과 자유, 개인정보자기결정권

헌법 제17조는 사생활의 자유와 비밀을 보장하고 있는데, 이로부터 헌법재판소 판결에서는 개인정보자기결정권을 별도의 기본권으로 창설하고 있다.[76] 사생활의 자유와 비밀은 외부의 간섭 없이 나만의 영역을 형성하고 간직 될 수 있도록 하는 것이며, 나만의 영역이 타인에 의해 외부에 공표되었을 대 인간의 존엄성에 대한 침해 내지 인격적 수모를 느끼게 되므로 사생활의 자유는 인간의 존엄성과 불가분의 관계가 있다.[77]

보건의료에 관한 정보는 개인식별정보이자 각종 민감정보를 포함하여 정보적 성격을 가진 객체이므로, 사생활의 비밀과 자유와는 별도로 개인정보를 보호받아야 할 필요성이 있다. 이에 따라 보건의료 정보에 관한 사생활 보호와는 별개로 개인정보자기결정권이라는 구체적 권리가 발생한다. 예컨대 인체유래물이 개인정보에 해당하고 사생활의 영역에 속하는 것이기 때문에, 인체유래물을 수집, 채취, 전달 등의 이용을 하려면 이에 대한 소유자 본인의 동의가 필요하다. 이때의 동의는 동의능력을 가진 자가 정보와 설명에 근거하여 외부의 압력 없이 자발적으로 이루어져야 한다.[78] 우리 개인정보보호법[79]에서도 동의의 원칙과 유효 요건에 관하여 사전 동의의 원칙(개인정보보호법 제15조 1항), 설명 고지의무와 동의거부 가능성을 전제로 한 자발적 동의(개인정보보호법 제15조 2항) 및 필요최소한도의 범위 내에서의 개인정보수집 의무(개인정보보호법 제16조 1항), 열람청구권, 정정, 삭제, 파기를 요구할 권리 및 개인정보 처리로 인해 발생한 피해에 대해 구제받을 권리(개인정보보호법 제4조) 등을 명시하면서 동의 방법(개인정보보호법 제22조)에 대해서도 상세히 규정하고 있다.

개인정보자기결정권의 적극적 형태의 권리는 자기정보관리통제권이라는 권리로 도출될 수 있다. 공권력이 정보 이용 목적이 불분명하거나 자의적인 수집일 경우에 자신의 개인정보에 관한 정보의 수집, 분석, 처리 등을 배제할 수 있는 권리, 자신의 개인정보를

---

76 헌재 2018. 8. 30. 2016헌마483; 헌재 2014. 8. 28. 2011헌마28·106·141·156·326(병합); 헌재 2012. 8. 23. 2010헌마47·252(병합) 등

77 엄주희, 앞의 논문, 56면.

78 엄주희, "미성년자 연명의료 결정에 관한 소고: 미국에서의 논의를 중심으로", 「법학논총」 제41집, 2018, 6면. 설명에 의한 동의권(informed consent)은 치료에 있어서 정당성을 부여하는 권리이지만, 기본적으로 개인정보에 대한 동의권을 행사할 때도 적용될 수 있는 원칙이다.

79 개인정보보호에 관한 일반법으로서 개인정보보호법을 근거로 하여, 정보통신망 이용촉진 및 정보보호에 관한 법률, 전자상거래 등에서의 소비자보호에 관한 법률, 신용정보 및 보호에 관한 법률, 금융실명거래 및 비밀보장에 관한 법률, 위치정보의 보호 및 이용에 관한 법률, 통신비밀보호법 등이 있고, 공권력에 의한 개인정보 이용과 보호에 관한 법으로서 공공기관의 개인정보보호에 관한 법률이 존재한다. 허성욱, "한국에서 빅데이터를 둘러싼 법적 쟁점과 제도적 과제", 「경제규제와 법」 제7권 제2호(통권 제14호), 2014, 13면.

보유한 정보보유기관을 상대로 본인에 관한 정보에 자유롭게 접근할 수 있게 하고 열람을 청구할 수 있는 권리, 정보내용이 정확하지 않거나 불완전할 때 정정을 요구할 권리, 정보보유기관이 법에 정한 취지와 목적에 맞지 않게 부당하게 개인정보를 이용하는 경우에 이용 중지나 삭제를 요구할 수 있는 권리, 정보보유기관이 이를 거부할 경우나 의무를 위반하였을 경우 불복 신청 내지 손해배상을 청구할 수 있는 권리 등을 내용으로 한다.

헌재 2018. 8. 30. 2014헌마368, 판례집 30-2, 363 [인용(위헌확인),각하]
건강보험 요양급여내역 제공 요청 및 제공 행위 등 위헌확인

[결정요지]

이 사건 정보제공행위에 의하여 제공된 청구인 김○환의 약 2년 동안의 총 44회 요양급여내역 및 청구인 박○만의 약 3년 동안의 총 38회 요양급여내역은 건강에 관한 정보로서 '개인정보 보호법' 제23조 제1항이 규정한 민감정보에 해당한다. '개인정보 보호법'상 공공기관에 해당하는 국민건강보험공단은 이 사건 정보제공조항, '개인정보 보호법' 제23조 제1항 제2호, '경찰관 직무집행법 시행령' 제8조 등에 따라 범죄의 수사를 위하여 불가피한 경우 정보주체 또는 제3자의 이익을 부당하게 침해할 우려가 있을 때를 제외하고 민감정보를 서울용산경찰서장에게 제공할 수 있다.

서울용산경찰서장은 청구인들을 검거하기 위해서 국민건강보험공단에게 청구인들의 요양급여내역을 요청한 것인데, 서울용산경찰서장은 그와 같은 요청을 할 당시 전기통신사업자로부터 위치추적자료를 제공받는 등으로 청구인들의 위치를 확인하였거나 확인할 수 있는 상태였다. 따라서 서울용산경찰서장이 청구인들을 검거하기 위하여 청구인들의 약 2년 또는 3년이라는 장기간의 요양급여내역을 제공받는 것이 불가피하였다고 보기 어렵다. 한편 급여일자와 요양기관명은 피의자의 현재 위치를 곧바로 파악할 수 있는 정보는 아니므로, 이 사건 정보제공행위로 얻을 수 있는 수사상의 이익은 없었거나 미약한 정도였다. 반면 **서울용산경찰서장에게 제공된 요양기관명에는 전문의의 병원도 포함되어 있어 청구인들의 질병의 종류를 예측할 수 있는 점, 2년 내지 3년 동안의 요양급여정보는 청구인들의 건강 상태에 대한 총체적인 정보를 구성할 수 있는 점 등에 비추어 볼 때, 이 사건 정보제공행위로 인한 청구인들의 개인정보자기결정권에 대한 침해는 매우 중대하다.**

그렇다면 이 사건 정보제공행위는 이 사건 정보제공조항 등이 정한 요건을 충족한 것으로 볼 수 없고, 침해의 최소성 및 법익의 균형성에 위배되어 청구인들의 개인정보자기결정권을 침해하였다.

사. 신체의 자유

신체의 자유는 근대헌법이 보장하는 가장 기본적인 자유로서 모든 사회적·경제적·정신적 자유의 근간 또는 전제가 되는 것이다. 신체의 자유는 영국에서 대헌장, 권리청원,

인신보호법 및 권리장전 등으로 발전되었으며, 이들 문서는 미국의 버지니아권리장전 및 연방헌법에 영향을 미쳤다. 이들 미국헌법은 우리 제헌헌법에도 큰 영향을 미쳐 현행 헌법과 같이 자세한 내용의 규정은 아니지만 영장주의, 변호인의 조력을 받을 권리 및 체포구속적부심청구권 등 신체의 자유가 규정되어 있었고 현행 헌법의 모습을 갖춘 1987년 헌법 개정에서 제12조 1항에 '적법한 절차'에 관한 규정이 추가되었으며 제5항에 체포 또는 구속의 이유와 변호인의 조력을 받을 권리를 고지 받을 권리가 규정되었다.

제헌헌법 때부터 신체의 자유는 헌법 조항에 명시되어있었고, 1980년대 이후 법학계에서는 신체의 자유에 신체활동의 자유와 신체를 훼손당하지 않을 권리를 포함한다고 해석한다. 헌법재판소도 "신체의 자유를 보장하고 있는 것은 신체의 안정성이 외부로부터의 물리적인 힘이나 정신적 위협으로부터 침해당하지 않을 자유와 신체활동을 임의적이고 자율적으로 할 수 있는 자유를 말하는 것"[80]이라고 판시하여 신체의 자유가 신체를 훼손당하지 않을 권리를 포함하는 것으로 해석해 오고 있다. 신체의 자유가 신체활동의 자유 뿐 아니라 신체를 훼손당하지 않을 권리와 생명권까지 포함하는 것으로 보는 견해가 있는 반면, 신체의 자유는 신체활동의 자유만을 의미한다고 보는 견해가 있다. 그 이유로는 헌법 제10조와 제36조 제3항의 규정에서 생명이나 건강에 관한 권리를 도출할 수 있으므로 생명권과 신체를 훼손당하지 않을 권리는 제12조 신체의 자유에는 포함되지 않는다는 논거를 든다. 생명권이나 신체를 훼손당하지 않을 권리는 동적인 성격을 가지는 신체활동과는 달리 인간존재 자체에 관련되는 정적인 권리이기 때문에 이들은 별도로 분류할 필요가 있다는 것이다. 그래서 이 견해에서는 생명권, 신체를 훼손당하지 않을 권리가 신체활동의 자유의 전제적 조건이 된다고 해석한다. 참고로 독일기본법에서는 제2조 제2항 제1문에서 생명권과 신체를 훼손당하지 않을 권리가 명확하게 규정되어 있으므로 독일기본법에서 신체의 자유는 신체활동의 자유만을 의미한다고 해석된다.[81] 보건의료에서 행해지는 치료는 침습적 치료의 경우 외관상 신체에 대한 상해를 유발하지만 법적으로도 의료로 인한 정당한 행위로 평가된다. 환자 본인의 의사와 무관하게 이루어지는 강제 치료는 신체의 자유의 침해가 되기 때문에, 보건의료법학에서 신체의 자유는 특히 정신장애인의 강제 입원 문제에서 크게 부각된다.

---

80 헌재 2016. 3. 31. 2013헌바190, 헌재 2018. 8. 30. 2014헌마681
81 엄주희, "생명권의 헌법적 근거와 연명치료중단에서의 생명권의 보호범위", 「헌법학연구」 제19권 제4호, 2013, 면 발췌·재구성.

헌재 2016. 9. 29. 2014헌가9, 판례집 28-2상, 276 [헌법불합치]
정신보건법 제24조 제1항 등 위헌제청

[판시사항]

보호의무자 2인의 동의와 정신건강의학과 전문의 1인의 진단으로 정신질환자에 대한 보호입원이 가능하도록 한 정신보건법(2011. 8. 4. 법률 제11005호로 개정된 것) 제24조 제1항 및 제2항이 신체의 자유를 침해하는지 여부

[결정요지]

심판대상조항은 정신질환자를 신속·적정하게 치료하고, 정신질환자 본인과 사회의 안전을 지키기 위한 것으로서 그 목적이 정당하다. 보호의무자 2인의 동의 및 정신건강의학과전문의(이하 '정신과전문의'라 한다) 1인의 진단을 요건으로 정신질환자를 정신의료기관에 보호입원시켜 치료를 받도록 하는 것은 입법목적을 달성하는 데 어느 정도 기여할 수 있으므로 수단의 적절성도 인정된다.

보호입원은 정신질환자의 신체의 자유를 인신구속에 버금가는 수준으로 제한하므로 그 과정에서 신체의 자유 침해를 최소화하고 악용·남용가능성을 방지하며, 정신질환자를 사회로부터 일방적으로 격리하거나 배제하는 수단으로 이용되지 않도록 해야 한다. 그러나 현행 보호입원 제도가 입원치료·요양을 받을 정도의 정신질환이 어떤 것인지에 대해서는 구체적인 기준을 제시하지 않고 있는 점, 보호의무자 2인의 동의를 보호입원의 요건으로 하면서 보호의무자와 정신질환자 사이의 이해충돌을 적절히 예방하지 못하고 있는 점, 입원의 필요성이 인정되는지 여부에 대한 판단 권한을 정신과전문의 1인에게 전적으로 부여함으로써 그의 자의적 판단 또는 권한의 남용 가능성을 배제하지 못하고 있는 점, 보호의무자 2인이 정신과전문의와 공모하거나, 그로부터 방조·용인을 받는 경우 보호입원 제도가 남용될 위험성은 더욱 커지는 점, 보호입원 제도로 말미암아 사설 응급이송단에 의한 정신질환자의 불법적 이송, 감금 또는 폭행과 같은 문제도 빈번하게 발생하고 있는 점, 보호입원 기간도 최초부터 6개월이라는 장기로 정해져 있고, 이 또한 계속적인 연장이 가능하여 보호입원이 치료의 목적보다는 격리의 목적으로 이용될 우려도 큰 점, 보호입원 절차에서 정신질환자의 권리를 보호할 수 있는 절차들을 마련하고 있지 않은 점, 기초정신보건심의회의 심사나 인신보호법상 구제청구만으로는 위법·부당한 보호입원에 대한 충분한 보호가 이루어지고 있다고 보기 어려운 점 등을 종합하면, 심판대상조항은 침해의 최소성 원칙에 위배된다. 심판대상조항이 정신질환자를 신속·적정하게 치료하고, 정신질환자 본인과 사회의 안전을 도모한다는 공익을 위한 것임은 인정되나, **정신질환자의 신체의 자유 침해를 최소화할 수 있는 적절한 방안을 마련하지 아니함으로써 지나치게 기본권을 제한하고 있다.** 따라서 심판대상조항은 법익의 균형성 요건도 충족하지 못한다.

그렇다면 심판대상조항은 과잉금지원칙을 위반하여 신체의 자유를 침해한다.

아. 직업의 자유와 재산권

모든 국민은 직업 선택의 자유를 갖는다(헌법 제15조). 보건의료인도 직업 선택의 자유를 누리므로 보건의료 분야에 종사할 수 있는 자유와 공정경쟁의 기회를 가지면서 사회적 경제적 기반을 가지게 된다. 우리 헌법에서 보장하는 재산권은 법률로 내용과 한계가 정해지며(제23조 제1항), 재산권의 행사는 공공복리에 적합해야 한다는 의무가 부과되어 있다.(제23조 제2항) 보건의료인의 직업의 자유와 보건의료 관련 직업에 종사함으로써 얻는 재산권은 보건의료인의 사회적인 역할과 국가의 면허 제도를 통하여 허가받은 특수한 권리 및 의무를 설명하는데 유용하다. 보건의료인은 면허라는 국가의 행정행위에 의하여 직업수행을 할 수 있고, 의료행위를 할 수 있도록 허용된 직업인으로서 의료법 등의 규율에 의하여 위반 시 처벌, 제재의 대상이 된다.[82] 보건의료의 공공성으로 인하여 보건의료제도로서 달성하고자 하는 공익과, 이로 인해 침해될 수 있는 직업선택의 자유와 재산권 등 사익간의 법익형량의 방법으로서 보건의료제도의 정당성과 위헌성을 판단할 수 있다. 보건의료인이 받은 전문 교육이 장래에 일정한 경제적 결실을 맺으리라는 기대나 시설투자가 일정한 이윤을 가져오리라는 예상 등 기대이익은 모두 개인의 자유로운 결정과 그에 따른 사적 위험부담에 기인하는 것으로 보기 때문에 헌법상 재산권의 범위에는 포함하지 않는다.[83]

---

[1] 헌재 2009. 11. 26. 2008헌마385, 판례집 21-2하, 647 [각하]
입법부작위 위헌확인

[판시사항]
약사법 제21조 제8항이 의료기관 운영자인 청구인의 직업행사의 자유를 침해하는지 여부

[결정요지]
약사법 제21조 제8항이 의약분업제도의 도입을 통하여 의약품의 오·남용을 예방하고 약제비를 절감함과 동시에 환자의 알권리를 신장시키고 제약산업의 발전을 도모함으로써 국민의 보건을 증진시키고자 하는 입법목적은 헌법상 정당성이 인정되고, 약사법 제21조 제8항에 조제실을 설치한 의료기관이 고용된 약사를 통해서 외래환자에 대한 조제업무를 할 수 없도록 규정한 것은 입

---

82 현행 보건의료법체계에서 행위자 중심의 의료행위 규정체계의 문제점을 지적하면서 행위 중심의 규율 체계로 전환이 필요함을 제안한 글은 '장철준, 의료행위와 기본권: 헌법 해석적 접근, 「의료법학」 제15권 제1호, 2014, 12–14면.

83 헌재 2002. 10. 31. 99헌바76 등.

법목적 달성에 적합하며, 조제실을 갖춘 의료기관이 고용약사를 통해서 외래환자에 대한 원외처방전 조제를 하도록 허용하는 것은 의약품의 오·남용 방지 등의 입법목적을 달성하는데 부적절하고 다른 대체수단도 존재하지 않으므로 약사법 제21조 제8항은 최소침해성 원칙에 위배되지 않으며, 약사법 제21조 제8항이 조제실을 갖춘 의료기관에서 고용 약사를 통한 원외처방전 조제금지를 규정함으로써 발생하는 **청구인의 직업행사의 자유 제한이라는 불이익은 크지 않은 반면에, 약사법 제21조 제8항이 추구하는 입법목적의 달성을 통해서 얻게 되는 국민보건의 향상이라는 공익의 비중과 그 효과가 크다고 할 것**이므로 약사법 제21조 제8항은 법익균형성의 원칙에 위배되지 아니한다. 따라서 약사법 제21조 제8항은 비례의 원칙에 위배되지 아니하므로 청구인의 직업행사의 자유를 침해하지 아니한다.

[2] 헌재 2015. 7. 30. 2014헌바298 등, 판례집 27-2상, 244 [합헌]
구 국민건강보험법 제57조 제1항 등 위헌소원 등

[판시사항]

사무장병원의 개설명의자인 의료인으로부터 그동안 지급받은 요양급여비용 및 의료급여비용을 부당이득금으로 징수하도록 한 구 국민건강보험법(2002. 12. 18. 법률 제6799호로 개정되고, 2011. 12. 31. 법률 제11141호로 전부개정되기 전의 것) 제52조 제1항 중 '사위 기타 부당한 방법으로 보험급여비용을 받은 요양기관'에 관한 부분 및 구 의료급여법(2001. 5. 24. 법률 제6474호로 전부개정되고, 2013. 6. 12. 법률 제11878호로 개정되기 전의 것) 제23조 제1항 중 '속임수 그 밖의 부당한 방법으로 급여비용을 받은 의료급여기관'에 관한 부분이 재산권을 침해하는지 여부

[결정요지]

건강보험 및 의료급여 재정의 건전성 확보가 필요한 상황에서 사무장병원이 재정 누수의 원인으로 작용하고 있는 점, 부당이득금 징수처분 없이 형사처벌만으로는 사무장병원에 대한 실효성 있는 제재로 작용하기 어려운 점, 심판대상조항들은 금액의 '전부 또는 일부'를 부당이득금으로 징수하도록 하고 있으므로 구체적 사안에 따라 금액의 일부만 징수할 수 있어 의료인의 피해를 최소화하고 있는 점, **해당 의료인은 사무장에 대하여 구상권을 행사하는 방법으로 그 손해가 최종적으로 자신에게 귀속되는 것을 방지할 수 있는 점 등을 고려할 때, 심판대상조항들은 과잉금지원칙에 반하여 재산권을 침해하지 않는다.**

2. 실체법상 지도 원리

보건의료법학의 내용상, 실체법적 지도 원리를 평등의 원리, 과잉금지의 원리, 과소금지의 원리, 신뢰보호의 원칙, 적법절차의 원리로 살펴본다. 이 원리들은 헌법상 지도원리들로서, 공권력의 주체가 공권력을 발동할 때 반드시 준수해야 하는 내용들이다. 보건의료 법령들의 내용이 헌법에 위반되었는지를 판단할 때 기준으로 작용한다.

가. 평등의 원리

평등의 원리는 우리 헌법의 최고원리로서 국가가 입법을 하거나 법을 해석 및 집행을 함에 있어서 따라야 할 기준임과 동시에 국가에 대하여 합리적 이유 없이 불평등한 대우를 하지 말 것과 평등한 대우를 요구할 수 있는 모든 국민의 권리이다. 법적용에 있어서의 평등, 법 내용에 있어서의 평등을 의미하므로 입법, 행정, 사법의 모든 국가기관을 구속하는 원리이다. 기본권으로서의 평등권(헌법 제11조)은 평등의 원리의 내용이 된다. 평등의 원리는 민주주의적 헌법의 내용을 규제하는 초실정법적 원칙이라고 이해할 수 있고 이러한 원칙들이 입법자를 구속한다는 의미로 해석되기도 한다.[84] 보건의료 관련 법령에도 평등의 원리가 작용하므로 합리적 이유 없이 불평등한 취급을 하는 법 조항은 헌법에 위반될 소지가 높아진다. 요양급여를 받을 환자의 범위를 정하는 기준은 법령에서 정할 수 있으나, 그 수혜자를 한정하는 기준이 합리적인 이유가 있어야 하는데 우연한 사정에서 기인한 결과의 차이로 인해 수혜 여부가 달라진 것은 합리적인 이유 없는 차별로서 평등권의 침해라고 헌법재판소는 판시하였다.

헌재 2012. 6. 27. 2010헌마716, 판례집 24-1하, 754 [위헌]
보건복지부 고시 제2009-79호 위헌확인

[판시사항]
1983. 1. 1. 이후 출생한 A형 혈우병 환자에 한하여 유전자재조합제제에 대한 요양급여를 인정하는 '요양급여의 적용기준 및 방법에 관한 세부사항'(2010. 1. 29. 보건복지가족부고시 제2010-20호) Ⅱ. 약제 2.약제별 세부인정기준 및 방법 [339] 기타 의 혈액 및 체액용약 Recombinant

---

84 엄주희, "혼돈에 빠진 평등론에 관한 토론문", 「한국법률가대회」, 2018. 10월.

blood coagulation factor Ⅷ 주사제(품명: 리콤비네이트주, 애드베이트주 등)의 대상환자 중 "'83. 1. 1. 이후에 출생한" 부분(이하 '이 사건 고시조항'이라 한다)이 1983. 1. 1. 이전에 출생한 A형 혈우병 환자들인 청구인들의 평등권을 침해하는지 여부

[결정요지]

종래에는 A형 혈우병 환자들에 대하여 유전자재조합제제를 요양급여 대상으로 인정하지 아니하다가 처음 혈우병 약제를 투여받는 자와 면역능이 저하되어 감염의 위험성이 큰 HIV 양성 환자에게도 유전자재조합제제를 요양급여 대상으로 확대, 개선하고 다시 이 사건 고시 조항에서 '1983. 1. 1. 이후에 출생한 환자'도 요양급여를 받을 수 있도록 규정한 것은 제도의 단계적인 개선에 해당한다고 볼 수 있으므로 요양급여를 받을 환자의 범위를 한정한 것 자체는 평등권 침해의 문제가 되지 않으나, 그 경우에도 **수혜자를 한정하는 기준은 합리적인 이유가 있어 그 혜택으로부터 배제되는 자들의 평등권을 해하지 않는 것이어야 한다.** 그런데 이 사건 고시조항이 수혜자 한정의 기준으로 정한 환자의 출생 시기는 그 부모가 언제 혼인하여 임신, 출산을 하였는지와 같은 우연한 사정에 기인하는 결과의 차이일 뿐, 이러한 차이로 인해 A형 혈우병 환자들에 대한 치료제인 유전자재조합제제의 요양급여 필요성이 달라진다고 할 수는 없으므로, **A형 혈우병 환자들의 출생 시기에 따라 이들에 대한 유전자재조합제제의 요양급여 허용 여부를 달리 취급하는 것은 합리적인 이유가 있는 차별이라고 할 수 없다. 따라서 이 사건 고시 조항은 청구인들의 평등권을 침해하는 것이다.**

나. 과잉금지의 원칙

입법·행정·사법의 모든 국가작용의 권한행사에 적용되는 원칙으로서, 목적의 정당성, 수단의 적합성, 피해의 최소성, 법익의 균형성을 내용으로 한다. 헌법재판소에서 법률의 위헌 심사의 기준으로 과잉금지의 원칙이 중요한 역할을 한다. 과잉금지의 원칙은 비례의 원칙으로도 불리 운다. 특히 입법의 기준으로 적용될 때는 국민의 기본권을 제한하는 내용의 입법 시에 입법 활동의 한계로서 기능하고, 기본권을 제한하는 경우에도 입법목적을 실현하기에 적합한 여러 수단 중에서 되도록 국민의 기본권을 존중하고 최소한으로 침해하는 수단을 선택해야 한다는 것이다.[85] 보호법익을 침해하는 행위에 대해서 이에 상응하는 처벌이나 제재 규정을 두어야 한다는 형벌 균형성, 법익 균형성의 요청이 과잉금지의 원칙에서 비롯된다. 이러한 입법과 행정이 이루어졌는지에 대한 최종 판단으로서 헌법재판소가 기본권 침해 여부를 판단할 때 위헌 심사의 원리로 과잉금지의 원칙을 적용하게 된다.

---

85 엄주희, 앞의 논문, 61면 등.

보건의료 영역의 입법, 행정, 사법의 작용에서도 과잉금지의 원칙은 중요한 원리로 작동한다. 보건의료를 규율할 때에 어떤 개인이나 집단에 대한 각종 제재나 처벌에 관한 규정의 목적이 정당한 것인지, 해당 제재나 처벌이 규정이 추구하고자 하는 목적을 달성하기에 적합한 수단과 균형성을 가지고 있는 것인지를 판단하여야 한다.

헌재 2015. 11. 26. 2014헌바299, 판례집 27-2하, 218 [합헌]
의료법 제23조의2 제2항 등 위헌소원

[결정요지]

이 사건 법률조항은 리베이트를 금지함으로써 의료기기 가격이 인상되고 환자에게 그 비용이 부당하게 전가되는 것을 방지하고, 의료서비스의 질을 높여 국가의 보호를 받는 국민 보건에 기여하는 한편, 보건의료시장에서 공정하고 자유로운 경쟁을 확보하여 의료기기 유통질서를 투명화하기 위한 것이므로 목적의 정당성이 인정되고, 징역형이라는 제재방법은 리베이트를 효과적으로 억제할 수 있다는 점에서 수단의 적합성도 인정된다. **위반행위에 대한 처벌수위에 있어서도 구성요건이 까다로운 기존의 다른 형사 처벌 규정에 비해서도 상대적으로 낮은 수준이고, 징역형을 규정하면서 벌금형도 선택적으로 규정하고 있어 지나치게 과중한 형벌을 규정하고 있다고 볼 수 없는 점 등을 고려하면 침해의 최소성 및 법익의 균형성도 인정되므로 과잉금지원칙에 위배되어 직업의 자유를 침해한다고 할 수 없다.**

다. 과소보호금지의 원칙

기본권을 보호하기 위한 입법을 함에 있어서, 기본권 보호를 위한 국가의 기본권 보호의무의 최소한의 요구는 충족시켜야 한다. 입법자가 기본권을 보호하기 위한 최소한의 요구에는 부합하도록 하면서, 입법자의 형성의 자유를 존중하는 것이기 때문에 최소한의 요구에 충족하지 못하는 경우에는 입법자의 형성의 자유의 한계를 일탈한 것으로 인정할 수 있다. 과소보호금지의 원칙은 이러한 국가의 기본권보호의무의 한계를 정하는 기준이 된다.

국가의 기본권 보호 의무는 특히 제3자에 의한 생명 침해로부터 개인을 보호하는데 의미를 찾을 수 있다. 예컨대, 임부가 임의로 낙태를 하는 것을 방지하기 위해 형벌을 제재 수단으로 선택하여 규정하는 배경은 태아 생명보호라는 공익과 국가의 태아에 대한 생명보호 의무가 존재하기 때문이다. 헌법재판소는 태아의 손해배상 청구권에 관해 이미 출생한 것으로 본다고 규정한 민법 제762조와 권리능력의 존속기간을 생존한 동안으로 규정한 민법 제3조 등에 대한 위헌확인 청구사건[86]에 있어서 과소보호금지원칙을 적용하였다. 국가가 기본권 보호 의무를 어떻게 어느 정도로 이행할 것인지에 관한 입법자의 입법재량의 범위에 속하는 것이고, 입법부작위나 불완전한 입법에 의한 기본권의 침해는 입법자의 보호 의무에 대한 명백한 위반이 있는 경우만 인정 될 수 있다. 즉 국가가 국민의 법익을 보호하기 위하여 아무런 보호조치를 취하지 않았든지 아니면 취한 조치가 법익을 보호하기에 명백하게 부적합하거나 불충분한 경우에 한하여, 과소보호금지원칙에 의하여 국가의 보호의무 위반을 확인하게 된다. 생명권과 같이 개인의 핵심적인 자유영역의 침해하는 경우는 국가의 보호 의무가 더욱 강화되는 것으로 해석될 수 있다.[87]

헌재 2008. 7. 31. 2004헌바81, 판례집 20-2상, 91 [합헌,각하]
민법 제3조 등 위헌소원

[판시사항]

1-3. 생략

4. 국가의 기본권보호의무 위반 여부 판단에 있어서의 심사기준(과소보호금지원칙)

5. 민법 제3조(사람은 생존한 동안 권리와 의무의 주체가 됨) 및 제762조(태아의 경우 손해배상 청구권에 관해서는 이미 출생한 것으로만 본다는 규정)가 태아의 생명권을 보호하는데 미흡하여 국가의 기본권보호의무를 위반하고 있는지 여부

[결정요지]

1-3. 생략

4. 국가가 소극적 방어권으로서의 기본권을 제한하는 경우 그 제한은 헌법 제37조 제2항에 따라 국가안전보장·질서유지 또는 공공복리를 위하여 필요한 경우에 한하고, 자유와 권리의 본질적인 내용을 침해할 수는 없으며 그 형식은 법률에 의하여야 하고 그 침해범위도 필요최소한도에 그쳐야 한다. 그러나 국가가 적극적으로 국민의 기본권을 보장하기 위한 제반조치를 취할 의무를 부담하는 경우에는 설사 그 보호의 정도가 국민이 바라는 이상적인 수준에 미치지 못한다고 하여 언제나 헌법에 위반되는 것으로 보기 어렵다. 국가의 기본권보호의무의 이행은 입법자의 입법을 통하여 비로소 구체화되는 것이고, 국가가 그 보호의무를 어떻게 어느 정도로 이행할 것인지는 입법자가 제반사정을 고려하여 입법정책적으로 판단하여야 하는 입법재량의 범위에 속하는 것이기 때문이다. 물론 입법자가 기본권 보호의무를 최대한 실현하는 것이 이상적이지만, 그러한 이상적

---

[86] 헌재 2008. 7. 31. 2004헌바81

[87] 엄주희, "영아의 생명권을 위한 규범적 고찰-베이비박스에 관한 영아유기 문제를 중심으로", 「서울법학」 23(3), 2016, 98-99면; 헌재 2002. 10. 31. 99헌바76.

기준이 헌법재판소가 위헌 여부를 판단하는 심사기준이 될 수는 없으며, **헌법재판소는 권력분립의 관점에서 소위 "과소보호금지원칙"을, 즉 국가가 국민의 기본권 보호를 위하여 적어도 적절하고 효율적인 최소한의 보호조치를 취했는가를 기준으로 심사하게 된다. 따라서 입법부작위나 불완전한 입법에 의한 기본권의 침해는 입법자의 보호의무에 대한 명백한 위반이 있는 경우에만 인정될 수 있다. 다시 말하면 국가가 국민의 법익을 보호하기 위하여 아무런 보호조치를 취하지 않았든지 아니면 취한 조치가 법익을 보호하기에 명백하게 부적합하거나 불충분한 경우에 한하여 헌법재판소는 국가의 보호의무의 위반을 확인할 수 있을 뿐이다.**

5. 태아는 형성 중의 인간으로서 생명을 보유하고 있으므로 국가는 태아를 위하여 각종 보호조치들을 마련해야 할 의무가 있다. 하지만 그와 같은 국가의 기본권 보호의무로부터 태아의 출생 전에, 또한 태아가 살아서 출생할 것인가와는 무관하게, 태아를 위하여 민법상 일반적 권리능력까지도 인정하여야 한다는 헌법적 요청이 도출되지는 않는다. 법치국가원리로부터 나오는 법적안정성의 요청은 인간의 권리능력이 언제부터 시작되는가에 관하여 가능한 한 명확하게 그 시점을 확정할 것을 요구한다. 따라서 인간이라는 생명체의 형성이 출생 이전의 그 어느 시점에서 시작됨을 인정하더라도, 법적으로 사람의 시기를 출생의 시점에서 시작되는 것으로 보는 것이 헌법적으로 금지된다고 할 수 없다. **입법자는 형법과 모자보건법 등 관련규정들을 통하여 태아의 생명에 대한 직접적 침해위험을 규범적으로 충분히 방지하고 있으므로, 이 사건 법률조항들이 태아가 사산한 경우에 한해서 태아 자신에게 불법적인 생명침해로 인한 손해배상청구권을 인정하지 않고 있다고 하여 단지 그 이유만으로 입법자가 태아의 생명보호를 위해 국가에게 요구되는 최소한의 보호조치마저 취하지 않은 것이라 비난할 수 없다.** 생명의 연속적 발전과정에 대해 동일한 생명이라는 이유만으로 언제나 동일한 법적 효과를 부여하여야 하는 것은 아니다. 동일한 생명이라 할지라도 법질서가 생명의 발전과정을 일정한 단계들로 구분하고 그 각 단계에 상이한 법적 효과를 부여하는 것이 불가능하지 않다. 이 사건 법률조항들의 경우에도 '살아서 출생한 태아'와는 달리 '살아서 출생하지 못한 태아'에 대해서는 손해배상청구권을 부정함으로써 후자에게 불리한 결과를 초래하고 있으나 이러한 결과는 사법(私法)관계에서 요구되는 법적 안정성의 요청이라는 법치국가이념에 의한 것으로 헌법적으로 정당화된다 할 것이므로, 그와 같은 차별적 입법조치가 있다는 이유만으로 곧 국가가 기본권 보호를 위해 필요한 최소한의 입법적 조치를 다하지 않아 그로써 위헌적인 입법적 불비나 불완전한 입법상태가 초래된 것이라고 볼 수 없다.

그렇다면 이 사건 법률조항들이 권리능력의 존재 여부를 출생 시를 기준으로 확정하고 태아에 대해서는 살아서 출생할 것을 조건으로 손해배상청구권을 인정한다 할지라도 이러한 입법적 태도가 입법형성권의 한계를 명백히 일탈한 것으로 보기는 어려우므로 이 사건 법률조항들이 국가의 생명권 보호의무를 위반한 것이라 볼 수 없다.

라. 신뢰보호의 원칙

새로운 법률의 제정은 기존의 법체계 하에서 법에 의하여 보호받던 일정한 권리와 이익을 부당하게 제한하거나 침해하지 않도록 해야 한다. 신뢰보호의 원칙은 국민이 법률이나 제도 또는 행정기관이 행한 결정의 정당성과 존속성에 대하여 그 신뢰가 보호받을 가치가 있는 것이면 보호해 주어야 한다는 원칙이다. 헌법상 법치주의 원리에 근거하여 이미 시행되고 있는 법질서에 대한 국민들의 신뢰를 보호할 필요가 크기 때문에 구법에 의하여 이미 획득한 자격이나 권리 등은 새로운 입법을 하는 경우에도 존중하고 보호해야 한다는 것이다. 이때 보호되는 신뢰는 개인이 국가에 대해 일방적 또는 추상적으로 가졌던 기대가 아니라 기존 국가질서의 범위 내에서 국가가 개인에게 이미 부여했던 확정적이며 구체적인 신뢰를 의미한다. 자신에게 유리한 기본의 법령이나 제도가 존속하리라는 신뢰가 보호되는 것이 아니다.[88] 민주주의원리에 의하여 정당한 입법 권한을 위임받은 입법자가 가변적인 사회경제적 상황을 반영해서 정당한 입법 절차를 통해 기존의 법을 조정 변경할 가능성이 항상 있기 때문이다. 보건의료 영역에서도 새로운 법과 제도들이 제정될 때, 기존의 제도나 관행을 신뢰한데 대한 보호를 주장할 수 있는데 신뢰의 근거와 종류, 상실된 이익의 중요성, 침해의 방법 등을 종합적으로 고려하여 신뢰보호의 원칙에 반하는지 여부에 대한 판단이 이루어진다. 제대혈 관리 및 연구에 관한 법률(약칭: 제대혈법)이 2010년 제정되고 2011년부터 시행됨에 따라, 제대혈의 유상거래가 금지되고 기증 제대혈 중심의 공공관리체계가 마련됨으로써 종전에 체결한 제대혈 줄기세포에 대한 독점판매권이 무효화됨으로써 재산권 침해와 신뢰보호의 원칙의 위반여부를 판단한 사건에서, 기존 법질서에 대한 신뢰의 가치를 새로운 법제도가 달성하고자 하는 공익과 비교형량함으로써 신뢰보호의 원칙의 위반을 판단하였다.

---

[88] 전광석, 『한국헌법론』(제14판), (집현재, 2019), 262면.

[판시사항]

심판대상조항의 소급입법에 의한 재산권 침해 여부

[결정요지]

1. 제대혈이 상업적 매매의 대상이 될 경우 그 자체로 인격과 분리된 단순한 물건으로 취급되어 인간의 존엄성을 해치는 측면이 있다. 또한 장기 보관이 전제 되는 제대혈의 특성상 관리 소홀에 따른 문제가 있을 뿐만 아니라, 보관기간이 지났거나 사용에 부적합한 제대혈이 불법적으로 유통될 위험성도 높아진다. 제대혈법은 제대혈의 유상거래를 금지하는 대신 기증제대혈을 확충하는 방법으로 기증제대혈 중심의 정책을 추진하고 있고, 심판대상조항도 제대혈의 거래행위를 모두 금지하고 있는 것이 아니라 유상거래만을 금지함으로써 제대혈을 활용한 치료 또는 연구행위가 위축되지 않도록 하고 있으며, 제대혈의 공공관리체계를 통해 제대혈을 활용한 보건의료 서비스에 대한 국민의 균등한 접근을 보장하고 있다. 제대혈과 유사한 인체유래물인 장기, 인체조직, 혈액에 대하여도 관련 법률에서 유상매매를 금지하고 무상 기증만을 허용하고 있고, 외국에서도 제대혈을 포함한 인체자원의 안전한 관리와 활용을 위한 공적관리시스템을 마련하고 있다. 이러한 사정을 모두 종합하여 보면 심판대상조항은 과잉금지원칙을 위반하여 청구인의 계약의 자유 및 재산권을 침해하지 아니한다.

2. 제대혈 줄기세포에 대한 독점판매권을 부여받기로 한 계약(이하 '이 사건 계약'이라 한다)에 따른 법률관계는 심판대상조항이 시행된 이후에도 계속 진행 중이므로, 심판대상조항은 진행과정에 있는 사안을 규율대상으로 한 소급입법으로서 진정한 의미의 소급입법에는 해당하지 아니한다. 따라서 소급입법에 의한 재산권 침해는 문제될 여지가 없다. 다만, 제대혈법이 제대혈의 유상거래를 금지함으로써 청구인이 이 사건 계약에 따른 독점판매권을 상실하는 불이익을 입었지만, 독점판매권의 대가로 지급한 돈의 반환 청구권을 행사하여 손해를 최소화할 수 있다. 또 청구인이 운영하던 공유제대혈은 제대혈법 부칙 제4조에 따라 가족제대혈로 인정된다. 반면 **청구인의 기존 법질서에 대한 신뢰의 가치에 비하여 제대혈의 유상거래를 금지하는 심판대상조항이 추구하는 공익이 훨씬 우월하다 할 것이므로, 심판대상조항은 신뢰보호원칙에 위반되지 아니한다.**

마. 적법절차의 원리

적법절차 원리는 신체의 자유를 제한하기 위해서 따라야 하는 절차이다. 헌법 제12조 1항에서 체포, 구속, 압수, 수색, 심문 등은 법률에 의하지 않고 이루어질 수 없고, 처벌과 보안처분, 그리고 강제노역에 대해서 법률과 적법한 절차에 따를 것을 명시하고 있다. 적법절차 원리는 신체의 자유에만 적용되는 원리가 아니라 법치국가원리의 실현원리로서 모든 기본권의 제한에 있어서나, 공권력에 의해 개인에게 불이익처분이 이루어지는 국가작용 전반에 걸쳐서 모두 적용될 수 있다. 헌법에 명시하는 경우만이 아니라 실질적으로 신체의 자유를 제한하는 경우도 적법절차 원리를 준수해야 한다.[89]

보건의료법학에서 적법절차 원리가 적용되는 사안으로는 적법한 절차 없이 정신질환자를 인식구속과 같은 수준으로 이루어지는 강제입원 조치 그리고 디엔에이신원확인정보의 이용 및 보호에 관한 법률(약칭: 디엔에이법)이 디엔에이감식시료 채취영장 발부 과정에서 채취대상자가 자신의 의견을 진술하거나 영장발부에 대하여 불복하는 등의 절차를 두지 않았던 데 대해 헌법불합치 결정을 내린 점을 들 수 있다.

디엔에이법 헌법불합치 사건에서 영장절차 조항의 입법상 불비를 개선할 것을 요구하면서 입법자의 개선입법이 이루어질 때까지 계속 적용을 명하였는데, 2019년 7월 현재 몇 가지 개정안이 국회에 계류 중인 상태이다.[90] 헌법재판소는 디엔에이법에서의 적법절차 원칙에 대해 판단할 때 목적의 정당성, 수단의 적합성, 피해의 최소성, 법익의 균형성을 고려하여 무죄추정의 원칙을 완화할 수 있는지를 검토하였는데, 이 사안의 적법절차 원리상의 비판점을 보충하면 다음과 같다.

디엔에이법 제5조가 재범의 가능성은 전혀 고려하지 않고 주거침입 등 비교적 경미한 범죄까지 상습성과 집단성을 이유로 DNA를 수집할 수 있는 대상범죄로 삼은 것은 피해의 최소성 관점에서 문제가 있다. 따라서 재범의 위험성에 대한 예측을 명시한 규정과 데이터베이스의 수록기간을 단축시키고 정보 삭제가 용이하게 되도록 하는 규정을 마련될 필요가 있다. DNA샘플을 채취하고 수집하는 행위가 대상자에게 다소간 불편감을 주고 신체에 대한 물리적 강제력이 사용된다는 점과 한번 수집된 DNA는 반영구적으로 보관 관리된다는 이유로 인해 DNA의 수집부터 보관, 이용, 폐기에 이르기까지 일련의 행위에는 절차적 정당성을 요구한다. 정보주체의 동의가 없을 때에는 검사의 청구에 의하여 법원이 발부한 영장을 발부받아 DNA수집이 가능하도록 하고 있는데, 영장 발부의 요건으로서 재범의 위험성과 같은 실체적인 요건을 요구하고 있지 않기 때문에 디엔에이법 제5조 및 제6조 상의 청구이유 및 청구이유에 대한 소명자료 첨부 등 형식적 요건만 충족되면 영장이 발부될 수 있다는 점에서 영장주의가 유명무실해진다는 문제가 있다. 그밖에

---

89 전광석, 앞의 책, 327면
90 디엔에이감식시료 채취영장을 청구받은 판사가 채취대상자에게 의견진술의 기회를 주도록 하는 등의 내용을 담은 권미혁의원 대표발의안(의안번호 2016987, 제안일자 2018.12.3.)과 김병기의원 대표발의안(의안번호 2015881, 제안일자 2018.10.5.) 등이 국회 계류 중이다.

디엔에이법 관련하여 헌법재판소 헌법불합치 결정을 내린 조항 이외에도 적법절차 원리상의 문제를 발견할 수 있다. 수형인의 경우 일단 디엔에이신원확인정보가 데이터베이스에 수록되면 사망 시까지 보관되고, 삭제할 수 있는 다른 사유나 방법이 없다는 점, DNA감식 방법에 대해 디엔에이법 제2조 정의조항 이외에는 별다른 규정이 없어 감식을 이유로 다양한 DNA검사가 가능할 수도 있다는 점, DNA감식시료 채취 후 DNA 감식 시에 개인식별정보 이외에 유전정보까지 분석하거나 수집한 경우에 대해 제재가 없다는 점, DNA 정보 유출 등의 피해에 대한 구제 방법이나 절차도 명시하지 않고 있다는 점에서 절차상의 적법성 뿐 아니라 실체적 내용의 합리성과 정당성을 요구하는 적법 절차 원리상의 문제가 있다.[91]

헌재 2018. 8. 30. 2016헌마344 등, 판례집 30-2, 516 [헌법불합치,기각,각하]
디엔에이감식시료채취영장 발부 위헌확인 등

[결정 요지]

다. 이 사건 채취 조항은 특정범죄를 저지른 사람의 디엔에이신원확인정보를 확보하여 데이터베이스로 관리함으로써, 범죄 수사 및 예방의 효과를 높이기 위한 것으로 입법목적의 정당성 및 수단의 적합성이 인정된다. 이 사건 채취 조항의 대상범죄인 형법 제320조의 특수주거침입죄는 그 행위 태양, 수법 등에서 다른 범죄에 비하여 위험성이 높을 뿐만 아니라 다른 강력범죄로 이어질 가능성이 상당한 점, 판사가 채취영장을 발부하는 단계에서 채취의 필요성과 상당성을 판단하면서 재범의 위험성도 충분히 고려할 수 있는 점, 디엔에이감식시료 채취 과정에서 채취대상자의 신체나 명예에 대한 침해를 최소화하는 방법이나 절차가 마련되어 있는 점 등을 고려해 볼 때, 이 사건 채취 조항은 침해의 최소성 요건을 충족한다. 이 사건 채취 조항에 의하여 제한되는 신체의 자유의 정도가 범죄수사 및 범죄예방 등에 기여하고자 하는 공익에 비하여 크다고 할 수 없으므로, 법익의 균형성도 인정된다. 따라서 이 사건 채취 조항이 과잉금지원칙을 위반하여 청구인들의 신체의 자유를 침해한다고 볼 수 없다.

라. (1) 이 사건 영장절차 조항은 이와 같이 신체의 자유를 제한하는 디엔에이감식시료 채취 과정에서 중립적인 법관이 구체적 판단을 거쳐 발부한 영장에 의하도록 함으로써 법관의 사법적 통제가 가능하도록 한 것이므로, 그 목적의 정당성 및 수단의 적합성은 인정된다.

(2) 디엔에이감식시료채취영장 발부 여부는 채취대상자에게 자신의 디엔에이감식시료가 강제로 채취당하고 그 정보가 영구히 보관·관리됨으로써 자신의 신체의 자유, 개인정보자기결정권 등의 기본권이 제한될 것인지 여부가 결정되는 중대한 문제이다. 그럼에도 불구하고 이 사건 영장절차

---

91 엄주희, "DNA 프라이버시와 적법절차: 디엔에이법 헌법불합치 결정(헌재 2016헌마344)에 관한 검토", 한국헌법판례연구학회 월례발표회, 2019. 3월, 13-15면.

조항은 채취대상자에게 디엔에이감식시료채취영장 발부 과정에서 자신의 의견을 진술할 수 있는 기회를 절차적으로 보장하고 있지 않을 뿐만 아니라, 발부 후 그 영장 발부에 대하여 불복할 수 있는 기회를 주거나 채취행위의 위법성 확인을 청구할 수 있도록 하는 구제절차마저 마련하고 있지 않다. 위와 같은 입법상의 불비가 있는 이 사건 영장절차 조항은 채취대상자인 청구인들의 재판청구권을 과도하게 제한하므로, 침해의 최소성 원칙에 위반된다.

(3) 이 사건 영장절차 조항에 따라 발부된 영장에 의하여 디엔에이신원확인정보를 확보할 수 있고, 이로써 장래 범죄수사 및 범죄예방 등에 기여하는 공익적 측면이 있으나, 이 사건 영장절차 조항의 불완전·불충분한 입법으로 인하여 채취대상자의 재판청구권이 형해화되고 채취대상자가 범죄수사 및 범죄예방의 객체로만 취급받게 된다는 점에서, 양자 사이에 법익의 균형성이 인정된다고 볼 수도 없다.

(4) 따라서 이 사건 영장절차 조항은 과잉금지원칙을 위반하여 청구인들의 재판청구권을 침해한다.

[판결 이유]

이 사건 채취 조항에 의하여 제한되는 신체의 자유의 정도는 일상생활 중에서도 경험할 수 있는 정도의 미약한 것으로서 외상이나 생리적 기능의 저하를 수반하지 아니한다는 점에서, 범죄수사 및 범죄예방 등에 기여하고자 하는 공익에 비하여 크다고 할 수 없다. 따라서 이 사건 채취 조항은 법익의 균형성도 인정된다. 결국 **이 사건 채취 조항이 과잉금지원칙을 위반하여 청구인들의 신체의 자유를 침해한다고 볼 수 없고, 적법절차원리에 위반되지도 아니한다.**

3. 조직법적·절차법적 지도 원리

보건의료법학의 법 체계와 법 질서 측면에서 규율하고 있는 원리를 다음에서 살펴본다. 보건의료 관련한 조직법적 측면에서 그리고 규범의 보장 체계와 권리구제를 위한 절차적인 측면에서 관통하는 원리로 체계정당성, 사안의 적합성과 법률유보, 보충성의 원리를 본다.

가. 체계정당성

체계정당성 또는 체계정합성이란 법규범 상호간에 규범구조나 내용 면에서 서로 모순되거나 상치되지 않아야 한다는 원리이다.[92] 입법자가 법질서를 형성함에 있어서, 법을

---

92 헌재 2004. 11. 25. 2005헌마66; 정영철, 공법적 시각에서 본 임의비급여의 제한적 허용의 쟁점, 법학논고 제40집, 2012.

집행하는 행정의 영역에서, 그리고 집행의 최종 판단 과정인 재판의 판단 적용 기준에서도, 동일한 사안에 대해서 모든 법체계에서 동일한 가치 기준을 적용해야 한다는 정당성의 요청이다. 규율대상이 같다면 동일한 가치 기준을 가지도록 해야 하지만, 입법 목적이 법률들마다 상이할 수 있다는 점과 구체적인 법률 내에서의 규율되는 각 사안의 특수성과 관계성을 종합하여 체계 정당성에 반하는 경우라고 하더라도 합리적인 근거가 있다면 정당화 될 수 있다.[93] 합리적 근거 없이 이러한 일관된 기준과 원리에서 어긋나는 경우에는 입법자의 자기구속의 법리에 위반하는 것으로 위헌의 문제가 발생할 수 있다.[94]

보건의료 영역의 각 법률들도 이러한 체계 정당성을 갖추어야 하고, 그렇지 못한 법률 조항들은 위헌으로 선언될 가능성이 높다.[95] 의료기관 또는 의료인이 아닌 자가 의료에 관한 광고를 할 경우에 형사 처벌하도록 한 의료법 규정에 관한 위헌여부 판단 사건,[96] 의약분업의 예외를 인정하면서 의사로 하여금 조제를 직접 담당하도록 하는 규정과 관련하여 의료법과 약사법의 규정들 간의 체계를 검토했던 아래의 사건,[97] 의료인이 태아 성(性)감별을 목적으로 임부를 진찰·검사하거나 진찰·검사 과정에서 알게 된 태아의 성을 임부 등에게 고지하는 행위를 금지하고 처벌규정을 두던 의료법 조항의 헌법불합치 결정 사건[98] 등에서 체계정당성이 다루어진바 있다. 낙태행위 방지를 위하여 형법의 낙태죄 규정 이외에 의료법의 태아의 성감별 금지 규정으로서 낙태죄의 실효성을 높이려고 한다는 입법 목적이 있었으나, 태아 성감별 행위가 낙태죄의 예비행위 내지 사전행위에 해당함에도 낙태죄에 비해 보다 엄격한 처벌규정을 두고 있었다는 점에서 체계정당성에 어긋난다는

---

93 헌재 2004. 11. 25. 2002헌바66.

94 홍완식, 헌법재판소의 결정을 통해 본 입법의 원칙, 헌법학연구 제15권 제4호, 2009. 489면.

95 전광석, 한국헌법론, 집현재, 2016, 306−307면; 신동일, 낙태행위의 법적 체계와 그 이해, 인격주의 생명윤리 8권 1호, 2018.

96 헌재 2014. 3. 27. 2012헌바293 의료법 제56조 1항(의료법인, 의료기관 또는 의료인이 아닌 자는 의료 광고를 하지 못한다는 규정)에 관한 판단에서 청구인들은 한약업사에게 지급한 의료비도 소득세법상 의료비 공제 대상이 된다며 한약업자로 하여금 전면적으로 의료 광고를 할 수 없도록 하였으므로 체계정당성에 어긋난다고 주장하였으나, 소득세법과 의료법과 입법취지가 다르고 의료비의 지출행위를 대상으로 하는 소득세법 조항과 의료 광고 행위를 대상으로 하는 의료법의 규율대상도 다르기 때문에 법체계상 형평과 정당성이 어긋나지 않는다고 판시하였다.

97 헌재 2015. 7. 30. 2013헌바422.

98 헌법재판소 2008. 7. 31. 선고, 2004헌마1010, 2005헌바90(병합) 결정 등; 낙태행위 방지를 위한 형법의 낙태죄 규정 이외에 의료법의 태아의 성감별 금지 규정으로서 낙태죄의 실효성을 높이려고 한다는 입법목적이나, 의료인의 설명의무 측면에서도 체계정당성에 어긋난다는 문제가 있었다.(이백휴, 앞의 논문, 111−114면) 이 헌법불합치 결정 이후 국회에서는 2009년 12월31일, 의료인의 태아성별고지를 허용하되 낙태로부터 태아의 생명을 보호하기 위하여 임신 후반기인 32주부터 태아성별고지가 가능하도록 의료법이 개정되었다. (의료법 제20조)

문제가 지적되었다.[99] 이 사건의 헌법불합치 결정 시에 2009년 12월31일까지를 기한으로 새 입법이 마련될 때까지 해당 조항을 잠정 적용하도록 하였고, 의료인의 태아성별고지를 허용하되 낙태로부터 태아의 생명을 보호하기 위하여 임신 후반기인 32주부터 태아성별고지가 가능하도록 의료법이 개정되었다.[100]

헌재 2015. 7. 30. 2013헌바422, 판례집 27-2상, 170 [합헌]
약사법 제23조 제4항 위헌소원

[판시사항]

입원환자에 대하여 의약분업의 예외를 인정하면서도 의사로 하여금 조제를 직접 담당하도록 하는 구 약사법(2007. 4. 11. 법률 제8365호로 전부개정되고, 2009. 12. 29. 법률 제9847호로 개정되기 전의 것)과 약사법(2009. 12. 29. 법률 제9847호로 개정된 것)의 각 제23조 제4항 제4호 중 '자신이 직접' 부분이 체계정당성의 원리에 위배되는지 여부

[결정요지]

국민의 건강을 보호하고 증진하는 데 목적을 둔 의료법과 약사법의 입법취지, 의료행위나 조제행위의 특성, 의사의 진료권과 간호사의 진료보조권의 관계 및 한계 등을 종합하여 볼 때 **이 사건 법률조항이 의료법이나 약사법의 규정들과 배치되거나 모순된다고 보기 어려우므로 헌법상 체계정당성의 원리에 위배된다고 볼 수 없다.**

나. 사안의 적합성과 법률 유보

사안의 적합성은 법규범이 규율하고자 하는 사회현상과 사실관계를 보았을 때 그 사안에 적합한 입법인가 하는 것이다. 사회현실과 입법사안이 정확히 반영된 입법인가를 판단한다. 법과 현실의 괴리로 인해 법의 불신을 초래해서는 안 되고, 오래된 관습에 반하는 입법은 실효성과 효용성이 없다는 사회현실적 요구가 있다는 점에서 사안의 적합성에 대한 검토가 필요하다.[101] 규율하고자 하는 사회현실과 현상이 법 규범에 정확하게 반영이

---

99 이백휴, 앞의 논문, 111-114면; 형법 제269조 낙태죄는 1년 이하의 징역 또는 200만원 이하의 벌금인데, 2004년 사건 당시 의료법 제19조의2 태아의 성감별행위 금지를 위반한 경우는 3년 이하의 징역 또는 1천만원 이하의 벌금에 처하도록 하고 있었다.

100 의료법 제20조 제2항 의료인은 임신 32주 이전에 태아나 임부를 진찰하거나 검사하면서 알게 된 태아의 성을 임부, 임부의 가족, 그 밖의 다른 사람이 알게 하여서는 아니 된다.

101 홍완식, 입법의 원칙에 관한 연구, 법제처, 「법제」, 2006, 84면.

되어, 입법 후에 평균인이 준수할 수 있는 정도의 내용이 되어야 한다는 입법의 지도원리로서도 설명할 수 있다. 입법자가 사회현상의 사실과 사물의 본성을 감안하여 법률을 제정해야 한다고 할 때, 고려해야 하는 사실은 개인과 타인과의 관계를 포함하여 가족제도, 지역사회, 민족구성, 경제관계, 근로조건, 기술의 발달 정도 등을 들 수 있다.102 해당 보건의료 사안이 법률로서 규율하기 적합한 사안인지 여부는 각종 관행과 사회적 관계들, 기술의 발달 등을 종합적으로 검토하여야 한다. 국민의 기본권에 제한이 가해질 수 있는 입법일 경우 그 입법의 내용이 목적을 달성하기에 적합한 수단인가를 판단해보아야 한다.

법률로 규율할 만한 적합한 사안인지에 대해서 판단함에 있어서, 국민의 기본권과 밀접하고 중대한 사항일 경우, 즉 기본권에 중대한 제약이나 침해를 가져올 수 있는 사안이라면 반드시 국민적 정당성을 가진 법률에 근거가 있어야 한다. 이것이 이른바 법률 유보의 원칙이다. 보건의료에 관한 법률들은 국민의 생명권, 보건에 관한 권리 등 기본권을 보장하기 위한 입법 취지를 가지고 있지만, 동시에 상당 부분이 국민의 기본권의 제약 요소를 가지고 있기 때문에 반드시 법률로서 규율해야만 하는 사안인지에 대해서 판단할 필요가 있다. 법률 유보의 원칙은 기본권을 제한하기 위해서는 법률에 근거가 있어야 한다는 헌법 제37조 2항의 이념을 반영한 것이다. 헌법 제37조 2항으로부터, 앞서 기술한 과잉금지의 원칙이 도출되는데, 이 과잉금지의 원칙의 하나인 입법 목적의 정당성은 법률 유보 원칙으로 설명할 수 있다. 법률유보는 국민의 대표기관인 국회만이 국민을 구속하는 규범인 법률을 만들 수 있다는 것을 전제로 하여 법률이라는 명칭을 가진 국가의 의사만이 국민을 구속한다는 '법률의 법규창조력', 국가의 행정이 합헌적 절차에 따라 제정된 법률에 위반되어서는 안 된다는 '법률 우위의 원칙'과 더불어 행정이 법률에 구속되어야 하는 근거를 제시한다.103 보건의료 행정도 합헌적 법률에 근거하여 발동하여야 하고, 보건의료 행정의 일환으로 행정입법이 만들어질 때에도 국회에서 제정된 법률에 정당한 위임을 받아야 한다. 보건의료 행정을 관할하는 행정조직도 국회에서 제정된 법률로서 정해져야 하는데, 이는 행정기관의 설치·운영·권한이 국민생활에 지대한 영향을 미치고, 일반국민에게 상당한 경제적 부담을 주게 되기 때문에 행정 조직의 문제가 국가의 형성유지에 중요한 사항이 되기 때문이다.104

---

102 홍완식, 위의 논문, 83면.
103 홍정선, 『행정법 특강』(제12판), (박영사, 2013), 19−20면.
104 홍정선, 위의 책, 862−863면, 행정조직 법정주의를 설명한 것이다.

헌재 2014. 9. 25. 2013헌바162, 판례집 26-2상, 487 [합헌]
구 의료기기법 제43조 제1항 등 위헌소원

[판시사항]

　품목별로 제조허가를 받지 아니하거나 제조신고를 하지 아니한 의료기기를 수여 또는 사용하거나 사용 등의 목적으로 제조하는 행위를 처벌하도록 규정한 구 의료기기법(2003. 5. 29. 법률 제6909호로 제정되고, 2011. 4. 7. 법률 제10564호로 전부개정 되기 전의 것) 제43조 제1항 중 "제24조 제1항의 규정을 위반하여 제6조 제2항의 규정에 의하여 품목별로 ① 제조신고를 하지 아니한 의료기기를 수여 또는 사용, ② 제조신고를 하지 아니한 의료기기를 사용의 목적으로 제조, ③ 제조허가를 받지 아니한 의료기기를 판매·수여의 목적으로 제조"한 부분(이하 '이 사건 법률조항'이라 한다)이 직업수행의 자유를 침해하는지 여부

[결정요지]

　이 사건 법률조항은 허가(신고) 요건을 갖추지 아니한 **의료기기의 제조·유통을 금지함으로써 국민의 생명권과 건강권을 보호하기 위한 것으로 입법목적의 정당성 및 수단의 적합성이 인정**된다. 미허가(신고) 의료기기는 약사법상 미허가(신고) 의약품에 비해 금지되는 행위의 유형이 더 많지만 이는 의약품과 의료기기의 특성의 차이로 인한 것이므로 과도한 제한이라 할 수 없고, 긴급한 의료행위나 교육·실습을 위해 사용하는 경우, 위해발생 가능성이 낮은 의료기기를 사용하거나 의료인이 사용하는 경우라 하더라도 미허가(신고) 의료기기를 사용하는 것은 그 위험성이 매우 높은 점 등에 비추어, 위와 같은 경우에 미허가(신고) 의료기기의 사용을 허용하는 예외규정을 두지 않았다고 하여 침해의 최소성 원칙에 반한다고 볼 수 없다. 허가(신고) 요건을 갖추지 아니한 의료기기의 제조·유통을 금지함으로써 달성하려는 국민의 생명권과 건강권의 보호라는 공익은 의료기 제조업자 등이 제한받는 사익보다 훨씬 중요하므로 법익균형성의 원칙에도 반하지 아니한다. 따라서 이 사건 법률조항은 과잉금지원칙에 반하여 의료기 제조업자 등의 직업수행의 자유를 침해하지 아니한다.

다. 보충성의 원리

　　보충성의 원리는 하위단위에서 해결할 수 있는 사안을 상부단위가 간섭하지 않도록 하고, 개인이나 사회의 자정 작용으로 해결할 수 있는 과제영역을 국가나 공동체의 활동으로 삼아서는 안 된다는 원리이다. 즉 사회규범을 지나치게 법규범으로 전환하는 것이 바람직하지 않다는 법 원리이다. 헌법소원의 보충성, 형벌권행사에 있어서의 보충성 원리, 사회보장법에서 보충성의 원리 등 헌법, 형법, 사회보장법 등 영역에서 널리 적용되는 원칙으로서 도덕, 윤리, 사회복지 등과 같이 자율적인 면이 허용될 수 있거나 자활의

노력이 최대한 필요한 과제영역에서 국가의 간섭보다는 사회 운영에 맡겨두려는 경향으로 국가와 사회 사이의 역할분담을 배분하는 기능을 하게 된다.[105]

보건의료 영역에서 가급적 형벌 보다는 다른 제재 수단을 사용하는 입법을 하도록 하는 것이라든지,[106] 행정입법 등으로 기본권 침해가 직접적으로 발생하면서도 헌법소원 심판청구 이외에 다른 권리구제절차가 없을 경우 헌법소원 심판청구를 적법한 것으로 인정하는 등에서 보충성의 원리가 적용될 수 있다.

헌재 2003. 12. 18. 2001헌마543, 판례집 15-2하, 581 [기각]
보건복지부 고시 제2001-32호 위헌확인

헌법재판소법 제68조 제1항에 의한 헌법소원은 공권력의 행사 또는 불행사가 직접 청구인의 기본권을 침해할 것을 요건으로 하고 있으며, 다른 법률에 구제절차가 있는 경우에는 그 절차를 모두 거친 후에 심판청구를 하여야 한다. 그리고 여기서 말하는 권리구제절차는 공권력의 행사 또는 불행사를 직접 대상으로 하여 그 효력을 다툴 수 있는 권리구제절차를 의미하는 것이며(헌재 1989. 4. 17. 88헌마3, 판례집 1, 31, 35), 구제절차가 있는 경우에도 헌법소원심판청구인이 그의 불이익으로 돌릴 수 없는 정당한 이유 있는 착오로 전심절차를 밟지 않은 경우라든지 전심절차로 권리가 구제될 가능성이 거의 없거나 권리구제절차가 허용되는지 여부가 객관적으로 불확실하여 전심절차 이행의 기대가능성이 없는 경우 등에는 바로 헌법소원을 제기할 수 있는 것이다(헌재 1989. 9. 4. 88헌마22, 판례집 1, 176, 185-187; 헌재 1995. 12. 28. 91헌마80, 판례집 7-2, 851, 865; 헌재 2000. 12. 14. 2000헌마659, 판례집 12-2, 437, 444-445). 청구인들은 이 사건 **개정고시로 인하여 공단으로부터 지급받을 수 있는 요양급여비용의 금액이 줄어드는 불이익을 직접 입고 있는데,** 이 사건 개정고시를 직접 대상으로 하는 다른 권리구제절차가 허용되는지 여부가 객관적으로 불확실할 뿐 아니라, 만일 허용된다 하더라도 이 사건 개정고시의 내용은 법 제42조 제1항에 따라 매년 체결되어야 할 계약에 관한 것으로써 의료기술의 발달과 건강보험재정 및 기타 사회경제적 여건의 변화에 따라 언제든지 개정될 소지가 농후하므로 개정 이후에는 **청구인들의 권리보호의 이익이 부정될 가능성이 많은 점 등을 종합하여 판단하여 보면, 헌법소원심판을 청구하는 외에 달리 효과적인 구제방법이 있다고 보기 어렵다.** 그렇다면 이 사건 헌법소원 심판청구는 다른 구제절차를 경유함이 없이 바로 제기된 것이지만 이는 적법하다.

---

105 홍완식, "헌법과 사회보장법에서의 보충성의 원리", 「공법연구」 제28권 제4호 제2권, 2000, 187-188면.
106 예컨대 독일의 낙태죄 입법의 경우에 낙태를 금지하는 제재 수단으로서 원칙적으로는 형사처벌 규정을 두되, 일정한 임신주수에는(예컨대 10주, 12주 등) 절차적 정당화 사유를 두는 입법의 경우에서도 보충성의 원리가 적용되었다고 설명할 수 있다.

4. 소결

이상으로 보건의료법학의 기본권적 내용과 지도 원리의 내용적 측면과 형식적 측면을 일괄하였다. 거시적인 원리와 기본권들을 학습함으로써 보건의료법학의 숲 속으로 들어가 법적 쟁점들을 찾는데 도움을 주는 길라잡이가 될 수 있을 것이다. 다음 장에 서술되는 보건의료 법령들의 내용들을 볼 때에도 본 장에서 서술한 쟁점과 판례와 지도 원리들을 통해서 각 사안들을 법적 시각으로 바라보고 해석하는데 도움을 줄 수 있다.

사례의 해결

〈사례1〉

의료광고는 국민의 생명·건강에 직결되는 의료서비스를 그 내용으로 하고 소비자에게 상당한 영향을 미치므로, 그 내용이 객관적이고 진실하여야 함은 물론 표현에 있어서도 소비자로 하여금 오해를 불러일으키지 않도록 이루어져야 한다. 의료광고가 소비자를 현혹하는 방법으로 이루어질 경우, 소비자는 해당 의료서비스의 부정적인 측면을 충분히 고려하지 못함으로써 의료피해라는 예상치 못한 변수에 노출될 수 있다. 부당한 의료광고 표현에 대한 규제가 적절히 이루어지지 않는다면 의료인 등의 비정상적인 광고경쟁을 유발할 수 있고, 이러한 과당경쟁은 소비자의 심리를 자극하기 위한 의료광고의 급증으로 이어져 문란한 국민의료질서를 조장할 위험성이 높으며, 결국 그 피해는 소비자인 국민에게 돌아오게 될 것이다. 따라서 심판대상조항이 과잉금지원칙을 위배하여 의료인 등의 표현의 자유나 직업수행의 자유를 침해한다고 볼 수 없다. (헌재 2014. 9. 25. 2013헌바28 판결 내용)

〈사례 2〉

이 사례의 법률조항(인수자가 없는 시체를 생전에 본인의 의사와는 무관하게 해부용 시체로 제공될 수 있도록 규정한 조항)은 인수자가 없는 시체를 해부용으로 제공될 수 있도록 함으로써 사인(死因)의 조사와 병리학적·해부학적 연구의 기초가 되는 해부용 시체의 공급을 원활하게 하여 국민 보건을 향상시키고 의학 교육 및 연구에 기여하기 위한 것으로서, 그 목적의 정당성 및 수단의 적합성은 인정된다. 최근 5년간 이 법률조항으로 인하여 인수자가 없는 시체를 해부용으로 제공한 사례는 단 1건에 불과하고, 실제로 의과대학이 필요로 하는 해부용 시체는 대부분 시신기증에 의존하고 있어 이 사건 법률조항이 아니더라도 의과대학에서 필요로 하는 해부용 시체는 다른 방법으로 충분히 공급될 수 있다. 그런데 시신 자체의 제공과는 구별되는 장기나 인체조직에 있어서는 본인이 명시적으로 반대하는 경우 이식·채취될 수 없도록 규정하고 있음에도 불구하고, 이 법률조항은 본인이 해부용 시체로 제공되는 것에 대해 반대하는 의사표시를 명시적으로 표시할 수 있는 절차도 마련하지 않고 본인의 의사와는 무관하게 해부용 시체로 제공될 수 있도록 규정하고 있다는 점에서 침해의 최소성 원칙을 충족했다고 보기 어렵고, 실제로 해부용 시체로 제공된 사례가 거의 없는 상황에서 이 법률조항이 추구하는 공익이 사후 자신의 시체가 자신의 의사와는 무관하게 해부용 시체로 제공됨으로써 침해되는 사익보다 크다고 할 수 없으므로 이 법률조항은 청구인의 시체 처분에 대한 자기결정권을 침해한다. (헌재 2015. 11. 26. 2012헌마940 판결 내용)

제3장 윤리학적 접근

제1절 ｜ 보건의료에서 윤리적 이해의 필요성

보건의료의 여러 활동은 그 대상의 질병을 예방하고, 치료하며, 그 결과에서 회복하여 건강한 사회생활로 돌아갈 수 있도록 돕는 활동이다. 질병으로 인한 고통과 긍정적인 경험의 박탈은 대부분의 사회에서 극복해야 할 것으로 간주되기 때문에 보건의료의 여러 행위들은 별다른 정당화를 필요로 하지 않는다. 그러나 조금만 깊이 생각해 보면 추구할 가치 있는 건강의 정의, 혹은 건강을 되찾기 위해 지불할 대가의 크기에 관한 합의는 같은 시대, 같은 사회 안에서도 도달하기 어려움을 발견할 수 있다. 게다가 보건의료에 사용되는 기술의 변화와 질병 치료 방식의 변화, 이에 수반되는 다양한 건강상태 등은 새로운 윤리적 판단을 요청한다. 이를 가장 잘 드러내는 것이 의식이나 뇌기능을 회복하지 못하는 환자 군이 등장하게 되는 일련의 사건들이다. 20세기 후반에 중환자의학이 발전하면서 뇌사, 지속식물상태, 최저의식상태 등 다양한 의식의 수준에 있는 사람들을 어떻게 이해하고 치료결정을 내릴 것인가 하는 문제가 의학적, 윤리적 그리고 법적 논쟁이 발생했다. 예전 같으면 이미 심장사로 이어져 사망판정을 받았을 것이지만 이들의 '심장을 뛰게 하고, 숨쉬게 하는 것'과 관련된 기능을 유지할 수 있게 됨으로써 곤경에 처하게 된 것이다. 게다가 장기이식 분야의 발전에 따라 이식을 위한 장기구득이 심각한 과제가 된 상황에서 이들 '사실상 죽은' 사람들의 장기를 기증받는 방안을 고민하게 되었다. 이 문제가 어떤 의미에서 현대 생명윤리의 첫 과제 중 하나였던 것이다.[1] 한편 오늘날 새로이 관심을 받게 된 첨단 과학을 활용한 건강 증진의 문제, 예를 들어 유전체검사나 웰니스케

---

1 A Definition of Irreversible Coma: Report of the Ad Hoc Committee of the Harvard Medical School to Examine the Definition of Brain Death. JAMA. 1968;205(6):337-340. doi:10.1001/jama.1968.03140320031009

어의 의학적 활용 문제는 건강이 개인적 가치관에 관계되어 있음을 드러낸다. 동시에 보건영역이 개인화되고 상품화 되는 추세를 보이고 있다. 이런 추세는 모든 사람들에게 보장되어야 하는 기본권으로서의 보건을 어떻게 분배할 것인가하는 새로운 질문을 제기한다. 20세기 말 AIDS/HIV 확산과 그 희생자들의 정당한 권리 요구 문제는 동시에 감염병 환자의 프라이버시, 사회의 안전, 그리고 사회적 편견과 조건 등이 중요한 보건의료의 이해 대상임을 드러내었다. 예컨대 보건의료는 지극히 개인적인 사안인 동시에 공적인 활동으로 이루어지고 있으며 이를 규율하는 약속을 필요로 한다.

제 2 절 | 보건의료영역의 윤리적 문제들

보건의료를 한가지 분야의 활동으로 규정할 수 없는 만큼 보건의료영역의 문제 역시 다양한 차원을 갖는다. 보건의료를 구성하는 관계의 특성에 따라 분류해 보면 개별 의료 행위결정에 관한 윤리적 문제, 의료행위를 시행하는 보건의료인의 바람직한 태도와 지식, 기술 등 보건의료인의 전문직업성과 관련된 윤리, 의료행위가 제공되는 기반으로서 의료 기관 내의 다양한 인간관계와 조직의 의사결정측면의 윤리적 문제, 인구집단을 대상으로 하는 공중보건 활동의 특징에서 비롯하는 문제를 다루는 공중보건윤리, 그리고 의생명과학의 연구과정과 결과의 소통에 관련된 의생명과학연구윤리 등이 주요한 분야라고 할 수 있다. 주목할 것은 각 영역마다 사회적 논의와 학문적 관심을 불러일으킨 주요한 사건들이 있다는 점, 그리고 개별 사건의 해결과정에서 반복되는 윤리적 문제들과 접근의 원칙이 도출되었다는 점 등이다.[2]

---

2 보건의료영역의 윤리문제들은 크게는 생명윤리학이라는 범주 안에서 논의된다. 그런데 생명윤리학의 범주는 매우 넓은 논의를 포함하고 있다. 본 고는 다음 논의와는 다른 구별을 제시하였으나 기본적으로 생명윤리라는 학제간 연구범위 내에서 특히 실천적 측면을 강조하는 임상윤리, 공중보건윤리, 연구윤리를 보건의료윤리로 간주하였다. 참고) 이일학, "임상윤리와 결의론에 관한 연구", 연세대학교 대학원 박사학위 논문, 2010.
  (1) **생명윤리학(bioethics)**: 의학 및 생명과학 분야의 연구 및 실천 과정에서 발생하는 가치와 규범의 문제를 찾아내고, 합리적 논의를 거쳐 해결방안을 모색하는 학제간 연구 분야로 철학, 종교학, 법학, 생명과학, 의학과 간호학, 사회과학 등이 관련된다.
  (2) **(철학적) 생명윤리학(philosophical bioethics)**: 특히 생명윤리 논의에서 등장하는 개념과 문제를 정의하고, 방법론과 일반적인 규범을 찾아내는 응용윤리학의 하위 분야. 임상윤리, 공중보건윤리 및 연구윤리의 개념 및 paradigm을 비판하고 재구성하는 기능을 담당한다. 철학적 방법론을 주로 사용하지만 이에 제한되지 않고 사회학이나 인류학, 역사학과 같은 경험적 학문을 포섭한다. 이렇게 규정한 철학적 생명윤리는 일종의 메타-윤리 기능을 담당하게 된다.

1. 의료행위의 윤리

의료행위는 개인의 건강을 회복시킨다는 점에서 가치있는 행위다. 그런데 의학의 발전은 가치를 실현하는 인간의 능력을 확장시켰지만 역설적으로 많은 경우 대상자의 삶에 근본적인 영향을 미칠 수 있게 되면서, 도덕적 경계가 모호해지는 상황으로 우리를 몰아가고 말았다. 많은 경우 윤리적인 고민은 의학적으로 가능한 행위들 중 하나를 선택하는 의학적 결정의 문제가 되었다. 다양한 행위 중 바람직한 것, 허용되는 것, 그리고 금지된 것을 구분하는 것이 윤리적 능력이라고 할 수 있다. 의학적 결정의 문제 중 특히 (1) 생애 말기 치료결정, (2) 첨단의료기술의 활용에 관한 결정, (3) 환자 자신이 아닌 제3자에 의한 치료결정, 그리고 (4) 임신중절 등 다른 존재에 영향을 미치는 치료결정 등을 생각할 수 있다.

가. 생애 말기 치료결정

생애 말기(end-of-life)란 죽음이 임박한 말기를 포함하여 환자의 증세가 회복되지 않고 점차 임종에 이르는 시기를 말하며, 2019년 3월 28일 시행된 '호스피스·완화의료 및 임종과정에 있는 환자의 연명의료결정에 관한 법률(이하, 연명의료결정법)에서는 이를 임종기라는 표현으로 사용하고 있다.

'보라매병원 사건'3과 '세브란스 김할머니 사건'4은 회생가능성 없는 환자의 무의미한 연명치료에 대한 법제도의 필요성을 야기시켰고 연명의료결정법은 우리사회에서 발생

---

(3) **임상윤리학(clinical ethics):** 간호윤리(nursing ethics), 의료윤리(medical ethics)와 같이 의료현장에서 환자를 진료하는 보건의료전문가들의 바람직한 태도와 덕목을 제시하고, 임상 진료 과정에서 발생할 수 있는 윤리적 문제를 찾아내고 해결 방안을 모색하는 분야로 실제 임상에서의 의사결정의 과정과 내용에 주된 관심을 둔다.

(4) **공중보건윤리학(public health ethics):** 전염병의 확산방지 및 예방조치, 공중의 건강을 증진하기 위해 취하는 정책, 보건의료제도의 운영 등과 같은 공중보건 영역의 실천 과정에서 발생하는 윤리문제의 성격과 내용을 밝혀내고 필요한 절차 및 원칙 등을 제시한다.

(5) **연구윤리(research ethics):** 특히 생명과학 영역의 연구가 갖는 윤리적 함의를 밝혀내는 작업을 함과 동시에 연구의 수행 과정에서 연구진이 준수할 규범과 절차, 원칙 등을 제시하는 영역.

3 1997년 경막 외 출혈로 뇌수술을 받고 호흡보조장치를 부착한 채로 치료를 받고 있던 환자를 사망에 이르게 한 사건이다. 당시 환자는 회복상태에 있었으나 보호자의 강력한 퇴원요청에 따라 귀가하게 되었고 인공호흡 중단 5분 후 사망하였다. 법원은 보호자 및 담당의료진을 살인죄의 방조범(작위에 의한 살인방조범)으로 인정하였다.(2002도995 판결문) 이후 의료기관이 회생 가능성이 없는 환자가 사망에 이르기까지 연명치료를 계속 유지하는 분위기가 조성되었다.

4 검사 도중 지속적 식물인간 상태에 빠진 환자의 인공호흡기 제거를 요구한 사건이다. 보호자들은 무의미한 연명치료를 원치 않는다는 환자의 생전 의사를 토대로 인공호흡기 제거를 요청하였고 법원은 인간으로서의 존엄과 가치 및 행복추구권에 기초하여 자기결정권을 행사하는 것을 인정하는 경우로 연명치료 중단을 허용하였다.

하는 치료와 죽음문제를 해결하는 첫 번째 강구책이 되었다. 연명의료결정법에서는 환자가 건강했을 때 미래의 치료결정을 위하여 작성한 사전연명의료의향서와 의료진이 말기 환자와 상의하에 작성하는 연명의료계획서를 통하여 환자의 생애 말기 치료결정에 대한 의사를 인정하고 있다. 또한 만약 환자가 의사를 표현할 수 없는 의학적 상태에 놓인 경우 환자의 가족 2명이 일관되게 진술하는 내용을 환자의 의사로 인정함으로써 환자의 치료결정을 지지한다. 그러나 현행법에서는 심폐소생술, 혈액투석, 항암제 투여, 인공호흡기 착용 등과 같은 치료효과가 없는 의학적 시술만을 중단할 수 있으며, 통증완화를 위한 의료행위와 영양분 및 수분, 산소의 공급은 중단할 수 없기 때문에 환자의 의사와 치료결정에 대한 충분한 자율성이 확보되었다고 보기 어렵다.

의료행위의 윤리적 측면은 환자의 의사결정능력을 신장하고 그 결정을 존중하는 것과 환자의 결정이 환자의 이익에 부합하도록 소통하는 두 가지 측면에서 고려해야 하는데, 현재 한국사회에서 가능한 치료결정은 과연 이것을 모두 고려하여 나올 수 있는 것인가에 대하여 고민해 볼 필요가 있다.

나. 첨단의료기술의 활용에 관련된 결정

4차 산업혁명은 의료계에도 새로운 기술의 변화를 가져왔는데, 대표적인 것이 의료형 인공지능이다. 의료형 인공지능은 방대한 양의 데이터를 분석하여 연구성과를 내거나 영상자료를 빠르고 정밀하게 분석하여 진단하고 치료법을 제안하는 의사결정과정을 보여준다. 그동안 인간만이 가능한 영역이라 생각했던 의사결정 행위를 인공지능이라는 기계가 가능케 되면서 이에 대한 문제가 대두된다. 특히 인공지능이 가진 약점인 설명력의 부족 문제는 치료 결정 및 의료행위에 대한 가치판단을 보장할 수 없어 책임성에 대한 문제가 계속 발현될 여지가 남아있다.

다. 제3자에 의한 치료결정

앞서 이야기 한 것처럼, 환자의 사전연명의료의향서나 연명의료계획서가 존재하지 않으며 환자의 의학적 상태에 따라 치료에 대한 환자의 선호를 알 수 없는 경우, 가족 2명의 일관된 진술을 통하여 환자의 생전 의사를 확인할 수 있다. 세브란스 김할머니 사건 역시 환자가 자신의 배우자의 투병과정에서 경험한 임종과정을 통하여 자신의 생각과 소신을 가족에게 이야기함으로써, 환자의 생전의사로 인정받아 무의미한 연명치료 중단을 합법적으로 인정받은 첫 사례가 되었다.

또한 가족들로 인하여 환자의 생전 의사를 확인할 수 없는 경우, 연명의료결정법에서는 환자의 1촌 이내 직계가족의 전원 동의를 통해 연명의료중단 등 결정을 시행할 수 있도록 하고 있다. 이는 환자의 생전의 삶과 죽음을 가장 가깝게 지켜본 친족을 결정권자로 지정함으로써, 환자에게 최선의 이익에 부합하는 결정을 내릴 수 있기 위함이다. 국내 현행법인 연명의료결정법에서는 비록 이 결정을 가족으로 한정하고 있으나, 타 국가에서는 가족 뿐 아니라 대리인을 지정하여 – 대리인이 존재하지 않는 경우, 국가가 그 역할을 대신하여 – 제3자에 의한 치료결정을 내리고 있다.

제3자가 환자를 대신하여 결정을 내릴 때, 환자중심의 원칙(Patient-centered principles)이라 불리우는 1차 윤리적 프레임이 필요하다. 첫째는 가장 중요한 최선의 이익 원칙(The best interest principles)이다. 이는 각 치료선택의 이익과 부담을 판단기준으로 하여 환자의 이익을 증진 시키거나 가장 크게 기여하는 선택을 하는 것으로 환자가 기존에 추구하던 삶의 가치관에 부합하여야 한다. 두번째는 대리결정원칙(Authority principles)으로 환자가 현재 자신의 건강상태를 인지하고 있다면 결정했을 법한 선택을 대리인이 대신 선택하는 것이다. 세 번째는 사전의료의향 원칙(Advance directive principles)으로 환자가 사전에 작성한 생전유언이나 사전지시가 있다면, 치료과정에 준수하는 것을 말한다.[5]

제3자에 의한 치료결정은 앞서 말한 이러한 원칙을 염두하여 환자를 대신한 합리적 결정을 준수하여 환자가 최선의 이익을 받을 수 있도록 하여야 한다.

라. 임신중절 등 제3자에 영향을 미치는 치료결정

인간은 자신의 몸에 대하여 스스로 조절하거나 통제할 권리를 가지고 있다. 단, 이에 예외적인 경우 중 하나가 임신중절 등 제3자에게 영향을 미칠 수 있는 치료의 결정이다. 임신중절은 이 부분에 대해 많은 논쟁점을 가지고 있는데, 가장 대표적인 것이 태아의 생명권과 임산부의 생명권, 임산부의 자율권에 대한 대립이다. 이 세 가지 권리 중 무엇을 우선순위로 여기는지에 따라 임신중절을 찬성하거나 반대하는 주장을 펼치게 된다. 특히

5　Buchanan Allen E., Brock Dan W. Deciding for others: the ethics of surrogate decision making. New York:Press Syndicate of the University of Cambridge, 1999.

태아에게 인간과 동일한 생명권을 부여할 것인가, 생명권을 부여한다면 임신중절을 살인으로 볼 것인가에 대하여서는 많은 논쟁이 있는 편이다.

2. 보건의료인의 윤리적 의무

보건의료인은 요구되는 교육을 이수하고, 능력을 입증하는 시험을 통과해야 활동 할 수 있는 자격(면허)을 얻는다. 이렇게 국가로부터 보호받는 전문직으로서 보건의료인은 자율성과 사회적 존중을 누리는 한편 사회가 기대하는 능력과 태도를 보일 의무를 진다. 전문직으로서 보건의료인이 사회에 보여야 하는 가장 중요한 태도는 자신과 동료들이, 집단적으로(collectively) 진료역량을 확보하고 윤리적으로 행위하기 위해 노력하는 것이다. 여기에는 동료감시(동료들의 진료역량과 윤리성의 감독), 자신의 전문가적 입장과 개인적 이익 사이에서 균형을 유지하는 이해상충관리 등의 윤리적 의무가 발생한다.

가. 비윤리적인 의료행위의 대처

최근 한 종합병원에서 신생아 낙상 후 이를 감추기 위하여 의무기록을 조작한 사건을 비롯하여 환자의 수술 도중 생일파티를 열고 이를 소셜네트워크서비스망(Social network service)에 올리는 등의 사건이 발생하면서 수술실 CCTV 설치 의무화에 대한 주장이 나타났다. 앞서 말한바와 같이 보건의료인은 사회가 기대하는 도덕적 지위를 보유하고 있는 만큼 자신의 신체와 건강을 의료인에게 의탁한 환자를 보호할 책임이 있다. 이 책임을 지우기 위하여 의사 및 환자의 개인정보침해와 전문직 직업의 자율성의 침해문제를 야기하는 법적인 규제보다는 동료의사의 비윤리적 의료행위 모니터링과 같은 동료 감시를 통해 환자-의사간의 신뢰를 회복하는 근본적인 접근이 필요하다.

나. 이해상충의 관리

의사-제약회사 상호작용(physician-pharmaceutical industry interaction, PPII)이 적절하게 관리되어지지 않을 때, 발생하는 대표적인 문제가 이해관계 상충(conflicts of interest)이다. 의료법 제23조 2에서는 부당한 경제적 이익 등의 취득을 금지하고 있으며, 2011년 리베이트 쌍벌제를 도입하여 국가가 이를 규제하고 있다. 리베이트란 제조사가 판매금액의 일부를 구매자에게 되돌려 주는 영업전략으로 의사-제약회사 간 리베이트는 의사가 환자를 진료할 때 판단 기준이 의사의 재정적 이익이 될 우려를 내포하고 있다. 이는 의사와 환자 신뢰를 깨뜨릴 뿐 아니라 의사집단이 사회 내에서 가지는 도덕적 신뢰기반을 무너뜨릴 수 있고 의료시스템 내에서 다양한 문제를 야기할 수 있는 매우 중요한 문제이다.

제3절 | 의료기관의 윤리

1. 보건의료기관 윤리의 접근

보건의료기관은 다양한 직종이 환자 진료라는 목적을 두고 협력하는 조직이며 환자의 이익을 신장하는 한편 조직의 정체성과 안정성을 유지해야 하는 이중의 책임을 진다. 조직으로서 보건의료기관은 특징적인 의사결정방식을 갖는데 이것이 기관윤리(organizational ethics)를 구성하는 특징이다. 의료기관은 집합적으로 자기 의사결정방식을 확인하고 이를 개선해야 하는 책임을 진다. 의료기관의 윤리성에 관한 인식은 새로운 것이 아니지만 그 실현방식에 관한 관심은 우리 사회에서는 매우 빈약한 상황이다. 그러나 의료기관의 구성원이 의사, 간호사에 한정되지 않고 전문적인 경영이 강조됨에 따라, 그리고 병원의 경제적 측면이 부각되는 사회적 변화에 따라 의료기관이 사회적 책무를 인지하고 이를 기관의 경영 방식에 내재화 시키는 노력이 요구되고 있다.

가. 보건의료직역 간의 역할분담

보건의료기관에서 의사와 간호사는 환자 진료에 중추적인 역할을 하는 대표적인 직역으로 가장 빈번하게 갈등이 일어나는 관계이다. 예를 들어 환자를 최전선에서 마주하는 간호사는 의사에게 처방 등 환자의 필요에 대한 즉각적인 요구를 의사에게 전달하는데, 경우의 따라 의사는 이를 권위에 대한 도전으로 받아들일 수 있다.

또한 의사-간호사 간 불명확한 업무 분장은 갈등의 주요한 원인이 되기도 하는데, 의사의 수가 부족한 기관이나 특정과에서는 한쪽으로 업무가 편중되는 경향이 있다. 특히 최근 전문직 간호사 역할 수행 범위와 권한이 의료기관이나 진료과마다 상이하고 의사의 업무 영역을 대신하는 경우도 종종 있어 역할 갈등과 함께 법적 문제를 야기하기도 한다.6 의사-간호사 간 갈등은 의사소통을 단절시켜 환자안전과 치료의 질적 저하를 가져와 환자의 치료과정에 치명적인 악영향을 끼치는 만큼 명확한 역할 분담과 상호 존중, 협력을 통하여 관계개선을 이루어 나가야 한다.

나. 보건의료전달체계의 유지와 발전, 그리고 사회적 책무

의료전달체계는 종합병원으로 환자가 쏠리는 현상을 막기 위하여 의원이나 병원에서 진료를 받은 후 종합병원에 내원할 수 있도록 만든 제도이다. 2017년 정부는 건강보험 보장성 강화대책을 통하여, 치료에 필요한 비급여를 전면 급여화하여 건강보험으로의 편입을 추진하고 있다. 특히 선택진료비 폐지와 상급병실료의 건강보험 적용은 의료전달체계를 무너뜨리고 상급종합병원으로의 환자 쏠림 현상을 나타나게 했다는 비판을 면치 못하고 있다. 뿐만 아니라 재원의 한계에 비하여 급증하는 의료비 추이를 볼 때, 건강보험 보장성 강화 대책의 지속가능성에 염려의 목소리가 커지고 있다. 건강보험 보장성 강화 정책은 경제적 부담으로 인한 가계파탄을 방지하기 위하여 의료적 지원을 강화하고자 하는 복지정책이지만, 보험재정 파탄을 불러 일으킬 수 있는 과잉진료 및 의료쇼핑현상 등의 도덕적 해이 문제를 간과해서는 안된다.

2. 공중보건 윤리

공중보건활동은 개인이 아니라 집단을 대상으로 한다는 점에서 특징적인 관점을 갖는다. 집단의 관점에서 활동한다는 것은 그 집단에 속한 모든 개인에게 영향을 미치는 활동을, 보통은 공공선(common good)을 증진시킨다는 전제 하에, 개인의 선택을 중요시 하지 않고 수행하기 때문에 집단과 개인 사이의 갈등이 발생할 가능성이 있다. 공중보건은 주로 국가의 활동으로 이해하기 쉬우나 국가와 민간이 협력하여 달성하는 활동으로 보아야 한다. 그러나 중요한 공중보건 활동은 건강을 증진시키기 위해 개인의 자유를 제한하는 경우가 있으며 따

6　I. S. Yang, J. S. Kang, Adaptation process of role conflict for clinical nurse specialist, The Academy of Qualitative Research, Vol.12, No.1, pp.24-35, 2012.

라서 윤리적 고려가 중요해진다. 그런 문제로 백신 강제접종, 건강증진을 위한 개인의 자유 제한(금연, 식품영양표시), 그리고 감염인에 대한 관리(신고, 격리 및 강제 치료 등) 등이 있다.

가. 백신 강제접종

감염병의 예방 및 관리에 관한 법률(이하 감염병예방법) 제24조에 따르면 관할 보건소를 통하여 디프테리아, 폴리오, 백일해, 홍역, 수두, 결핵 등 16개의 질환 및 보건복지부 장관이 감염병예방을 위하여 필요하다고 인정한 감염병에 대한 필수 예방접종을 실시하고 있다. 또한 동법 제31조에 따르면 학교 및 유아교육기관, 유아 보육기관은 영유아, 학생의 예방접종여부를 확인하고, 완료하지 못한 대상자에게 예방접종을 시행하도록 책임을 지울 뿐 영유아 및 학생의 예방접종을 실제적으로 시행하도록 하는 보호자에 대하여서는 법률상 어떠한 의무도 지워져 있지 않다.

2017년 온라인 포털 사이트에 올라온 '안아키' 사건은 사회적인 물의를 크게 일으켰다. 안아키는 토피, 화상, 장염 등의 증상이 있는 아이에게 진료 및 투약을 자제하고 자가회복을 강조하는 한의사에 의하여 만들어진 자연주의 치료법을 공유하는 육아 온라인 커뮤니티였다. 이 커뮤니티에선 일반적인 의학상식과는 다른 내용의 정보를 제공했을 뿐 아니라, 면역력 증진을 위하여 영유아의 예방접종을 하지 않을 것을 권장하였으며, 이를 반대하는 의료계 및 보육기관 및 유아 교육기관에서 공동생활 시 감염병 확산을 우려하는 여론 사이에 많은 논란을 일으켰다.

최근 유럽 및 미국 등지에서는 홍역 등 백신접종에 대한 결정권이 국가가 아닌 개인, 즉 부모에게 있어야 한다는 '반백신운동'이 나타나기도 하였다. 종교적 이유로 백신을 거부하였던 과거와는 다르게, 백신 성분에 대한 불신과 과잉접종에 대한 우려로 백신접종 강제화에 반대하는 이 운동은 백신접종을 필수가 아닌 개인의 선택으로 인지하고 있다.

이처럼 백신 강제접종은 개인의 선택과 집단면역 간의 우위를 결정하는 문제로 개인의 선호에 따른 선택과 공공의 이익 간에 무엇이 우선시 되어야 하는가에 대한 문제를 대두시켰다.

나. 금연 및 식품영양표시

담배 금액에는 담배소비세, 지방교육세, 개별소비세 및 국민건강증진부담금 등이 포함되어 있으며 세금 및 부담금은 2017년 인상된 담배가격의 74% 정도를 차지하고 있다.7 2015년 보건복지부의 흡연실태 수시조사에 따르면 담뱃값이 인상함에 따라 흡연자 7명 중 1명이 금연한 것으로 나타났다. 이렇듯 국가는 금연을 통한 건강증진을 목표로 담뱃값을 인상하고 그 세금으로 금연교육 및 광고 등의 사업을 수행하고 있다. 또한 국가는 식품제조사에 영양성분표 등 식품영양표시를 통하여 가공식품이 가진 정보를 표시하도록 하고 있다. 이는 식품의 영양정보를 소비자에게 알림으로써 식품으로 야기될 수 있는 건강의 악영향을 보호하는 것이다.8 반면 이는 식품제조사의 영업이익을 제한하는 국가의 강제적 조치로 온정적 간섭주의(paternalism)의 하나로 볼 수 있다.

다. 감염인 관리

강제적 격리와 통제 등 감염병 관리의 특징은 다양한 가치의 충돌을 야기한다. 인간은 누구나 존엄한 가치를 가지며 자율성을 가진 존재로써, 감염병의 확산을 제어하기 위해 이루어지는 관리와 규범적 가치는 이러한 인간의 기본권을 침해한다.9 특히 잠복기가 길고 잠재적 감염자가 다수 존재하는 결핵10의 경우 결핵예방법에 따라 일부 직종에 대하여 업무종사를 일시 제한하거나 입원명령 및 경찰력 동원과 같은 조치는 환자의 인권 및 사회적 지위에 상당한 영향을 끼치기 때문에, 공공의 이익과 개인의 기본권과 인권 사이에 윤리적 잣대가 필요하다.

3. 의료기관의 윤리

의생명과학연구는 오늘날 보건의료에 깊숙히 내재화되어 있다. 보건의료는 의생명과학의 연구와 그 성과에 의존하고 있을뿐 아니라 3차 의료기관에서 제공되는 의료서비스는 많은 경우 연구의 측면을 가지고 있다. 의생명과학연구는 지식을 목적으로 하는 활동으로 보건의료서비스와 다른 관점을 갖는다. 많은 경우 이익과 위험의 평가가 연구과정에 관한 판단에서 매우 중요한 주제로 대두된다. 지식을 목적으로 한다는 점에서 연구참여자

7 국세청
8 이종영, 김종천, "식품영양표시제도", 「중앙법학」, 2006, 8(1), 183–212.
9 이세경, "결핵환자의 인권향상을 위한 법적 고찰", 「한국의료법학회지」, 2016, 24(1), 7–31.
10 최인홍, 『대한미생물학회편: 의학미생물학』(서울: 엘스비어코리아, 2014), p.275.

의 이해와 자발적 동의가 필수적으로 요구되며 의사결정능력에 한계가 있는 잠재적 연구대상자의 보호가 매우 중요한 문제로 제기된다. 한편 점차 연구가 데이터 기반의 연구로 변화됨에 따라 데이터의 윤리적 측면에 대한 검토와 규범의 정립이 요구되고 있다.

가. 의생명과학 연구윤리

의생명과학연구에서는 연구대상자의 보호가 중요한데 그중에서도 취약한 환경에 있는 피험자를 위하여 추가적인 보호장치가 필요하다. 취약한 대상자란 임상연구 참여를 거부하는 경우 불이익을 받을 가능성이 있어 자발적 참여 결정에 대하여 영향을 받을 수 있는 연구 기관에 소속된 개인(학생, 피고용인, 연구원 등), 인지능력이나 의사결정능력이 부족한 장애인, 임산부 및 태아와 신생아, 수감자, 미성년자 등이 있다. 연구자는 취약한 피험자의 특성에 맞추어 권리와 복지를 보호하여야 한다.11

이해상충은 연구의 객관성을 저해하기 쉬우며, 연구대상자의 안전에 영향을 미칠 수 있는 위험을 가지고 있다. 의생명과학에서 나타날 수 있는 이해상충의 종류에는 연구자나 연구자의 직계가족이 경제적 보상을 받거나 지적재산권, 특허권, 저작권 등을 통해 혜택을 받는 등의 연구의 결과로 인하여 이득을 취하는 경우를 말한다. 연구자는 연구결과에 영향을 미칠만한 경제적 보상은 최대한 피하여야 하며, 불가피하게 이를 피할 수 없는 경우 연구대상자 설명문 및 동의서에 이를 공개함으로써 대상자의 안전에 끼칠 수도 있는 문제를 미리 인지하도록 해야 한다.

유전체 연구, 줄기세포나 배아 연구, 의료 빅데이터와 의료 인공지능 등 의료의 기술적, 과학적 발전은 새로운 영역의 연구윤리의 필요성을 가져오고 있다. 특히 개인 정보 등이 노출됨으로 나타나는 문제들, 예를 들자면 자신의 질병 혹은 유전정보가 가족을 포함한 타인에게 원치 않게 알려지거나 미성년자의 유전정보가 본인의 의지와 상관 없이 보호자의 의도로 인하여 알려지는, 모를 권리의 박탈 등 자율성에 입각한 다양한 문제를 야기하고 있다. 또한 빅데이터나 의료인공지능 기술의 발달로 인하여 건강 및 생체정보가 유출되거나 상업적으로 이용될 수 있는 등의 문제가 발생 할 수 있다.

---

11 세브란스병원 HRPP/IRB 규정집

나. 의료윤리위원회(병원윤리위원회)

의료는 의학적 돌봄을 통해 신체적 고통을 해결하기 원하는 환자와 의사의 만남(clinical encounter)에서 시작한다. 그런데 환자가 경험하고 있는 신체적 고통은 신체적 변화에서 기인한 것이지만 환자가 몸담고 있는 가족, 직장이나 교우, 넓게는 우리 사회 전반적인 문화적 전통에 의하여 평가되고 해결방안이 모색된다. 한편 의료를 제공하는 의료진 역시 의사 개인의 의학적 지식뿐 아니라 의사가 속한 의료기관, 협력하는 동료의료인과 의료제도 등 다양한 요인을 고려하여 의학적 판단을 내리게 된다. 단순히 의학적 지식과 그 적용의 문제가 아닌 다양한 사회적 관계와 가치관이 의학적 판단과 실천에 관계되기 때문에 윤리적 고려가 필요하다.

이를 돕기 위해 우리나라 상급의료기관의 경우 모든 기관에 병원윤리위원회가 구성되어 있다. 그럼에도 불구하고 병원윤리위원회를 통한 임상윤리자문이 원활하게 제공되지 않는 것은 의료진이 병원윤리위원회의 존재를 인지하지 못하고 있거나 어떤 상황에서 어떻게 병원윤리위원회의 도움을 얻을 수 있는지 정보가 부족한 것이 주요한 원인이다. 병원윤리위원회는 의료진이 임상적 결정을 내리는데 중요한 도움을 제공할 수 있다.

1) 병원윤리위원회를 통한 임상윤리자문의 역할

의료진과 환자 모두 중요한 결정을 내려야 하는 상황에서 도움을 필요로 한다. 임상윤리자문은 의료진이나 환자가 자문을 요청한 사례에 대하여 다음의 서비스를 제공한다. 〈표 3-1〉 ① 사례의 윤리적 측면을 확인하고 구체적으로 제시한다. ② 해결 과정에서 고려해야 하는 법적, 윤리적 지침을 확인하고 이를 제시한다. ③ 법적, 윤리적으로 바람직한 해결방안을 제시한다. ④ 의료진, 가족을 포함한 이해당사자들 사이에 갈등이 있을

[표 3-1] 임상윤리자문 활동

임상윤리자문 활동
① 사례의 윤리적 측면을 확인하고 구체적으로 제시한다.
② 해결 과정에서 고려해야 하는 법적, 윤리적 지침을 확인하고 이를 제시한다.
③ 법적, 윤리적으로 바람직한 해결방안을 제시한다.
④ 의료진, 가족을 포함한 이해당사자들 사이에 갈등이 있을 경우 윤리상담을 제공하고, 합의를 이끌어내는 과정에 개입한다.

경우 윤리상담을 제공하고, 합의를 이끌어내는 과정에 개입한다.

2) 병원윤리위원회의 기능

병원윤리위원회는 "건전한 의료관을 확립하고 환자의 권익을 보호하기 위하여 의료행위에 있어 윤리적인 성찰, 환자중심의료의 실천, 그리고 상호 존중하는 태도를 권장하고 지원"하는 것을 주된 목표로 기관 내에 설치된 위원회이다. 기관 내에 설치되어 있으나 기관의 경영 및 이해관계에서 독립적인 위상을 가져야 하며, 의료진이나 기관의 경영진 외에도 환자 및 지역사회의 관점을 반영할 수 있는 구성을 필요로 한다. 비교적 활발하게 운영되고 있는 미국의 예를 살펴보면 이 위원회는 ① 교육기능, ② 정책개발 및 심의 기능, ③ 사례·상담과 자문기능을 수행한다. 이러한 기능 중 대부분의 위원회가 집중하는 기능은 ①,③의 기능이다. 국내 병원윤리위원회는 특히 사례상담과 자문기능에 집중하고 있는 것으로 보고되는데, 이 외에도 의료기관에서 발생하는 개인의 비윤리적 행위에 대한 징계 여부를 결정하는 기능을 포함하고 있는 경우도 있다(〈표 3-2〉).[12]

[표 3-2] 병원윤리위원회의 기능

병원윤리위원회의 주요 기능
• **교육**: 의료 환경에서 발생하는 윤리적인 쟁점에 대한 인식을 높이고 윤리적 의사결정을 지원하기 위해서 병원행정부서, 기타 다른 부서 및 위원회, 의료진과 협력하여, 임상 윤리에 관한 교육 활동을 수행한다.
• **정책개발 및 심의**: 위원회는 기존 정책 및 입안된 정책의 윤리적 측면을 분석하고 새로운 기관 정책을 개발하는 것을 지원한다. 특히 연명치료 보류 및 중단, 환자의 치료거부, 치료에 대한 설명동의, 환자 비밀 보호 등에 관련된 정책을 수립하는 역할을 담당한다.
• **사례상담 및 자문**: 위원회는 의료인, 환자, 대리인 및 환자 가족 구성원 등 치료 결정에 책임이 있는 이들에게 상담 및 자문을 제공한다.

의료 과정에서 발생하는 윤리 갈등을 주된 심의 대상으로 하기 때문에 의학적 요소를 이해하고 평가할 수 있는 역량을 갖추어야 하며, 동시에 법적·윤리적 규범과 그 함의를 이해하고 적용할 수 있어야 한다. 이를 위해 위원 구성이 적절하게 이루어져야 하는데 기관의 임상윤리에 대한 인식이 중요한 부분이다.

---

12 박인경, 박지용, 손명세 등, "병원윤리위원회 표준운영지침개발: 해외사례를 중심으로", 「생명윤리정책연구」, 2011, 5(2): 219-247

3) 병원윤리위원회를 통한 갈등의 해결절차

임상 진료과정의 윤리적 갈등은 의료진과 환자의 충분한 대화를 통하여 상당부분 해결될 수 있다. 이 과정에서 다음과 같은 절차를 생각할 수 있다(〈표 3–3〉). 이 경우 고려하는 사항은 환자의 의학적 상태, 환자가 밝힌 치료에 대한 견해, 의학적으로 예측되는 삶의 질, 의료기관의 정책이나 법적, 경제적, 문화, 종교적 문제 등 확인 가능한 사실을 바탕으로 이해당사자가 합의를 이끌어내려 노력하는 것이 핵심이다.

한편 이해당사자 사이의 의사소통으로 합의에 이르지 못하는 경우 병원윤리위원회의 개입을 고려하게 된다. 공식적으로 상담 및 자문 요청이 접수된 경우 병원윤리위원회를 통한 윤리적 중재절차가 개시된다. 병원윤리위원회는 이전 사례 중 비슷한 경우가 있었는지 평가하고, 대화를 주선하는 작업을 먼저 수행한다. 이와 같은 절차가 성과를 거두지 못했을 때 병원윤리위원회의 심의와 의결절차를 거쳐 권고안을 제시하게 된다.[13]

[표 3–3] 의사결정 절차(안)

임상윤리 갈등이 있을 경우 의사결정 절차
1. 환자의 의학적 상태를 평가한다.
2. 진단이 명확한지 재확인 한다.
3. 환자의 의사결정능력, 신념, 가치, 선호, 필요를 평가한다.
4. 가족내 역동(dynamics)과 치료가 가족에 미치는 영향을 평가한다.
5. 진료에 영향을 미치는 병원 및 사회 규범을 고려한다.
6. 현재 사례와 관계된 다양한 도덕적 고려사항을 확인한다.
7. 진료의 목표와 계획으로 가능한 것들을 잠정적으로 제안한다.
8. 윤리적으로 수용가능한 계획에 대하여 합의를 도출한다.
9. 합의 사항을 실천한다.
10. 그 결과를 평가한다.
11. 정기적으로 검토하고 사례가 생기는 경우마다 의사결정 과정을 수정한다.

---

13 Fins J., Miller F.G., Bacchetta M.D. Clinical Pragmatisc: A Method of Moral Problem Solving. Kennedy Institute of Ethics Journal. 1997; 7(2): 129–143

제4장 보건의료법윤리의 학제적 성격

제1절 | 보건의료분야의 법윤리 문제

보건의료영역에서 법과 윤리 사이의 관계는 곤란한 문제들을 야기한다. 생명이 오가는 의료 현장에서 발생하는 갈등의 해결과정에서, 입법을 통한 보건의료 제도의 정립과정에서 법과 윤리는 상호작용한다. 그리고 종종 보건의료인의 법적, 윤리적 책무는 많은 경우 중첩된다. 법과 윤리의 관계에 관한 다양한 설명, 예를 들어 법은 인간상호간의 관계를 규율하지만 도덕은 개별적 인간을 대상으로 한다, 법은 타율이지만 도덕은 자율이다, 법은 외면을 도덕은 내면을 규율한다는 비판 등이 있지만 이것만으로 이 둘의 관계가 완전히 설명되지는 않는다. 무엇보다 법과 윤리의 문제는 법은 '책임이 없어진다'고 말하는 것이 아니라 '처벌되지 않는다'는 방식의 진술을 사용하기 때문에 합법이거나 법과 무관한 영역에 있다고 해서 도덕적인 평가에서도 자유롭지 못하다는 데 있다. 어느 경우라도 윤리는 비판적 기능을 수행하는 책임을 진다. 현행 보건의료법령들과 이 법이 명시적으로 다루지 않으나 필요한 윤리적 질문들을 〈표 4-1〉에 정리하였다.

[표 4-1] 현행 보건의료관련 법률과 윤리적 문제들의 관계(일부)

법	윤리적 문제들
보건의료기본법	• '국민 개개인이 건강한 삶을 영위할 권리를 보장'하는 목표의 중요성 • 건강권-유일한 보건관련 권리인가?: 인간의 존엄성, 고통회복 등의 문제 • 진료거부금지 의무-직업 수행의 자유와 의료인의 의무 • '사회적으로 더 많은 자원을 보건의료에 투자'-복지 등 사회 분야와 자원을 분배하는 문제

법	윤리적 문제들
의료법	• 진료거부금지의 의무-의사들에게 직업수행의 자유를 줄 때 사회적으로 악결과가 발생할 것인가?: 사실 판단의 문제 • 의료인 단체의 성격-법에서는 공익목적의 단체로 규정하고 있음. 의료인의 권익을 신장하는 목적은 법에서 언급하고 있지 않음. 여타 전문직 단체와의 형평성문제
응급의료에 관한 법률	• 응급환자에 대한 신고 및 협조의무- 남을 도울 의무를 법에 요구할 수 있는가?
감염병관리법	• 건강진단대상자 선정의 정당성 문제-특정 직종 종사자 전부를 '강제적' 건강검진의 대상으로 삼는 것은 불법대우임 • 정기예방접종 회피자에 대한 벌칙이 가능한가?
혈액관리법	• 혈액매매행위의 금지-혈액의 매매는 정당한가? vs 충분한 혈액의 확보 문제 • 혈액으로 인한 감염에서 책임 소재는 어디까지인가?
생명윤리및 안전에관한법률	• 생명윤리의 문제를 법적으로 규정한 법률 • 윤리학자, 법학자, 정부관련자 등이 합의를 통해 수긍할 수 있는 제도를 구성 • 윤리적 장치는 불필요한 낭비를 줄이는 좋은 수단이 될 수 있음 • 윤리학에서 논의되는 많은 절차들을 법으로 규정함 • 기관생명윤리심의위원회 • 국가생명윤리심의위원회
장기등이식에 관한법률	• 뇌사 등에 대한 정의 • 장기이식에 대한 위원회, 장기등이식윤리위원회의 효율성 문제 • 현실적인 필요와 인권의 보호 및 절차적 안정성을 구현하기 위한 노력이 필요함.

제 2 절 | 보건의료법학의 학문적 성격: 통합과학성

1. 보건의료 관련 법적 문제의 현황

가. 양적 다양성

보건의료 및 건강과 관련된 법적 문제들을 일별(一瞥)하면, 우선 그 주제의 다양성과 조우하게 된다. 의료사고 내지 의료과오와 관련된 법적 문제는 실무적인 차원에서 소위 '의료 전문변호사'의 주된 업무영역으로 인식되어 왔을 만큼 의료법학의 전통적인 주제라고 할 수 있다. 그러나 최근 새롭게 제기되고 있는 논쟁적인 주제들, 예컨대 원격의료의 허용문제,[1] 의료법인의 자법인 설립과 합병의 허용문제[2]등은 행정법이나 회사법의 기초지식이 요청되고, 더욱 본질적으로는 보건의료에 관한 '법과 정책(law and policy)'의 문제라고 할 수 있다.[3] 또한 지난 대통령 선거에서 가장 중요한 화두 중의 하나였던 경제민주화나 복지와 관련하여, 보건의료 영역에서도 구체적으로 4대 중증질환의 보장성 강화나 선택진료비 및 상급병실료 개선 등이 논의되고 있는데,[4] 이는 기본적으로 우리 보건의료체계의 근간을 이루고 있는 국민건강보험법의 법정책에 관한 문제라고 할 수 있다. 그 밖에 건강 및 보건의료와 관련된 주요한 법적 주제들로는 낙태나 연명치료중단과 같은 형사법 및 생명윤리와 법의 문제, 환경보건이나 식품안전의 문제,[5] 제약산업 등과 관련된 지적재산권 및 공정거래와 관련된 법적 문제 등을 들 수 있다. 이처럼 건강과 보건의료에 관한 법적 문제는 양적으로 대단히 다양한 법역(法域)에 걸쳐 있음을 알 수 있다.

나. 질적 심화

다른 한편, 보건의료 및 건강에 관한 법적 문제는 위와 같은 양적 다양성과 함께 질적으로도 그 모습이 심화되는 양상을 보이고 있다. 이것은 90년대 이후 우리 사회에서 본격적으로 진행된 정치적·사회적·경제적 구조변동 과정에서 나타난 '권리의 확장 현상'과 무관하지 않다. 의료의 영역에서 이러한 현상은 종래 보건의료의 객체로 여겨지던 환자와 시민이 그 주체로 전환하고자 하는 기획으로 나타나게 된다. 보건의료에 있어 '환자의 권리(rights of patient)'를 강조하는 입장이 바로 그것이다.[6] 사회적 하부체계로서 보건의료체계가 기능하고 더욱 고도화하는 현상 또한 이러한 질적 변화에 있어 간과해서는 안 되는 요인이다.

예컨대, 의료사고 내지 의료과오의 문제를 살펴보자. 이 문제는 실무적으로 피해자인 환자 측에 대한 손해전보의 문제로 다루어지고, 의료행위에 있어 일반적인 불법행위와

---

1 원격의료에 관한 의료법 개정안에 대하여 자세한 것은 보건복지부, "의사-환자간 원격의료 도입 관련 의료법 개정안 수정", 2013. 12. 10. 보도자료 참조.
2 이에 대하여 자세한 것은 기획재정부, "4차 투자활성화 대책", 2013. 12. 13. 보도자료 참조.
3 법과 정책, 법과 공공정책(law and public policy) 및 법정책(policy science of law, Rechtspolitologie)의 개념에 대하여 자세한 것은 홍준형, 『법정책의 이론과 실제』(법문사, 2008), 4면 이하 참조.
4 이에 대하여 자세한 것은, 보건복지부, "4대 중증질환 치료, 모두 건강보험으로 해결한다", 2013. 6. 26. 보도자료 참조.
5 이에 대한 실정법으로 환경보건법, 식품안전기본법 등이 제정되어 있다.
6 환자의 권리는 의료행위에 대한 의사결정권뿐만 아니라 병원에서의 프라이버시(privacy), 의무기록에 대한 접근권 등으로 그 범위가 확장되고 구체화되고 있다. 이에 대하여 자세한 것은 G. Annas, The Rights of Patients: The Authoritative ACLU Guide to the Rights of Patients (NYU Press, 2004) 참조.

는 다른 특유한 법리가 적용되는 판례군(##)이 집적되면서 '불법행위법의 개별화'로서 '의료과오법'이라는 독자적인 불법행위법영역으로 취급되고 있다.7 이러한 의료과오법의 발전은 일정 부분 환자의 권리의식 신장에 따른 적극적인 소송제기에 기인한다고 할 수 있고, 이에 따라 과실이나 인과관계의 입증완화나 의사의 설명의무 강화와 같은 법리적 발전이 있어왔다. 또한 의료사고에 대한 책임법제는 전통적인 시민법 영역이라고 할 수 있는 민사법, 형사법의 범위를 넘어 보험법, 그리고 조정제도와 같은 소송대체적 분쟁해결제도(Alternative Dispute Resolution, ADR)로 다층화되고 있다.8 특히 지난 2011년 4월 8일부터 의료사고 피해구제 및 의료분쟁 조정 등에 관한 법률(이하 '의료분쟁조정법')이 시행되고, 이에 따라 '한국의료분쟁조정중재원'이 설립됨으로써 의료분쟁에 특유한 조정 및 중재제도가 마련되었음은 특기할 만하다.9 10 한편, 보건의료체계의 관점에서 볼 때, 이는 단순히 피해자인 환자에 대한 금전배상에 관한 문제로 그치는 것이 아니라, '의료의 질(quality of medicine)' 또는 '환자안전(patient safety)'에 관한 문제로 심화된다.11

2. 통합과학성 및 통합과학적 이해

가. 이론적·실천적 문제

보건의료와 관련된 법적 문제의 다양성과 복잡성은 이론적으로 그리고 실천적으로 다음과 같은 몇 가지 문제를 제기한다. 먼저 이론적인 측면에서, 대륙법계의 판덱텐 시스

---

7 불법행위법의 확장과 그 개별화에 대하여 자세한 것은 김천수, 앞의 논문(주 2), 130면 이하 참조.

8 이상돈, 김나경, 『의료법강의』(법문사, 2009), 124-125면.

9 동법의 주요 내용에 대하여 자세한 것은 박지용, "의료분쟁조정법의 내용과 향후 과제", 「辯護士」(서울지방변호사회, 2012), 제42호 참조.

10 물론 이러한 다층적 책임구조 하에서도 현재까지 의료분쟁의 중심적 해결방법은 역시 민사법적 접근이라고 할 수 있다. 형사법적 수단만으로는 피해자인 환자 측에게 실질적인 구제책이라고 할 수 있는 금전적 전보를 제공할 수 없고, 의료사고보험제도나 조정.중재제도는 아직 충분히 활성화되어 있지 않기 때문이다. 이에 대하여는 박지용, "의료사고 민사책임에 있어 계약법적 접근론에 대한 비판적 고찰", 「서울법학」(서울시립대학교 법학연구소, 2014), 제21권 제3호, 392면. 다만 이러한 다층적 책임구조화, 특히 조정제도나 보험제도는 그 제도의 운영에 따라서는 의료과오에 대한 민사 법적 접근의 한계를 보완하는 수단으로 기능할 수 있을 것이라고 생각한다. 한편으로 이러한 새로운 수단의 모색은 기존의 의료사고 분쟁해결절차가 의사나 환자 양측 모두에게 일정한 비판을 받고 있음을 함의하는 것이기도 하다.

11 이에 대하여 자세한 것은 S. Rosenbaum, D. Frankford, S. Law, R. Rosenblatt, Law and the American Health Care System (Foundation Press, 2012), p.658 이하; R. Wachter, Understanding Patient Safety (McGraw-Hill Professional, 2012), p.33 이하 참조.

템에 바탕을 둔 전통적인 공·사법 이분론 또는 기본 삼법 체계에서 볼 때,12 보건의료법학이 과연 어디에 위치할 수 있는지가 문제될 수 있다. 이는 보건의료법학의 개념과 외연을 어떻게 설정하는가의 문제와도 관련된다. 예컨대, 종래 보건의료에 대한 법적 탐구는 주로 의료과오를 중심으로 한 민사법 영역에서 논의되었지만, 이제는 공법 영역으로 그 논의가 확대되고 있다. 이것은 건강문제와 보건의료에 대한 국가역할의 변천과도 관련이 있다.13 즉, 종래에는 건강 및 보건의료를 개인의 사적 생활영역의 문제로 취급하거나 전염병 등의 공중보건 위기 상황에 대한 국가적 대응이라는 질서유지의 관점에서 접근했다면, 복지국가원리를 헌법원리로 채택하고 있는 현재의 관점에서는 이 문제가 '건강권' 또는 '보건권'이라는 헌법상 기본권의 보장 차원으로 고양되어 있는 것이다.14 따라서 보건의료와 관련된 법적 문제의 다양성과 종합성을 고려하면 보건의료법학은 공법이나 사법, 또는 형사법의 어느 한 영역에 한정하여 위치시킬 수는 없다고 할 것이다.15

실천적인 측면에서는 예컨대, 보건의료와 관련된 법학과목을 법학전문대학원에서 특성화전공 내지 심화과목으로 수용한다면,16 보건의료법을 특성화전공으로 선택한 학생들을 어떻게 교육하고 양성할 것인지의 문제가 제기될 수 있다.17 보다 실무적인 관점에서는 의사·간호사와 같은 보건의료 관련 종사자나 병원, 제약회사 그리고 보건복지부, 국민건강보험공단과 같은 보건의료 관련 기관, 그리고 환자 등이 실제로 필요로 하는 법률문제, 즉 보건의료분야에서의 법적 수요를 법률가로서 적절하게 인식하고 대처할 수 있는가

---

12 판덱텐 시스템에 바탕을 둔 전통적인 법체계와 최근 행정법 팽창 현상에 대하여 자세한 것은 이상돈, "전문법-이성의 지역화된 실천", 「고려법학」(고려대학교 법학연구소, 2002), 제39호, 113-116면 참조.

13 국가 역할의 변천과정을 경찰국가(Polizeistaat), 법치국가(Rechtsstaat), 사회국가(Sozialstaat), 유도국가 (Steuerungsstaat)의 네 단계로 나누는 F. X. Kaufmann의 견해를 소개하면서, 이를 각각 근대국가의 형성, 입헌주의의 변용, 사회국가적 변용 그리고 최근 새롭게 요구되는 국가역할에 대응방식으로 규정하는 문헌으로 송석윤, "국가역할의 역사적 변천", 「법과 사회」(법과 사회 이론학회, 2001), 제20호, 15면 이하 참조.

14 근대국가의 역할 변화와 보건의료에 대한 국가의 개입에 대하여 자세한 것은 박지용, "보건의료에 대한 헌법적 기초로서 개념적 및 역사적 접근", 『헌법학연구』(한국헌법학회, 2013), 제19권 제4호, 518-524면 참조.

15 이상돈, 앞의 논문(註19), 116-118면은 이와 같은 법체계를 '전문법'이라는 개념으로 설명한다. 이에 의하면, 강학상 행정법각론의 영역에 속하는 개별법의 팽창은 육법(헌법, 민법, 형법, 상법, 민사소송법, 형사소송법)의 구조적 변화를 가져오고, 여기서 그 구조적 변화라 함은 판덱텐 시스템의 통일적 구조가 해체되고, 각 개별법이 지속적으로 기능적으로 세분화되어 가는 사회적 하부체계를 조직화하는 전문법으로 독립되어 가는 현상을 의미한다고 한다. 가령 의료법, 정보통신법, 경제법, 환경법, 교육법, 언론법 등과 같은 전문법의 성장은 육법과 행정법의 어느 한 법영역에 전속되는 것이 아니라, 육법의 구분을 넘어서고 육법의 기능을 통합적으로 재구성하는 독자적인 법영역으로 발전 하는 전망을 가지고 있다고 한다. 또한 전문법 교육의 확대가 로스쿨 교육에로의 진정한 변화의 조건임을 지적하고 있다.

16 예컨대, 연세대학교 법학전문대학원은 '의료·과학기술과 법'을, 이화여자대학교 법학전문대학원은 '생명의료법'을 각각 특성화전공으로 설정하고 있다.

17 이는 더 나아가 보건의료법학 관련 전문연구자, 교수요원의 양성이나 초빙의 문제와도 연결된다고 할 수 있다.

의 문제로 파악할 수도 있을 것이다.[18]

나. (헌)법학에서의 통합과학성 논의

이와 같이 이론적 그리고 실천적 맥락에서 제기되는 질문들은 보건의료법학의 학문적 성격을 '통합과학성'으로 규정하는데 하나의 단초가 된다. 법학에서 통합과학 구상은 본래 헌법학 연구에 있어 종래의 헌법해석학 위주의 연구경향을 비판하면서 통합과학이 라는 새로운 헌법학 방법론을 모색하여야 한다는 주장이 제기되면서 본격적으로 논의되었다.[19] 그리고 통합과학으로서의 헌법학연구의 기본자세로는 '총체적 인식태도', '과학적·경험적 태도', '실천적 태도', '역사적 태도' 등을 제시하고 있다.[20] 총체적 인식태도는 특정한 헌법문제를 전체와의 연관 속에서 접근하고 파악하는 태도를 말하며, 이는 인접 학문과의 의사소통적·종합적 연구방법을 요청하고 있는 것이다.[21] 과학적·경험적 태도는 헌법학은 헌법규범과 현실사회의 헌법현상의 연관을 과학적으로 탐구하여야 하고, 이는 헌법이론이나 학설이 현실의 경험적 사실 속에서 시험되어야 하며 그 이론적 성과들은 끊임없는 검증과 수정을 통하여 과학성을 획득한다는 것을 의미한다.[22] 실천적 태도는 법학은 현실적인 관점에서 현실사회의 문제점을 발견하는 데에서 출발하여야 하고 항상 그것에 의하여 검증되어야 함을 뜻하며, 특히 법이론과 법실무의 상호교류 및 상호존중을 강조한다.[23] 역사적 태도는 헌법학이 역사의식에 바탕을 두어야 함을 의미하고, 부연하면 과거에 대한 단순한

---

18 이와 같이 법적 수요 내지 수요자 중심으로 보건의료법학의 범위를 구상하는 입장으로는 The Task Force on Health Law Curricula of the American Society of Law and Medicine, "Health Law and Professional Education", 63 U. Det. L. Rev. 245, 257−260 (1985−1986).

19 이에 대하여 자세한 것은 정종섭, "우리 법학의 올바른 자리매김을 위하여−헌법학의 통합과학적 연구에로", .법과 사회.(법과 사회 이론학회, 1990), 제2호 참조. 정종섭, 같은 논문, 221면 이하에서는 종래의 (헌)법학 연구가 우리의 현실과 유리되어 있는 독일, 프랑스, 미국, 일본 등의 외국 이론과 판례를 소개하는 것에 집중하였고, 그 결과 이론과 실무가 분리되어 이론적 기반이 취약한 실무가 형성되어 왔다고 지적하면서, 이는 한국 법학이 그 연구에 있어서 '현실적합성(relevance)'을 획득하지 못함과 동시에 연구의 태도나 방법론에 대한 성찰이 부족했음을 의미한다고 비판한다. 이러한 문제를 극복하기 위한 대안으로서 제시된 것이 헌법학의 통합과학성과 통합과학적 연구방법론이다. 즉, 정종섭, 같은 논문, 226면은 "헌법학과 행정법학을 분리하여 독자성을 주장할 필요도 없거니와 사법학(私法學)과 담을 쌓아 경계를 표시할 필요도 없는 것이다. (중략) 헌법학은 사회과학으로서의 성격을 강하게 띠면서 인문과학을 포섭하는 것이고, 헌법문제가 곧 규범과학과 현실과학의 공통의 관심이 되므로 결국 통합과학이 되지 않을 수 없다"고 역설하고 있다.

20 정종섭, 위의 논문(주 26), 226면.

21 정종섭, 위의 논문(주 26), 226면.

22 정종섭, 위의 논문(주 26), 227면.

23 정종섭, 위의 논문(주 26), 227−229면.

의식이 아니라 현재의 모순과 문제를 해결함에 있어 역사적인 시각으로 체계를 갖춘 비판의식이 헌법연구에 요구된다는 것을 말한다.24 특히 연 구의 방법론에 있어, 종래 헌법학의 한 분과로 분류되던 헌법철학(헌법원리론), 헌법사학, 헌법사회학, 비교헌법학, 헌법정책학, 헌법해석학 등은 통합과학으로서의 헌법학에서는 고유의 영역을 가진 독자적 분과가 아니라 유기적 관련을 가지는 하나의 방법론에 불과하다고 하면서, 이러한 헌법연구의 방법론을 하나의 개별적인 '학(學)'으로 분류하는 것은 경우에 따라 헌법문제의 연구에 커다란 장애요소로 작용한다고 주장한다.25

다. 보건의료법학의 통합과학성 및 통합과학적 접근

이 글에서의 기본적 관점, 즉 보건의료법학의 학문적 성격을 통합과학성으로 파악하고, 이에 따라 보건의료법학 연구에 있어 통합과학적 접근방법을 취할 것이 요구된다는 입장은 이러한 헌법학의 통합과학성 구상에서 착안하여 이를 보건의료법학에 인용한 것이다. 이러한 인용의 가능성은 우선 위에서 논한 보건의료와 관련된 법적 문제의 다양성과 질적 심화에서 그 근거를 찾을 수 있다. 보건의료법학은 보건의료와 관련된 실정법만을 그 대상으로 하는 것이 아니라 전통적인 공법학(公法學)과 사법학(私法學) 그리고 보건의료정책 모두에 관련되는 다양하고 광범위한 문제를 다루고 있다. 이는 보건의료법학이 전통적인 공·사법 이분론 또는 기본 삼법 체계 안에 갇혀서 논의될 수 없음을 의미한다. 더욱이 보건의료법학은 윤리학, 철학 그리고 의학이나 보건학과 같은 인문과학·자연과학적 학문과도 밀접하게 관련을 맺고 있다. 이러한 관점에서 보건의료법학 또한 규범과학(Normwissenschaft)인 동시에 현실과학(Wirklichkeitswissenschaft)인 '통합과학'이라고 규정할 수 있을 것이다.26 이것은 다른 한편 보건의료법학을 통합과학적으로 접근할 것을 요구하는 것이기도 하다. 위에서 살핀 헌법학에서의 통합과학적 접근은 기본적으로 보건의료법학에도 인용 될 수 있을 것이다. 즉, 통합과학적 접근은 보건의료법학을 공법학이나 사법학과 별도로 분리된 분과학문으로 파악해서는 안 되고, 이와 같은 전통적인 법체계와 내적 연관성을 유지하면서도 보건의료와 관련된 모든 법적 문제를 총체적인 관점에서 인식할

---

24 정종섭, 위의 논문(주 26), 230면.
25 정종섭, 위의 논문(주 26), 230−231면. 같은 취지에서 헌법해석론이 헌법학의 기본이라고 하거나 사회학적·사학적·철학적 연구가 헌법해석을 위하여 존재한다는 종래의 발상은 청산되어야 한다고 역설한다.
26 정종섭, 위의 논문(주 26), 226면.

것을 요청한다.27 보건의료법학은 공법학이나 사법학의 연구성과를 유기적으로 종합하여야 하고, 다른 한편 의학, 보건학, 생명윤리학, 철학 등과 같은 인접학문과의 의사소통을 통하여 현실적합적인 법이론을 구축하여야 한다. 즉, 통합과학으로서의 헌법학과 마찬가지로, 보건의료법학에 있어서도 해석학적 접근, 원리적·철학적 접근, 사학적 접근, 사회학적 접근, 정책학적 접근, 비교법학적 접근 등은 하나의 독립적인 학문으로 분리되어 있는 것이 아니라 상호유기적인 보건의료법학의 연구방법론이라고 보아야 할 것이다. 결론적으로 보건의료법학은 인문과학, 사회과학, 더 나아가 자연과학이 상호 교차하는 영역에 있으며, 이에 따라 학제적 연구(interdisciplinary study)가 긴요하게 요청되는 분야라고 할 수 있다.28 29 이하에서는 보건의료법학에 있어 통합과학성 및 통합과학적 접근의 구체적 모습을 법학의 다른 분과학문 및 의학, 보건학, 정책학 등 인접학문들과의 관계를 통하여 살펴보기로 한다. 이는 다른 한편 보건의료법학의 학문적 위상을 검토하는 작업이라고도 할 수 있을 것이다.

제3절 | 보건의료윤리학의 학문적 성격: 윤리적 추론

보건의료윤리에서 윤리적 고찰의 목적은 어떤 행위의 도덕적 정당성을 평가하고 이를 실천하도록 구체적 방안을 찾고 제안하는 것이다. 철학 영역에서 도덕적 정당성과 실천 사이의 간극이 오래된 윤리적 논쟁이었던 것을 고려하면, 보건의료윤리가 실천을 명시적으로 목표하고 있음은 중요한 의미가 있다. 보건의료영역에서 발생하는 구체적이고 시급한 문제를 [윤리적으로] 이해하고 [정당화 가능한 방식으로] 해결방안을 모색하는 것이 그 과제였기 때문이다.

---

27 이는 관련되는 개별과학 내지 분과학문들의 경계 그 자체를 없애고 단일한 하나의 통일된 보건의료 법학을 정립해야 한다는 것을 의미하는 것이 아니라, 그 경계를 '넘나들면서' 그들이 입체적으로 순환하고 교류하면서 체계화되어야 함을 의미하는 것이다. 이에 대하여는 정종섭, 위의 논문(주 26), 226면; 최경석, "생명윤리와 생명윤리법: 다원주의 사회에서 학제적 생명윤리학의 학문적 정체성과 미래", 「법학논집」(이화여자대학교 법학연구소, 2012), 제17권 제1호, 249면.

28 이상돈, 앞의 논문(주 19), 147면 또한 전문법학의 가장 중요한 과제로서 학제적 연구를 들고 있다.

29 다학문적(multidisciplinary) 접근방법과 학제적 접근방법을 구분하여, 전자를 '학문병렬적' 또는 '다수 학문적'으로, 후자를 '학문 협동적' 또는 '학문 사이를 넘나드는'의 의미로 번역하면서, 후자인 학제적 접근방법이 생명윤리에 있어 바람직한 접근방법론임을 피력하는 입장으로 최경석, 앞의 논문(주 34), 243면. 이에 따르면 학제적 접근방법이란 학문 통합적 현안 문제에 대한 탐구와 개별 학문의 근본 문제에 대한 탐구 사이에 '순환적 환류'가 발생하는 방법을 의미한다. 생명윤리학에서 학제적 연구의 구체적 방법론에 대하여 자세한 것은 최경석, 같은 논문, 249-251면 참조.

1. 윤리적 접근

윤리적 접근은 하향식(top-down) 접근과 상향식(bottom-up) 접근으로 크게 나누어 접근하는 것이 이해에 도움이 될 것이다. 하향식 접근이라 함은 윤리이론에 토대를 두고 판단/행위지침을 도출해내는 것을, 상향식 접근이라 함은 구체적인 사안에 대한 판단을 바탕으로 일반화 가능한 수준의 원칙을 도출해내려는 시도를 의미한다.30 보건의료영역의 다음 한가지 사례를 통해 이를 이해할 수 있을 것이다.

사례

치매 초기 증상을 보이는 70대 환자가 있다. 그는 중소기업을 운영하는 사람으로 평소 인색하고 가족들에게 폭력적인 언사와 행동을 하였다고 한다. 최근 가족에게 좀더 공격적인 태도를 보였으며 한편으로는 언론사를 찾아다니며 자기 재산을 모두 기증하겠다고 하며 모든 자산보다 큰 금액을 약정하고 다닌다고 한다. 가족은 의사를 찾아와 환자를 일단 격리병동에라도 입원시켜놓아 집에서 폭력을 행사하지 못하고, 금전적 손실을 막게 해달라고 부탁하고 있다.

이 사례에서 의료진은 환자의 자발적 판단과 무관하게 강제로 입원하는 것이 [법적, 윤리적으로] 정당한지 판단해야 한다. 이런 상황에서 전통적인 접근(하향적 접근)은 이 사례가 어떤 윤리 원칙에 관련된 것인지 먼저 확인하고, 이 원칙이 이 문제를 해결할만큼 구체적(specification)이거나 다른 가치보다 우선하는지(balancing) 판단한 후 원칙에 따라 판단을 내린다.31 이 사례라면 환자가 타인과 자신에게 재정적, 신체적 위협을 가하지 않도록 보호하는 선행원칙과 강제입원에 따르는 악행금지/자율성존중 원칙 사이에서 판단을 내려야 할 것이다. 그러나 선행원칙, 악행금지, 자율성존중원칙 모두 이 사례에서는 상당한 적절성(relevance)을 가지고 있는 것으로 간주할 수 있기에, 결국 이들 원칙 사이에서 우선순위를 결정하는 방식을 취해야 할 것이다. 요는 하향적 접근에서는 원칙을 찾고, 원칙을 해당 사례에 적용할 수 있는지 논리적으로 판단하여 결정을 내린다는 것이다.

---

30 비첨과 칠드리스는 자신들이 제안한 생명의료윤리의 네원칙 접근법이 윤리 이론에 근거한 정당화에 의존하지 않고 개별사안에 대한 직관의 일치에 의존한다는 점에서 중간단계 도덕(mid-level morality)이라고 설명한다. 참고) Beauchmap, T.L., and Childress, J.F. Principles of Biomedical Ethics (7th). 2012. Oxford University Press. New York. pp.390−429.
31 전게서.

반면 상향식 접근으로 이 사례에 접근한다면 우선 이와 비슷하게 환자의 비자발적 입원을 결정한 이전 사례와 당시의 결정, 그리고 이유를 살펴보게 된다. 당시의 윤리적 판단근거, 그리고 사례의 유사성이 충분하다고 판단한다면 당시의 결정을 기준으로 의사결정을 내리게 된다. 이때 이전의 근거가 여전히 유효하다는 판단 – 사실과 상황판단 – 이 근거로 작용한다는 점이 하향식 접근과 차이다.

그런데 상향식/하향식 판단이 일치하지 않는 경우가 흔하지 않다는 점은 언급하고 지나가야 할 것이다. 어느 경우라도 환자의 건강상태, 위험의 심각성, 인지능력 장애를 충분히 평가하지 않고 일단 격리 병동에 입원시켜서는 안 된다는 결론에 도달할 것이다. 이 둘의 차이는 결론보다는 판단의 근거로 제시되는 도덕 원칙의 확고함,[32] 그리고 경험적으로 확정할 수 있는 사안(진단과 같은)의 우선성에 관한 태도의 차이라고 할 수 있다.

2. 윤리이론

보건의료윤리는 일차적으로 보건의료에 관련된 활동에 관한 것이기에 이론에 대한 의존성은 생각보다 근본적이지 않다.[33] 그렇다면 윤리이론은 어떤 역할을 할 수 있는지의 문제를 고려해야 할 것이다. 이론은 흔히 공리주의나 칸트의 의무론 등의 명칭에서 연상되듯 통합적인 사고체계로 도덕적 진실의 존재, 그 존재의 인식방법, 도덕의 기본 가치와 개념, 도덕적 판단을 이끄는 원칙 등을 다룬다.[34] 그러나 윤리이론은 보건의료윤리가 실천되는 현장의 가치 다원성, 개별 사례에 대한 판단과 지침을 형성하는 능력의 문제, 또 이론이 지향하는 가치에 대한 지나친 고착 등의 문제가 있다. 이런 이유 등으로 비첨과 칠드리스(Tom L. Beauchamp, James F. Childress)가 제안한 생명윤리의 네 원칙이 이론의 역할을 기대하고 있다.

---

32 이일학, "의료윤리 의사결정 방법론으로써 결의론의 가능성", 「한국의료윤리학회지」, 2010, 13(4): 281–292.

33 학제간 연구로서 보건의료윤리는 담론에 참여하는 학문분야 각각의 문제의식과 발전에 기여하는 바가 있다. 그러나 학제간 연구로서, 또는 학제간 연구의 장(field)로서 보건의료윤리는 문제 인식과 분석, 해결을 일차적인 목적으로 한다. 따라서 보건의료윤리는 행위, 선택, 실천을 가장 중요한 측면으로 삼는다.

34 Arras, John, "Theory and Bioethics", The Stanford Encyclopedia of Philosophy (Winter 2016 Edition), Edward N. Zalta (ed.), URL = <https://plato.stanford.edu/archives/win2016/entries/theory-bioethics/>.

가. 생명의료윤리의 네 원칙

1) 생명의료윤리의 네 원칙

의료 현장에서 생기는 여러 윤리적 문제를 판단함에 있어 오늘날 우리 의료현장에서 주로 거론되는 방법 중 하나가 '의료윤리 네 원칙'의 적용이다. 즉 의료 현장의 행위들을 '자율성 존중 원칙' '악행 금지의 원칙' '선행의 원칙' '정의의 원칙'이라는 네 가지 일반 원칙에 비추어 판단하는 것이다. 의료윤리에 대한 관심은 기본적으로 지적이고 학문적인 관심이라기보다 실천적인 관심이라는 점에서, 또 실제 의료현장에서 발생하는 여러 윤리적 문제들을 파악하고 평가하고 해결하여 윤리적으로 좀 더 바람직한 행위가 이루어지도록 하는 것이 의료윤리 논의의 일차적 목적이라는 점에서 많은 사람들이 수긍하는 기준과 방법을 우선 사용하여 구체적인 문제들의 해명에 나선 것으로 이해할 수 있다.

2) 네 원칙의 합의 가능성

비첨과 칠드리스는 자신들이 서로 다른 윤리이론을 견지하고 있음에도 불구하고 (비첨은 공리주의자, 칠드리스는 칸트의무론자) 구체적인 사안에 대한 판단에 있어서 큰 차이를 가지지 않았다는 점에서, 즉 합의 가능성에서, 자신들의 저서를 착안했다고 회고한다.[35] 이들은 네 원칙이 상식적 도덕과 의료전통 내에서의 숙고된 판단들로부터 이끌어내어진 것으로 합의와 도덕적 헌신을 근거로 함을 강조하였다. 예를 들어 '선행의 원리'는 환자에게 의료적 이득을 제공하는 것이 의료에서의 전문가의 책무라는 오래 지속되어 온 믿음에서 도출된 것이다.[36] 이런 논의는 비첨과 칠드리스가 강조하듯 의료윤리의 네 원칙은 그것을 받아들인 이들에게 구속력을 갖는다는 결론으로 이끈다. 어떻게 합의할 것인가에 따라 그것이 의료에서의 도덕 판단의 기준으로 자격을 갖는가 여부가 달라지게 되는 것이다. 네 원칙에 관련해서는 이 네 원칙의 합의 가능성과 포괄성이 철학적 논의의 대상이 되어왔다.

우선 합의 가능성에 관해서 살펴보면 비록 서로 같은 어휘를 사용하는 경우라 해도

---

35 Childress J.F. Principles of Biomedical Ethics: Reflections on a Work in Progress. *in* Walter J.K., and Klein, E.P. (eds). *The Story of Bioethics: From Seminal Works to Contemporary Exploration* 2003. Georgetown Universirt Press (Washington D.C.) pp.47−66

36 Beauchamp T. L. and Childress J.F. 전게서. p.7

철학 전통에 따라 전혀 다른 의미를 부여하는 경우가 있는데 이를 간과하였다는 것이고, 두 번째로 네 원칙은 윤리적 상황을 모두 담아내기에 한정된 도구에 불과하다는 것이다.[37]

3) 네 원칙의 유용성

의료윤리의 네 원칙은 제한적이지만 의료문제에 대한 도덕 판단의 기준으로서 근거를 가지고 있다. 한편 이 원칙은 특히 도덕원칙을 받아들인 사람들 사이에서 구속력을 갖는다. 이런 가상의 계약 상황 하에서 네원칙은 특별히 의미를 갖는다. 비첨과 칠드리스가 자신들의 윤리이론이 의존하는 것으로 간주하는 반성적 평형(reflective equilibrium)이 그런 상황이라고 볼 수 있다.[38] 우리는 특정한 의료상황에서 어떻게 행동하는 것이 도덕적으로 정당한가 판단하려면 이 문제에 대해서 이상적 계약상황에서 어떤 합의에 이를 것인가를 추론해 보면 된다.

그런데 계약자들은 모든 사안에 대해서 '관련된 모든 자들의 선을 동등하게 배려해야 한다'는데 일차적으로 합의할 것이라는 점을 보았다. 따라서 이 기본원리를 상황 속에 적용시켜 보면 된다. 가령 산모가 임신중절을 요구하는 어떤 구체적인 상황에서 임신중절을 행하는 것이 정당화되는가 아니면 이를 거절하는 것이 정당화되는가를 판단하려면 이 중 어떤 것이 '관련된 모든 자들의 선을 동등하게 배려하는 것인가'를 판단해 보면 된다. 그리고 이 기본원리를 이렇게 적용시키는 과정에서 의료윤리의 네 원칙을 참고하는 것이 도움이 될 것이다.

3. 윤리적 추론

가. 개관

윤리적 추론(reasoning)은 보건 의료인들이 불확실한 상황 하에서 예측하고 결정을 내리고 실천하는 의학적 결정을 내리는데 있어 필수불가결한 사고의 도구다. 의학적 상황의 불확실성은 두 가지 방식으로 의료행위에 윤리적 차원을 부여한다. 첫째는 불확실성을 제

---

37 Clouser, K. D., and Gert, B. A Critique of Principlism. *The Journals of Medicine and Philosophy*, 1990, 15: 219-236

38 Beauchamp and Chilress. 전게서 pp.408-410

거한 의료행위가 불가능하기에 의료인은 자신의 행위가 혹시 초래할지 모르는 악결과에 대한 일종의 책임을 지게 된다. 충분한 설명에 관한 동의는 환자가 의학적 결정의 최종적인 권한을 갖게 함으로써 발생할 수 있는 부정적 결과를 환자의 선택으로 전환시키고 그 책임 소재도 환자에게 옮기는 측면이 있다. 의료인이 충분한 설명에 근거한 동의를 얻음으로써 환자가 책임을 떠맡게 되든, 아니면 의료인이 책임을 지든 이런 절차는 의학적 결정의 윤리적 측면과 관련 있다. 두 번째는 어떤 윤리적 판단을 내림에 있어 판단을 어렵게 만드는 불확실성이 존재한다는 점이다. 예를 들어 뇌의 손상으로 발생한 지속적 식물인간 상태 (persistent vegitative state PVS)에서 의식을 회복할 가능성을 정확히 판단하기란 사실상 불가능하다. 이런 상황에서 환자의 열악한 삶의 질이나 치료를 거부할 권리에 근거하여 치료 중단 여부를 결정하는 판단은 전적으로 추정적일 수밖에 없다. 물론 이것이 윤리적 판단을 불가능하게 만드는 결과를 가져오는 것은 아니다. 다만 이러한 판단은 경험적으로 기술 (describe)하고 유비, 분석하여 해결책을 모색해야 할 대상이며 보통의 임상적 의사결정과 비슷한 형태를 갖게 된다. 이렇게 사실에 대한 판단이 어려운 경우 윤리적 판단은 형식적으로는 의학적 판단과 구분할 수 없다. 왜냐하면 의학적 판단과 윤리적 판단 모두 해결해야 할 사안을 이론과 기존의 경험에 비추어 이해하고 대안을 모색하는 판단이기 때문이다.39

하만(Gilbert Harman)은 최근의 도덕철학은 특정근본주의(special foundationism)를 부정하고, 사례에 대한 우리의 직관에 근거하여 어떤 원칙을 도출하며, 도덕심리학 등 경험적 학문의 함의를 윤리 담론에 적극적으로 포용하고 있다고 본다. 윤리적 논의의 실질적인 형향력을 회복하기 위해서는 구체적인 사례에 집중해야 한다는 주장이 등장하게 되었고 존 롤스가 제안한 반성적 평형(reflective equilibrium)과 20세기에 들어 툴민(Stephen Toulmin)과 앨버트 존슨에 의해 재발견된 결의론(casuistry)이 주목받았다. 이 두 방법은 구체적 사례를 통해 윤리적 판단을 수행하며, 이 과정에서 직관의 중요성을 인정한다. 존 롤즈(John Rawls)의 반성적 평형(reflective equilibrium)은 도덕 사유에 어떤 기반이 필연적으로 요구된다는 사실은 인정하지만 그 기반이 현재 유지하는 한정적인 것으로 개정의 대상이 된다고 주장한다. 반성적 평형에서는 어떤 원칙도 규정적으로 진리이거나 선험적으로 알려질 수 없으며, 자명한 공리도 아닌 것이다. 어떤 사례에 대한 우리의 직관이나 판단을 적극적으로 탐구함으로써 원칙이나 개념에 도달할 수 있다는 것이다. 이중결과원칙, 적극적/

---

39 Gadamer, H. -G. (1996). The Enigma of Health: The Art of Healing in a Scientific Age, Stanford University Press. pp. 33-44

소극적 의무 등의 원칙이 실제 사안에 적용되어 정교한 판단을 가능하게 한다면, 우리의 직관을 면밀히 살펴봄으로써 우리는 도덕 개념을 정교화 할 수 있다. 예를 들어 캄(Kamm, F)의 '유비가능한 사례(comparable cases)'의 방법론은 사례를 중심으로 우리의 도덕적 직관을 분석하는 방식의 예이다. 다른 사례에 대해 다른 윤리적 판단을 내린 근거를 추리하는 과정을 통해 이러한 윤리적 판단의 근거-윤리원칙-을 유추해 내는 이 방법론은 결의론을 명시적으로 언급하지 않으나 결의론의 전통 위에 서 있는 윤리적 판단이다. 한편 매킨타이어(Alasdair MacIntyre)는 역사적, 인류학적 연구를 도덕철학 연구에 반영한 이론을 제시한다. 그는 오늘날 도덕적 논변에 합의가 이루어지지 않는 것이 타당한 논증의 문제가 아니라 규범/가치평가 개념이 일치하지 않는, 개념적 불가공약성의 문제라고 주장하면서 이 문제의 해결은 정의주의(emotivism)이 아니라 개념들의 역사적 기원에 대한 탐구이며, 이를 통해 과거의 도덕성을 확인하고 기술하는 작업이라고 본다. 이들을 다음과 같이 정리할 수 있다. 생명윤리의 접근 방식을 근본주의모델(foundational model), 중간수준원칙모델(middle level principle model), 사례중심모델(casuistry, case-based approach)로 볼 수 있을 것이다. 근본주의 모델은 몇 가지 상충하는 내용이 있는(content full) 설명방식의 조합이며, 각 설명방식 내에서는 도덕적 근거에 대한 보편적 설명이 없으며 서로 다른 가치의 우선순위를 증명해야 설명방식의 우선성을 증명할 수 있는 어려움이 있다. 중간수준원칙모델은 몇 가지 원칙의 조합으로 존재하는데, 왜 그 원칙을 선택하였는지, 원칙들 사이의 상호관계에 대한 설명이 부재하며, 이 원칙은 맥락에서 유리되었을 때, 구체적인 내용이 없게 된다는 문제가 있다. 결의론은 도덕적으로 의미를 갖는 상세한 내용을 윤리적인 숙고 과정에 형식적으로 포함시킨다는 점에서 다른 방식에 비해 우월하다.[40] 결의론의 대표사례나 중간수준의 원칙들은 추단법적 도구로 이해하는 설명도 있다. 즉 대표사례나 원칙은 직관의 작용을 일반화할 수 있도록 이끄는 지침이라는 것이다(Davis, 2007).[41]

40 Chidwick, P. M. (1994). Approaches to Clinical Ethical Decision-Making: Ethical Theory, Casuistry, and Consultation. Theology. Guelph, Canada, University of Guelph. PhD.

41 Davis, J. K. (2007). "Intuition and the Junctures of Judgement in Decision Procedures for Clinical Ethics." Theoretical Medicine and Bioethics 28(1): 1-30.

나. 근본주의모델: 연역적 판단과 경험적 사실

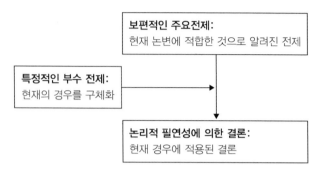

[그림 4-1] 윤리 원칙의 응용(Jonsen and Toulmin 1987, p34)

기본적으로 윤리학의 응용 과정은 다음의 삼단 논법에 의존한다.

　　전제1 (P1): 만약 p이면 q이다.
　　전제2 (P2): p가 참이다.
　　결론 (C): q이다.

우선 P1의 선택은 사례에 대한 화자의 이해를 전제로 한다. 응용윤리학은 P1에 해당하는 윤리 원칙을 자명한 것으로, 또한 필요한 것으로 간주하지만, '자명한' 윤리원칙을 선택하는 일은 화자의 경험과 도덕적 확신이 개입하는 개인적 행위에 불과할 수 있다. 개인적 행위가 사회적 의미를 가지는 윤리적 행위로 바뀔 수 있는 근거는 무엇인가? 자신이 내린 판단에 기꺼이 따르고 다른 이들에게도 이 판단에 따를 것을 요구하는 추동력은 어디서 온다고 이해해야 하는가? 원칙은 모든 사람이 받아들일 수 있는 성격의 것이라고 가정하는 것이 한 가지 가능한 대응이다. 즉 도덕적 고려에서 사용되는 개념 내부에 동기, 또는 행위의 이유가 포함되어 있다는 것이다. 이런 동기, 또는 행위의 이유로 우리가 생각할 수 있는 것은 개인의 선호나 실천이성이 있으나 이들은 공정성의 한계가 있다. 삼단논법을 활용한다면 P1은 도덕원칙, P2는 문제 해결에 적절성을 갖는 사례의 특성, C는 결론이 된다(Hope, 2004, pp.58-74). 이 과정은 이론→원칙→규칙→사례예측이라는 과학적 체계와 비슷하며 윤리체계가 이론→원칙→규칙→도덕판단으로 구성된다는 전제에 부합하기 때문이다.

다. 중간수준 원칙모델과 반성적 평형

비첨과 칠드리스는 자신들의 네 원칙이 실천에 사용할 수 있는 도구가 되지 못한다는 문제의 해결책으로, 네 원칙과 도덕 경험사이의 관계를 반성적 평형을 통해 해석한다. 반성적 평형은 연역적 적용을 인정하면서도 현실에의 적합성을 바탕으로 원칙의 변용을 가능하게 한다는 점에서 실천적 가능성을 탐구할만한 대상이다. 반성적 평형(reflective equilibrium)은 우리가 갖는 숙고된 판단과 원칙 사이에 불일치가 발생할 때 이 판단을 좀더 일관성 있게 만들 수 있는 방법론으로 도덕 사유에 어떤 기반이 필연적으로 요구된다는 사실은 인정하지만 그 기반은 (제한된 기간으로서) 현재에만 유지되는 한정적인 것이며 개선의 대상이라고 본다. 반성적 평형에서는 어떤 원칙도 규정적으로 진리이거나 선험적으로 알려질 수 없으며, 자명한 공리도 아닌 것이다. 특히 원칙주의에 있어서 도덕적 사유는 기본적으로 현실과 이론 사이에서 반성적 평형(reflective equilibrium)을 달성하려는 목표를 가지고 있다. 롤즈는 "합리적인 상황인 동시에 우리의 숙고된 판단과 일치하는 원칙을 이끌어내는 최초의 상황"이 반성적 평형상태이며, "한 사람이 제안된 다양한 개념들을 평가하여 그 평가를 바탕으로 그의 판단을 수정하거나 이전의 신념을 유지하는 상황"에서 이루어진다고 하였다.[42] 노만 다니엘스(Norman Daniels)는 반성적 평형을 원칙을 도출하는 과정에 적용가능한 모델로 개선하였다. 그는 도덕 이론을 원칙들의 조합과 도덕판단(moral judgment)의 조합들로 구성된다고 본다. 어떤 도덕이론이 타당하기 위해서는 숙고된 도덕판단과 도덕원칙들과 이것들을 포괄하는 적절한 배경이론들 사이의 일관성이 유지되어야 한다고 본다. 이러한 일관성을 유지하기 위해서 개인은 반성의 과정을 거쳐야하는데 다니엘스가 제시하는 과정(넓은 관점의 도덕적 평형)은 다음과 같다. 노만 다니엘스는 다음과 같은 도식으로 반성적 평형을 제시한다.

반성적 평형을 이루기 위해서는 추상적이고 일반적인 원칙을 구체적인 맥락에서 행위를 이끌어 내는 데 활용할 수 있어야 하는데, 바로 구체화와 우선순위결정이 그것이다. 상황에 맞도록 원칙을 구체화하는 작업(specification)과 서로 상충하는 것처럼 보이는 원칙들 사이에 우선순위를 결정하는 작업(balancing)이 그것이다. 자율성존중 원칙을 구체화한다면, "개인의 자율적인 판단과 결정을 존중하되 자율성의 발휘에 심각한 문제가 있는 경

---

42 Rawls, J. (2001). Justice as Fairness: A Restatement. Massachusetts, US, The Belknap Press of Harvard University Press. pp.29-31.

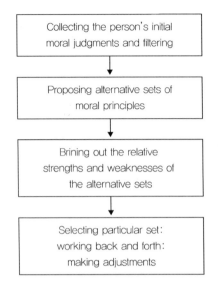

(위 그림 내용)
Collecting the person's initial
moral judgments and filtering

Proposing alternative sets of
moral principles

Brining out the relative
strengths and weaknesses of
the alternative sets

Selecting particular set:
working back and forth:
making adjustments

[그림 4-2] Wide Reflective Equilibrium: N. Daniels(1979)의 논변을 바탕으로

우에는 의사단체의 내규나 법적 판단을 얻도록 한다"의 형식이 될 것이다(Beauchamp and Childress pp.368-402 특히 381-387). 이렇게 개인은 자신의 최초의 도덕판단을 수집하고 자신의 판단 중 자신이 우호적인 환경에서 확신을 갖고 준수할 원칙을 골라낸다. 이들 원칙을 대신할 수 있는 도덕원칙의 조합들을 제안해 본다. 이렇게 제안된 도덕원칙들의 조합들 사이의 상대적인 강점과 약점을 찾아내어 가장 타당한 것으로 판단된 원칙을 확인한다. 이 원칙들의 조합을 원칙, 도덕판단, 배경이론 사이에서 조율하여 잠정적인 원칙을 도출해낸다.43 반성적 평형은 다음 네 가지 특징을 갖는다. 첫째, 숙고의 과정은 각 개인의 도덕적 믿음에 달려 있다. 즉 반성적 평형은 한 개인이 자신의 입장 사이에서 얻어내는 것이다. 두번째, 평형은 원칙과 판단 사이에 이루어지는 것으로, 원칙들이 판단을 이끌어 낼 수 있어야 한다. 셋째, 평형은 원칙과 숙고된 판단 사이에만 가능하다. 넷째, 평형에 도달하는 절차는 개인이 이전에 가지고 있던 도덕적 관점을 변화시킬 수 있다. 이런 방법을 통해서 롤즈는 일관성과 유지 가능성(survivability)에 근거한 도덕 법칙을 수립하려 하는 것으로 보인다.44

---

43 Daniels, N. (1979). "Wide Reflective Equilibrium and Theory Acceptance in Ethics." Journal of Philosophy 76(5): 256-282.

44 Raz, J. (2003). The Practice of Value. The Practice of Value. R. J. Wallace. New York, Clarendon Press Oxford University 13-59.

라. 사례중심의 접근

결의론은 "전형적 사례와 유비에 근거한 사유 절차를 활용하여 특별한 도덕적 의무의 존재와 엄격함에 관한 전문가적 입장을 형성하게 되는 도덕적 문제의 분석이다.[45]

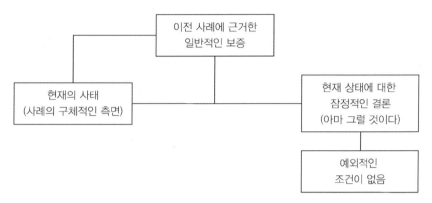

[그림 4-3] 결의론의 의사결정방식

결의론자가 사례에 접근하는 절차는 〈표 4-2〉에서 제시한 것과 같다. 이 중 가. 단계의 분류와 패러다임은 윤리적 숙고의 틀로서 결의론자가 사례에 접근하기 이전, 즉 문

[표 4-2] 결의론의 판단 단계

단계	개요	비고
가. 분류와 패러다임 사례의 확인	사전에 얻어진 의료윤리 문제 분류와 각 분류별 패러다임 사례의 확인	사례 검토 이전
나. 패러다임 사례에 대한 일반적 판단 확인	각 패러다임 사례에 대하여 허용가능 여부를 일반적으로 어떻게 판단하는지 확인	
다. 도덕 형태학: 사건의 정확한 내용과 문제의 정의, 맥락	해결해야 할 사건의 맥락을 확인하고 이것이 패러다임 사례에 대한 판단과 다른 판단을 사건에 가져오는지 판단	사례 검토 과정
라. 분류와 유비: 이전 판단에 대한 검토	이전에 비슷한 사례가 있었는지 확인하고, 동일한 맥락을 갖추고 있는지, 맥락의 차이가 판단에 차이를 가져올 수 있는지 비판적으로 검토함	
마. 사안에 대한 판단	결론을 제시함	

---

45 Toulmin S. and Jonsen A., The Abuse of Casuistry. 1986, University of California Press.(CA) p.257.

제에 대한 도덕적 숙고에 갖추고 있어야 할 것이다. 따라서 ≪결의론의 연습≫이라는 주제를 다루는 본 장에서는 분류와 패러다임 사례를 제시하는 작업부터 시도할 것이다. 분류와 패러다임 사례를 제시하는 작업은 필연적인 절차나 논리적인 확실성을 완전히 담보하기 어려운 것이며 윤리적 숙고의 기초를 마련하는 시도이다. 따라서 한 개인과 도덕 공동체의 윤리적 경험이 발전해 나감에 따라 분류와 패러다임 사례의 정당성이 평가를 받아 합리성과 정교함을 갖추게 될 것을 기대할 수 있다.

따라서 결의론에 의한 문제 분석은 사례에 대한 도덕의 형태학(morphology)에서 시작하게 된다. 형태학은 문제가 가진 구체적인 요소들을 기술하고 이 요소들에 대한 일반적인 판단을 찾아내는 작업으로 시작한다. 이어서 이것이 도덕적 문제가 되는 이유 — 중립적 영역에 속하게 되는 원인으로서 맥락을 기술하고, 이 맥락이 도덕판단에 미치게 되는 이유를 기술한다.

맥락과 사례에 대한 기술, 그리고 분류를 끝내면 각 분류에 속하는 패러다임 사례에 어느 정도 부합하는지 판단하는 작업이 필요하다. 이런 분류와 유비의 작업은 몇 차례 반복될 수도 있다. 즉 최초의 분류가 사례의 도덕적 문제를 적절히 반영하지 못하였을 때, 다른 분류를 바탕으로 한 도덕적 숙고를 해야 하기 때문이다. 이런 작업은 만족스러운 도덕적 결론에 도달할 때까지 반복한다.

이러한 도덕적 결론이 과연 실제 문제 해결에 도움이 되었는지는 도덕적 결론이 특히 강조했던 준칙의 실현 여부를 바탕으로 판단해야 한다. 실현여부는 다시 준칙의 정당성에 대한 판단과 수정으로 이어질 수 있다.

제 4 절 | 보건의료법윤리학의 학제간 연구

보건의료법윤리학의 문제들을 일별(一瞥)하면, 우선 그 주제의 다양성을 주목하게 된다. 법적 측면에서 의료사고 내지 의료과오와 관련된 법적 문제는 실무적인 차원에서 소위 의료 전문변호사의 주된 업무영역으로 인식될 정도로 의료법학의 전통적인 주제라고 할 수 있다. 그러나 최근 새롭게 제기되고 있는 원격의료의 허용문제,46 의료법인의 자법인 설립

---

46 원격의료에 관한 의료법 개정안에 대하여 자세한 것은 보건복지부, "의사－환자간 원격의료 도입 관련 의료법 개정안 수정", 2013. 12. 10. 보도자료 참조.

과 합병의 허용문제47와 같은 논쟁적인 주제들은 행정법이나 회사법의 기초지식이 요청되고, 더욱 본질적으로는 보건의료에 관한 법과 정책의 문제라고 할 수 있다.48 지난 대통령 선거에서 중요한 화두의 하나였던 경제민주화나 복지와 관련하여, 보건의료 영역에서도 4대 중증질환의 보장성 강화나 선택진료비 및 상급병실료 개선 등이 논의되고 있는데,49 이는 기본적으로 우리 보건의료체계의 근간을 이루고 있는 국민건강보험법의 법정책에 관한 문제라고 할 수 있다. 그 밖에 건강 및 보건의료와 관련된 주요한 법적 주제들인 낙태나 연명치료중단과 같은 형사법 및 생명윤리와 법의 문제, 환경보건이나 식품안전의 문제,50 제약산업 등과 관련된 지적재산권 및 공정거래와 관련된 법적 문제의 범위를 생각해 보면 건강과 보건의료에 관한 법적 문제는 대단히 다양한 법역(法域)에 걸쳐 있음을 알 수 있다.

다른 한편, 보건의료의 규범 문제는 질적으로도 그 모습이 심화되는 양상을 보이고 있다. 이것은 90년대 이후 우리 사회에서 본격적으로 진행된 정치, 사회, 경제적 구조변동 과정에서 나타난 권리의 확장 현상과 무관하지 않다. 의료의 영역에서는 종래 보건의료의 객체로 여겨지던 환자와 시민이 그 주체로 전환하고자 하는 기획으로 나타나는데, 보건의료에 있어 환자의 권리를 강조하는 입장이 바로 그것이다.51 사회적 하부체계로서 보건의료체계가 기능하고 더욱 고도화하는 현상 또한 이러한 질적 변화에 있어 간과해서는 안 되는 요인이다.

예를 들어 의료사고 내지 의료과오의 문제를 살펴보자. 이 문제는 실무적으로 피해자인 환자 측에 대한 손해전보의 문제로, 일반적인 불법행위와는 다른 의료행위에 대한 특유한 법리가 적용되는 판례군(群)이 집적되면서 불법행위법의 개별화로서 의료과오법이라는 독자적인 불법행위법 영역으로 취급되고 있다.52 의료과오법의 발전은 일정 부분 환자의 권리의식 신장에 따른 적극적인 소송제기에 기인한다고 할 수 있고, 이에 대한 반응으로 과실이나 인과관계의 입증완화, 의사의 설명의무 강화와 같은 법리적 발전이 따랐다. 또한

---

47 이에 대하여 자세한 것은 기획재정부, "4차 투자활성화 대책", 2013. 12. 13. 보도자료 참조.
48 법과 정책, 법과 공공정책(law and public policy) 및 법정책(policy science of law, Rechtspolitologie)의 개념에 대하여 자세한 것은 홍준형, 『법정책의 이론과 실제』(법문사, 2008), 4면 이하 참조.
49 이에 대하여 자세한 것은, 보건복지부, "4대 중증질환 치료, 모두 건강보험으로 해결한다", 2013. 6. 26. 보도자료 참조.
50 이에 대한 실정법으로 환경보건법, 식품안전기본법 등이 제정되어 있다.
51 환자의 권리는 의료행위에 대한 의사결정권 뿐만 아니라 병원에서의 프라이버시(privacy), 의무기록 에 대한 접근권 등으로 그 범위가 확장되고 구체화되고 있다. 이에 대하여 자세한 것은 G. Annas, The Rights of Patients: The Authoritative ACLU Guide to the Rights of Patients (NYU Press, 2004) 참조.
52 불법행위법의 확장과 그 개별화에 대하여 자세한 것은 김천수, 앞의 논문(주 2), 130면 이하 참조.

의료사고에 대한 책임법제는 전통적인 시민법 영역이라고 할 수 있는 민사법, 형사법의 범위를 넘어 보험법, 그리고 조정제도와 같은 소송대체적 분쟁해결제도(Alternative Dispute Resolution, ADR)로 다층화되고 있다.[53] 지난 2011년 4월 8일부터 의료사고 피해구제 및 의료분쟁 조정 등에 관한 법률(이하 '의료분쟁조정법')이 시행되고, 이에 따라 '한국의료분쟁조정중재원'이 설립됨으로써 의료분쟁에 특유한 조정 및 중재제도가 마련되었음은 특기할 만하다.[54][55] 보건의료체계의 관점에서 볼 때, 이는 단순히 피해자인 환자에 대한 금전배상에 관한 문제로 그치는 것이 아니라, 의료의 질 또는 환자안전에 관한 문제로 심화된다.[56]

한편 법적인 문제로 간주되는 여러 사안은 윤리적으로도 중요한 과제들이다. 의료인의 윤리적 책무, 제도적으로 보장되어야 하는 건강과 의료의 권리 범위, 공정한 분배에 관한 관점과 태도의 문제에 관련되어 있기 때문이다. 동시에 윤리적인 관심사가 법률화되기도 한다. 의료인이 직무수행차원에서 수행하는 임상적 판단은 윤리적인 함의점 때문에 윤리적 논의의 대상이 되고, 담론 형성 과정을 거쳐 법제도화 된다. 대표적인 예가 연명의료결정법으로 결정화된 생애 말기 돌봄의 문제와 생명윤리법으로 결정화된 (의)생명과학 연구의 문제다. 법적 논의나 윤리적 담론 형성 이전에 실천되는 보건의료전문직의 판단과 행위 영역에 속해 있던 치료결정은 점차 치료결정의 빈도수와 결정의 어려움과 논쟁의 해소 필요성이 시급해지면서 법률화 되었다. 비슷하게 의생명분야의 논쟁적인 연구, 예컨대 배아기원 줄기세포연구나 취약한 피험자가 포함된 의학연구 등의 등장에 이어진 윤리적, 법적 논쟁이 입법과 이어진 제도화의 결과를 가져왔다. 한편 이렇게 법적, 제도적으로 안정성을 갖추고 윤리적 정당성을 담보할 수 있게 됨에 따라 의료행위나 연구활동의 신뢰와 자율성이 신장되는 결과도 뒤를 이었던 것이다.

---

53 이상돈, 김나경, 『의료법강의』(법문사, 2009), 124−125면.

54 동법의 주요 내용에 대하여 자세한 것은 박지용, "의료분쟁조정법의 내용과 향후 과제", 「辯護士」(서울지방변호사회, 2012), 제42호 참조.

55 물론 이러한 다층적 책임구조 하에서도 현재까지 의료분쟁의 중심적 해결방법은 역시 민사법적 접근이라고 할 수 있다. 형사법적 수단만으로는 피해자인 환자 측에게 실질적인 구제책이라고 할 수 있는 금전적 전보를 제공할 수 없고, 의료사고보험제도나 조정·중재제도는 아직 충분히 활성화되어 있지 않기 때문이다. 이에 대하여는 박지용, "의료사고 민사책임에 있어 계약법적 접근론에 대한 비판적 고찰", 「서울법학」(서울시립대학교 법학연구소, 2014), 제21권 제3호, 392면. 다만 이러한 다층적 책임구조화, 특히 조정제도나 보험제도는 그 제도의 운영에 따라서는 의료과오에 대한 민사 법적 접근의 한계를 보완하는 수단으로 기능할 수 있을 것이라고 생각한다. 한편으로 이러한 새로운 수단의 모색은 기존의 의료사고 분쟁해결절차가 의사나 환자 양측 모두에게 일정한 비판을 받고 있음을 함의하는 것이기도 하다.

56 이에 대하여 자세한 것은 S. Rosenbaum, D. Frankford, S. Law, R. Rosenblatt, Law and the American Health Care System (Foundation Press, 2012), p.658 이하; R. Wachter, Understanding Patient Safety (McGraw-Hill Professional, 2012), p.33 이하 참조.

제2편

보건의료의 제공체계에서의 법·윤리

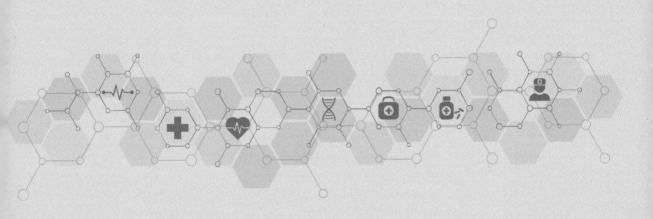

제5장   보건의료인력과 의료행위

제6장   응급의료와 감염관리

제7장   보건의료재정의 관리

제8장   의료기술의 혁신과 지적재산권

제9장   의료기기 규제와 육성정책

제5장 보건의료인력과 의료행위

사례 1

윤소하 정의당 국회의원에 따르면 공공병원에서 근무하는 진료지원인력(Physician Assistant, 이하 PA)가 3년간 2배 가까이 증가한 것으로 나타났다. PA는 병원 현장에서 전공의 인력공백을 메우기 위해 활용되고 있는 인력으로 주로 간호사, 응급구조사 등이 담당하는데, 시술, 약물처방 등 의사업무를 불법적으로 수행한다. 실제 4년 전 제주의 한 종합병원에서는 PA로 활동하던 응급구조사가 직접 봉합수술을 하다 무면허 의료행위로 적발되기도 했다. 이에 대한 해결책을 놓고는 각 단체별로 의견이 분분하다. 병원계에서는 의사인력 부족과 높은 인건비를 이유로 PA를 합법적으로 양성하자는 주장을 하고 간호계에서는 법적 자격인 전문간호사와 같은 고급인력을 활용하는 방안을 모색해야한다는 의견이다. 반면 의사계에서는 PA로 인해 전공의들이 수련기회를 박탈당함으로써 양질의 전문의가 배출되지 못할 우려가 있다는 등의 이유로 PA를 인정해서는 안 된다는 주장이다.

환자단체에서는 정부가 나서서 방향을 명확히 정해야 한다고 말했고, 윤소하 국회의원 역시 의료현장에서의 혼란을 아무 대책 없이 방치하지 하는 것은 문제이므로 최소 공공병원만큼은 PA가 불법의료행위를 하는 일이 없도록 해야 하며 이를 위해서는 국립대 의대 정원을 확대하는 방안을 고민해야 할 것이라고 주장했다.

〈한국일보 인터넷 기사(2016.10.6.) 중 일부내용 발췌1〉

사례 2

한의원에서 혈액검사와 소변검사를 적극 실시하겠다고 밝힌 최혁용 대한한의사협회 회장의 발언이 논란이 되고 있다. 최혁용 회장은 정기총회에서 "환자를 한국표준질병사인분류(Korean Standard Classification of Diseases, KCD)로 진단해야 건강보험적용을 받을 수 있고 한의사가 환자 진찰

---

1 채지선, "PA(진료지원인력) '무면허 의료행위' 커지는 딜레마", 한국일보 2016년 10월 6일자. Available at: http://www.hankookilbo.com/News/Read/201610060449396365

시 현대의학 질병명을 제대로 찾지 못하면 그에 합당한 대가를 받기 어렵다. 한의사가 현대의학 질병명을 진단하기 위해 보건복지부도 혈액검사와 소변검사를 하라는 유권해석을 했다."고 주장했다. 하지만 이에 맞서 대한의사협회는 2014년 보건복지부 유권해석은 단지 '검사결과가 자동적으로 수치화되어 추출되는 혈액검사기'를 한의사도 사용할 수 있다는 내용으로 이를 이용해 한방의학적 이론에 근거한 혈액의 점도나 어혈상태를 살펴 진찰하는 한방행위만을 할 수 있을 뿐이라고 주장했다. 이와 더불어 최혁용 회장은 법을 어기고 면허제도를 무시하며 허위사실을 퍼뜨리고 있다며, 한의원의 불법 혈액검사와 소변검사 행위가 확인될 경우 형사고발 등 법적조치를 통해 강력히 대응할 것이라고 밝혔다.

〈후생신보 인터넷 기사(2019.3.25.) 중 일부내용 발췌[2]〉

첫 번째 사례는 현행법 상 존재하지 않으나 필요에 의해 생겨난 PA라는 직종에 대한 각 유관단체들의 의견대립에 관한 내용이고 두 번째 사례는 한의사의 업무범위 논쟁에 관한 내용이다. 의료현장에는 다양한 직종이 함께 근무하는데 이와 같은 직종간의 업무범위에 대한 논란은 오래 전부터 지속되어 왔고 이는 직역간의 갈등으로까지 이어지기도 한다.

제1절 │ 배경 및 현황

1. 입법현황

보건의료기본법 제3조제3호에 따르면 보건의료 관계 법령에서 정하는 바에 따라 자격·면허 등을 취득하거나 보건의료서비스에 종사하는 것이 허용된 자를 '보건의료인'으로 규정한다. 그 중에서도 의료인, 간호조무사, 의료유사업자,[3] 안마사 등은 의료법에서 규정하고 있고 의료기사(임상병리사, 방사선사, 물리치료사, 작업치료사, 치과기공사, 치과위생사), 보건의료정보관리사, 안경사는 의료기사 등에 관한 법률에서 세부적인 내용을 규정하고 있다. 본 장은 다양한 보건의료인력 중에서 의료인을 중심으로 서술하고자 한다.

의료법상 '의료인'이란 보건복지부장관의 면허를 받은 의사·치과의사·한의사·조산

---

2 이상철, "한의사 혈액·소변검사, 형사고발 등 강력 대응", 후생신보 2019년 3월 25일자. Available at: http://www.whosaeng.com/sub_read.html?uid=108886
3 접골사(接骨士), 침사(鍼士), 구사(灸士) (의료 법 제81조)

사 및 간호사를 말한다. 비록 뛰어난 의료기술을 보유하고 있더라도 보건복지부장관으로부터 면허를 받지 않는 한 의료인이 아니며, 이러한 자가 만약 의료행위를 하였다면 무면허의료행위자가 된다.

의료법이 정하고 있는 의료인의 종류는 '의사·치과의사·한의사·조산사 및 간호사' 뿐이므로, 약사나 간호조무사, 의료기사 등은 의료법상의 의료인이 아니다.

의료인은 각 종별에 따른 임무를 수행하여 국민보건 향상을 이루고 국민의 건강한 생활 확보에 이바지할 사명을 가진다.[4] 의사는 의료와 보건지도를 임무로 하고, 치과의사는 치과 의료와 구강 보건지도를 임무로 한다. 한의사는 한방 의료와 한방 보건지도를 임무로 하며 조산사는 조산(助産)과 임부(姙婦)·해산부(解産婦)·산욕부(産褥婦) 및 신생아에 대한 보건과 양호지도를 임무로 한다. 간호사는 환자의 간호요구에 대한 관찰·자료수집·간호판단 및 요양을 위한 간호, 의사·치과의사·한의사의 지도하에 시행하는 진료의 보조, 간호 요구자에 대한 교육·상담 및 건강증진을 위한 활동의 기획과 수행, 그 밖의 대통령령으로 정하는 보건활동을 임무로 한다고 명시되어 있다. 여기서 '대통령령으로 정하는 보건활동'은 「농어촌 등 보건의료를 위한 특별조치법」 제19조에 따라 보건진료원으로서 하는 보건활동, 「모자보건법」 제2조제10호에 따른 모자보건요원으로서 행하는 모자보건 및 가족계획 활동, 「결핵예방법」 제18조에 따른 보건활동, 그 밖의 법령에 따라 간호사의 보건활동으로 정한 업무를 말한다(시행령 제2조). 또한 간호사는 동법 제80조에 따른 간호조무사가 수행하는 가목부터 다목까지의 업무보조에 대한 지도를 담당한다.

2. 논의의 배경 및 필요성

의료법의 출발이 의료인의 의료행위와 관련한 법률관계를 규율하는 것이라고 할 수 있을 정도로 의료인의 정의와 의료행위의 개념을 정립하는 것은 중요한 문제이다. 의료행위의 외연을 명확히 하고, 의사, 치과의사, 한의사 등 각 의료인들이 직종별로 면허받은 범위에서 수행할 수 있는 의료행위의 범주를 정함으로써 무면허 의료행위여부를 판단할 수 있기 때문이다.

현대 의학의 발전에 따라 의료행위의 양상과 영향이 변하고 있으며, 현행 의료법은

---

4   의료법[법률 제16375호, 2019.4.23., 일부개정] 제2조제2항.

이를 규정하는 실질적인 기준을 제시하지 않고 있다. 따라서 개별 사안이 의료행위인지의 여부는 보건복지부의 유권해석이나 법원의 판결에 의존하게 된다.

　　의료계와 법조계는 대법원이 일관되게 판시하고 있는 의료행위의 정의를 인용하고 있는데, 대법원은 어떤 행위가 의료행위인지 여부를 판단함에 있어 질병의 예방과 치료에 사용된 기기가 의료기기인지 여부는 문제되지 아니하며 의학적 전문지식이 없는 자가 이를 질병의 예방이나 치료에 사용함으로써 사람의 생명, 신체나 공중위생에 위험을 발생케 할 우려가 있느냐의 여부에 따라 결정하여야 한다고 보았다.5

3. 소결

　　의료인은 사람의 생명과 밀접한 관련이 있는 업무를 수행하는 만큼, 국가는 그들에게 독자적인 업무 권한을 부여하고 법은 이를 구체적으로 실현하기 위한 면허체계와 업무범위 등을 규정하고 있다. 의료인에 대한 사항은 「의료법」에 주로 명시되어 있는데 시대적 변화에 따라 의료행위에 대한 개념과 범위도 함께 변하게 됨으로 법률상으로는 의료행위를 명확히 정의하지 않고 있고, 의료인별 업무범위 또한 구체적으로 규정하지 않고 있다. 이에 의료현장에서는 주로 기존의 사법부 판결이나 행정부 유권해석에 의존하여 무면허의료행위 여부를 판단하고 있다.

제2절 | 의료행위의 개념과 의료인별 의료행위

1. 의료행위의 정의

가. 의료법상 정의

　　우리 의료법은 제12조제1항에서 "의료인이 하는 의료·조산·간호 등 의료기술의 시행"이라고만 규정하고 있다. 이는 의료법 제2조가 의료인의 종류를 의사, 치과의사, 한의

5　대법원 1989.9.29. 선고 88도2190 판결 참조.

사, 간호사, 조산사로 규정하고 있음에 따라 의사·치과의사·한의사가 '의료, 치과의료, 한방의료'를, 조산사가 '조산'을, 간호사가 '간호'를 할 수 있음을 해석할 수 있는 근거로는 활용될 수 있어도 어떤 행위가 의료행위인지 그 이상의 개념을 제공하지는 못한다. 한편, 의료법상 정의규정을 두고 있지 않음이 죄형법정주의상 명확성 원칙에 반하는 것인지에 대해 헌법재판소는 "의료행위의 개념은 건전한 일반상식을 가진 자에 의하여 일의적으로 파악되기 어렵다거나 법관에 의한 적용단계에서 다의적으로 해석될 우려가 있다고 보기 어려우므로 죄형법정주의의 명확성 원칙에 위배되지 않는다"고 판시했다.6

나. 대법원의 입장

대법원은 "의료행위라 함은 의학적 전문지식을 기초로 하는 경험과 기능으로 진료, 검안, 처방, 투약 또는 외과적 시술을 시행하여 하는 질병의 예방 또는 치료행위 및 그 밖에 의료인이 행하지 아니하면 보건위생상 위해가 생길 우려가 있는 행위를 의미한다."고 판결7 하였으며, 이러한 입장은 다수의 대법원 판례에서도 인용8되며 유지9되고 있다. 이와 같은 기준은 포괄적으로 적용되어 질병의 치료와 관계가 없는 미용성형술도 사람의 생명, 신체나 공중위생에 위해를 발행시킬 우려가 있는 행위에 해당하는 때에는 의료행위에 포함10되는 것으로 판시한 바 있다 이와 같은 대법원의 입장을 종합하면 의료행위는 의료인이 의학적 전문지식을 기초로 한 경험과 기능에 따라 질병을 예방하거나 치료하는 행위이며, 여기에는 의료인이 하지 않으면 보건위생상 위해가 생길 우려가 있는 행위도 포함된다고 볼 수 있다.

보건복지부는 대법원이 제시한 의료행위의 정의에 따라11 의료행위를 "의학의 발달

---

6 헌법재판소 2010. 7. 29. 선고 2008헌가19, 2008헌바108 등 병합 참조.
7 대법원 2004. 10. 28. 선고 2004도3405 참조.
8 대법원 2008. 10. 9. 선고 2008두11594 판결【부가가치세부과처분취소】 부가가치세가 면제되는 부가가치 세법 시행령 제29조 제1호에 정한 '의료법에 규정하는 의사·치과의사·한의사·조산사 또는 간호사가 제공 하는 용역'이란 의료법에 규정하는 의사 등의 의료인이 제공하는 모든 용역을 의미하는 것이 아니라, 의료 법상의 의료행위, 즉 질병의 예방과 치료행위뿐만 아니라 의학적 전문지식이 있는 의료인이 행하지 아니하 면 사람의 생명·신체나 공중위생에 위해를 발생시킬 우려가 있는 행위와 그에 필수적으로 부수되는 용역 의 제공만을 의미한다고 본 사례.
9 대법원 2007. 6. 28. 선고 2005도8317 판결【의료법위반】 의료행위라 함은 질병의 예방과 치료행위뿐만 아니라 의학적 전문지식이 있는 의료인이 행하지 아니하면 사람의 생명, 신체나 공중위생에 위해를 발행시 킬 우려가 있는 행위를 포함하므로, 질병의 치료와 관계가 없는 미용성형술도 사람의 생명, 신체나 공중위 생에 위해를 발행시킬 우려가 있는 행위에 해당하는 때에는 의료행위에 포함된다고 본 사례.
10 대법원 2007. 6. 28. 선고 2005도8317 판결 참조.
11 2008. 1. 28. 의료정책팀−283 참조.

과 사회의 발전 등에 수반하여 변화될 수 있는 것"으로 가변적인 특징을 강조하고 구체적으로 '진찰'은 환자의 용태를 듣고 관찰하여 병상 및 병명을 규명·판단하는 작용"으로, 치료행위를 "위와 같은 작용[즉 진찰]에 의하여 밝혀진 질병에 적합한 약품을 처방, 조제, 공여하거나 시술하는 것"으로 규정하였다. 한편 보건복지부는 '진단과 진찰(시진, 문진, 청진, 타진, 촉진) 및 각종 검사(임상병리, 방사선, 심전기, 뇌파기, CT, MRI 등), 투약, 주사,12 수혈, 마취, 수술, 처치, 예방접종, 환자관리'를 의료행위로 예시13하고 있다.

2. 의료행위의 특징

대법원의 판례와 보건복지부의 유권해석에 따르면 의료행위는 다음과 같은 요소를 갖는다.

첫째, 의료행위의 주체는 의료인이다. 따라서 의료인의 면허가 없는 일반인이 자신만의 특유한 치유기법을 체득하여 불특정 다수에게 치료효과를 보이는 시술을 행한다고 하더라도 이와 같은 행위를 적법한 의료행위라고 볼 수 없다. 어떤 행위가 이루어진 공간과 무관하게 누가 행위했는가가 중요한 판단기준이 되는 바 보건복지부는 안과의원 상담실에서 의사가 아닌 행정원장이 라식수술을 위하여 내원한 환자를 상대로 라식수술 장비의 소개, 라식수술 종류, 방법을 설명하면서 수술비용을 책정하는 상담행위를 의료행위에 해당한다고 할 수는 없다14고 예시한 바 있다. 한편 「의료법」 제27조는 "의료인이 아니면 누구든지 의료행위를 할 수 없다."고 규정하고 이를 위반하였을 경우 5년 이하의 징역이나 2천만 원 이하의 벌금에 처하도록 하고 있다. 한편 이와 같은 행위를 업으로 하였을 경우 가중 처벌되는 바, 「보건범죄 단속에 관한 특별조치법」 제5조는 의료법 제27조를 위반하여 의사, 치과의사, 한의사가 아닌 사람이 영리를 목적으로 각각 의료행위, 치과의료행위, 한방의료행위를 업으로 하였을 경우 무기 또는 2년 이상의 징역에 처하며, 100만원 이상 1천만 원 이하의 벌금을 병과토록 하고 있다. 둘째, 의료행위는 인간의 존엄과

---

12 [대법원 1999. 6. 25. 선고 98도4716 판결] 주사기에 의한 약물투여 등의 주사는 그 약물의 성분, 그 주사기의 소독상태, 주사방법 및 주사량 등에 따라 인체에 위해를 발생시킬 우려가 높고 따라서 이는 의학상의 전문지식이 있는 의료인이 행하지 아니하면 보건위생상 위해가 생길 우려가 있는 행위임이 명백하므로 의료행위에 포함된다고 보아야 할 것이다.
13 2007. 2. 27. 보건복지부 인터넷 민원회신, 민원신청번호 1AA-0702-039650
14 2006. 10. 9. 보건복지부 의료정책팀-4037 참조.

가치의 근본인 사람의 신체와 생명을 대상으로 하는 것이므로 단순한 의료기술 이상의 '인체 전반에 관한 이론적 뒷받침'과 '인간의 신체 및 생명에 대한 외경심'을 체계적으로 교육받고 이점에 관한 국가의 검증을 거친 의료인에 의하여 행하여져야 하고, 과학적으로 검증되지 아니한 방법 또는 무면허 의료행위자에 의한 약간의 부작용도 존엄과 가치를 지닌 인간에게는 회복할 수 없는 치명적인 위해를 가할 수 있는 것이다.15 셋째, 의료행위는 의학적 전문지식을 기초로 하는 경험과 기능으로 수행하는 진료, 검안, 처방, 투약 또는 외과적 시술을 주요 내용으로 한다. 따라서 의학적 전문지식을 기초로 하지 않는 단지 주술적인 치료는 그 치료효과에 불문하고 적법한 의료행위로 평가될 수 없다. 보건복지부도 유권해석을 통해 "환자에게 기구나 약을 사용하지 않고 신체의 접촉 없이 기도(불법력)를 통하여 질병이 낫기를 기원하는 행위를 의료행위라고 할 수는 없다16"고 보고 있다. 넷째, 의료행위는 '질병의 예방 또는 치료행위'에 한정되지 않으며, 이러한 목적이 아니더라도 의료인이 행하지 아니하면 보건위생상 위해가 생길 우려가 있는 행위도 의료행위의 범주에 포함된다. 만약 '질병의 예방 또는 치료행위'로만 의료행위를 판단할 경우 미용성형수술이나 제3자를 위한 채혈행위까지도 의료행위에 포함시킬 수 없는 모순이 발생할 수 있기 때문이다. 여기서 '의료인이 행하지 아니하면 보건위생상 위해가 생길 우려'는 추상적 위험으로도 충분하며, 구체적으로 환자에게 위험이 발생하지 아니하였다고 해서 보건위생상의 위해가 없다고 할 수는 없다17 18는 것이 법의 입장이다.

3. 의료인별 의료행위

가. 의사의 의료행위

일반적으로 '의료행위'라 함은 의학적 전문지식을 기초로 하는 경험과 기능으로 진찰, 검안, 처방, 투약 또는 외과적 시술을 시행하여 하는 질병의 예방 또는 치료행위 및 그 밖에 의료인이 행하지 아니하면 보건위생상 위해가 생길 우려가 있는 행위를 의미한다.19 의

---

15 헌법재판소 1996.10.31. 선고 94헌가7 결정 참조.
16 의정65507-418, 95.4.6 참조.
17 대법원 2012. 5. 10. 선고 2010도5964 판결 참조.
18 법원 1993. 8. 27. 선고 93도153 판결, 대법원 2004. 10. 28. 선고 2004도3405 판결 등 참조.
19 대법원 2004. 10. 28. 선고 2004도3405 판결 참조.

료행위에 대해서는 이미 설명한 바와 같다.

나. 치과의사의 의료행위

치과의료행위[20]란 의료행위 가운데에서 치과의료기술에 의한 질병의 예방이나 치료행위를 지칭한다.[21] 대법원은 치과의료행위의 개념에 대해 "치아와 구강, 위턱뼈, 아래턱뼈, 그리고 턱뼈를 덮고 있는 안면조직 등 씹는 기능을 담당하는 치아 및 그와 관련된 인접 조직기관 등에 대한 치과적 예방·진단·치료·재활과 구강보건을 목적으로 하는 의료행위를 뜻한다"고 해석하면서, 치과적 치료를 목적으로 하는 의료행위라면, 목적이 직접적인 경우뿐 아니라 예컨대 치아와 구강에 대한 치과치료가 안면 부위의 조직에도 영향을 미치는 경우와 같은 간접적인 경우에도 이를 치과의사 면허 범위에 포함할 수 있다(다만, 치과적 치료 목적이라는 범위 내에서 제한적으로 허용되는 것에 불과하다)고 함으로써 치과의사의 업무범위에 대해 적극적인 해석을 보인 바 있다.[22]

다. 한의사의 한방의료행위

한방의료행위는 우리의 옛 선조로부터 전통적으로 내려오는 한의학을 기초로 한 질병의 예방이나 치료행위 및 그 밖에 의료인이 행하지 아니하면 보건위생상 위해가 생길 우려가 있는 행위를 하는 것을 의미한다.[23]

특정한 행위가 한방의료행위에 해당하는지 여부를 판단할 때에는 의료관계법령에서 '의료행위'나 '한방의료행위'에 관한 적극적인 정의규정을 두고 있지 않은 이상, 구체적 사안에 따라 의료법의 목적, 구체적인 의료행위에 관련된 관계 규정, 구체적인 의료행위의 목적, 태양 등을 감안하여 사회통념에 비추어 판단하여야 한다. 어떠한 진료행위가 의사만이 할 수 있는 의료행위에 해당하는지 아니면 한의사만이 할 수 있는 한방의료행위

---

20 치과의사인 피고인 甲이 간호조무사인 피고인 乙에게 환자 丙을 상대로 '치아본뜨기'시술을 시행하도록 교사하였다고 하여 의료법 위반으로 기소된 사안에서, 치아본뜨기 시술은 의학적 전문지식을 기초로 하는 경험과 기능을 요구하는 치료행위의 일부로서 의료행위에 해당하고, 위 시술을 피고인 乙이 한 행위는 진료보조업무의 범위를 일탈한 것으로서 간호조무사의 진료보조행위에 포함시킬 수 없다(대전지방법원 2015. 5. 28. 선고 2014노3568 판결)
21 헌법재판소 2007. 3. 29. 2003헌바15 결정 참조.
22 대법원 2016. 7. 21. 선고 2013도850 전원합의체 판결 참조.
23 서울행정법원 2008. 10. 10. 선고 2008구합11945 판결 참조.

에 해당하는지 여부는 결국 해당 진료행위가 학문적 원리를 어디에 두고 있는가에 따라 판단한다.[24] 다만 대법원은 최근에 "한의사가 전통적으로 내려오는 의료기기나 의료기술 이외에 과학기술의 발전에 따라 새로 개발·제작된 의료기기 등을 사용하는 것이 한의사의 '면허된 것 이외의 의료행위'에 해당하는지 여부를 판단함에 있어, 의료기기 등의 개발·제작 원리가 한의학의 학문적 원리에 기초하지 아니하였다는 사정만으로 한의사가 해당 의료기기 등을 진료에 사용한 것이 그 면허된 것 이외의 의료행위를 한 것이라고 단정할 것은 아니다"라고 판시[25]했음을 주목할 필요가 있다. 이는 한의사가 의료기기 활용에 있어 서양의학에 관한 전문지식과 기술을 필요로 하지 않아 사용하더라도 보건위생상 위해가 생길 우려가 없다면 사용이 가능함을 의미한다.

라. 조산사의 조산행위

조산사는 정상분만하는 경우에 분만에 조력하는 행위와 임부 및 신생아에 대한 보건과 양호지도를 그 임무로 하고 있으므로, 조산사가 이를 넘어서 의사만이 할 수 있는 부녀자에 대한 진찰 및 치료 등의 의료행위를 할 수 없다. 조산사는 분만과정에서 산모와 태아의 상태가 정상적인지 여부를 계속적으로 관찰하고 산부인과 전문의 등으로 하여금 발생가능한 응급상황에 적절히 대처할 수 있도록 산모와 태아의 상태를 적시에 보고하여야 하며, 응급상황에서 자신이 취할 수 있는 범위 내의 필요한 조치를 취하여야 한다.[26]

마. 간호사의 간호행위 및 진료보조행위

간호사는 환자의 간호요구에 대한 관찰, 자료수집, 간호판단 및 요양을 위한 간호, 의사·치과의사·한의사의 지도하에 시행하는 진료의 보조, 간호 요구자에 대한 교육·상담 및 건강증진을 위한 활동의 기획과 수행, 그 밖의 대통령령으로 정하는 보건활동, 그

---

24 대법원 1994. 12. 27. 선고 94도78 판결 참조.
25 대법원 2014. 1. 16. 선고 2011도16649 판결 참조.
26 대법원 2010. 5. 27. 선고 2006다79520 판결. 병원에서 조산사가 분만을 관장하여 출생한 신생아가 뇌성마비 상태가 된 사안에서, 분만과정에 태변착색 등 이상 징후를 발견하였음에도 산부인과 전문의 등에게 보고를 지연함으로써 신생아가 의사로부터 적시에 기관 내 삽관을 통한 태변제거 및 인공호흡 등 응급조치를 받을 기회를 상실시켰을 뿐만 아니라 분만실에서 호흡을 하지 않는 신생아의 코에 산소가 나오는 고무관을 대주었을 뿐 마스크와 백을 이용한 인공호흡을 시키지 않는 등 조산사 스스로 가능한 범위 내의 심폐소생술도 제대로 하지 않은 조산사에게 의료과실이 있다고 본 사례.

리고 간호조무사가 수행하는 간호사의 업무보조에 대한 지도를 주요 임무로 한다. 여기서 그 밖의 대통령령으로 정하는 보건활동이란 「농어촌 등 보건의료를 위한 특별조치법」 제19조에 따라 보건진료 전담공무원으로서 하는 보건활동, 「모자보건법」 제10조제1항에 따른 모자보건전문가가 행하는 모자보건 활동, 「결핵예방법」 제18조에 따른 보건활동, 그 밖의 법령에 따라 간호사의 보건활동으로 정한 업무를 의미한다. 어느 정도의 행위가 보조행위인지 여부는 보조행위의 유형에 따라 일률적으로 결정할 수는 없고 구체적인 경우에 있어서 그 행위의 객관적인 특성상 위험이 따르거나 부작용 혹은 후유증이 있을 수 있는지, 당시의 환자 상태가 어떠한지, 간호사의 자질과 숙련도는 어느 정도인지 등의 여러 사정을 참작하여 개별적으로 결정하여야 할 것이다.[27] 진료의 보조는 의사 등이 주체가 되어 진료행위를 함에 있어서 그의 지시에 따라 종속적인 지위에서 조력하는 것이라고 본 판례가 있다.[28] 의사가 간호사에게 진료의 보조행위를 하도록 지시하거나 위임할 수는 있으나, 고도의 지식과 기술을 요하여 반드시 의사만이 할 수 있는 의료행위 자체를 하도록 지시하거나 위임하는 것은 허용될 수 없으므로, 간호사가 의사의 지시나 위임을 받고 그와 같은 행위를 하였다고 하더라도 무면허 의료행위에 해당한다.[29] 간호사의 의료행위에 관한 판단에서 의사의 지도, 감독의 기준이 종종 논의가 된다. 간호사가 '진료의 보조'를 하는 경우 모든 행위 하나하나마다 항상 의사가 현장에 입회하여 일일이 지도·감독하여야 한다고 할 수는 없고, 경우에 따라서는 의사가 진료의 보조행위 현장에 입회할 필요 없이 일반적인 지도·감독을 하는 것으로 충분한 경우도 있을 수 있으나, 이는 어디까지나 의사가 그의 주도로 의료행위를 실시하면서 그 의료행위의 성질과 위험성 등을 고려하여 그 중 일부를 간호사로 하여금 보조하도록 지시 내지 위임할 수 있다는 것을 의미하는 것에 그친다.[30] 보건복지부는 간호사가 자동제세동기(AED)를 직접 시행하는 것은 간호사의 업무범위에 해당되지 않는다고 보았다.[31]

27 대법원 2003. 8. 19. 선고 2001도3667 판결 참조.
28 대법원 2011. 7. 14. 선고 2010도1444 판결 참조.
29 대법원 2007. 9. 6. 선고 2006도2306 판결 등 참조.
30 대법원 2012. 5. 10. 선고 2010도5964 판결 참조.
31 2004. 6. 22. 보건복지부 의료정책팀 인터넷민원회신 참조.

4. 소결

각 의료인별 의료행위의 범위(업무범위)에 대해서 의료법은 명시하지 않고 다만 '의료행위', '치과의료행위', '한방의료행위'라고만 규정하고 있다. 각 의료인이 할 수 있는 의료행위의 범위는 의료기술이 나날이 발전하고 특히 의사, 치과의사, 한의사간 의료기기 또는 치료방법 등이 서로 중첩되면서 명확한 구분이 어려워지고 있으며, 이로 인해 상호간의 업무범위를 다투는 소송이 증가하고 있는 추세다. 의사와 치과의사의 양악수술 및 프락셀 등 레이저 시술행위, 보톡스 시술행위, 의사와 한의사의 현대의료기기 소송과 IMS 등이 대표적이다. 의료인은 종별에 따라 다음 각 호의 임무를 수행하여 국민보건 향상을 이루고 국민의 건강한 생활 확보에 이바지할 사명을 가진다[32]고 의료법에 명시되어 있으나 종별에 따른 구체적인 업무의 정의와 범위를 규정하고 있지 않아 의료현장에서 혼란이 야기되고 있다.

제3절 | 의사와 한의사의 의료행위

1. 현황

우리나라는 의학과 한의학의 이원체계로 현행법은 의료법을 통해 의사는 의료와 보건지도를 임무로 하며 한의사는 한방의료와 한방 보건지도를 임무로 한다고 규정하고 있으며[33] 의료인이라 하더라도 면허된 이외의 의료행위를 할 수 없는 무면허의료행위에 관해 규율하고 있다.[34] 또한 보건범죄 단속에 관한 특별법에 의거하여 의사가 아닌 사람이 의료행위를 업으로 하거나 한의사가 아닌 사람이 한방의료를 업으로 행위를 할 경우 무기 또는 2년 이상의 징역에 처한다.[35] 한의학육성법에서는 한의약이 우리의 선조들로부터 전통적으로 내려오는 학의학을 기초로 한 한방의료행위와 이를 기초로 하여 과학적으로 응용·개발한 한방의료행위 및 한약사를 의미한다고 규정하고 있다.[36] 이와 같이 다양한

---

32 의료법[법률 제15616호, 2018.8.14., 일부개정] 제2조(의료인) 제2조제2항.
33 의료법[법률 제15616호, 2018.8.14, 일부개정] 제2조(의료인) 제2항제1호 및 제2항제3호.
34 의료법[법률 제15616호, 2018.8.14, 일부개정] 제27조(무면허 의료행위 등 금지) 제1항.
35 보건범죄 단속에 관한 특별조치법[법률 제15252호, 2017.12.19, 일부개정] 제5조(부정의료업자의 처벌)
36 한의약 육성법[법률 제11524호, 2012.10.22, 일부개정] 제2조제1호

법령이 의료행위와 한방의료행위에 대해 포함하지만 구체적으로 무엇이 의료행위이고 한방의료행위인지 개념정의가 이루어지지 않았을 뿐 만 아니라 구체적으로 의사와 한의사 각 직역이 행할 수 있는 업무의 범위도 불명확하다.

의사와 한의사의 업무범위를 구체적으로 명시하고 있지 않아 판례나 유권해석으로 보충하고 있다. 침술행위는 생리상 또는 보건위생상 위험이 있을 수 있는 행위라고 하여 한방의료행위에 포함된다.37 또한 한방의서에서 혈액순환 등의 약재로 보고 있는 소목과 감맥대조탕과립을 섞어 약제를 조제한 후 환자의 체질에 맞추어 투약하는 행위는 한방의료행위로 이 행위를 행한 의사가 면허된 이외의 의료행위에 해당한다고 판시하고 있다.38 반면 한의사가 환자에게 주사를 하는 행위는 한의사에게 면허된 이외의 의료행위에 해당한다고 보며39 한의사의 보톡스 주사 및 태반주사행위 역시 한의사 면허 이외의 의료행위로 본다.40 결국 의사가 행하는 의료행위와 한의사가 행하는 한방의료행위는 그 행위의 학문적 기초가 되는 전문지식이 서양에서 도입된 의학인지 우리의 옛 선조들로부터 전통적으로 내려오는 한의학인지 그 학문적 기초에 따라 구분된다(〈표 5-1〉 참고).41

[표 5-1] 의학 및 한의학에 관한 법원의 판단42

구분		의학	한의학
원리		사실적, 실증적, 객관적(실험과학)	주관적, 직관적, 전체적, 경험적(자연과학)
		인체를 해부조직을 기본으로 하는 이화학적 방법에 실험결과를 기초로 하여 인지	인체를 생명, 기(氣), 소우주로 인지
주안점		물질적 조직탐사	생체현상의 관찰
질병	의의	인체의 어떤 부위에 변화가 생겨서 나타나는 것	인체가 어떠한 원인에 의하여 변화를 일으키는 것
	원인	주로 외부적인 인자, 즉 세균이나 바이러스 등	주로 사람의 기력이 약하여 인체를 방어하지 못하는 것

---

37 대법원 1996.7.39. 선고, 94도1297 판결. 대법원 2003.5.3. 선고, 2003도939 판결.
38 대법원 1989.12.26. 선고, 87도840 판결.
39 대법원 1987.12.8. 선고, 87도2108 판결.
40 대법원 1999.6.25. 선고, 98도4716 판결.
41 헌법재판소 2003.2.27. 선고, 2002헌바23 결정.
42 이 표는 '서울고등법원 2006.6.30. 선고 2005누1768 판결'과 '서울행정법원 2008.1010. 선고 2008구합 11945 판결'의 판시내용을 참조하여 구성하였다. 이백휴, 이평수. 의사와 한의사의 업무 갈등 사례 분석 및 대응방안 연구. 서울: 의료정책연구소. 2011:15; 김한나, 김계현. 의사·한의사의 업무범위에 관한 검토－한의사의 의료기기 사용에 관한 문제를 중심으로. 한국의료법학회지, 2016;24(1):97－116. 재인용.

구분		의학	한의학
진단	방법	문진, 시진, 청진, 타진, 촉진	망진, 문진(聞診), 문진(問診), 절진
	이론	해부, 조직, 생화학의 이론	오장의 5기능계이론, 12경락이론
	특성	생화학, 내분비, 면역, 유전자, 방사선 등	시진 및 8강

2. 문제점

현행법은 특정 의료행위가 의사의 의료행위에 해당하는지 한의사의 의료행위에 속하는지를 명확하게 정하고 있지 않다. 명확한 한의사의 한방의료행위로 인식되고 있는 침술행위[43]와는 달리 한방물리치료, 방사선 촬영, 임상검사, 새로 개발·제작된 의료기기 등이 한방진료에 활용될 수 있는지 등은 판례를 통해 적립되어 나가고 있다. 또한 과학기술의 발달로 다양한 신의료기기와 기술이 나타나고 있으며 양 영역의 경계자 허물어져 양방의료와 한방의료를 접목하거나 양자가 중첩되는 경우도 빠르게 증가하고 있다.[44] 정형외과에서 근육 내 자극(Intramuscular Stimulation, 이하 IMS) 시술[45]을 사용하는 것과 같이 양방의료의 영역에서 한방의 치료방법을 착안하여 치료가 이루어지기도 하고, 한방의료에서 환자의 상태를 보다 명확하게 진단하고 치료하기 위해 MRI나 CT를 사용하기도 한다. 이에 대한 법원의 판단은 한의사의 CT 사용은 면허된 이외의 의료행위에 해당한다고 보며[46] IMS가 바늘 침을 이용하여 근육과 과민한 신경에 대하여 근방추운동반사, 척추반사 및 척추 상위반사를 이용하여 신경의 기능 저하에 의한 만성통증을 치료하는 기법으로 신경세부학, 신경생리학, 전기생리학을 기초로 한 의사의 면허된 이외의 행위로 보기 어렵다고 보고 있다. 그밖에 골밀도 측정용 초음파진단기기를 사용하여 성장판 검사를 한 행위는 한방의료행위에 포함되지 않으며[47] 광선조사기(Intense Pulsed Light, IPL)도 한방의료행위라고 보기 어렵다는 입장이다.[48] 반면 한의사가 안압측정기, 자동안굴절검사기, 세극등

---

43 대법원 1994. 12. 27. 선고 94도78 판결 참조.
44 백경희, 장연화. 양상의료행위와 한방의료행위의 의의 및 중첩 양상에 관한 판례의 태도에 대한 고찰. 한국의료법학회지. 2014;22(1):123－143.
45 침과 전기 자극을 이용하여 근육자극에 의해 신경근성 통증을 치료하는 방법으로 동양의 침술기술과 서양의 의학이론을 접목하여 개발된 치료법이다.
46 서울고등법원 2006.6.30. 선고, 2005누1758 판결.
47 헌법재판소 2012.2.23. 선고 2009헌마623 결정.
48 대법원 2013.2.13. 선고 2010도 10352 판결.

현미등, 자동시야측정장비, 청력검사를 사용한 경우 측정결과가 자동으로 추출되는 기기들로서 신체에 아무런 위해를 발생시키지 않고 측정결과가 한의사가 판독할 수 없을 정도의 전문적인 식견을 필요로 한다고 보기 어려워 한의사가 행할 수 있는 면허범위 내의 행위로 본다.49 의료기기를 사용한 진료행위가 한방의료행위에 해당하는가에 대한 판단에 있어 판례가 중요한 규범적 역할을 하고 있으며, 의료행위가 기초한 학문의 기초원리, 위해성, 전문성과 교육 과정 등이 판단기준으로 작용하였음을 알 수 있다(〈표 5-2〉 참고). 이와 같이 이원화된 의료체계 하에서 현행 법령 상 의료인의 업무영역에 대한 구체적인 개념 규정이 부재하여 지속적으로 의사와 한의사의 업무범위에 관한 분쟁이 발생하고 있다.

[표 5-2] 주요 의료기기별 의사·한의사 면허범위 판단기준50

기기종별	진단기기	면허된 의료행위 판단기준		
		기초원리	전문성 및 교육과정	위험성
방사선 진단기	X선 발생기 BGM-6	○		○
	CT	○	○	
초음파	골밀도 측정기	○	○	
광선조사기	IPL	○	○	
안압측정기	안압측정기 등	○	○	○

3. 주요 판례

가. 판례 ①. 헌법재판소 2013.12.26. 선고 2012헌마551, 561 결정

한의사가 의료기기인 안압측정기, 청력검사기 등을 이용하여 시력, 안질환, 청력검사를 한 후, 그 결과를 토대로 한약처방을 한 사안에서 이 사건 기기들을 이용한 검사는 자동화된 기기를 통한 안압, 굴절도, 시야, 수정체 혼탁, 청력 등에 관한 기초적인 결과를

---
49 헌법재판소 2013.12.26. 선고 2012헌마551 결정.
50 곽숙영. 한의사의 의료기기 사용에 대한 판례의 입장고찰. 의료법학 2014;15(1):77.

제공하는 것으로서 보건위생상 위해를 가할 우려가 없고, 위 기기들의 작동이나 결과 판독에 의사의 전문적인 식견을 필르요로 한다고 보이지 않는 점, 한의대의 경우에도 한방진단학, 한방외관과학 등의 교육을 통해 전통적으로 내려오던 한의학을 토대로 한 기본적인 안질환이나 귀질환에 대한 교육이 이루어지고 있고, 이에 대한 한의학적 해석을 바탕으로 침술이나 한약처방 등 한방의료행위 방식으로 치료가 이루어지고 있어, 이 사건 기기들의 사용이 의사만의 전문적인 영역이라고 보기는 어려운 점에 비추어 보면, 청구인들이 이 사건 기기들을 사용하여 한 진료행위는 한의사의 면허된 것 이외의 의료행위라고 보기를 어렵다고 판단하였다.

나. 판례 ②. 대법원 2011.5.13. 선고 2007두18710 판결

의사가 자신이 운영하던 의원에서 7명의 내원 환자들이 침대에 눕거나 엎드린 상태로 얼굴, 머리, 목, 어깨, 등, 상복부(배꼽 위), 하복부(배꼽 아래), 손등, 팔목, 무릎, 발목, 발등 등에 수십 개에 이르는 침을 꽂고 적외선조사기를 쬐도록 한 사건에서 대법원은 침이 꽂혀 있던 위와 같은 부위들은 침술행위에서 통상적으로 시술하는 부위인 경혈에 해당하고, 침이 꽂혀 있던 방법도 경혈 부위에 따라 나란히 또는 한 부위에 몇 개씩 집중적으로 꽂혀 있고 피부 표면에 얕게 직각 또는 경사진 방법으로 꽂혀 있었는데, 이는 침술행위의 자침방법과 차이가 없다고 할 것이어서 이 시술행위는 한방의료행위인 침술행위라고 볼 여지가 많다고 판결했다. 다만, 이 사례는 침과 전기자극을 이용한 IMS 시술에 관한 것이었는데 대법원은 명시적으로 IMS가 의사와 한의사 중 누구의 업무범위에 해당하는지에 대해서는 판단하지 않았다.

다. 판례 ③. 대법원 2011.5.26. 선고 2009도6980 판결

한의사의 면허범위와 관련하여 문제가 되고 있는 것은 한의사의 현대의료기기 사용이라고 할 것인 바, 한의사가 자신이 운영하는 한의원에서 진단용 방사선 발생장치인 X-선 골밀도측정기를 이용하여 환자들을 상대로 발뒤꿈치 등 성장판검사를 한 행위는 한의사의 면허된 것 이외의 의료행위에 해당한다고 판결하였다.

라. 판례 ④. 헌법재판소 2013. 12. 26. 자 2012헌마551 결정

헌법재판소는 한의사가 진료에 사용한 안압측정기, 자동안굴절검사기, 세극등현미경, 자동시야측정장비, 청력검사기는 측정결과가 자동으로 추출되는 기기들로서 신체에 아무런 위해를 발생시키지 않고, 측정결과를 한의사가 판독할 수 없을 정도로 전문적인 식견을 필요로 한다고 보기 어렵다고 판단했다. 이 판례에서는 과학기술의 발전으로 의료기기의 성능이 대폭 향상되어 보건위생상 위해의 우려없이 진단이 이루어질 수 있다면 자격이 있는 의료인에게 그 사용권한을 부여하는 방향으로 해석되어야 할 것이라는 의견을 제시했다.

마. 판례 ⑤. 대법원 2014.1.16. 선고 2011도16649 판결

한의사가 주름이나 패인 흉터 등에 주사하거나 삽입하는 보완 재료나 내용물인 필러로써 히알루론산을 피부에 주입하는 시술을 한 것에 대해 필러시술이 경혈을 자극하여 경혈과 연결된 인체의 각종 기관들의 기능을 촉진하거나 개선하는 것을 목적으로 한 것이 아니라 피부 부위에 히알루론산을 직접 주입하여 시술한 부위의 피부를 높임으로써 전체적인 얼굴 미관을 개선하려는 것은 점, 한약은 동물·식물·광물에서 채취된 것으로서 주로 원형대로 건조·절단 또는 정제된 생약을 말하는데 이 사건 필러시술로 주입한 히알루론산은 첨단장비를 이용하여 박테리아를 발효시켜 생산하는 것으로서 한약이라고 볼수 없는 점 등을 종합하면, 이 사건 필러시술은 전적으로 서양의학의 원리에 따른 시술일뿐이고 고기에 약침요법 등 한의학의 원리가 담겨 있다고는 볼 수 없으므로, 피고인의 이사건 필러시술행위는 한의사의 면허된 것 이외의 의료행위에 해당한다고 판결하였다.

4. 소결

한의사와 의사의 업무 범위에 대해 다양한 유관 법령을 통해 고찰한 연구에 의하면 총126개의 법령 중에서 의사와 관련된 법령이 125개, 한의사와 관련된 법령이 52개[51]로

---

51 법령 상에 명시되어 있는 한의사의 업무는 의료법 제17조 진단서 교부, 감염병의 예방 및 관리에 관한 법률 제11조 감염병 및 예방접종후이상반응자에 대한 진단 및 검안의 보고, 식품위생법 제86조 식중독의 진단 및 검안, 식품위생법 시행령 제59조 식중독환자나 의심자의 혈액 또는 배설물 채취 및 보관, 치매관리

중첩되는 업무가 많은 실정이다.52 하지만 보건의료인으로서의 의료행위와 보건지도에 대한 구체적인 양태는 다르지만 국민 건강권의 보호와 증진을 목적으로 한다는 점에서 그 본질은 동일하다. 양방과 한방의료가 공존하는 상황에서 분쟁을 최소화하며 국민건강 향상이라는 공동의 목표를 달성하기 위해 서로가 상생하는 방안에 대한 논의가 필요하다. 양 영역의 단절된 관계를 개선하기 위해 각 영역의 의료인, 의료행위, 의료기기 상호 교류를 위한 인프라가 구축되어야 하며, 구체적으로 의료행위, 의료기술, 의료기기별로 각각의 학문적 원리, 적응증, 적용방법, 효과, 부작용 등에 대한 사항을 체계화할 필요가 있다는 것이다.53 더불어 양방과 한방의 협진을 위해 양·한방 복수전공제도 및 양·한방 편입학 제도 활성화, 양방과 한방의 의료서비스 연계, 양·한방협진 인프라 구축 등의 방안을 검토하여 단절되고 세분화된 두 의료업무가 소통하며 발전해나갈 수 있어야 한다.54

제4절 │ 의사와 치과의사의 의료행위

1. 현황

치과의사는 「의료법」에 따른 의료인으로 치과의료와 구강 보건지도를 임무로 하고 있다.55 그리고 「의료법」 제27조에 따라 의료인은 면허된 것 이외의 의료행위는 할 수 없게 되어 있는데56 각각의 업무영역이 구체적으로 규정되어 있지 않고 의료행위의 종류도

법 제1조 치매 진단, 산업재해보상보험법시행규칙 제6조 업무상 질병 판정위원회 위원장 및 위원의 자격 요건, 부상·질병상태와 재요양 필요성에 대한 진단서 및 소견서, 어선원 및 어선 재해보상보험법 시행규칙 제5조의7 부상·질병상태와 재요양 필요성에 대한 진단서, 장기등 이식에 관한 법률 제18조 뇌사판정위원회 위원의 자격, 의료기기법 제2조 의료기기취급자 자격, 24조 의료기기 관련 광고 금지, 제30조 추적관리 대상 의료기기 기록 작성·보존, 응급의료에 관한 법률 제2조 응급의료종사자의 정의, 의료법 시행규칙 제24조 가정전문간호사에게 치료나 관리를 의뢰, 의료법 제18조 처방전 작성과 교부, 약사법 제26조 처방전 발행, 마약류 관리에 관한 법률 제2조 마약류 취급 의료업자의 자격, 약사법 시행규칙 제13조 동물용 의약품 등의 처방 등이다.

52 박유리, 강연석, 백경희, 라세환. 한의사와 의사의 업무 범위와 관련된 법령 고찰. 대한예방한의학회지 2014;18(3):91−104.

53 이백휴, 이평수, 박윤형. 의사와 한의사의 의료기기 상호 활용 가능성과 한계−소위 IMS 시술 관련 판결을 중심으로. 한국의료법학회지 2011;19(2):139−160.

54 범경철. 의료영역과 한방의료영역의 업무구분에 관한 고찰. 의생명과학과법 2009;2:49−100.

55 의료법[법률 제15716호, 2018. 8. 14., 일부개정] 제2조(의료인) 제1항 및 제2항제2호.

56 의료법[법률 제15616호, 2018.8.14, 일부개정] 제27조(무면허 의료행위 등 금지) 제1항.

극히 다양할 뿐 아니라 사회적 인식과 수요에 따라 얼마든지 변화될 수 있다는 점에서57 치과의사의 '치과의료' 역시 구체적인 행위 범위는 모호한 상황이다. 그 중에서도 의료와 보건지도를 임무로 하는 의사의 면허범위58와의 차이를 명확하게 구분하는 것은 극히 어려우므로 이에 대한 판단은 의사나 치과의사의 의료행위가 '면허된 것 이외의 의료행위'에 해당하는지는 구체적 사안에 따라 의사와 치과의사의 면허를 구분한 의료법의 입법목적, 해당 의료행위에 관련된 법령의 규정 및 취지, 해당 의료행위의 기초가 되는 학문적 원리, 해당 의료행위의 경위·목적, 의과대학 등의 교육과정이나 국가시험 등을 통하여 해당 의료행위의 전문성을 확보할 수 있는지 등을 종합적으로 고려하여 사회통념에 비추어 합리적으로 판단하여야 한다.59

치과의사가 되고자 하는 자는 치의학을 전공하는 대학(또는 전문대학원)을 졸업하고 치의학사 학위를 받거나 또는 보건복지부장관이 인정하는 외국의 학교를 졸업하고 외국의 치과의사 면허를 받은 자로서 예비시험에 합격해야 하며, 최종적으로 치과의사 국가시험에 합격하여 보건복지부장관의 면허를 받아야 한다.60

전국에는 11개의 치과대학 및 치의학전문대학원이 있는데, 2018년 기준 입학생은 총 734명(이 중에서 정원 외 입학은 57명)이었고 졸업생은 총 722명(남자는 64.1%, 여자는 35.9%)이었다.

[표 5-3] 2018년 치과대학/치의학전문대학원 입학생, 재학생, 졸업생 현황61

연번	대학명	졸업생(2018.2)	입학생(2018.3)	재학생(2018.3)
1	강릉원주대	33	42	241
2	경북대	48	61	328
3	경희대	78	38	416
4	단국대	70	71	404
5	부산대	63	84	420
6	서울대	81	91	476
7	연세대	68	86	383

---

57 대법원 1974. 11. 26. 선고 74도1114 전원합의체 판결 참조
58 의료법[법률 제15716호, 2018. 8. 14., 일부개정] 제2조(의료인) 제2항제1호
59 대법원 2014. 1. 16. 선고 2011도16649 판결
60 의료법[법률 제15716호, 2018. 8. 14., 일부개정] 제5조(의사·치과의사 및 한의사 면허) 제1항
61 전지은 외, 2019 한국치과의료연감. 서울: 대한치과의사협회 치과의료정책연구원: 2020.

연번	대학명	졸업생(2018.2)	입학생(2018.3)	재학생(2018.3)
8	원광대	97	84	514
9	전남대	69	68	282
10	전북대	39	28	211
11	조선대	76	81	431
총계		**722**	**734**	**4,106**

인구 1,000명당 활동 치과의사수는 2017년 기준 0.49명으로 지난 10년간 0.1명이 늘었다.

[표 5-4] 인구 1,000명당 국내 활동치과의사수[62]

연도	2006	2008	2010	2012	2014	2016	2017	2018
인구1,000명당 활동치과의사 수	0.38	0.4	0.42	0.44	0.45	0.47	0.49	0.5

우리나라 치과전문의제도는 「치과의사전문의의 수련 및 자격인정 등에 관한 규정」이 제정되면서 2004년부터 도입되어 2008년에 자격시험 합격자를 처음 배출하였다.[63] 시행초기에는 치과계에서 전체 치과의사 중 소수정예만 전문의를 유지하고 1차 의료기관에서 전문과목을 표방하는 것을 금지하는 등 제도적인 제재가 있었고 2011년에는 치과의원에서 전문과목을 표시하는 것을 허용하되 이 때에는 표시한 과목에 해당하는 환자만 진료해야 한다는 내용의 「의료법 일부개정법률안」이 통과되었다. 이와 같은 법 개정은 '전문의 자격'을 갖춘 치과의사의 치과 의료행위 범위를 제한함으로써 치과전문의제도가 활성화되지 못했으나 2015년에 해당 법 내용은 치과전문의제도를 유명무실하게 만들 위험이 있고 치과전문의들의 평등권과 직업수행의 자유를 침해한다는 헌법재판소 위헌판결[64]에 따라 실제로 전문 과목을 표방하는 치과의원이 증가하고 있다.[65]

---

62 Data extracted on 22 Jan 2021 08:21 UTC (GMT) from OECD.Stat
63 민경호 외. 2017 한국치과의료연감. 서울: 대한치과의사협회 치과의료정책연구원; 2018.
64 헌법재판소 2015. 5. 28. 2013헌마799 판결
65 이상영 외. 치과의사 전문과목 신설 등 전문의제도 개선방안에 관한 연구. 세종: 한국보건사회연구원; 2016.

2. 문제점

지난 2014년에 한국보건사회연구원이 연구한 '보건의료인력 수급 중장기 추계: 2015~2030'에 따르면, 활동 치과의사는 2015년 24,776명에서 2030년 32,484명으로 31.1%증가할 것으로 전망된 것에 반해 수요는 2015년 24,223~25,173명에서 2030년 29,516~30,674명으로 21.9% 증가하는 것으로 나타나, 2030년에는 1,810명~2,968명의 치과의사가 공급 과잉되는 현상이 전망된다는 결과가 나타났다.[66] 2017년 말 기준 치과의사는 총 25,300명이며 이중 약 50%가 서울과 경기도에 분포하고 있다. 2019년 치과의사 전문의 자격시험에 688명이 최종합격함으로써 지금까지 총 6,579명의 치과전문의가 배출되었고 이는 총 치과의사 중 약 26%에 해당한다.[67] 치과의료의 많은 부분은 일차의료의 영역으로 알려있는 만큼 일반치과의사와 치과전문의의 역할구분, 치과전문의가 해야 할 전문적 의료영역이 전체 치과의료 이용량에서 차지하는 비중 등에 대한 과학적 근거를 바탕으로 한 전문의 양성체계 구축이 필요하며,[68] 이와 더불어 치과의료 전달체계 확립을 위한 논의도 필요하다.

[표 5-5] 지역별 치과의사수

서울	경기	부산	대구	인천	광주	대전	울산	세종
7,118	5,324	1,730	1,288	1,211	988	814	501	105
강원	충북	충남	전북	전남	경북	경남	제주	계
645	592	877	899	731	904	1,312	261	25,300

출처: 국민건강보험공단 2017 지역별의료이용통계연보, 재구성

또한 의료법은 의료행위를 하기 위해서는 면허를 받도록 정하고 있으며 면허받은 범위 외의 의료행위는 의료법 위반으로서 형사처벌의 대상으로 삼고 있는데[69] 여기서 허용되는 면허의 범위는 구체적으로 규정하지 않고 있다. 치과의사의 업무영역 역시 특히 의사와의 업무범위에 있어서 그간 논란이 많았다. 의료법에서 치과의사의 업무로 규정하고

---

66 오영호 외. 보건의료인력 중·장기 수급추계연구: 2015~2030. 세종: 한국보건의료인국가시험원; 2014.
67 전영선, "치과전문의, 올해 688명 신규배출", 치과신문 2019년 2월 14일자.
68 신호성, 홍수연. 치과의사 인력현황 및 수급예측. 보건사회연구. 2007;27(1):81-102.
69 의료법[법률 제15716호, 2018. 8. 14., 일부개정] 제27조제1항, 제87조

있는 '치과의료'는 치의학 또는 치학을 전제로 하는데 이는 통상적으로 치아와 구강 및 그 인접 조직기관에 발생하는 질병을 예방하거나 진단하여 치료하는 원리와 방법을 연구·활용하는 동시에, 상실된 치아기능을 재활시킴으로써 구강건강을 증진시키고자 하는 응용과학이라고 정의하고 있다.[70] 여기서의 '치아와 구강 및 그 인접 조직기관'에 대해서 각기 해석하는 범위가 다양할 수 있다. 치과의사가 환자의 눈가와 미간에 보톡스 시술을 한 행위가 적법하다고 판결한 대법원의 판결문에 따르면, 다수의견은 치과의사가 시술한 부위는 안면부위이므로 면허된 것 이외의 의료행위라고 볼 수 없다고 했으나, 이에 대한 소수의견을 보면 이비인후과, 안과, 피부과도 안면 부위를 다루고 있으므로 안면이 치과의사의 고유한 배타적 치료영역이 될 수는 없다는 의견을 제시했다. 이와 같이 어떤 의료행위가 양 쪽의 의료면허범위 사이의 중간지대에 위치하는 경우를 중간적 의료영역이라고 하는데, 이는 혼합되고 혼재된 정도와 비율, 해당 의료행위에 요구되는 전문성 등을 고려하여 독자적 의료행위 가능성을 검토하여야 한다.[71] 이와 같은 변화 속에서 대한치과의사협회는 장래의 논란의 종식하기 위해 「치과의사법 제정안」 연구에서 "3차 뇌신경과 얼굴신경 지배영역(치아와 구강 내외부, 안면골격과 근육, 상·하악 턱관절과 각각 피부와 부속 기관을 포함한다. 이하 '구강악안면 및 턱관절 등'이라 한다)에 대한 진료와 보건지도"를 치과의사의 업무로 규정함으로써 치과의사의 업무범위 명확화를 시도하였다.[72]

3. 주요판례

가. 판례 ①. 대법원 2016. 7. 21. 선고 2013도850 판결

치과의사가 환자의 미간과 눈가에 보톡스 시술을 함으로써 면허된 것 이외의 의료행위를 하였다고 의료법 위반으로 공소제기된 사안에서, 대법원은 관련 법령이 구강악안면외과를 치과 영역으로 인정하고 있고, 치과의사 양성과정에서 안면부에 대한 교육 및 수련을 하고 있으며, 치과의사가 이미 치료에 보톡스를 활용하고 있고, 교육 및 수련 과정이나 국가시험 등을 통하여 보톡스 시술의 전문성을 확보할 수 있다는 등의 이유로, 치과

---

70 대법원 2016. 7. 21. 선고 2013도850 판결
71 도규엽. 중간적, 혼합적, 중첩적 의료영역과 치과의사의 무면허 의료행위. 형사정책연구. 2017;28(2):123−154.
72 박용덕, 엄태진, 홍승국. 치과의사법 제정안과 정책제언. 서울: 대한치과의사협회 치과의료정책연구원; 2018.

의사가 환자의 미간과 눈가에 보톡스 시술을 한 행위가 면허 범위를 벗어난 의료행위에 해당하지 아니한다고 판단하였다. 이와 더불어 의사와 치과의사 각각에게 면허된 의료행위는 구체적인 규정을 두고 있지 않으므로 개별 사안에 따라 해당 의료행위에 대한 법령 규정 및 취지, 학문적 원리, 전문성 확보유무 등을 종합적으로 고려하여 사회통념에 비추어 합리적으로 판단해야 하며, 의료행위는 고정 불변인 것이 아니라 의료기술 발전과 시대 변화, 의료서비스 수여자의 인식과 필요에 따라 달라질 수 있는 가변적인 것이므로 전통적인 치과진료영역을 넘어 치과의사에게 허용되는 의료행위 영역이 생겨날 수도 있다고 판시했다.

나. 판례 ②. 대법원 2016. 8. 29. 선고 2013도7796 판결

보건복지부는 "점빼기 또는 여드름 흉터 제거 등의 레이저 시술 및 물리화학적 피부 박피술, 보톡스 주사를 이용한 이마 또는 눈가의 주름제거 시술 등은 치과의료로 볼 수 없으므로 의료법 제27조제1항에서 금지하는 무면허의료행위에 해당한다"고 유권해석했다.73 또한 코와 입술 등에 필러를 주사하는 행위, IPL 시술 등은 의료법 제2조제2항제2호에 규정된 치과 의료행위로 볼 수 없다고 보았다.74 그러나 치과의사인 피고인이 환자들의 안면 부위에 치과치료 목적이 아닌 미용 목적의 프라셀 레이저 시술, 주름제거, 피부 잡티제거 등 피부 레이저 시술을 함으로써 면허된 것 이외의 의료행위를 했다는 혐의로 의료법 위반으로 기소된 사건에 대해 1심은 보건복지부 유권해석과 같은 유죄를 선고했으나 2심에서는 치과대학 또는 치의학대학원은 학생들에게 구강악안면외과, 치과보철과, 치과보존과, 구강내과 등에 관하여 이론과 실무를 가르치고 있고, 국가가 치과의사 면허시험 과정에서 시험을 실시하고 있으며, 구강악안면외과에서의 구강악안면은 구강 및 턱뿐만 아니라 안면부 전체를 포함하는 의미이고, 그 교과서에 안면피부성형술, 레이저 성형술, 필러 및 보톡스 시술 등 얼굴 부위에 대한 모든 형태의 미용성형술이 포함되어 있을 뿐 아니라, 피고인이 한 레이저 시술은 박피, 주름제거, 흉터제거 등이 목적으로 고유한 파장의 레이저 광선을 피부에 쏘는 것으로서 효과가 좋고 부작용이 적어 피부미용분야에서 기본적인 시술법으로 자리 잡은 행위이므로 피고인의 레이저 시술은 치과의

---

73 2010. 4. 8. 보건복지부 의료자원과 인터넷 민원회신
74 2010. 1. 21. 보건복지부 의료자원과-561

사의 면허범위를 벗어난 것으로 볼 수 없다는 이유로 무죄를 선고하였고 이어 대법원은 원심(2심)의 무죄판결을 확정했다. 다만, 이 판결은 안면부 레이저 시술이라는 개별 사안에 대한 것으로, 이를 기초로 치과의사의 모든 안면부 시술이 허용된다고 단정할 사안은 아니고 치과의사의 면허 범위는 구체적인 사안에 따라 여러 사정을 종합적으로 고려해 판단해야 한다고 판시했다.

4. 소결

'의료행위'는 사회적 변화에 따라 변화될 수밖에 없고 각 의료인의 전문성이 강화되고 지식과 영역이 확대됨에 따라 업무가 중첩되거나 융합되는 상황이 많이 발생하고 있는 것이 사실이다. 또한 현행 의료법에서는 '의료행위'에 대해 정의를 내리지 않고 있고 의료인의 업무 역시 광범위하게 규정되어 있어 의료인간 업무가 중첩되는 부분에 대한 논쟁이 발생할 여지를 충분히 가지고 있다. 최근 대법원은 치과의사의 안면부위 보톡스 및 레이저 시술이 의료법상 허용된다는 취지의 판결을 내린 바 있다. 이는 의료현장에서 논란이 되는 중첩되는 영역을 명확히 한 사례로 볼 수 있는 반면, 안면 부위의 여드름·화상 치료, 새로운 성능의 기계를 이용한 안면 부위 박피시술, 탈모치료 시술 등을 무한정 모두 치과의사의 면허 범위로 볼 수 있는지에 대한 논쟁은 여전히 남아 있다.[75] 이는 오히려 의료인 간의 업무범위에 관한 분쟁을 더욱 증가시킬 우려도 있는 것이다.[76] 또한 안면에 있어서의 미용성형시술이 타 의료행위와는 다른 특수성이 있음을 감안할 때,[77] 성형외과 또는 피부과 전문의 외에 다른 의료인에게 해당 행위를 허용하는 것이 과연 소비자의 목적에 맞는지, 미용성형의료에 가중된 의무를 타 의료인이 감당할 수 있을지에 대한 신중한 판단도 필요하다.[78] 대법원 판결 이후, 대한치과의사협회에서 치과의사의 독립적이고 책임감 있는 업무수행 등을 규정하는 별도의 「치과의사법안」을 제정하려는 움직

---

75 대법원 2016. 7. 21. 선고 2013도850 판결 반대의견
76 김영신. 의료법상 "치과의료"의 범위: 대법원 2013도7796판결을 중심으로. 한국의료법학회지. 2018;26(1): 281-306.
77 미용성형의 경우, 환자의 주관적인 만족도에 따라 수술 결과가 평가되기 때문에 술기상의 과실이 없는 경우에도 환자가 수술결과에 불만족하게 되면, 의사의 의학적 판단보다 환자의 결정에 따라 재수술을 시행 받거나 분쟁으로 나아가는 경우가 많다. (김소윤 외. 환자안전을 위한 의료판례분석 성형편. 서울: 박영사, 2017:159)
78 백경희. 미용성형수술에 관한 면허 외 의료행위에 관한 고찰. 법학연구. 2017;58(1):133-157.

임을 보이고 있다. 이와 같이 법령체계에서의 불명확한 부분에서 초래되는 혼란은 입법 또는 법령 개정 등을 통해 어느 정도 해결할 수 있겠으나 의료인의 업무 전체를 세세하게 법에 규정하는 것은 현실적으로 불가능하다는 한계는 존재한다. 치과의사의 수급문제와 관련해서는 2015년 의료법 개정을 통해 보건복지부 장관이 의료인 수급계획을 세워야 한다는 조항이 신설되었고, 2019년에는 보건의료인력 수급관리 등을 규정한 보건의료인력지원법이 제정되는 등 각종 법령 근거가 마련되어있다. 따라서 이를 통해 현재 치과의사의 수급현황을 제대로 파악하고, 적정 수준의 양적·분포적 치과의사 수급 계획 뿐 아니라 전체 치과의사 중 적절한 전문의 비중 등에 대한 장기적인 계획을 수립할 수 있을 것을 기대한다.

제5절 | 전문간호사의 의료행위

1. 현황

1973년에 이루어진 의료법 전면 개정 시, 의료법 제56조에 보건간호사, 마취간호사, 정신간호사가 분야별 간호사로 신설되었으며, 1990년에는 의료법 시행규칙에 가정간호사가 추가되었다.[79] 2000년 분야별 간호사가 '전문간호사'로 명칭이 변경되고, 2003년 법제화 되면서 본격적으로 시작되었으며[80] 2005년 이후 매년 자격시험이 치러지고 있다. 현재 의료법에서 인정하는 전문간호사의 실무분야는 가정, 감염관리, 노인, 마취, 보건, 산업, 아동, 응급, 임상, 정신, 종양, 중환자, 호스피스 총 13개 영역이다. 전문간호사 제도는 국민 평균수명 증가와 더불어 노인인구 및 만성질환자 증가, 의료의 전문화 및 세분화 등에 따른 간호영역의 전문화 요구에 의해 도입되었다. 전문간호사 제도는 총 입원비 감소와 병상가동률 증가를 통한 의료비 절감효과, 세분화된 의료분야에 전문 간호인력 활용으로 인한 병원운영의 효율성 증대를 기대할 수 있다.[81]

의료법[82] 제78조에서 보건복지부장관은 간호사에게 간호사 면허 외에 전문간호사 자

79 정희진. 전문간호사의 법적책임 [석사학위 논문]. 서울: 이화여자대학교 대학원; 2009. p.3.
80 김기경, 조재현. 전문간호사 자격인정의 공공성. 대한의료법학회. 2005;6(2):291.
81 김경례. 위의 논문. p.185.
82 의료법[법률 제9932호, 2010. 1. 18, 타법개정] 제78조(전문간호사) ① 보건복지부장관은 간호사에게 간호사 면허 외에 전문간호사 자격을 인정할 수 있다. <개정 2008.2.29, 2010.1.18>

격을 인정할 수 있다고 규정하고 있다. '전문간호사 자격인정 등에 관한 규칙'에 따르면 전문간호사는 간호사 면허를 가진 자로서 보건복지부장관이 지정하는 전문간호사 교육기관에서 전문간호사 교육과정을 이수해야 한다. 전문간호사 교육과정은 보건복지부장관이 지정하는 전문간호사 교육기관(대학원 수준)에서 2년 이상 실시하며, 10년 이내에 해당 분야에서 3년 이상 간호사로 근무한 경험이 있어야 교육과정을 신청할 수 있다. 교육과정을 이수하고, 법이 정한 전문간호사 자격시험에 합격하면 보건복지부장관으로부터 전문간호사 자격을 인정받게 된다. 그러나 이와 같은 자격인정 요건에도 불구하고 개정 전 의료법에는 전문간호사가 행할 수 있는 업무 범위에 대한 별도의 규정이 없어 일반간호사와 동일한 업무만 수행할 수 있는지 아니면 전문업무도 수행할 수 있는 것인지 불분명한 측면이 존재하였다. 이에 시행규칙에 위임되어 있던 전문간호사의 자격인정 요건을 법률에 명시하며, 전문간호사의 자격 기준, 업무 범위 등을 보건복지부령으로 정하도록 하는 의료법 일부개정이 2018년 3월 27일 이루어졌다.[83]

2. 문제점

도입 이후 10년이 지난 현재 전문간호사에 대한 제도적 불인정과 보상체계 미비, 전문간호사로서 활동을 보장하는 인사제도 미확립 등으로 전문간호사제도가 정체되고 있으며,[84] 분야별 전문간호사 배출 인원은 2000년대 초반 이후 점차 줄어드는 모습을 관찰할 수 있다(〈표 5-6〉 참고). 또한 마취전문간호사의 척수마취 행위를 무면허 의료행위로 판결

---

② 제1항에 따른 전문간호사의 자격 구분, 자격 기준, 자격증, 그 밖에 필요한 사항은 보건복지부령으로 정한다. <개정 2008.2.29, 2010.1.18>

[83] 의료법[법률 제15540호, 2018. 3. 27, 일부개정] 제78조(전문간호사) ①보건복지부장관은 간호사에게 간호사 면허 외에 전문간호사 자격을 인정할 수 있다. <개정 2008.2.29, 2010.1.18>
② 전문간호사가 되려는 사람은 다음 각 호의 어느 하나에 해당하는 사람으로서 보건복지부장관이 실시하는 전문간호사 자격시험에 합격한 후 보건복지부장관의 자격인정을 받아야 한다. <개정 2018.3.27>
1. 보건복지부령으로 정하는 전문간호사 교육과정을 이수한 자
2. 보건복지부장관이 인정하는 외국의 해당 분야 전문간호사 자격이 있는 자
③ 전문간호사는 제2항에 따라 자격을 인정받은 해당 분야에서 간호 업무를 수행하여야 한다. <신설 2018.3.27>
④ 전문간호사의 자격 구분, 자격 기준, 자격 시험, 자격증, 업무 범위, 그 밖에 필요한 사항은 보건복지부령으로 정한다. <신설 2018.3.27>

[84] 설미이. 국내 전문간호사의 현황과 발전과제. 서울대학교 간호과학연구소 간호정책포럼 발표자료. 2017. 3. 31.

한 2010년 대법원의 판결은 전문간호사의 활동을 위축시켰다.[85] 이에 전문간호사 제도 도입 취지에 부합하는 정책 개발을 통해 전문간호사들이 법적 보호하에 활동할 수 있도록 개선이 필요하다.

[표 5-6] 분야별 전문간호사 배출현황(한국간호교육평가원)

분야	이전	2005	2006	2007	2008	2009	2010	2011	2012	2013	2014	2015	2016	합계
가정	5,358	364	399	11	42	51	55	51	44	32	25	14	22	6,468
감염관리	–	–	40	49	49	24	–	33	–	45	22	21	27	310
노인	–	–	259	256	455	162	159	125	160	167	134	118	107	2,102
마취	570	7	–	2	7	10	–	12	–	6	5	7	8	634
보건	2,048	–	3	–	–	1	–	–	–	–	–	–	–	2,052
산업	–	–	73	15	15	3	–	7	–	9	4	3	7	136
아동	–	–	–	–	–	12	10	12	–	19	8	11	11	83
응급	–	–	57	30	42	28	–	30	–	42	19	17	12	277
임상	–	–	–	–	–	–	30	37	44	36	26	27	29	229
정신	188	–	47	29	64	22	–	49	–	52	18	29	38	536
종양	–	–	81	79	85	40	31	82	78	72	63	76	66	753
중환자	–	–	111	80	96	58	41	46	45	42	40	30	36	625
호스피스	–	–	54	39	83	34	40	36	46	45	40	32	28	477
합계	8,164	371	1,124	590	938	445	366	520	417	567	404	385	391	14,682

3. 주요 판례

가. 사건개요 및 법원의 판결

1) 대법원 2010.3.25. 선고 2008도590 판결

2004.5.10. 치핵제거수술을 위해 환자가 내원하였고, 18:20경 집도의인 외과과장은 전기충격기 등 구급장비가 제대로 갖추어지지 않은 수술준비실에서 수술을 행하였다. 당

---

85 고신정. "불법 딱지 PA, 전문간호사로 양성화되나", 메디칼업저버 2018년 11월 1일자. Available at: http://www.monews.co.kr/news/articleView.html?idxno=121066

시 병원 내 1개밖에 없는 수술실에서는 마취전문간호사가 다른 환자에게 전신마취를 시행하고 있던 중이었으나 집도의의 부탁으로 마취전문간호사가 다른 수술 도중 피해자에게 척추마취를 시행하였다. 이후 흥분상태를 보이는 환자에게 수술을 중단하거나 응급조치를 취하는 등의 행위 없이 추가로 안정제를 투약하였다. 수술 종료 후 환자의 혈압이 급격히 상승하며 활력징후가 불안정하자 타병원으로 후송하였으나, 같은 날 22:55경 환자는 심폐정지로 사망하였다. 이에 3심까지 소송 진행되었으나, 상고심은 기각되고 마취전문간호사는 징역 6월, 집예유예 1년을 선고 받았다.

법원은 마취전문간호사의 업무범위에 관하여 별도의 법령상 규정이 없으며, 마취시술에 있어 진료의 법령상 마취전문간호사의 업무범위 규정 없음을 이유로 마취전문간호사의 업무범위 역시 마취시술에 있어 진료의 보조행위에 국한된다고 보았다. 전문간호사라고 하더라도 마취분야에 전문성을 가지는 간호사인 자격을 인정받은 것뿐이어서 비록 의사의 지시가 있었다고 하더라도 의사만이 할 수 있는 의료행위를 직접 할 수 없는 것은 다른 간호사와 마찬가지라 하였다. 또한 마취액을 인체에 직접 주입하는 등의 행위는 사람의 생명을 좌우할 수 있는 고도의 전문성과 지적 능력이 요구되는 의료행위이므로 의사의 고유한 업무로 보았다.

피고들은 마취간호사 업무범위에 대한 유권해석,[86] 마취간호사의 업무범위의 한계에 관한 질의 의정[87]을 제시하며 마취전문간호사의 마취행위가 무면허 의료행위인지 몰랐다고 주장하였다. 그러나 해당 판례의 경우 마취전문간호사가 집도의의 구체적인 지시 없이 독자적으로 마취약제와 양을 결정하여 피해자에게 직접 마취시술을 시행하였으므로 전문간호사의 마취행위를 불인정하였다.

2) 서울행정법원 2014.7.3. 선고 2013구합53523 판결

2010.9.30. 손가락 수술을 위해 환자가 내원하였고, 16:00경 병원장인 집도의는 마취전문간호사에게 전신마취를 위한 삽관시술을 하도록 한 다음 수술을 행하였다. 환자는 수술 후 의식불명상태에 빠졌고, 19:15경 타병원으로 전원하였으나 같은 날 22:42경 심장질

---

86 1991.9.28. 보건사회부 의정 01254-039803호. 마취간호사가 집도의의 지시·감독 하에 마취행위를 하는 것도 무방하다고 판단되며, 수술 집도의가 간호사에게 지시·감독하는 범위와 내용은 환자의 생명과 신체에 대한 위험을 방지할 수 있을 정도로 구체적이어야 할 것이다.

87 1994.3.22. 보건사회부 의정 65507-324호. 마취시술에 있어 마취제의 종류·양·산소공급정도·기계조작 등은 마취전문의가 있으면 마취전문의가, 마취전문의가 아닌 경우 집도의가 결정할 사항이라고 보고 있다.

환 등으로 사망하였다. 소송결과 병원장은 벌금 200만원, 마취전문간호사는 벌금 100만원을 선고받았다.

법원은 의사가 간호사에게 진료의 보조행위를 하도록 지시하거나 위임할 수는 있으나, 고도의 지식과 기술을 요하여 반드시 의사만이 할 수 있는 의료행위 자체를 하도록 지시하거나 위임하는 것은 허용될 수 없으므로, 간호사가 의사의 지시나 위임을 받고 그와 같은 행위를 했다고 하더라도 의료법 제27조 제1항에서 금지하는 무면허 의료행위로 보았다.

3) 부산지방법원 2015.1.9. 선고 2013고합140 판결

2011.2.7.경부터 운영된 병원의 의사, 마취전문간호사, 간호조무사, 의료기기상들이 단체로 기소된 8개의 판례가 병합된 판결문[88]이다. 피고인들 중 마취전문간호사는 병원 내 마취과장으로 재직하며 2011년 2월 경부터 약 2년 동안 의사의 지도·감독 없이 900회 이상 마취의료행위를 시행하였다. 그에 따른 의료사고는 발생하지 않았으나 보건범죄 단속에 관한 특별조치법 위반(부정의료업자), 사기, 근로기준법위반, 의료법 위반 등이 사유로 기소되어 징역 2년 및 벌금 500만원을 선고받았다.

본 판례는 앞의 두 판례와 달리 의사의 지시 하에 시행된 마취전문간호사의 마취의료행위에 대한 판례이다. 어떤 목적이나 방향으로 남을 가르쳐 이끄는 것을 지도라 정의한다면, 지시는 가리켜 보이거나 일러서 시키는 명령조에 가까운 뜻으로 약간의 차이가 있으나 지도·감독에 포함하여 분류하였다. 본 판례에서는 의사가 간호사에게 진료의 보조행위를 하도록 지시하거나 위임할 수는 있으나, 고도의 지식과 기술을 요하여 반드시 의사만이 할 수 있는 의료행위 자체를 하도록 지시하거나 위임하는 것은 허용될 수 없으므로, 간호사가 의사의 지시나 위임을 받고 그와 같은 행위를 하였다고 하더라도 이는 무면허 의료행위에 해당한다고 보았다.[89] 특히 수술환자에게 마취약을 주사하여 척추마취를 시행하는 등의 행위는 약제의 선택이나 용법, 투약 부위, 환자의 체질이나 투약 당시의 신체상태, 응급상황이 발생할 경우 대처능력 등에 따라 환자의 생명이나 신체에 중대한 영향을 미칠 수 있는 행위로서 고도의 전문적인 지식과 경험을 요하므로 의사만이 할 수

---

[88] 부산지방법원 2015.1.9. 선고 2013고합140, 2013고합196, 2013고합468, 2013고합480, 2013고합625, 2013고합631, 2014고합154, 2014고합279(병합) 판결

[89] 대법원 2007.9.6. 선고 2006도2306 판결 , 대법원 2010. 3. 25. 선고 2008도 590 판결 등 참조

있는 의료행위로 보아, 마취전문간호사가 할 수 있는 진료 보조행위의 범위를 넘어서는 것이라 하였다.

나. 판례의 쟁점

각 사건의 내용을 통해 의료현장에서 간호인력이 실제로 수행한 마취행위를 파악할 수 있었다. 판례 ①,②,③에서는 마취전문간호사가 전신마취 및 척추마취를 시행하였고, 법원은 의사의 지도·감독과 무관하게 마취전문간호사 및 간호사의 마취 의료행위를 불인정하였다.

전신마취와 척추마취는 정맥주사 마취에 비해 기술적 난이도가 높은 의료행위라고 볼 수 있는데, 판례를 통해 살펴본 의료현장에서 전문간호사는 정맥주사 마취보다는 주로 전신마취와 척추마취를 시행하고 있었다. 또한 경우에 따라서는 마취과장이라는 직책을 부여받고 있었다. 이러한 사정들을 종합해 보면, 간호사나 간호조무사에 비해 마취전문간호사는 비교적 난이도가 높고 전문적인 업무 역할을 수행할 것을 요청받고, 의료현장에서는 간호인력의 단계에 따라 수준별 마취의료행위를 요구하고 있음을 알 수 있다.

마취전문간호사가 특정한 마취행위를 하여야 하는 상황이 있을 것으로 보인다. 대한마취통증의학회의 '2011년~2013년 의료기관 종별 전신마취 현황'에 대한 분석자료에 의하면 전국 2만여 병·의원에서 시행된 전신마취(삽관)의 56.6%(2만6,725건)가 마취전문의 없이 시행되었다고 한다.[90] 아마도 비전문의 혹은 마취전문간호사가 전신마취를 시행했을 것이라고 추론된다고 할 것이다. 부산지방법원 2015.1.9. 선고 2013고합140 판결(③)의 마취전문간호사는 원장의 지시에 따라 마취의료행위를 2011년 2월경부터 약 2년 동안 900회 이상 시행하였으나 2007~2008년 경 타병원에서 전신마취 시행으로 2010년 의료법위반 집행유예 전력이 있었다. 서울행정법원 2014.7.3. 선고 2013구합53523 판결(②)의 병원장인 집도의는 전문간호사 중 마취전문간호사는 전신마취를 할 수 있으므로 마취전문간호사에게 전신마취를 하도록 한 것은 '의료인에게 면허받은 사항 외의 의료행위를 하게 한 때'에 해당하지 않는다고 주장하였다. 이는 의료현장에서 마취전문간호사의 마취행위가 적지 않게 이루어진다고 추론해 볼 수 있다.

---

90 이상규, 김지만. 마취 시술 안전성 확보를 위한 현황 파악. 서울: 대한마취통증의학회; 2014.

4. 소결

　「의료법」에 의하면 간호사는 대학(4년제) 또는 전문대학(4년제)을 졸업하고 간호사 국가시험에 합격하여야 간호사 면허증을 취득할 수 있다. 간호사는 전문간호사, 조산사, 정신보건간호사, 보건교사, 보건진료 전담공무원 등으로 활동할 수 있다. 조산사는 「의료법」 제2조에서 조산과 임부·해산부·산욕부 및 신생아에 대한 보건과 양호지도를 임무한다고 정의되어 있고, 정신보건간호사는 「정신보건법」 시행령 제2조 정신보건전문요원의 업무의 범위 등에서 구체적인 업무의 범위 및 한계, 자격기준을 규정하고 있다. 보건교사의 경우 「학교보건법」 제14조의2 감염병 예방접종의 시행을 기준으로 보건교사의 예방접종에 대해서는 「의료법」 제27조 무면허의료행위를 적용하지 않는다고 정의한다. 보건진료 전담공무원은 「농어촌 등 보건의료를 위한 특별조치법」 제19조 및 시행령 제14조에서 의료행위의 범위를 규정하며, 「의료법」 제27조에도 불구하고 근무지역으로 지정 받은 의료 취약지역에서 대통령령으로 정하는 경미한 의료행위를 할 수 있다고 보고 있다. 이와 같은 법 조항들은 의료서비스전달과 접근성 등을 고려하여 간호사가 수행할 수 있는 업무를 법적으로 비교적 명확하게 제시하고 있다.

　반면 관련 분야에서 3년 이상의 임상경력과 전문간호사 교육과정(석사 2년 이상) 이수라는 추가적인 자격을 요구하는 전문간호사의 경우, 전문간호사가 수행할 수 있는 업무에 대한 규정이 명확하지 않았다. 추후 보건복지부령으로 정해질 전문간호사의 업무 범위는 실제 의료현장의 상황과 요구도 등을 반영하여야 한다. 이러한 업무범위의 명확화를 통해 제도 도입의 목적을 달성할 수 있으며, 간호서비스의 질적 수준 향상뿐만 아니라 전문간호사 제도의 법적 불안정성을 해소하여 궁극적으로는 환자안전을 향상시킬 수 있을 것이다.

제6절 ┃ 기타 보건의료인

사례 1

　의사 A씨는 의료기관을 개설하면서 전기치료, 마사지 등을 담당할 물리치료사 B를 고용하였다. 그러던 중 B가 개인적 사정으로 잠시 휴가를 가게 되자 이에 A는 B의 업무를 대체할 물리치료사를 구하였으나 상황이 여의치 않았다. 결국 A는 환자에 대한 물리치료 등을 직접 실시하기로 하였다.

그런데 A가 모든 환자에 대하여 물리치료를 하려 하자, 환자가 여러 명이 동시에 내원하는 경우 긴 대기 시간으로 환자들의 불만이 커지곤 하였다. A는 어쩔 수 없이 일부 경증 환자에 대해서는 물리치료사의 면허가 없는 직원 C로 하여금 간단한 온열치료를 수행하도록 지시하였다.

이로 인해 A는 '의료기사가 아닌 자로 하여금 의료기사의 업무를 하게 함'을 처분사유로 하여 자격정지 15일의 처분을 받게 되었다.

〈출처: 보건복지부. 자격정지 및 면허취소 처분 사례집. 2015〉

사례 2

한의사 C씨는 「의료기사 등에 관한 법률」 제1조 및 「의료기사 등에 관한 법률 시행령」 제2조 제1항 제3호, 제2항이 의사 또는 치과의사의 지도하에서만 의료기사가 업무를 할 수 있도록 규정하고, 한의사의 지도하에서는 의료기사인 물리치료사가 물리치료는 물론 한방물리치료를 할 수 없도록 함으로써 한의사인 청구인의 직업수행의 자유, 평등권 등을 침해한다고 주장하면서 헌법소원심판을 청구하였다.

이에 헌재는 의료행위와 한방의료행위를 구분하고 있는 이원적 의료 체계하에서 의사의 의료행위를 지원하는 행위 중 전문적 지식 및 기술을 요하는 부분에 대하여 별도의 자격제도를 마련한 의료기사제도의 입법 취지, 물리치료사 양성을 위한 교육 과정 및 그 업무 영역 등을 고려할 때, 물리치료사의 업무가 한방의료행위와도 밀접한 연관성이 있다고 보기 어렵고, 물리치료사 업무 영역에 대한 의사와 한의사의 지도능력에도 차이가 있으므로, 의사에 대해서만 물리치료사 지도권한을 인정하고 한의사에게는 이를 배제하고 있는 데에 합리적 이유가 있다. 따라서 이 사건 조항은 한의사의 평등권을 침해하지 않는다고 판단하였다.

또한 물리치료사의 업무는 서양의학에 기초한 의학지식과 진단 방법을 기초로 근골격계, 신경계, 심폐혈관계, 피부계 질환을 각종 의료기기 및 물리적 요법을 이용하여 치료하는 행위로, 한의학에 기초를 두고 경락과 경혈에 자극의 대상을 두고 있는 한방물리요법과 차이가 있고, 물리치료사 교육 과정 및 시험 과목을 보더라도 물리치료사가 한방물리치료를 할 수 있는 기본지식이나 자격을 갖추고 있다고 보기 어렵다고 판단하였다. 따라서 한의사에게 물리치료사에 대한 지도권을 인정하지 아니한 이 사건 조항이 한의사의 직업수행의 자유를 침해한다고 보기 어렵다고 판단하였다.

〈출처: 헌재 2014. 5. 29. 선고 2011헌마552〉

1. 종류

보건의료기본법 제3조제3호에서는 보건의료인을 '보건의료 관계 법령에서 정하는 바에 따라 자격·면허 등을 취득하거나 보건의료서비스에 종사하는 것이 허용된 자'로 규정하고 있다.

현재 법으로 규정하고 있는 보건의료인은 ① 의료법 제2조에 의해 의료인으로 규정된 의사, 치과의사, 한의사, 조산사 및 간호사, ② 약사법 제2조 제2호에서 규정하고 있는 약사 및 한약사, ③ 「의료기사 등에 관한 법률」 제1조의2 및 제2조에서 규정하고 있는 의료기사(임상병리사, 방사선사, 물리치료사, 작업치료사, 치과기공사, 치과위생사)와 보건의료정보관리사91 및 안경사, ④ 「응급의료에 관한 법률」 제2조 제4호에서 규정하고 있는 응급구조사, ⑤ 의료법 제80조에 의해 규정된 간호조무사 등이 있다.

보건의료인은 국민의 건강과 생명에 직결되는 업무를 수행하는 전문직업인으로 국가가 법으로 정한 자격을 갖추고 법적으로 허가 받은 범위 안에서 보건의료 관계 행위를 하도록 규제받는다.92

이하에서는 앞서 제1절에서 살펴본 의료인을 제외한 보건의료인에 관하여 살펴보겠다.

2. 자격과 면허

가. 양성 및 국가시험

1) 면허 및 자격

약사, 한약사, 의료기사(임상병리사, 방사선사, 물리치료사, 작업치료사, 치과기공사, 치과위생사), 안경사, 보건의료정보관리사는 대학(경우에 따라 산업대학, 전문대학 등 포함) 졸업하거나 외국에서 해당 같은 수준 이상의 교육과정을 이수하고 외국의 면허를 받은 사람으로 국가시험에 합격한 후 보건복지부장관의 면허를 받은 사람들이다.

한편 응급구조사와 간호조무사는 대학 졸업자격이 아니라 각 법률에서 인정하는 교

---

91 보건의료정보관리사는 법률 제15268호, 2017. 12. 19., 일부개정(시행 2018. 12. 20.)에 따라 의무기록사의 명칭을 변경하였다.

92 보건복지부, 『2017 보건복지백서』, 보건복지부, 2018, 516면.

육과정을 이수 또는 졸업한 자 중에서 보건복지부장관이 실시하는 시험에 합격한 경우 보건복지부장관이 자격을 얻어 업무를 수행한다.

2) 수험자의 부정행위

각 법령에서는 해당 국가시험에서 부정행위를 한 자에 대하여 시험을 정지시키며, 합격 후에 부정행위가 발견된 경우에는 합격을 무효로 함을 규정하고 있다. 또한 시험이 정지되거나 합격이 무효가 된 사람에 대하여 해당 법령에서 규정된 바에 따라 그 다음에 치러지는 국가시험을 2회(또는 3회)의 범위에서 응시를 제한할 수 있음을 규정하고 있다.

3) 결격사유

약사, 한약사, 의료기사(임상병리사, 방사선사, 물리치료사, 작업치료사, 치과기공사, 치과위생사), 안경사, 보건의료정보관리사, 응급구조사, 간호조무사 모두 결격사유에 관한 규정을 법률로 정하고 있다. 결격사유에 해당하게 되면 해당 국가시험에 응시할 수 없고 또한 면허나 자격을 받은 이후에도 취소된다.

결격사유로는 정신질환자, 피성년후견인, 피한정후견인, 마약류 중독자, 각 해당 법률에서 규정하는 법령의 위반으로 금고 이상의 형을 선고받고 집행이 종료되지 아니하였거나 집행을 받지 아니하기로 확정되지 아니한 사람으로 규정하고 있다. 다만, 정신질환자의 경우 전문의사 해당 업무를 담당하는 것이 적합하다고 인정하는 경우에는 예외한다고 규정하고 있다.

나. 보수(연수)교육

약사, 한약사, 의료기사(임상병리사, 방사선사, 물리치료사, 작업치료사, 치과기공사, 치과위생사), 안경사, 보건의료정보관리사, 응급구조사, 간호조무사 모두 보수(연수)교육에 관한 사항을 해당 법령에서 규정하고 있다. 약사 및 한약사의 경우만 연수교육이라 칭하고 있으며, 의료기사, 안경사, 보건의료정보관리사, 응급구조사, 간호조무사의 경우 보수교육이라 지칭하고 있다.

교육 시간은 매년 4시간 이상에서부터 8시간 이상까지 규정하고 있으며, 약사 및 한약사를 제외한 의료기사(임상병리사, 방사선사, 물리치료사, 작업치료사, 치과기공사, 치과위생사),

안경사, 보건의료정보관리사, 응급구조사, 간호조무사의 경우 보수교육이 유예되면 법령에 규정된 시간의 보수교육을 받도록 하고 있다.

3. 업무

가. 약사 및 한약사

약사법 제2조에 규정된 바에 따라 약사(藥師)는 한약에 관한 사항 외의 의약품·의약외품의 제조·조제·감정(鑑定)·보관·수입·판매[수여(授與) 포함]와 그 밖의 약학 기술에 관련된 사항에 관한 업무(한약제제에 관한 사항 포함)를 담당한다.

한약사는 한약과 한약제제에 관한 의약품·의약외품의 제조·조제·감정(鑑定)·보관·수입·판매[수여(授與) 포함]와 그 밖의 약학 기술에 관련된 사항에 관한 업무를 담당한다(약사법 제2조).

나. 의료기사

의료기사는 의사 또는 치과의사의 지도 아래 진료나 의화학적(醫化學的) 검사에 종사하는 사람을 말한다(「의료기사 등에 관한 법률」 제1조의2 제1호).

1) 임상병리사

임상병리사는 각종 화학적 또는 생리학적 검사를 수행한다(「의료기사 등에 관한 법률」 제2조 제2항 제1호). 임상병리사의 업무 범위는 기생충학·미생물학·법의학·병리학·생화학·세포병리학·수혈의학·요화학(尿化學)·혈액학·혈청학 분야, 방사성동위원소를 사용한 검사물 분야 및 기초대사·뇌파·심전도·심폐기능 등 생리기능 분야의 화학적·생리학적 검사에 관한 검사물 등의 채취·검사, 검사용 시약의 조제, 기계·기구·시약 등의 보관·관리·사용, 혈액의 채혈·제제·제조·조작·보존·공급 관련 업무 및 그 밖의 화학적·생리학적 검사로 규정하고 있다(「의료기사 등에 관한 법률 시행령」 별표 1 의료기사, 보건의료정보관리사 및 안경사의 업무 범위).

2) 방사선사

방사선사는 방사선 등의 취급 또는 검사 및 방사선 등 관련 기기의 취급 또는 관리 업무를 수행한다(「의료기사 등에 관한 법률」 제2조 제2항 제2호). 방사선사의 업무 범위는 방사선 등의 취급·검사 및 방사선 등 관련 기기의 취급·관리에 관한 방사선기기와 부속 기자재의 선택·관리, 방사성동위원소를 이용한 핵의학적 검사, 의료영상진단기와 초음파진단기의 취급, 전리방사선(電離放射線, 물질을 통과할 때에 이온화를 일으키는 방사선)·비전리방사선의 취급, 그 밖에 방사선 등의 취급·검사 및 방사선 등 관련 기기의 취급·관리에 관한 업무로 규정하고 있다(「의료기사 등에 관한 법률 시행령」 별표 1 의료기사, 보건의료정보관리사 및 안경사의 업무 범위).

3) 물리치료사

물리치료사는 신체의 교정 및 재활을 위한 물리요법적 치료 업무를 수행한다(「의료기사 등에 관한 법률」 제2조 제2항 제3호). 물리치료사의 업무 범위는 신체의 교정 및 재활을 위한 물리요법적 치료에 관한 물리요법적 기능훈련·재활훈련, 기계·기구를 이용한 물리요법적 치료, 도수치료(기구나 약물을 사용하지 않고 손으로 하는 치료), 도수근력(손근력)·관절가동범위 검사, 마사지, 물리요법적 치료에 필요한 기기·약품의 사용·관리, 신체 교정운동, 온열·전기·광선·수(水)치료, 물리요법적 교육, 그 밖에 신체의 교정 및 재활을 위한 물리요법적 치료에 관한 업무로 규정하고 있다(「의료기사 등에 관한 법률 시행령」 별표 1 의료기사, 보건의료정보관리사 및 안경사의 업무 범위).

4) 작업치료사

작업치료사는 신체적·정신적 기능장애를 회복시키기 위한 작업요법적 치료 업무를 수행한다(「의료기사 등에 관한 법률」 제2조 제2항 제4호). 작업치료사의 업무 범위는 신체적·정신적 기능장애를 회복시키기 위한 작업요법적 치료에 관한 감각·지각·활동 훈련, 삼킴장애 재활치료, 인지 재활치료, 일상생활 훈련: 일상생활에서 사용하는 물체나 기구를 활용한 훈련, 운전 재활훈련, 직업 재활훈련, 작업수행능력 분석·평가, 작업요법적 치료에 필요한 기기의 사용·관리, 팔보조기 제작 및 팔보조기를 사용한 훈련, 작업요법적 교육, 그 밖에 신체적·정신적 기능장애를 회복시키기 위한 작업요법적 훈련·치료에 관한 업무로 규정하고 있다(「의료기사 등에 관한 법률 시행령」 별표 1 의료기사, 보건의료정보관리사 및 안경사의 업무 범위).

5) 치과기공사

치과기공사는 보철물의 제작, 수리 또는 가공 업무를 수행한다(「의료기사 등에 관한 법률」 제2조 제2항 제5호). 치과기공사의 업무 범위는 치과의사의 진료에 필요한 교정장치·충전물(充塡物)·작업 모형, 보철물, 임플란트 맞춤 지대주(支臺柱, 인공치관과 인공치근을 연결하는 구조물)·상부구조에 따른 치과기공물을 전산설계(CAD/CAM), 삼차원(3D)프린터 또는 주조기 등을 이용해 디자인, 제작, 수리 또는 가공하는 업무, 그 밖에 치과의사의 진료에 필요한 치과기공물의 디자인, 제작, 수리 또는 가공에 관한 업무로 규정하고 있다(「의료기사 등에 관한 법률 시행령」 별표 1 의료기사, 보건의료정보관리사 및 안경사의 업무 범위).

6) 치과위생사

치과위생사는 치아 및 구강질환의 예방과 위생 관리 등의 업무를 수행한다(「의료기사 등에 관한 법률」 제2조 제2항 제6호). 치과위생사의 업무 범위는 치아 및 구강질환의 예방과 위생 관리 등에 관한 교정용 호선(弧線)의 장착·제거, 불소 도포, 보건기관 또는 의료기관에서 수행하는 구내 진단용 방사선 촬영, 임시 충전, 임시 부착물의 장착, 부착물의 제거, 치석 등 침착물(沈着物)의 제거, 치아 본뜨기, 그 밖에 치아 및 구강질환의 예방과 위생 관리 등에 관한 업무로 규정하고 있다(「의료기사 등에 관한 법률 시행령」 별표 1 의료기사, 보건의료정보관리사 및 안경사의 업무 범위).

다. 보건의료정보관리사 및 안경사

보건의료정보관리사는 의료 및 보건지도 등에 관한 기록 및 정보의 분류·확인·유지·관리를 주된 업무로 수행한다(「의료기사 등에 관한 법률」 제1조의2 제2호). 보건의료정보관리사의 업무 범위는 의료기관에서의 의료 및 보건지도 등에 관한 기록 및 정보의 분류·확인·유지·관리에 관한 보건의료정보의 분석, 보건의료정보의 전사(轉寫), 암 등록, 진료통계 관리, 질병·사인(死因)·의료행위의 분류, 그 밖에 의료기관에서의 의료 및 보건지도 등에 관한 기록 및 정보의 분류·확인·유지·관리에 관한 업무로 규정하고 있다(「의료기사 등에 관한 법률 시행령」 별표 1 의료기사, 보건의료정보관리사 및 안경사의 업무 범위).

안경사는 안경(시력보정용에 한정)의 조제 및 판매와 콘택트렌즈(시력보정용이 아닌 경우 포함)의 판매를 주된 업무로 수행한다(「의료기사 등에 관한 법률」 제1조의2 제3호). 안경사의 업무 범위는 안경의 조제 및 판매(다만, 6세 이하의 아동을 위한 안경은 의사의 처방에 따라 조제·판매해야 함), 콘택트렌즈의 판매(다만, 6세 이하의 아동을 위한 콘택트렌즈는 의사의 처방에 따라 판매해야 함), 안경·콘택트렌즈의 도수를 조정하기 위한 목적으로 수행하는 자각적(주관적) 굴절검사로서 약제를 사용하지 않는 검사, 안경·콘택트렌즈의 도수를 조정하기 위한 목적으로 수행하는 타각적(객관적) 굴절검사로서 약제를 사용하지 않는 검사 중 자동굴절검사기기를 이용한 검사, 그 밖에 안경의 조제 및 판매와 콘택트렌즈의 판매에 관한 업무로 규정하고 있다(「의료기사 등에 관한 법률 시행령」 별표 1 의료기사, 보건의료정보관리사 및 안경사의 업무 범위).

라. 응급구조사

응급구조사는 응급환자가 발생한 현장에서 응급환자에 대하여 상담·구조 및 이송 업무를 수행하며, 「의료법」 제27조의 무면허 의료행위 금지 규정에도 불구하고 보건복지부령으로 정하는 범위에서 현장에 있거나 이송 중이거나 의료기관 안에 있을 때에는 응급처치의 업무에 종사할 수 있다(「응급의료에 관한 법률」 제41조). 이 경우 응급구조사는 의사로부터 구체적인 지시를 받고 응급처치를 하도록 규정하고 있으며, 다만, 보건복지부령으로 정하는 응급처치를 하는 경우와 급박한 상황에서 통신의 불능(不能) 등으로 의사의 지시를 받을 수 없는 경우에는 예외로 규정하고 있다(「응급의료에 관한 법률」 제42조).

응급구조사의 업무범위는 1급 응급구조사와 2급 응급구조사의 다르며, 다음과 같이 규정하고 있다. 1급 응급구조사의 업무범위로는 심폐소생술의 시행을 위한 기도유지(기도기(airway)의 삽입, 기도삽관(intubation), 후두마스크 삽관 등 포함), 정맥로의 확보, 인공호흡기를 이용한 호흡의 유지, 약물투여(저혈당성 혼수시 포도당의 주입, 흉통시 니트로글리세린의 혀아래(설하) 투여, 쇼크시 일정량의 수액투여, 천식발작시 기관지확장제 흡입), 2급 응급구조사의 업무로 규정하고 있다(「응급의료에 관한 법률 시행규칙」 [별표 14] 응급구조사의 업무범위).

2급 응급구조사의 업무범위로는 구강내 이물질의 제거, 기도기(airway)를 이용한 기도유지, 기본 심폐소생술, 산소투여, 부목·척추고정기·공기 등을 이용한 사지 및 척추

등의 고정, 외부출혈의 지혈 및 창상의 응급처치, 심박·체온 및 혈압 등의 측정, 쇼크방
지용 하의 등을 이용한 혈압의 유지, 자동심장충격기를 이용한 규칙적 심박동의 유도, 흉
통시 니트로글리세린의 혀아래(설하) 투여 및 천식발작시 기관지확장제 흡입(환자가 해당약
물을 휴대하고 있는 경우에 한함)으로 규정하고 있다(「응급의료에 관한 법률 시행규칙」 [별표 14]
응급구조사의 업무범위).

마. 간호조무사

간호조무사는 간호사를 보조하여 환자의 간호요구에 대한 관찰, 자료수집, 간호판단
및 요양을 위한 간호, 의사, 치과의사, 한의사의 지도하에 시행하는 진료의 보조, 간호 요
구자에 대한 교육·상담 및 건강증진을 위한 활동의 기획과 수행, 그 밖의 「농어촌 등 보
건의료를 위한 특별조치법」 제19조에 따라 보건진료 전담공무원으로서 하는 보건활동,
「모자보건법」 제10조제1항에 따른 모자보건전문가가 행하는 모자보건 활동, 「결핵예방법」
제18조에 따른 보건활동의 업무를 수행할 수 있다. 더불어 간호조무사는 의원급 의료기
관에 한하여 의사, 치과의사, 한의사의 지도하에 환자의 요양을 위한 간호 및 진료의 보
조를 수행할 수 있다(의료법 제80조의2).

4. 면허 취소 및 자격 정지

약사 및 한약사, 의료기사, 보건의료정보관리사, 안경사, 간호조무사의 경우 각각 해
당 법률에서 결격사유에 해당될 때 면허를 취소하여야 한다고 규정되어 있다.
의료기사, 보건의료정보관리사, 안경사의 경우에는 타인에게 의료기사등의 면허증을
빌려 준 경우, 면허자격정지 또는 면허효력정지 기간에 의료기사등의 업무를 하거나 3회
이상 면허자격정지 또는 면허효력정지 처분을 받은 경우에는 면허를 취소할 수 있도록
규정하고 있다.
자격 정지에 관해서는 약사 및 한약사, 간호조무사의 경우 최대 정지기간을 1년으로
규정하고 있으며, 의료기사, 보건의료정보관리사, 안경사, 응급구조사의 경우 최대 정지
기간을 6개월로 규정하고 있다.
약사 및 한약사의 경우, 약사에 관한 법령을 위반하거나 윤리 기준을 위반한 경우,

관련 서류를 위조·변조하거나 거짓이나 그 밖의 부정한 방법으로 약제비를 거짓으로 청구한 경우, 결격사유 해당 여부에 관하여 전문의 검사 명령을 정당한 사유 없이 따르지 아니한 경우에는 면허 취소 또는 자격 정지를 할 수 있도록 규정하고 있다. 약국의 개설자가 될 수 없는 자에게 고용되어 약사 또는 한약사의 업무를 한 경우와 경제적 이익 등을 제공받은 경우에는 자격 정지를 할 수 있도록 규정하고 있다.

응급구조사의 경우, 정당한 사유 없이 업무 중 응급의료 요청받거나 응급환자를 발견하였음에도 즉시 응급의료를 하지 않은 경우, 응급환자에 대한 우선 응급의료에 관한 규정을 위반한 경우, 재해 등으로 여러 명의 환자가 발생하여 보건복지부장관, 시·도지사 또는 시장·군수·구청장의 응급의료 업무 종사 명령을 정당한 사유 없이 거부한 경우, 응급구조사의 준수 사항을 위반한 경우, 응급구조사의 비밀 준수 의무를 위반한 경우, 응급구조사 출동 및 처치 기록 등에 관한 규정을 위반한 경우이송처치료를 과다하게 징수하거나 이송처치료 외에 별도의 비용을 징수한 때, 비상진료체계 근무명령을 위반하여 응급환자에게 중대한 불이익을 끼친 경우, 다른 사람에게 자기의 성명을 사용하여 응급구조사의 업무를 수행하게 하거나 응급구조사 자격증을 다른 사람에게 빌려준 경우, 결격사유에 해당하게 된 경우, 의사로부터 구체적인 지시를 받지 아니하고 응급처치를 한 경우, 보수교육을 받지 아니한 경우에는 면허 취소 또는 자격 정지를 할 수 있도록 규정하고 있다.

의료기사, 보건의료정보관리사, 안경사 경우, 품위를 현저히 손상시키는 행위를 한 경우, 「의료기사 등에 관한 법률」 및 이에 따른 명령을 위반한 경우에 자격 정지를 할 수 있도록 규정하고 있다.

제6장   응급의료와 감염관리

제6장   응급의료와 감염관리

제1절 | 응급의료

사례

응급환자에게 생명유지에 필요한 적정수준의 응급의료를 적기에 보장하기 위해서는 응급의료자원의 적정 분배와 이용과정에서 접근성과 보장성에 대한 법정책적 고려가 필수적이다. 다음의 사례들은 응급의료의 배분과 이용에 대한 법정책적 및 윤리적 문제를 제기한다.

2014년 2월 21일 ○○병원 응급의료센터내에서 만취한 응급환자가 의료진에게 난동을 부리는 중에 의사를 폭행하는 사건이 발생하였고 신고를 받은 경찰에 의해 연행되었다. 이후 ○○검찰청 관내 경찰서와 응급의료기관은 원스톱으로 의료방해 행위를 신고할 수 있는 비상벨을 설치하여 의료진의 응급환자 진료에 필요한 '골든타임'을 보장할 수 있는 제도 개선을 하였다.

2016년 9월 30일 교통사고로 크게 다친 두 살배기 중증외상 소아환자에 대해서 최초 내원한 ○○○대학병원 권역응급의료센터는 당시 동일 사고로 내원한 환자의 외조모와 동시 수술이 불가능하여 소아환자를 전원보내기로 결정하였다. 그러나 이 과정에서 정형외과 전문의를 호출하여 직접 대면진료를 하거나 영상의학과와의 협진이 제대로 이루어지지 않아서 소아환자의 부상정도가 어느 정도나 심각한지 제대로 평가하지 않고 그 외 활력징후와 사고기전 등의 임상정보를 전원 의뢰받는 병원에 미흡하게 전달하였다. 전원 받은 ○○대학병원은 소아환자의 골반골절에 따른 환자 상태가 비교적 상세히 전달되었음에도 중증외상환자로 판단하지 않은 채 재차 ○○병원으로 환자를 이송하였는데, 이 병원도 환자의 상태를 면밀하게 사정하거나 진단하지 않고 환자는 사망하였다. 이후 보건복지부는 해당 의료기관의 권역응급의료센터 지정을 취소하였고 재발방지 대책으로 응급의료정보망에 병원의 전원 핫라인 직통번호를 공지하고 이를 모든 응급의료기관에 게시하여, 중증응급환자 원거리 이송 필요시 중앙응급의료센터 전원조정센터에서 119 및 닥터헬기 이송을 조정하여 닥터헬기는 주간 근거리 이송으로 119헬기는 주로 야간 원거리 이송에 활용하도록 하였다.[1]

---

1   중증외상소아환자 사망사건 관련 00병원 권역응급의료센터·00병원 권역외상센터 지정취소, 권역간 전원조

1. 배경과 현황

가. 「응급의료에 관한 법률」의 입법 연혁

국가와 지방자치단체는 국내에 체류하고 있는 외국인을 포함한 모든 국민에게 응급 상황에서 신속하고 적절한 응급의료서비스를 받을 수 있도록 응급의료체계를 마련해야 하며,[2] 이는 헌법상 국가에 의한 국민의 보호의무[3]에 해당한다. 응급의료에 관한 법률이 제정[4]되기 이전에는 응급의료운영규칙[5]을 마련하여 응급환자신고, 이송, 진료체계 등의 조치를 강구한 바 있으나, 응급 처치와 이송체계의 문제로 응급환자가 병원을 전전하다가 사망하는 사건이 발생한 후에야[6] 사후약방문식의 응급의료체계의 제도 개선이 이루어져 왔다. 이후 1994년 「응급의료에 관한 법률」이 제정되었고 1995년 1월 1일부터 시행되었다. 주요 내용으로는 응급의료종사자의 응급의료 거부 금지, 비상진료체계 유지, 응급구조사의 업무, 응급의료기금, 응급환자이송업 등이다. 이 법률은 제1장 총칙, 제2장 응급의료 및 응급환자진료시설등, 제3장 응급구조사, 제4장 응급환자정보센터, 제5장 응급의료기금, 제6장 구급거등의 운용, 제7장 응급환자이송업, 제8장 허가취소등, 제9장 보칙, 제10장 벌칙으로 구성되었다.

2000년 1월 12일 전면개정을 통해 각 장을 재구성하였는데, 제1장 총칙, 제2장 국민의 권리와 의무, 제3장 응급의료종사자의 권리와 의무, 제4장 국가 및 지방자치단체의 책임, 제5장 재정, 제6장 응급의료기관등, 제7장 응급구조사, 제8장 응급환자 이송 등, 제9장 보칙과 제10장 벌칙이다. 전면개정의 주요내용은 응급환자발견시 신고의무, 응급의료에 관한 설명·동의, 응급의료종사자의 응급의료중단금지, 보건복지부장관의 응급의료기관 지정과 지역별 응급의료정보센터 설치 및 시·도지사에게 응급환자이송업의 허가 이관에 관한 사항 등이다. 2002년 이후 수차례 일부개정이 되었는데, 응급의료기본계획수립에 관한 사항이 포함[7]되었다.

정 일원화 등 제도개선. 보건복지부 보도자료(2016.10.20.)

2 보건의료기본법 30조

3 헌법 10조

4 1994.1.7, 법률 제4730호

5 1991.6.22, 보건복지부령 제869호

6 http://www.kyongbuk.co.kr/main/news/news_content.php?id=522152&news_area=040&news_divide=&news_local=20&effect=4

7 국가법령정보센터 www.law.go.kr (응급의료에 관한 법률 → 연혁 → 제정·개정 이유)

2015년 MERS 사태 이후, 2016년 12월 2일 개정된 주요내용으로는 구조 및 응급처치에 관한 교육 대상에 유치원교사와 보육교사를 추가하고 응급의료기관의 장 및 구급차 운용자에게 감염예방을 위하여 응급환자 등의 중증도를 분류하며 감염병 의심환자 등을 선별하도록 하였고 환자의 진료 보조에 필요한 보호자 외의 사람은 응급실 출입을 제한하고 출입자 명단을 기록·관리하도록 하였다. 이후 사회적으로 응급의료센터에서 의료진에 대한 폭행 문제가 빈발하자 2019년 1월 15일 법률개정을 통해 응급의료종사자를 응급실에서 폭행하여 상해에 이르게 한 경우에 가중처벌하는 근거를 명시하였다.[8]

나. 논의의 배경 및 필요성

응급의료는 응급의료종사자와 응급의료자원의 제공과 이용을 통해서 위급한 상황에 처한 국민의 생명을 소생시키기 위한 것이다. 응급의료체계는 응급환자의 생존율을 결정하는 가장 중요한 요소로 병원 전 단계 처치와 병원단계 처치로 분류한다.[9] 병원 전 단계의 처치는 환자가 발생한 현장에서 응급의료종사자에 의해 응급처치가 시행되는 것이고 병원 단계의 처치는 의사와 간호사 등 응급의료종사자에 의해 처치이다.

응급의료정책의 경우에 그 계획과 시행 과정에서 한정된 응급의료자원을 지역적으로 분배해야 하므로 그 보건정책결정과 평가에 있어서 공정성과 형평성과 같은 윤리적 쟁점이 도출되고 사회적으로 수용될 수 있는 가치 즉 분배기준의 타당한 근거가 필요하다. 응급의료의 법윤리적 쟁점과 관련된 정책으로 국민건강보험공단이 건강보험의 보장성 확대를 위해 국민참여위원회 운영을 통해 우선순위 설정 과정에서 일반인의 견해를 반영하려는 시도,[10] 국가에서 치료비를 책임지겠다고 하는 질환의 범위나, 의료취약계층에 대한 선별적인 자원분배결정인 복지혜택의 범위 등이 있다.

이하에서는 서두에 제기된 사례와 관련하여 응급의료자원 배분의 정당성, 응급환자의 자기결정권 확보, 응급의료 진료정보 교류 및 응급의료종사자 보호 등 응급의료체계의 각 요소에 관한 법윤리적 쟁점을 선행 연구결과와 향후 추진과제를 중심으로 살펴보기로 한다.

---

8 응급의료에 관한 법률 60조 1항
9 중앙응급의료센터. 응급의료 통계 연보. 2017
10 국민건강보험공단 2012.

2. 응급의료자원의 배분

가. 응급의료체계의 구축

건강형평성(Equity in Health)은 '사회적, 경제적, 인구학적 또는 지리적으로 정의된 인구집단 간의 하나 또는 그 이상의 측면에서 건강상의 잠재적으로 치유 가능한 체계적 차이의 부재로 정의된다. 즉, 경제적 수준, 인종, 지리적 여건 등에 의해 교정해야 할 건강상의 차이가 존재한다면 개선이 필요한 불균형이 존재한다고 할 수 있다. 건강형평성은 국가정책의 주요 목표인 동시에 정책 연구 주제가 되어 왔다. 관련하여 성별, 인종, 사회경제적 위치, 지역과 관련하여 건강수준, 건강행태 및 의료이용의 차이, 불평등이 있는지 또는 비형평성이 존재하는지에 대해 다양한 연구가 진행되어 왔다.

건강형평성의 제고는 보건복지부의 국민건강증진 종합계획의 주요 목표로 다루어져 왔다. 국가는 국민 전체의 건강한 삶의 기회 제공과 건강보호를 위해서 보건의료서비스의 접근이라는 국가보건의료정책 보장을 형평성 있게 구현하여야 한다. 특히 형평성은 질, 효율성와 함께 국가가 국민의 건강권 보장을 위하여 추구해야 할 보건의료정책의 중요한 목표 가치이다.[11] 응급의료의 영역에서 국가와 지방자치단체는 국내에 체류하고 있는 외국인을 포함한 모든 국민이 응급상황에서 신속하고 적절한 응급의료서비스를 받을 수 있도록 응급의료체계를 마련해야 한다. 즉 국가와 지방자치단체는 응급처치를 받지 않으면 생명을 보존할 수 없거나 심신상의 중대한 위해가 초래될 가능성 있는 위급상황에 처한 국민의 생명을 보호하기 위해 전문 인력과 장비 등 응급의료체계를 구비하여야 한다.[12] 한편 응급의료종사자에게는 응급의료 제공 또는 거부금지의 법적 의무가 존재한다.[13]

나. 응급의료자원 배분의 정의

1) 응급의료자원 배분의 형평성

보건의료자원의 분배 기준으로는 주로 의사결정자에게 명확한 가치를 제공하고 보건의료서비스 간 비교 가능성을 제공하는 경제성평가가 주로 사용된다. 그러나 경제성평가가

---

11 최령, 황병덕. 소득계층에 따른 응급의료이용. 한국병원경영학회지. 2013;18(4):78−96.
12 보건의료기본법 30조
13 응급의료에 관한 법률 10조

사용하는 QALY(Quality-adjusted Life-Years)의 개념과 건강 최대화만을 최고의 선으로 보는 철학적 가치들이 사회가 바람직하다고 생각하는 보건의료자원 분배와는 괴리가 있다는 비판도 있다.

사회적 가치에 근거한 보건의료자원의 분배기준에 대한 초점집단 면접조사와 건강이익분포 및 보건의료자원 배분의 우선순위에 대한 선택실험 연구14를 살펴보면, 환자가 치료로부터 얻은 이익이 클수록, 치료받지 않을 경우 남아있는 수명이 짧을수록, 치료받지 않을 경우 삶의 질 수준이 낮을수록, 환자의 소득수준이 낮을수록 더 높은 치료 우선순위가 있는 환자라고 일반인들이 선택할 확률이 높았다. 특히 환자 특성 중 '치료로부터 얻는 이익의 크기'가 가장 중요한 기준이었고 치료로부터 얻은 이익을 '효율'의 관점에서, 치료받지 않을 경우 삶의 길이와 삶의 질(질병의 중증도), 환자의 소득수준을 '형평'의 관점으로 간주할 경우에, 일반인들은 대체로 '효율'을 '형평'보다 더 중요하게 인식하는 것으로 조사되었다. 다만 형평이 어느 정도 이상으로 간과될 경우에는 형평한 분배를 위해 효율을 희생하려는 경향인 '효율'을 '형평'보다 더 중요한 판단기준으로 여기는 경향이 나타났다. 건강편익의 분포에 대해서는 소수에게 건강이익을 몰아주는 프로그램 보다 개인 당 돌아가는 건강이익이 작아지더라도 다수에게 건강이익이 돌아가는 프로그램을 선택한 응답자가 많았다. 이 연구결과에서 도출한 사회적 가치를 종합해보면, 일반인들은 환자의 특성과는 무관하게 모든 환자의 1 QALY는 똑같은 1 QALY의 가치를 부여하는 건강최대화 원칙의 전제와 달리, 건강이익이 생산되는 맥락적 요소를 고려하고 건강편익의 분포인 형평한 분배를 달성하기 위해 총 건강이득을 어느 정도는 희생하려 하였다. 즉 보건의료자원 분배 논의에서 일반인들이 자신만을 고려하지 않고 타인을 고려하여 판단할 수 있음을 나타냈다.

위의 연구결과는 롤스의 최소극대화원칙(Maximin principle)과도 궤를 같이 한다. 롤스는 공정으로서의 정의를 강조하고 사회적으로 가장 어려운 사람들에게 최대혜택을 부여하는 최소극대화 원칙을 주장하였는데, 질병의 중증도에 따른 차등 분배가 정당화될 수 있으며 보건의료자원 분배기준으로 많이 활용되는 원칙이다. 예를 들면 보건의료영역에서 QALY에 대한 지불의사(WTP) 조사 시 개인의 선호보다는 사회적 선호를 반영하는 것이 더 적절하다는 이론적 정당성을 제공하며, 다른 사람의 건강을 위해 얼마나 지불할 것

---

14 임민경. 사회적 가치에 근거한 보건의료자원 분배기준. 서울대학교 박사학위논문. 2013. p1.

이냐를 논의하는 것이 초점이 되어야 한다.[15]

2) 응급의료 이용의 형평성

국가와 지방자치단체가 응급의료체계를 잘 구비하였어도 국민들이 적절하게 이용하기 위해서는 지역응급의료기관으로부터 지역응급의료센터와 권역응급과 권역외상 또는 전문응급의료센터의 시설, 장비, 인력에 적합한 이용지침과 국민들의 이용할 권리에 대한 인식 개선활동이 필요하다.

응급의료는 수요자의 의사에 따른 서비스 선택이 제한적이고 시간민감성(time sensitive)이 높다는 점 등으로 인해 최근 사회안전망 기능이 강조되고 있다. 특히 취약계층 인구는 취약한 건강상태로 인해 의료기관 이용에 대한 수요가 높을 것으로 예상되지만, 응급의료 이용에 있어서 접수, 수납과정에서부터 환자 평가와 처치 과정에서 사회경제적, 문화적, 지리적, 언어적인 여러 장벽이 존재할 수 있고 이는 예후에 나쁜 영향으로 작용한다.[16]

국민의 의료이용은 상병 등 건강상태만으로 이루어지는 것이 아니라 개인의 사회경제적 요인들이 함께 작용하여 의료수요가 형성된 이후 최종 산물의 형태로 발생한다. 소득계층에 따라 미충족 의료욕구 및 의료의 접근성에 있어서 제한이 있고 이에 따라 건강수준에 차이가 있다는 사실이 여러 선행연구들을 통해 지적되어 왔다.[17] 전국민 건강보험제도의 도입은 국민의 지불능력에 관계없이 필요한 경우 적정한 양의 의료서비스를 이용할 수 있도록 의료이용의 접근성을 보장하는 것이다. 특별히 응급의료는 환자의 경제적 상황이나 사회적 계층에 무관하게 위급상황에 처한 국민의 생명권 보호 측면에서 필요로 하는 사람에게는 제공되어야 하는 사회부조적 성격이 있다. 그리고 응급의료 기관이 환자로부터 의료비를 수금하지 못한 경우에는 응급의료기금 관리기관의장에게 대불을 청구할 수 있도록 하는데 응급의료비 미수금대불제도는 응급의료정책형성과정에서 윤리적 측면을 고려한 것으로 평가된다.[18]

---

15 임민경, 위의 논문. p11.
16 문성우. 응급의료와 건강형평성: 취약계층 응급의료 이용현황 및 문제점. 대한응급의학회 학술대회초록집 2015;(2):33
17 최령, 황병덕. 소득계층에 따른 응급의료이용. 한국병원경영학회지 2013;18(4), p80.
18 이석배 배현아 정중식 김미란 김지희 응급의료의 법과 윤리 대한응급의학회지, 2009;20(6),p596.

3) 응급환자 이송의 비용-편익

응급환자의 이송방식에 따라 비용 차이가 발생해 보건정책측면에서 비용−편익의 문제가 지역적 분배와 관련하여 발생한다.

3대 중증 응급 질환 중심으로 헬리콥터를 이용한 병원 이송 체계의 비용−편익을 분석한 연구에 따르면, 이송방식에 따른 사망률의 차이가 있었는데, 응급의료 전용 헬리콥터를 통한 이송이 다른 이송 방식에 비해 현장 또는 초기 처치 병원에서부터 출발하여 운용 병원에 도착하는 시간에 약 70분 정도 차이가 있었다. 또한 이송방식의 차이에 따라 중증외상에서 사망률이 통계적으로 유의하게 감소하는 것으로 확인되었다. 특히 중증외상 환자의 이송에 대한 비용−편익 분석 결과, 편익/비용 값이 5.8로 나타나서 경제성이 있음이 확인되었다.[19]

4) 중증외상환자의 예후에 영향을 미치는 응급의료전달체계의 관계

중증외상환자의 생존율 증가와 사망률 감소에 관한 선행연구들은 중증외상환자가 발생하여 중증외상센터로의 이동과 환자 수술에 이르는 시간인 소위 골든 아워(Golden Hour)가 생존율과 사망률에 밀접하게 연관된다고 한다. 일 대학 병원 응급의료센터에 내원한 중중외상환자 대상으로 손상 발생 후 입원까지 제반 과정을 조사한 연구 결과 주된 이송수단은 119 구급대(86.9%)였고 손상 기전으로는 교통사고(5.4%), 낙상(24.5%), 둔상(16.1%), 자상(2.8%) 등이며, 중증외상 환자 중 68명(27.3%)이 응급수술을 받았고 42명이 사망(16.9%)는데, 응급실 내 사망은 21건(50%)로 조사되었다. 사망군과 생존군 간 통계적으로 유의한 차이를 보인 변수는 응급의료센터 도착까지 소요시간, 입원 결정시간, 체류시간, RTS 점수 등이었다.[20]

이 연구결과와 앞에서 제기한 사례를 함께 고찰해 보면, 중증외상환자의 연령과 사고기전에 따라 적절한 진단과 수술결정 및 헬기를 이용한 전원 및 정확한 환자진료정보의 교류가 환자의 생명을 좌우하는 결과에 귀결되므로 응급의료체계 각 요소의 제 기능이 유기적으로 운영되어야 사망률을 감소시키게 됨을 알 수 있다.

---

19 장연식. 헬리콥터를 이용한 병원이송체계의 비용−편익 분석. 서울대 보건대학원 석사학위논문. 2016.
20 임득호, 정태녕, 이창재, 진수근, 김의중, 최성욱, 김옥준. 응급의료전달체계의 각 요인이 중증외상환자의 예후에 미치는 영향 분석, 대한외상학회지, 2011;24(2):89−94.

다. 소결

응급의료자원의 배분은 국민 모두에게 발생할 수 있는 응급상황에서 지역적 시간적 제한 없이 적시에 최종치료가 가능하도록 추진되고 있다. 따라서 지역별 권역 또는 지역 응급(또는 외상)센터의 지정과 전문응급의료센터의 운영에 있어서 응급환자 이송 시간 단축을 위한 지역간 불균형이 감소하였는지에 대한 평가 연구가 필요하다. 그리고 취약계층에 대해서는 응급의료이용 요구와 이용 행태에 대하여 분석하여 정책 개선에 근거를 제시할 수 있는 연구가 요구된다.

3. 환자의 자기결정권과 설명동의

가. 응급의료와 환자의 자기결정권

응급의료에관한법률에 따르면 응급환자란 "질병, 분만, 각종 사고 및 재해로 인한 부상이나 그 밖의 위급한 상태로 인하여 즉시 필요한 응급처치를 받지 아니하면 생명을 보존할 수 없거나 심신에 중대한 위해(危害)가 발생할 가능성이 있는 환자 또는 이에 준하는 사람으로서 보건복지부령으로 정하는 응급증상 및 이에 준하는 증상이 있는 사람과 이러한 증상으로 진행될 가능성이 있다고 응급의료종사자가 판단하는 증상이 있는 사람"이다.[21]

이렇게 시급한 치료를 요하는 응급환자라고 해도 의료를 제공하고 이용하는 과정에서 이들에게 충분히 설명하고 적절한 동의를 얻어야 의료행위의 정당성이 확보되는데,[22] 이는 환자의 자기결정권이 응급상황에서도 중요한 권리로 인식된다는 법윤리적 가치가 내포된 것이다. 그러나 응급의료에서는 설명의무와 응급진료가 환자의 응급상태에 따라 지나친 시간 지연이 되지 않도록 적절한 균형을 이루어야 한다. 응급의료에 관한 법률에서도 예외적으로 응급환자가 의사결정능력이 없고 법정대리인이 동행하지 않았거나 법정대리인의 동행하였어도 그 법정대리인의 동의를 얻지 못한 경우와 설명 및 동의 절차로 인하여 응급의료가 지체되면 환자의 생명이 위험하여지거나 심신상의 중대한 장애를 가져오는 경우에는 예외적으로 의료인 1인 이상의 동의를 얻어 응급의료를 하도록 규정하고 있다.

---

21 응급의료에 관한 법률 2조 1호, 동법 시행규칙 2조와 별표 1 응급증상 및 이에 준하는 증상
22 응급의료에 관한 법률 9조, 응급의료에 관한 법률 시행규칙 3조

대법원도 "의료 행위 시 환자의 자기결정권을 존중하는 것이 타당하지만 생명이 위급한 응급환자의 경우 환자의 자기결정권보다는 의사가 환자의 생명을 보호할 의무가 우선시 된다"고 판시하였다.[23] 이러한 대법원의 태도에 대해서 환자의 자기결정권보다는 의사의 치료의무를 더 우선시한다는 해석과 환자가 의료행위를 거부하는 경우에 의사에게 환자의 의사에 반하여 강제로 치료해야 할 의무를 부담시키는 것은 부당하다[24]는 견해가 대립하지만,[25] 헌법과 응급의료에 관한 법률의 제정 취지를 고려할 때 국민의 생명권 보호가 더 중시되어야한다.

나. 심폐소생술의 시작과 중단

심폐소생술은 현대의학의 발달과 더불어 심정지 또는 호흡정지 환자의 생명을 구하는데 공헌하였으나 환자의 자기결정권과 관련되어 심폐소생술의 시작과 중단에 대한 법윤리적 고찰이 필요하다. 심폐소생술은 환자가 발생한 장소가 병원 전 단계인 경우에 현장에 출동한 응급구조사에 의해 주로 이루어지며, 응급의료센터 내에서 환자의 심정지가 발생한 경우는 심폐소생술 금지(Do-Not-Resuscitate; DNR) 여부에 따라 심폐소생술이 시행되게 된다. DNR은 질병이 환자의 치료경과에 영향을 미칠 수 없다는 판단 하에 앞으로 심정지가 일어나도 심폐소생술을 시행하지 않는 것을 의미한다. 그러나 DNR 결정이 없는 경우에는 보호자가 올 때까지 불필요한 심폐소생술을 계속하므로 비용의 문제와 함께 윤리적 문제 등이 발생한다.

최근 일반인들의 인식 수준 향상으로 요양병원에 입원중인 고령의 부모를 모시는 자녀들의 경우에 DNR에 대해 의료진과 상담하는 예가 증가하였다. 현재는 연명의료결정에 관한 법률[26]이 제정되어 환자의 자기결정권을 존중하는 의료제공이 의료현장에서 뿌리를 내리고 있다. 응급상황에서 심폐소생술 시작과 중단 여부는 환자가 사전에 표명한 DNR 결정이 명시적으로 확인이 되는 경우에는 응급의료종사자의 응급의료 중단에 대한 정당한 사유[27]가 되는 것으로 판단된다. 이와 관련하여 심폐소생술 금지에 대한 응급의료종사자간 인식과 윤

---

[23] 대법원 2005.1.28. 선고. 2003다14119
[24] 대법원 2004.6.24. 선고 2002도 995
[25] 이석배 배현아 정중식 김미란 김지희 응급의료의 법과 윤리 대한응급의학회지, 2009;20(6).p598
[26] 호스피스·완화의료 및 임종과정에 있는 환자의 연명의료결정에 관한 법률. (법률 제14013. 2016.2.3. 제정]
[27] 응급의료에 관한 법률 10조

리적 태도의 차이에 대한 연구결과,28 DNR에 관한 설명시기를 입원 즉시로 응답한 비율은 의사(52.9%), 간호사(40.9%), 응급구조사(20.0%)이었으며, DNR에 대한 윤리적 태도에 대해 모든 직종의 대상자가 환자가 살 가망이 없다는 것을 알고 모든 치료를 거부할 때 환자의 뜻을 받아들이는 것이 옳다고 가장 많은 응답을 나타냈다. 한편 인공호흡기로 생명을 유지하는 무의식 환자의 인공호흡기 작동 중단에 대해서는 의사와 간호사의 반 수 정도가 찬성을 보여 인공호흡기 작동 중단에 대해서는 갈등의 소지가 있는 것으로 조사되었다.

다. 소결

응급환자에 대한 자기결정권 존중을 위해서는 응급의료종사자와 국민 대상의 의 응급상황대비 DNR에 대한 인식 교육과 개선 효과에 대한 연구가 필요하다. 특히 보건계열 대학생들의 교육과정에 응급환자의 자기결정권을 옹호하기 위한 근거와 방법에 대한 실질적인 내용들이 반영될 수 있도록 학제간 연구가 요구된다. 그리고 의식이 없는 응급환자의 경우에는 생전의사를 간접적으로 확인하는 법적 윤리적 의사결정에 관한 사례 제시와 문제해결에 대한 프로그램 개발 연구가 필요하다.

4. 응급의료관련 진료정보 교류

가. 응급의료와 진료정보 교류

진료정보교류(Health information exchange; IHE)란 진료에 관한 정보를 기관 간에 국가가 인정한 기준에 따라 전자적으로 주고받는 것을 의미하는데, 응급의료체계 내에서 진료정보교류29는 국가응급환자진료정보망(National Emergency Department Information System; NEDIS)을 통해 이루어지고 있다.30

응급환자의 특성상 최초 환자가 도착한 응급의료기관이 적절한 응급환자 진료 역량이 부족한 경우에는 의료진의 판단에 의해 전원병원을 확인하고 응급환자를 전원하는데

---

28 박학영. DNR에 대한 응급의료종사자의 인식과 윤리적 태도. 인제대학교 석사학위논문. 2010; 박학영, 성미혜. 심폐소생술 금지에 대한 응급의료종사자간 인식과 윤리적 태도의 차이. 기본간호학회지. 2011;18(3):411－420.
29 응급의료에 관한 법률 11조)
30 배현아. 응급의료체계 내에서 진료정보교류의 법제. 한국의료법학회지 2016;24(2):7－22.

진료의 연속성 확보를 위해 의료기관 및 의료진 간 진료정보교류가 이루어진다. 병원 전 단계 응급의료체계와 병원 단계에서의 진료교류도 그 법적 근거가 있다.[31] 이처럼 응급의료체계 내에서 진료정보교류는 응급진료의 연속성과 비용효과 및 환자 안전 등을 고려할 때 그 필요성과 의의가 있지만 해당 응급환자의 진료정보보호와 프라이버시, 정보자기결정권을 고려하였을 때에는 위험을 포함하고 있다는 우려가 있으므로 진료정보교류의 법제는 순기능과 위험을 균형 있게 고려한 법 적용과 해석이 필요하다는 견해가 있다.[32]

나. 응급의료진료정보 교류에 관한 선행 연구

응급의료진료정보 교류에 관한 선행연구들을 살펴보면, 환자의 전원과 관련하여 전원의 적절성 여부 판단이나 응급의료서비스 이용으로 인한 사망률과 장애율 등 응급의료의 과정과 결과에 대한 연구가 많이 진행되어 왔다. 의료 취약지역 2곳에 위치한 응급의료기관에서 응급환자의 전원을 의뢰하는 병원의 능력으로 응급환자의 상태를 해결하지 못해서 전원한 경우를 대상으로 전문가 평가를 실시한 연구에서, 적절한 응급전원이 이루어지는 비율은 전원하는 병원의 첫 대면 의사가 응급의학과 전문의일 경우에 통계적으로 유의하게 높았다.[33]

진료정보교류와 관련하여 병원 전 단계인 현장구조로부터 환자 이송에 관한 정보가 적절하게 응급의료센터로 전달된 이후 응급의료센터에서 출혈성 뇌졸중 환자들의 응급의료서비스 이용이 생존율과 장애 감소에 효과가 있는지 분석한 결과, 응급의료서비스를 이용한 환자는 그렇지 않은 한자에 비해 사망률이 0.67배 낮았으며, 응급의료서비스 이용에 따른 효과의 크기는 응급실 체류시간에 2시간 이내 체류환자들이 2시간 이상 체류환자들보다 낮은 사망률 및 장애율과 연관을 보였다.[34]

---

31 119 구조·구급에 관한 법률 22조 내지 23조, 동법 시행규칙 18조
32 배현아. 응급의료체계 내에서 진료정보교류의 법제. 한국의료법학회지. 2016;24(2):7−22.
33 김지훈. 의료취약지역에 있는 응급의료기관의 첫 대면 의사의 전공과 응급전원 적절성과의 관계. 서울대학교 보건학과 석사학위논문. 2017. pp13−16.
34 김솔아. 급성 출혈성 뇌졸중에서 응급의료서비스 이용이 사망 및 장애에 미치는 효과. 서울대 임상의과학과 석사학위논문. 2016. pp17−19.

다. 소결

응급의료진료 정보 교류에 대해서는 현장단계, 이송단계, 병원단계에서 연속성 있는 응급환자 진료에 필요한 범위 내에서 개인정보보호를 원칙으로 하되 국가응급의료진료정보망을 통해 정보 교류되는 진료정보를 포함하여 효율적인 정보 교류가 가능하도록 근거 법률과 실무 간의 간극을 해소하는 연구가 필요하다. 한편 응급환자에 대한 축적된 빅 데이터가 추후 응급의료체계 개선을 위해 진료정보의 보호와 공개에 관한 법윤리 정책에 관한 연구가 요구된다.

5. 응급의료종사자의 보호

가. 응급실 폭력의 발생 요인과 피해 경험

응급실은 24시간 개방되어 환자와 보호자, 의사와 간호사, 응급구조사와 의료관계 종사자들의 상호작용이 이루어지는 장소이다. 폭력의 사전적 의미는 난폭한 힘이며 육체적 손상과 정신적, 심리적 압박을 주는 물리적 강제력을 의미한다.

종합병원이나 응급의료센터에서 발생하는 폭력의 유발원인으로는 '검사와 치료시간의 지연', '질병이나 부상의 악화 우려', '치료가 잘못 될까봐 또는 질병이 회복불가능한지' 등에 관한 환자와 보호자의 불만, 혼잡한 상황에서 의료진들 간 원활하지 못한 의사소통이 제시된 바 있다.[35] 이외에도 의료진과 병원당국의 소극적 대처, 경찰의 미온적 태도 등이 병합하여 환자 측과 의료제공자사이 불필요한 언어적 폭력과 신체적 위협 및 폭력이 발생하게 된다. 응급실 폭력방지를 위한 전국응급의료기관 실태조사 분석결과,[36] 응급실 폭력 피해 경험은 응급실 전문의가 93.3%로 가장 높았고 전공의와 일반의가 약 86%였고 응급실 간호사는 78.0%가 경험하였다. 폭력 유형으로는 폭언(96.5%)과 진료방해(71.4%), 난동과 기물파손(64.0%) 및 폭행(47.2%) 등이었고 폭력행위자는 환자(40.5%), 보호자(19.5%), 환자와 보호자(25.0%), 환자와 지인(15%) 순이었다. 폭력 발생 이유는 이유 없음(56.3%), 행정절차와 진료비(36.0%), 진료지연(35.4%), 설명부족(12.9%) 등이었고 폭력 발

---

35 권미향, 응급실 폭력과 간호사의 반응에 관한 연구. 한양대 임상간호정보대학원 석사학위논문. 2010. p15.
36 국립중앙의료원. 응급실 폭력방지를 위한 전국응급의료기관 실태조사 분석보고. 2013.

생 시간대는 24시~새벽 4시(72%) 및 19시~23시(23%)로 야간에 집중하여 발생하였다.

나. 응급실 폭력에 대한 법정책적 대안

응급실 폭력을 예방하기 위한 사례로 'Color Zoning'(색상별 구역)과 응급진료 순서 개념도 제시가 있다. Color Zoning이란 응급실 내 진료구역을 4가지 색으로 구분하고 환자의 중증도에 따라 Red Zone(중증), Yellow Zone(경증), Green Zone(대기/상담), Blue Zone(촬영)으로 나누고 각 구역별 공간과 담당자 분리를 통해 응급실 폭력을 유방하는 직·간접 요인을 예방하고자 하였다. 둘째 응급진료 순서 개념도인데, 응급의료와 관련된 정보를 공유하기 위해 대기실 벽면에 '접수-초진-검사-치료-퇴원' 등 응급의료 관련 정보를 공유한 것이다.[37] 응급진료순서 개념도는 영국 보건부에서 수행한 "더 나은 응급실(A better A&E) 프로젝트와 유사한 개념이다. 다른 사례로는 응급의료종사자의 응급의료행위를 보장함으로써 응급환자의 생명과 안전을 보호하기 위하여 응급의료 등의 방해 금지가 규정되어 있고 일선에서는 검찰과 경찰의 신속 엄정한 대처를 위해 일부 지방자치단체에서는 지역응급의료기관 개선 사업으로 응급실 폴리스 콜을 채택하였다.[38]

다. 경찰행정 측면의 사고예방

병원 응급의료센터내에서 환자의 취중난동과 의료진에 대한 폭행 등 진료방해행태로 인하여 응급의료시설내 안전 확보에 대한 의료계를 중심으로 사회적으로 우려가 확산되고 있다. 그동안 응급의료기관에서 발생한 폭력예방을 위한 대처방안은 사건이 발생할 때마다 일시적인 관심의 대상이었으나 근본적인 대처 방안은 미흡한 실정이다. 경찰행정 측면에서 응급실내 폭력 예방방안을 위한 연구결과를 살펴보면, 첫째 의료진을 대상으로 한 효과적인 폭력 예방방안과 의사-환자 인식 개선 프로그램이다. 둘째 경찰의 긴급대응시스템 개선과 민간경비시스템의 신속대응시스템 마련이며 셋째로 응급의료센터의 출입제한이다.[39]

국내에서 응급실 내 폭력예방을 위해 다양한 연구가 수행되어 왔는데, 미국의 경우는

---

37 신승균. 응급실 폭력에 대한 대응 및 개선방안. 한국민간경비학회보, 2016:15(2):76-78.
38 수원지방검찰청 안양지청 보도자료 (2014.08.26.)
39 신승균. 응급실 폭력에 대한 대응 및 개선방안. 한국민간경비학회보, 2016:15(2):65-88

OSHA에서 보건의료인과 사회사업가를 위한 근무장소내 폭력 예방을 위한 지침을 마련하고 있다.[40] 이 지침에서 제시한 근무장소내 폭력 예방 프로그램은 직원 참여와 관리자의 헌신, 근무장소 분석과 위험 인식, 위험 예방과 통제, 안전과 건강 교육, 기록유지와 프로그램 평가이며 근무장소 폭력을 진단할 수 있는 위험요인 체크리스트를 제시하고 있다.

라. 소결

응급실 내 발생하는 폭력 예방을 위해서 의료기관내 수립한 정책이나 절차와 그 효과에 대한 국내 병원간 및 국내외 병원의 비교 연구가 필요하다. 그리고 의료진들을 대상으로 폭력 발생시 대처할 수 있는 교육과 근무환경 내 위험요소 진단도구 개발과 지역공공기관과의 네트워크 구축 및 그 효과에 대한 연구가 수행되어야 한다.

6. 응급구조사의 자격과 업무

가. 응급구조사의 자격

보건의료관련법에서 의료인, 의료기사 등에게는 면허를 부여하고 응급구조사에게는 자격을 부여하고 있는데 실질적인 효과 측면에서 단독으로 개업을 할 수 있는 '면허형자격'에 해당하는지 아니면 '고용의무형자격'에 해당하는지에 따라 면허와 자격을 구분함이 바람직하다. 면허란 보건의료법률에서 보건 또는 의료관련학과를 전공한 자가 해당 국가시험을 합격한 경우에는 국민의 생명, 안전 등을 고려하여 면허를 부여한다. 이는 행정법상 허가에 해당하고 일관성있는 정책 집행면에서 정의에 부합한다. 그러나 보건복지부에서 환자를 돌보는데 있어서 국가자격으로 운영·관리하는 자격은 응급구조사를 제외하고는 '전공분야의 학위 요건을 구비'한 경우에 모두 '면허'를 부여하여 관리하고 있는 실정이다.

1급 응급구조사는 응급의료현장에서 응급환자에게 전문응급처치를 실시하고 이송 중 응급처치를 수행할 뿐만 아니라, 병원단계에서 전문 응급의료인력으로서 중요한 역할

---

40 Occupational Safety and Health Administration(OSHA). Guidelines for preventing workplace violence for healthcare and social service workers. 2016. www.osha.gov.

을 담당함으로서 국민의 생명권을 보장하고 있다. 특히 1급 응급구조사는 응급의학전문의의 수족과 같이 병원 전 단계의 응급현장에서부터 이송간, 그리고 병원단계의 응급의료센터 내에서 중요한 역할을 하므로 자격이 아닌 면허를 부여해야 한다.41

나. 경력 대체 정책

2급 응급구조사의 실무 경력으로 1급 응급구조사가 될 수 있는 전공과 학력요건을 대체할 수 있도록 허용한 내용은 응급의료에 관한 법률 제정 이후 수차례의 법개정에도 불구하고 현재 까지 그대로 유지되고 있다. 그러나 전공과 학력요건을 실무 경력으로 대체하는 정책은 특히 응급환자의 생명권 보장을 위해서 조속히 폐기되어야 한다. 응급구조사만 다른 보건의료인력과 달리 취급하여 국가시험 자격에서 요구하는 전공과 학력요건을 실무 경력으로 대체하는 것은 다른 보건의료인력 면허정책과 비교할 때, 일관성과 공정성에 반하고 그렇게 해야 할 타당한 이유를 찾을 수 없다.

다. 업무범위의 재정립

응급의료와 응급구조학의 발전 정도를 반영하고 응급환자의 생명권 보장을 위해 응급구조사 고유의 업무와 의사의 지도감독이 필요한 업무로 구분하는 것이 바람직하다. 전국적으로 3~4년 기간의 교육과정을 마치고 약 800시간 이상의 실습시간을 이수함에도 법적인 업무범위는 매우 한정되어 있고 과 별다른 차이가 없게 규정한 것은 고급인력의 적정 활용을 통하여 국가경쟁력 증진과 국민의 건강권 및 생명권 보장차원에서 비용효과적이지 못하다. 따라서 우선 학제를 4년제로 일원화하는 것이 시급한 실정이다.

라. 소결

응급구조사는 응급의료종사자의 하나로 특히 지역사회내에서 환자가 발생한 현장에 출동하여 응급의료센터로 이송하기 까지 응급환자의 생명을 유지하는데 중추적인 역할을 담당하고 있다. 그러나 응급의료에 관한 법률이 제정된 이후 응급구조사에 대한 면허 부여와 업무범위의 확대 필요성과 2급에서 1급으로의 학력요건없이 실무경력과 자격시험만

---

41 강선주. 응급구조사의 자격과 면허에 대한 소고. 한국응급구조학회지. 2011;15(2):5-14

으로 경력 상승이 가능한 제도의 폐지 등에 대한 요구가 지속적으로 제기되었다. 응급환자의 생명유지를 위해서 필요한 인력의 양성과 질적인 역량에 대하여 제도 개선을 위한 비교법적 연구가 필요하다.

제 2 절 ｜ **감염과 격리 – 감염관리와 인권**[42]

1. 결핵과 격리의 인권 관점의 이해

결핵 환자 가족 3명 중 1명 감염… "잠복 결핵 치료 꼭 받아야"

결핵 환자 가족 3명 중 1명 꼴로 결핵에 감염된 것으로 확인됐다. 질병관리본부는 학교, 직장, 의료기관 등 집단시설에서 결핵 환자가 발생한 후 접촉자들에게 어떤 영향을 미쳤는지를 분석해 11일 공개했다.

질병관리본부는 2013년 결핵전문역학조사반을 전국 3개 권역(수도권, 중부권, 영남권)에 26명을 배치했다. 지방자치단체와 함께 역학조사를 실시해 추가 결핵환자를 조기에 발견하고, 잠복결핵감염 양성자는 예방 치료를 통해 결핵 발병을 예방하기 위한 조치다.

지난해 신고된 전체 결핵환자 3만 3796명 중 집단시설에 소속된 결핵환자는 8395명이었다. 그 중 역학조사 기준에 따라 총 4041건을 조사했다. 집단시설별 결핵역학조사 실시 건수는 직장이 1,503건(37.2%)으로 가장 많았으며, 의료기관이 983건(24.3%), 사회복지시설 746건(18.5%)순이었다.

현장조사를 통해 접촉자로 선정된 12만 2913명의 결핵검사(흉부 X선) 결과 추가 결핵환자 181명을 조기에 발견했다. 또 접촉자 중 결핵환자와 밀접하게 접촉한 5만 334명은 잠복결핵감염 검사(인터페론감마 분비검사, 투베르쿨린 피부반응검사)를 했다. 9263명(18.4%)이 양성으로 진단됐다. 지난해 신고된 결핵환자의 가족 접촉자(3만 380명)도 결핵 및 잠복결핵 감염여부를 검사했다. 가족접촉자는 결핵 환자가 치료를 시작하는 시점을 기준으로 3개월 이전부터 같은 집에서 생활한 가족·동거인을 말한다. 그 결과 추가 결핵환자 154명, 잠복결핵감염 양성자 6711명(28.8%)이 진단됐다.

〈출처: 중앙일보: https://news.joins.com/article/23438070〉

---

42 본고는 글쓴이의 2016년 연세대학교 일반대학원 박사학위 논문 '결핵환자의 인권향상을 위한 법적 고찰'을 발췌 보충 정리한 것임.

앞의 보도를 통하여 살필 수 있는 바와 같이 결핵은 일상에서의 접촉으로 생각보다 광범위하게 확산될 수 있는 질환이다. 본 장에서는 이처럼 감염질환관리에 있어 특별히 사회적 문제로 부각되고 있는 결핵관리를 인권이라는 주제를 중심으로 살펴보고자 한다.

근대 이전에도 감염병은 그 시대마다의 의학적 한계로 인하여 곧 사회적 문제와 직결되곤 하였다. 이는 의학적 영역에서 해결되지 못한 감염병의 관리가 사회적 통제라는 수단에 의존하게 된다는 것을 의미하는 것이었고, 그 과정에서 불가피하게 감염병과 감염자를 동일시하는 사회적 행태들이 나타날 수밖에 없었다. 더욱이 과학적 이해의 부족으로 감염병이 개인과 사회 더 나아가 국가에 대한 위협으로 간주되는 상황들에 직면하여, 감염자의 퇴치가 곧 감염병의 퇴치와 동일시되는 상황에 이르게 되곤 하였다.

그러나 감염질환자들에 대한 인권침해의 수많은 근대적 사례들은 단지 지나간 에피소드에 머무르지 않는다. 현대에도 여전히 새로운 감염병이 출현하고 있고, 국제적 그리고 지역적 교류의 증가로 인하여 오히려 감염병의 대규모 확산이 더욱 용이한 것이 현실이다. 이러한 상황에서 감염병에 대한 의학적 대처가 어려울 때 국가와 사회는 공중보건의 보호라는 명분 아래 격리라는 감염병 관리의 강제적 방법을 동원하게 되는데, 종종 이러한 강제적 수단은 정당한 범위를 넘어 감염자 개인에 대한 통제에 머무르지 않고 사회를 통제하는 정치적 수단으로 작동되기도 한다.

감염병의 한 종류인 결핵에 대한 관리는 이러한 상황들을 역사적으로 가장 잘 보여준다. 결핵은 근대 이전부터 지금에 이르기까지 여전히 관리가 쉽지 않은 감염성 질환이다. 결핵관리의 어려움은 일차적으로 그 세균학적 특징에 기인하는 것이지만, 효과적인 치료법이 있음에도 질환자 뿐 아니라 여타 사회구성원들의 협조 부족으로 감염관리에 어려움이 발생한다는 복합적인 측면이 있다. 이러한 이유로 결핵관리에 있어 격리는 의학적인 이유와 더불어 사회적으로 중요한 관리 수단이 된다고 할 수 있다.

결핵환자의 격리와 관련하여 본 글은 격리의 내용이나 또 다른 대안에 대한 탐구를 주제로 삼고 있지는 않다. 이 보다는 결핵관리에 있어서의 격리의 법적 성격을 살펴보고, 이와 관련된 인권의 문제를 기본권 보호의 관점에서 논해보고자 한다. 즉 결핵에 대한 과학적, 의학적 접근에 기초하여 결핵에서 격리가 갖는 의미와 이러한 격리의 인권적 구현을 공중보건 및 법률적 관점에서 집중적으로 살펴볼 것인데, 특별히 현행 결핵예방법의 한계를 중심으로 검토해보고자 한다.

가. 결핵 현황과 격리를 통한 관리

WHO가 발표한 우리나라 결핵 현황에 따르면 2017년 결핵 신환자는 28,161명(10만 명당 55.0명)으로 최근 10년 새 최저치를 나타내었고, 2003년부터 증가추세이던 결핵 신환자는 2011년을 정점으로 감소, 2017년에는 2016(30,892명, 인구 10만 명당 60.4명) 대비 신환자율이 8.0%로 감소하면서, 특히 20－29세 결핵신환자가 2017년(2,564명, 인구10만 명당 38.0명)에는 2016년(3,179명, 10만 명당 47.5명) 대비 20.0%의 감소를 보였다.[43] 발생률은 2015년 인구 십만 명당 80명에서 2016년 77명으로 감소했지만 사망률은 2015년 인구 십만 명당 5.2명에서 2016년 5.2명으로 같은 수준을 보이고 있어, 결핵의 주요지표 모두 OECD가입국 중 여전히 가장 높은 수치를 보인다. 또한 결핵 사망자 수는 2017년 국내 총 사망자 285,534명중 1,816명을 차지하고 있는데 이는 인구집단 10만 명중 3.3명으로, 2017년 감염성 질환 총사망자 수 7,986명중 원인 미생물에 대한 언급 없는 패혈증을 제외하고 사망자가 가장 많은 감염질환이다. 이렇게 높은 사망의 원인은 기본적으로 높은 발병률에 있다. 매년 3만 명 내외의 새로운 환자가 지속적으로 확인되었으며, 다양한 관리 노력에도 불구하고 약제에 내성이 있는 결핵균 감염자의 수는 기대하는 만큼 감소하고 있지 못하다.

현행 결핵예방법과 국가결핵관리지침은 이러한 현실적 상황에 기초한 인식에서 출발하고 있다. 현대 의학이 이룬 가장 큰 성과 중의 하나가 감염병의 병인에 대한 이해와 항생제로 대표되는 치료법의 발견이라는 것을 보면 감염병은 현대 이전부터 인간사회의 중요한 주제였다는 것을 알 수 있다. 그러나 눈부신 속도로 의학이 발전하고, 유전학 방법론을 통한 질병치료 등의 다양한 첨단의학기술이 발전하고 있음에도 불구하고, 여전히 인간 사망의 가장 흔한 사망원인은 감염질환이다.[44]

이러한 상황에서 격리는 감염병과 관련해서 인간에게 주어진 제한된 주요한 선택들 중 하나이다. 격리는 특히 질병에 대한 의학적 치료법과 해결책이 명백하지 않은 경우,

---

[43] 2018 국가결핵관리지침, pp13－14.

[44] 자살을 제외한 사망원인인 악성신생물, 심장질환, 뇌혈관 질환으로 인한 사망자의 많은 수가 의료기관에서 사망하게 되는데, 이런 경우 기저질환에 폐렴이나 요로감염, 복막염, 폐혈증 등이 합병되어 있는 경우가 임상적으로 흔하다. 이런 환자가 사망하는 경우 사망의 원인으로서 감염질환은 중요하지 않으므로 누락되는 경우가 많다. 한 기본적으로 중환자실 환자의 경우나 수술환자의 경우 다양한 감염성 질환의 가능성과 진단에 따라 항생제를 사용하고 있는 경우가 있다. 이런 환자들의 경우 항생제가 없다면 감염이 사망원인이 될 것이다. 따라서 감염병 사망이 표면상으로는 사망에 달하게 되는 중증질환에서 자살을 제외하고 4위이나 실체적으로는 더 높을 가능성이 있다.

질병의 원인을 인간 그 자체로 간주하고 인간의 행동을 통제함으로써, 구체적으로 질병을 관리하고자 하는 사회적 감염관리의 한 방법이다. 근대 이전 사회에서, 결핵이나 한센병과 같은 감염병은 격리가 곧 관리와 동일한 의미를 지니고 있었다. 그러나 인간의 존엄성과 관련하여 인권에 대한 인식이 자선적 배려에서 법률적 권리로 발전하는 과정을 거침에 따라, 감염병과 관련된 격리도 이에 걸맞는 형식과 절차를 갖추는 쪽으로 변화 발전을 이루게 되었다. 그럼에도 불구하고 과학적으로 규명되지 못했거나 의학적 해결방법이 없는 감염병의 경우, 입법자는 격리를 불가피한 방법으로 인식하고 이를 강제할 수 있는 법률을 입법하게 된다. 그런데 이렇게 입법된 강제들은 인간의 존엄성을 침해하지 않는 범위 내에서 국가가 격리 이외의 다양한 치료 방법으로 감염병을 관리할 수 있게 되는 시점이 되어서도 여전히 효력을 가지고 유지되기도 한다.

이렇게 입법된 법률은 두 가지 측면을 동시에 지니게 되는데, 즉 가장 현실적이며 효과적인 감염관리의 수단이면서, 동시에 그 사회가 구현하고자 하는 사회적 가치의 수준을 구체적으로 검토할 수 있게 해주는 좋은 분석 대상이 되기도 한다. 따라서 결핵과 같은 감염병에 대한 사회의 인식 수준은 이러한 법률을 통하여 생생하게 드러난다. 우리의 현행 결핵예방법 또한 이 두 가지 측면을 동시에 지닌다고 볼 수 있다. 이러한 이유로 감염병 관리의 중요한 주제가 되는 격리를 결핵예방법과 관련하여 살펴본다는 것은 곧 결핵 관리 및 결핵 환자의 인권에 대한 고찰을 의미하는 것과 동일한 의미를 지니는 것으로, 이를 통하여, 전반적인 결핵관리의 개선과 결핵환자의 인권을 향상시킬 수 있는 방안을 나름대로 구상해볼 수 있는 계기가 될 수도 있을 것이다.

나. 인권적 접근의 필요성

국가의 결핵관리는 보건의료체계의 행정적인 편의가 아니라 과학적이고 의학적인 접근과 더불어 인권과 헌법이 보장하는 기본권을 우선시하여 접근하여야 한다.

감염병에서의 치료와 관리는 첫째, 치료자가 기준으로 삼는 의학적 접근법에 대한 최대한의 존중과, 둘째, 환자의 생명권, 건강권 보장, 셋째, 이와 관련된 생존권적 배려를 실현함으로써 가장 효율적으로 이루어질 수 있다. 이러한 조화를 염두에 두지 않고, 격리와 통제가 갖는 효과만을 생각한다면 단기적인 통계 및 지표의 개선을 가져올 수 있을지 모르나, 결핵의 의학적 특성상 장기적으로는 도움이 되지 않을 것이다.

비록 결핵환자의 치료로 얻어지는 공공의 이익을 위해 특정한 상황에서 기본권의 제한이 필요하다 하더라도, 의학적 접근 과정에 개입하여 격리라는 통제를 사용하는 법률적 결핵관리 방식은 인권침해의 소지가 있다. 질병을 치료하는 데 있어 치료제공의 사회적 요건을 강제하는 것은, 의료의 권리를 본질적으로 인정하지 않는 것과 동일한 현실적인 침해를 야기할 수 있기 때문이다.[45] 그리고 격리강제나 면회제한과 같은 강제 조항들은 효과의 측면에서도 결핵관리의 부차적인 방법임을 우선적으로 이해할 필요가 있다.

강제조항의 위반이 처벌을 동시에 규정하고 있기 때문에, 법률의 강제적 감염관리조항이 효과적인 결핵관리의 방법임이 입증되려면, 결핵환자의 증가 혹은 퇴치의 지연이 감염자의 비협조에 기인하는 것임이 구체적으로 특정되어야 한다. 그런데 결핵이라는 호흡기 질환의 역학적 특성상 이를 입증하는 것은 용이하지 않다. 따라서 이들 강제조항들은 예비적 위협에 머물거나 공중보건의 영역에서 제시되는 사전예방의 원칙에 법률의 영역에 존재하는 명확성의 원칙을 종속시키는 결과를 가져오게 한다.

결핵은 세균에 의해 발생하는 질병이고, 알려진 치료제가 존재하며, 잠복기가 길고 증상 발현이 더디며, 잠재적 감염자의 비율이 그 어떤 감염병보다 높다.[46] 따라서 이를 합당하고 효과적으로 관리하기 위한 법률을 입법하는 과정에서 입법자들은 결핵균이 인체의 면역체계 내에서 거치는 면역학적 과정, 결핵이라는 질병의 자연사, 다양한 치료제의 특성 등과 같은 의학적 주제들을 깊이 있게 이해하고 검토할 필요가 있다. 의학적 이해에 충분히 기초하지 못한 감염병의 법률적 관리는 인권 침해의 가능성만을 높이고 의학사를 통하여 우리가 인식하고 있는 바와 같이 종국에는 감염병관리의 효율성을 떨어뜨리고 사회의 또 다른 부담이 될 수 있기 때문이다.

---

45 WHO, 25 Questions and Answers on Health and Human Rights (WHO,2002), pp 18
권리가 제한되는 경우, 필요한 보호 장치가 존재하는 지 여부를 판단하는 중요한 기준은 '공중 보건의 목표 달성을 위해 인권을 간섭하는 일은 최후의 방편으로서만 가능하다.'는 시라쿠사 원칙의(Siracusa Principles) 5가지 조건이 모두 충족되는가이다.
- 해당 제한은 법에 의거하여 명시되고 이행된다.
- 제한은 합당한 일반이익 목표(legitimate objective of general interest)를 위해 이루어진다.
- 제한은 그러한 목표를 달성하기 위해 민주주의 사회에서 반드시 필요하다.
- 동일한 목표에 도달하기 위해 활용할 수 있는, 상대적으로 침해나 제한의 성격이 약한 다른 수단이 존재하지 않는다.
- 제한은 자의적으로, 다시 말해, 비합리적이거나 다른 형태의 차별적인 방식으로 선택되거나 부과되지 않는다.

46 최인홍. 대한미생물학회편. 의학미생물학. 서울: 엘스비어코리아; 2014. pp 275.
실제 세계인구의 3분의1은 결핵균이 잠복감염 되어있다.

결핵 관리 통계들의 지표를 보면 감염자 중 재발자나 재치료자는 줄어들고 있는데 비하여, 새로운 환자의 수가 줄지 않고 있다. 때문에 확진자에 대한 강제를 강화하는 것보다는 새로운 환자군이 어떻게 형성되는지를 역학적으로 규명하고, 이러한 규명이 용이하도록 의료에 대한 접근성을 재고하는 것이 국내 결핵관리의 핵심이다.

따라서 현재의 결핵관리의 상황에 기초하여 강화된 결핵관리의 필요성이 제기된다하더라도, 충분한 의학적 이해 없이 법률적 강제를 결핵환자의 효율적인 관리수단으로 인식하는 것은 질병의 원인이 미생물의 특성에 기인하는 것임에도 불구하고 인간자체에 기인하는 것으로 오인하는 결과를 가져와 환자에 대한 낙인효과를 발생시킬 가능성이 있다. 또한 결핵 유병률이 높은 인구 집단이 가지고 있는 사회경제적 특성상 낙인효과는 더욱 심화되어 나타날 가능성이 있고, 이것은 감염병에 대한 관리가 질병을 원인으로 한 개인적 차별이나 취약계층에 대한 차별로 발전되어 감염병 관리의 영역을 벗어난 인권침해의 문제로 변질되는 결과를 가져올 수도 있다.

공중보건의 위기에서 사전예방의 원칙은 공중보건의 위기를 해결할 과학적 방법을 갖고 있지 못한 경우와 과학적 방법이 없는 경우들에 적용될 수 있는 원칙이다. 특히 과학적으로 설명할 수 있는 관리 수단과 내용이 존재하지 않고, 닥쳐오는 사회에 대한 위험과 그 악결과의 가능성이 지대한 감염병의 경우 국가는 사전예방의 원칙을 국민의 건강권 보호를 위한 기본권 제한의 근거로 삼아 강제적 감염관리방식을 정당성을 확보할 수 있다. 그러나 결핵이 국민에게 위해한 감염병임에는 틀림없으나 공중보건의 위기를 야기할 정도의 긴박성을 지닌 관리대상인지는 의문이 든다.

결핵은 우선 만성 감염병으로 분류되어 있고, 감염자와의 접촉을 통해 실제 감염에 이르는 정도가 메르스나 사스 등 급성 호흡기 바이러스 감염병에 비해 낮은 편이며, 치사율 또한 높지 않다. 따라서 결핵은 감염병의 예방 및 관리에 관한 법률 제34조의 재난상황을 유발할 수 있는 감염병 관리의 대상이 되지 않는다고 보는 것이 합당하다. 즉 사전예방의 원칙을 적용할 대상은 아니다. 이러한 상황에서 장기간의 질병감시대상이 된다는 사실은 기본권이나 인권 침해에 대한 감수성을 자극하여, 비순응 환자의 경우에서처럼 비협조적이 될 가능성이 있다. 이로 인한 결핵치료의 실패는 다시 전염성 있는 재발로 이어지고, 다제내성 결핵으로 이행할 여지가 높아진다.

다. 감염질환자의 인권 및 기본권의 보호

신체의 자유는 인간이 가지는 가장 기본적인 권리이다. 우리 헌법 제12조 제1항에는 '모든 국민은 신체의 자유를 가진다.'라고 규정하고 있다. 신체의 자유는 연혁상 1215년 마그나 카르타, 1628년 권리청원, 1679년 인신보호법, 1689년 권리장전, 1776년 버지니아 권리선언, 1789년 프랑스 인권선언 등에 규정되어 있는 가장 기본적인 권리로 인식되어 왔다.[47] 그런데 우리는 이러한 신체의 자유에 대한 내용을 고려할 때, 주로 형사절차를 통한 신체의 구속을 생각하게 된다. 이는 헌법 제12조 제1항 후단 '누구든지 법률에 의하지 아니하고는 체포·구속·압수·수색 또는 심문을 받지 아니하며, 법률과 적법한 절차에 의하지 아니하고는 처벌·보안처분 또는 강제노역을 받지 아니한다.'라는 내용을 통상적으로 그렇게 이해하고 있기 때문이기도 하다.

그러나 이러한 형사적 절차 이외에도 국가의 공권력과 관련하여 이루어지는 신체의 자유에 대한 제한에는 다양한 형태가 있다. 즉, 헌법 제12조의 신체의 자유의 대상이 되는 인신구속은 형사절차에서의 체포, 구속에만 한정되는 것이 아니라 공권력에 의한 신체의 자유의 침해이기만 하면 행정목적을 달성하기 위한 행정작용에 의한 구속도 포괄하는 것이다.[48]

경찰관의 직무와 관련해서 뿐 아니라, 출입국관리 분야, 병역 및 군 관련분야, 검역 관련 분야 등에서도 이러한 신체 자유의 제한이 법률로서 가능할 뿐 아니라, 본 논문에서 다루고 있는 감염병 관리와 관련해서도 신체 자유의 제한이 가능하다. 그러나 모든 공적인 신체의 자유에 대한 제한은 헌법에서 보장된 기본권의 내용을 본질적으로 침해하지 않는 범위 내에서 법률에 따라 이루어져야 한다. 때문에 법률상의 신체의 자유에 대한 제한은 그 요건을 법률에 규정해야 할 뿐 아니라, 이러한 제한이 과도하여 침해에 이르는

---

47 헌재 1992.12.24.선고92헌가8결정
'현행 헌법 제12조 제1항 후문과 제3항은 위에서 본 바와 같이 적법절차의 원칙을 헌법상 명문규정으로 두고 있는데 이는 개정 전의 헌법 제11조 제1항의 "누구든지 법률에 의하지 아니하고는 체포·구금·압수·수색·처벌·보안처분 또는 강제노역을 당하지 아니한다."라는 규정을 1987.10.29. 제9차 개정한 현행헌법에서 처음으로 영미법계의 국가에서 국민의 인권을 보장하기 위한 기본원리의 하나로 발달되어 온 적법절차의 원칙을 도입하여 헌법에 명문화한 것이며, 이 적법절차의 원칙은 역사적으로 볼 때 영국의 마그나 카르타(대헌장) 제39조, 1335년의 에드워드 3세 제정법률, 1628년 권리청원 제4조를 거쳐 1791년 미국 수정헌법 제5조 제3문과 1868년 미국 수정헌법 제14조에 명문화되어 미국헌법의 기본원리의 하나로 자리잡고 모든 국가작용을 지배하는 일반원리로 해석·적용되는 중요한 원칙으로서, 오늘날에는 독일 등 대륙법계의 국가에서도 이에 상응하여 일반적인 법치국가원리 또는 기본제한의 법률유보원리로 정립되게 되었다.'
48 하명호. 신체의 자유와 인신보호절차. 서울: 고려대학교출판부; 2013. pp 16.

경우 그 침해를 구제하는 절차 또한 법률에 규정함으로써 이루어져야 한다. 현행헌법은 이러한 것과 관련하여 제12조, 제13조를 비롯하여 다양한 형사법의 기초 원리를 직접 규정함으로써 기본권을 보장하고 있다.49

자유로운 의사에 반하여 법률 및 기타 국가의 공권력에 의해 신체의 자유가 제한된다면 그 명칭과는 상관없이 체포, 구속에 해당된다. 헌법 제12조와 관련하여 헌재 1992.12.24. 선고92헌가8결정에서는 '적법절차의 원칙은 헌법조항에 규정된 형사절차상의 제한된 범위 내에서만 적용되는 것이 아니라 국가작용으로서 기본권제한과 관련되든 관련되지 않던 모든 입법작용 및 행정작용에도 광범위하게 적용된다고 해석하여야'한다고 결정하였다.50

이러한 근거에서 볼 때, 격리와 입원치료에 관한 모든 법률 조항들은 우리가 통상 대하게 되는 형사소송절차상의 개념이 아닐 뿐이지 헌법에 제시된 신체 자유의 기본권을 제한하는 것으로, 적법절차의 원칙이 적용되어야 하는 국가작용이라고 볼 수 있다.

---

49 성낙인. 헌법학. 서울: 법문사; 2015), pp 1061-1062.
'헌법상 신체의 자유는 실체적 보장과 절차적 보장으로 나누어 볼 수 있다. 실체적 보장으로는 ㉠죄형법정주의(제12조 제3항 제2문)와 그 파생원칙인 형벌법규의 소급효금지(제13조 제1항), ㉡ 소급입법에 의한 참정권제한 및 재산권박탈 금지(제2항), ㉢일사부재리의 원칙 내지 이중처벌금지의 원칙(제12조 제1항 후문), ㉣ 연좌제의 금지(제13조 제3항)를 규정하고 있다. 절차적 보장으로는 ㉠ 법률주의(제12조 제1항), ㉡ 적법절차의 원리(제12조 제3항), ㉢ 영장주의(제12조 제3항) ㉣ 체포·구속이유 등 고지제도(제12조 제5항), ㉤ 체포·구속적부심사제도(제12조 제6항) 등을 규정하고 있다.' 이하 형사피의자와 형사피고인에 대한 신체의 권리보장과 관련하여서는 '형사피의자는 ㉠ 불법한 체포·구속·압수·수색·심문을 받지 아니할 권리(제12조 제1항), ㉡ 고문받지 아니할 권리와 묵비권(제2항), ㉢ 영장에 의하지 아니하고는 체포·구속·압수·수색을 받지 아니할 권리(제3항), ㉣ 변호인의 조력을 받을 권리9제4항), ㉤ 체포·구속적부심사청구권(제6항), ㉥ 무죄추정의 원칙(제27조 제4항), ㉦ 형사보상청구권(제28조), ㉧ 국가배상청구권(제29조)을 가진다. 형사피고인은 형사피의자의 권리이외에 ㉠신속하고 공정한 재판을 받을 권리(제27조 제3항), ㉡ 법률과 적법한 절차에 의하지 아니하고는 처벌·보안처분 또는 강제노역을 받지 아니할 권리(제12조 제1항 후문)를 가진다.'라고 하고 있다.

50 헌재 1992.12.24.선고92헌가8결정
우리 헌법재판소의 판례에서도 이 적법절차의 원칙은 법률의 위헌여부에 관한 심사기준으로서 그 적용대상을 형사소송절차에 국한하지 않고 모든 국가작용 특히 입법작용 전반에 대하여 문제된 법률의 실체적 내용이 합리성과 정당성을 갖추고 있는지 여부를 판단하는 기준으로 적용되고 있음을 보여주고 있다(당 헌법재판소 1989.9.8. 선고, 88헌가6 결정; 1990.11.19. 선고, 90헌가48 결정 등 참조). 현행 헌법상 적법절차의 원칙을 위와 같이 법률이 정한 절차와 그 실체적인 내용이 합리성과 정당성을 갖춘 적정한 것이어야 한다는 것으로 이해한다면, 그 법률이 기본권의 제한입법에 해당하는 한 헌법 제37조 제2항의 일반적 법률유보조항의 해석상 요구되는 기본권제한 법률의 정당성 요건과 개념상 중복되는 것으로 볼 수도 있을 것이나, 현행 헌법이 명문화하고 있는 적법절차의 원칙은 단순히 입법권의 유보제한이라는 한정적인 의미에 그치는 것이 아니라 모든 국가작용을 지배하는 독자적인 헌법의 기본원리로서 해석되어야 할 원칙이라는 점에서 입법권의 유보적 한계를 선언하는 과잉입법금지의 원칙과는 구별된다고 할 것이다. 따라서 적법절차의 원칙은 헌법조항에 규정된 형사절차상의 제한된 범위 내에서 만 적용되는 것이 아니라 국가작용으로서 기본권제한과 관련되든 관련되지 않던 모든 입법작용 및 행정작용에도 광범위하게 적용된다고 해석하여야 할 것이고, 나아가 형사소송절차와 관련시켜 적용함에 있어서는 형벌권의 실행 절차인 형사소송의 전반을 규율하는 기본원리로 이해하여야 하는 것이다.

따라서, 제41조(감염병환자등의 관리) 제1항의 '입원치료를 받아야 한다.' 제2항의 '입원치료하게 할 수 있다.', 제42조(감염병에 관한 강제처분) 제1항의 전문 중 '동행하여 치료받게 하거나 입원시킬 수 있다.', 및 결핵예방법 제15조(입원명령) 제1항의 '입원할 것을 명할 수 있다.', 제15조의2(입원명령거부자 등에 대한 조치) 제1항의 전문 중 '격리치료를 명하여야 한다.', 검역법 제16조(검역감염병 환자등의 격리) 제1항의 전문 중 '시설에 격리한다.', 제17조(검역감염병 의심자에 대한 감시 등) 제1항 중 '격리시킬 수 있다.'후천성면역결핍증 예방법 제15조(치료 및 보호조치 등) 제1항 중 '치료 및 보호조치를 강제할 수 있다.'는 등의 감염병 관리와 관련된 모든 법률 조항들은 신체 자유의 제한과 관련하여 헌법에 의해서 제시된 기본권 보장의 실체적 내용들을 준수해야만 한다.[51]

2. 감염관리 법률의 비판적 검토 – 결핵예방법을 중심으로

가. 결핵예방법에 나타나는 개념의 오류

보건의료법률은 실체적 사실의 객관적이고 과학적인 근거에 기초하여 의학적 정당성을 확보할 수 있을 때 그 입법의 목적을 가장 잘 달성할 수 있다. 이때 실체적 사실을 포섭하는 법적인 개념이 명확하고 정당한 형식적 과정을 거쳐야 한다. 결핵예방법과 같이 의학적 이해를 전제로 하는 법률은 그 개념이 실체적 사실이나 의학적 체계에 근거하지 않으면 법률의 존재 가치를 부정당할 수 있는 심각한 상황에 이를 수 있기 때문이다. 또한 관련 법률 간의 개념적 일치가 이루어지지 않으면, 이러한 법률을 근거로 이루어지는 법 집행 간에 그 충돌로 인하여 법률로서 이루어지는 기본권 제한의 정당성에 문제가 발생할 수 있다. 이러한 내용의 구체적인 개념적 오류 사례들을 현행 결핵예방법의 조항들을 통하여 검토해보기로 한다.

---

51 하명호. 전게서. pp 22.
  2.1.2. 헌법 제12조 제1항 제2문에 규정된 체포·구속의 범위
  '우리 헌법 제12조 제1항 제2문에 규정된 체포·구속의 의미를 구체적으로 살펴보면, 형사절차에 의한 체포·구속으로 한정하여야 할 것인지, 아니면 행정절차에 의해 이루어지는 인신구속 등 다른 공권력에 의한 인신구속도 포괄하여야 할 것인지에 관한 견해가 나뉠 수 있다.'고 하고 '형사절차에서의 체포·구속뿐만 아니라 그 밖의 일체의 인신구속을 포괄하는 것으로 설명하는 포괄설'과 '형사절차에서의 체포·구속으로 한정하여 설명하는 제한설'을 설명하고 있다.

1) '결핵의사(擬似)환자'의 정의(定義)

결핵예방법 제2조(정의)에 있어 제3항 '"결핵의사(擬似)환자"란 임상적, 방사선학적 또는 조직학적 소견 상 결핵에 해당하지만 결핵균검사에서 양성으로 확인되지 아니한 자를 말한다.'에서 '의사(擬似)' 및 '결핵의사(擬似)환자'라는 개념은 타 법률의 개념규정과 맞지 않고, 조항내의 설명이 의학적 사실에 일치하지 않는다.

'의사(擬似)'라는 개념은 감염병의 예방 및 관리에 관한 법률과 검역법에도 규정되어 있다. 감염병의 예방 및 관리에 관한 법률에서는 제2조(정의) 14.에서 '"감염병의사환자" 란 감염병병원체가 인체에 침입한 것으로 의심이 되나 감염병환자로 확인되기 전 단계에 있는 사람을 말한다.'라고 하고, 검역법에서는 제2조(정의) 4.에서 '"검역감염병 의사환자" 란 검역감염병 병원체가 인체에 침입한 것으로 의심되나 검역감염병 환자로 확인되기 전 단계에 있는 사람을 말한다.'라고 설명되어 있다.

즉 통상적으로 '의사(suspected)'는 해당 감염병 환자와 접촉한 경험이 있거나 역학적으로 의심되는 장소를 경유하여 사전격리조치로서의 검역이 필요한 집단을 지칭하고자 감염자나 일반인의 감염상태와 구분하여 쓰는 용어이다. 감염병에 관한 두 법률에서 '의사'라는 개념을 이러한 의미로 사용하고 있고, 국제간 공중보건의 위기에 대응하기 위해 나온 WHO IHR 2005에서도 'suspect'는 '공중보건위험에 노출되었거나 노출되었을 가능성이 있고, 가능한 질병의 확산원이 될 수 있는 사람이나 등'으로 정의되어 있다.[52] 그러나, 현행 결핵예방법에서는 '의사'를 영문법령에서 'pseudo-'로 번역하고 있다. 이것이 각 법률 간 영문번역의 기술적인 불일치인지는 알 수 없으나, 여하튼 통상적인 감염병의 역학에서 통용되고 있는 용어와 일치하지 않고 있다. 이 용어가 문제가 되는 것은 '의사환자'는 검역 또는 사전격리의 대상이 될 수 있기 때문이다. 결핵환자 관리에 있어 의사환자를 인정하면 결핵예방법상 검역을 철저히 하는 것이 결핵관리의 핵심이 되기 때문이다. 그러나 결핵은 만성 세균 감염병으로 검역의 필요성이 강하지 않다. 다만, 결핵관리에 있어 다른 감염병과의 개념적 일치를 고려하고자 한다면, '의사'라는 개념보다는 '접촉자'라는 개념을 법률에 정의하고 이에 대한 관리 조항을 삽입하는 것이 합리

---

52 WHO IHR 2005
PART I - DEFINITIONS, PURPOSE AND SCOPE, PRINCIPLES AND RESPONSIBLE AUTHORITIES
Article 1 Definitions "suspect" means those persons, baggage, cargo, containers, conveyances, goods or postal parcels considered by a State Party as having been exposed, or possibly exposed, to a public health risk and that could be a possible source of spread of disease;

적일 것이다.

개념상의 오류가 발견되는 또 다른 예는 '임상적, 방사선학적 또는 조직학적 소견 상 결핵에 해당하지만 결핵균검사에서 양성으로 확인되지 아니한 자'를 결핵의사환자라고 한다는 '의사'의 내용에 관한 설명이다. 이 내용의 영문을 보면 'a person who has not been tested positive in the examination of tuberculosis bacteria although his/her condition is diagnosed as tuberculosis in view of clinical, radiological or histological examinations.'이라고 되어 있는데, '결핵균검사에서 양성으로 확인되지 아니한 자'와 'has not been tested positive in the examination of tuberculosis bacteria(영문번역)'는 객담도말검사와, TST, TB−PCR, IGRA (Interferon Gamma releasing assay)등에서 모두 음성 이었다는 것을 의미하는데, 이 의미와 조직학적 검사에서 진단되었다(diagnosed in view of histological examinations)는 내용은 상반되는 의미를 지닌다고 할 수 있다.

통상 기초의학이나 임상의학에서 조직학적 검사 결과는 가장 확실한 과학적 근거가 된다. 종양의 경우에 조직학적 유소견 검사 결과는 확진을 의미한다. 조직검사로 결핵이 진단된 이 경우 임상의학은 임상증상과 방사선학적 소견에서 폐결핵이 의심되나, 결핵도 말검사와 결핵균 핵산증폭검사도 음성이면서 광범위 항생제에도 반응하지 않는 경우로서 '도말음성폐결핵'이라고 정의하고 환자를 치료한다. 즉 결핵환자로 진단하고 치료한다.53 이후 배양결과가 결핵균 양성으로 나오면 결핵으로 진단하고 치료를 계속하고, 배양검사 결과가 음성으로 나오더라도 임상증상과 방사선학적 소견 상 호전이 있으면 결핵으로 진 단하고 계속 치료하게 된다. 이런 경우를 '배양음성폐결핵'이라고 정의 한다. 따라서 추후 개정 시 해당 조항을 삭제하던지, '조직학적'이라는 내용을 삭제하고 '도말음성폐결핵', '배양음성폐결핵'이라는54 개념을 삽입하는 것이 바람직할 것으로 보인다.

2) '의료에 관한 지도'권한의 주체

제9조(의료에 관한 지도)에서 의료에 관한 적절한 지도의 권한을 보건소장이 행사하도 록 되어 있다. 그런데 의료법상의 의료에 관한 권한은 의료인이 가지는 것으로 특히 의사 가 가지는 권한이다. 의료법 제2조(정의) 1.에 '의사는 의료와 보건지도를 임무로 한다.'라 고 명시되어 있다. 실제로 조항의 내용을 보면 의료행위에 관한 지시가 아니라 결핵환자

---

53 박재석. 결핵지침개정위원회 편. 결핵 진료 지침. 오송: 결핵지침개정위원회; 2014. pp 43.
54 박재석. 전게서. pp 42−43.

의 일상 순응도 관리에 관한 내용이다. 이는 제8조에 이미 신고 된 결핵환자를 대상으로 이루어지는 것으로 1.가정이나 의료기관을 방문하여, 2. 환자의 상태를 확인하거나 보건교육 등을 하도록 하는 것으로 의료의 지도라고 볼 내용이 아닐뿐더러, 의료의 내용이 포함된다고 한다면 보건소장이 의사가 아닌 경우 의료법과 상충된다고 볼 수 있다.55

3) '전염성의 소실'의 판정기준

제13조(업무종사의 일시제한)과 제14조(전염성 소실과 재취업)에서 전염성의 소실과 관련하여 전염성의 소실이라 함은 전염성이 완전히 사라진다는 것인데, 우선 인신과 관련하여 취업을 제한하거나 규제하여 직업선택의 자유를 제한하는 중요한 법령의 내용임에도 이에 대한 명확한 법적인 정의나 기준이 제시되어 있지 않다.56 법률의 내용상 전염성의 소실이라는 것의57 의미는 전염가능성이 없다는 상태를 말한다 하더라도, 또한 이는 의학적 격리해제의 개념과 맞지 않고 사용하지 않는 개념이다.

의학적 격리의 해제 기준에 따르자면,58 객담도말검사에서 양성으로 판정받아 전염성이 있다고 간주되는 경우, 첫 투약 후 최소 2주간의 항결핵제 치료를 시행하고, 임상적으로 호전이 보이면서 추구객담도말검사에서 항산균이 검출되지 않는 상태를 균음전(negative conversion)이라 하고, 이때 객담도말검사 양성 환자의 격리를 해제를 할 수 있다. 그러나 이것이 전염성의 소실을 의미하는 것은 아니고, 언제든지 환자의 비순응이나 상태

---

55 필요하다면 감염병예방 및 관리에 관한 법률 제60조의2에 규정된 역학조사관의 요건이 적용되어 야 할 것이다.(2016.1.7.일 시행)

56 결핵예방법 제13조의 보건복지부령으로 정하는 바에 따른 전염성의 소실의 판정은 결핵예방법 시행규칙 제6조(전염성 소실의 판정절차)에 따르면 '법 제13조제1항 및 제14조제1항에 따른 전염성 소실(消失) 여부는 객담검사의 결과에 따라 의사가 판정한다'라고 되어 있고, 의사 판정의 구체적 내용이 명시되어 있지 않으나, 이는 내용상 의학적 기준을 따른다고 볼 수 있다.

57 권영성. 헌법학원론. 서울: 법문사; 2006. pp 798.
   '입법권의 행사는 또한 명확성의 원칙에 위배되어서는 안 된다. 따라서 건전한 상식과 통상적인 법감정을 가진 사람이라면 충분히 이해할 수 있을 정도로 법률의 내용은 명확한 것이어야 한다.'
   성낙인, 전게서, 1145쪽 (다) 명확성의 이론(막연하기 때문에 무효의 이론)과 합헌성추정의 배제원인. 지나치게 막연하고 넓은 범위의 내용을 담고 있는 법률은 법원의 판단을 기다릴 필요 없이 무효(void on its face)이며'를 참고하면, '전염성의 소실'이라는 개념은 직업과 업무의 제한을 가하는 기본권제한의 사유로서 '건전한 상식 과 통상적인 법감정을 가진 사람이라면 충분히 이해할 수 있을 정도'를 만족시킬 수 없다. 왜냐하면 시행규칙상 '객담검사의 결과에 따라 의사가 판정한다.'라고 되어있어, 의사는 어쩔 수 없이 법률 조항에 따르지 못하고 의학적 기준 중 합당한 기준을 근거로 삼아 격리의 해제를 하게 될 것인데 이에도 다양한 기준이 있고, '소실'이라는 개념에 대한 정의가 없는 상태에서 의사가 이를 법률조항의 '소실'로 명확히 포섭하기가 쉽지 않기 때문이다.

58 박재석. 전게서. pp 219.

에 따라서 전염성 상태로 변화할 수 있는 것이고, 이런 경우 개념상 전염성이 소실되지 않았다하여 제한 없이 무한히 법률조항의 효력을 확장시킬 수는 없는 것이다.

객담도말검사 음성이나 임상적으로 격리된 환자의 경우 최소 1주 일 간의 결핵치료를 시행하고, 임상소견이 호전되어 퇴원이 가능할 경우 객담도말검사와 무관하게 요건을59 갖춘 경우 퇴원하여 집에서 균이 음전 될 때까지 격리치료를 할 수 있다. 따라서 '전염성의 소실'은 '임상증상의 호전과 균 음전'으로 개념을 명확히 해야 한다.

나. 결핵환자 확인을 위한 주거 진입

행정명령에 의한 강제격리치료 및 면회제한 이외에도 감염병 관리와 함께 기본권 제한을 넘어 기본권 침해의 소지가 있는 것이 '주거에 대한 진입과 동행'이다. 감염병의 예방 및 관리에 관한 법률 제42조(감염병에 관한 강제처분)는 제1항에 '보건복지부장관, 시·도지사 또는 시장·군수·구청장은 해당 공무원으로 하여금 다음 각 호의 어느 하나에 해당하는 감염병환자등이 있다고 인정되는 주거시설, 선박·항공기·열차 등 운송수단 또는 그 밖의 장소에 들어가 필요한 조사나 진찰을 하게 할 수 있으며, 그 진찰 결과 감염병환자 등으로 인정될 때에는 동행하여 치료받게 하거나 입원시킬 수 있다.'라고 하고 있고, 이는 결핵환자에게도 적용되는 조항이다.[60]

우리 헌법 제16조에서는 '모든 국민은 주거의 자유를 침해받지 아니한다. 주거에 대한 압수나 수색을 할 때에는 검사의 신청에 의하여 법관이 발부한 영장을 제시하여야 한다.'라고 하여 주거의 자유와 영장주의를 채택하고 있다.

주거 자유의 문제를 제외하고, 공권력의 개인 주거(residence)[61]의 출입만을 놓고 본다면, 우리나라는 영장주의를 원칙으로 하여 현행범인 경우와 행정상 즉시강제의 경우를 영장주의의 예외로 하고 있다. 이에 따르면 전염병의 예방을 위한 조치의 경우를 행정상

---

59 박재석. 전게서. pp219.
   1) 결핵관리 전담간호사와 연계되어 외래에서 적절하게 치료가 가능해야 한다.
   2) 환자의 집에 6세 미만의 소아 또는 에이즈와 같은 면역억제환자가 없어야 한다.
   3) 환기가 잘되는 독립도니 공간이 있어야 한다.
60 제42조(감염병에 관한 강제처분) ①의 3. 제3군감염병 중 결핵, 성홍열 및 수막구균성수막염
61 감염병의 예방 및 관리에 관한 법률 영문법령에서 주거를 'residence'로 번역하고 있다. 우리 헌법 영문번역에서도 residence라고 하고 있다. 주거란 형식상 house이면서 내용상 home 이라고 볼 수 있다. home의 법률적 지위에 대한 미국법 사상과 관련하여서는 석지영. 법의 재발견. 서울: W 미디어; 2011. 참고. pp 20-21. 비합리적인 수색과 압수로부터 보호받을 권리, 정당한 법적 절차를 보장받을 권리 및 무기를 소지할 수 있는 권리를 포함한 헌법 권리들을 표현하는 중심에 집(home)이 있다.

즉시 강제의62 경우로서 영장주의의 예외로 본다. 또한 경찰관 직무집행법제7조(위험 방지를 위한 출입) 제1항에 '경찰관은 제5조제1항·제2항 및 제6조에 따른 위험한 사태가 발생하여 사람의 생명·신체 또는 재산에 대한 위해가 임박한 때에 그 위해를 방지하거나 피해자를 구조하기 위하여 부득이하다고 인정하면 합리적으로 판단하여 필요한 한도에서 다른 사람의 토지·건물·배 또는 차에 출입할 수 있다.'고 명시하고 있다.

그러나 우선 감염병의 예방 및 관리에 관한 법률 제42조와 경찰관 직무집행법 제7조가 법률상의 효력을 발생하기 위해서는 그 요건이 갖추어져야 할 것이다. 결핵의 경우 사안이 급박하다거나, 목적을 이룰 다른 수단이 없다거나 하는 것은 아니고, 주거의 경우 새로운 위험에 급박하게 노출될 공중(公衆)이 있는 것도 아니다. 따라서 행정상 즉시강제의 경우로 간주하여 주거에 진입, 동행을63 명하는 것은 환자 개인의 기본권 침해일 뿐 아니라, 동거하는 가족의 행복추구와64 주거의 평온과 불가침65이라는 기본권을 제한할 수 있는 국가안전보장, 질서유지, 공공복리를 위하여 필요한 경우라고 볼 수 없다. 이러한 논지에 따른다고 보면, 해당 조항에서 결핵을 삭제하거나, 헌법 제37조 제2항에66 따른 사후의 적법절차를 법률에 명시하여야 한다.

다. 입원명령 및 격리치료명령의 한계

결핵예방법상의 입원치료 등은 감염병환자 등의 의사에 반하여 강제로 신체적 거동을 제한하는 것으로서 그 목적이나 동기와 관계없이 인신구속에 해당한다.67 특히 결핵예방법 제15조의2(입원명령거부자 등에 대한 조치)는 당연할 뿐 아니라, 제15조(입원명령) 또한 일반적으로 의사가 입원치료를 권고하였음에도 협조하지 않아 이루어지는 행정명령일 것이므로 직접강제에 해당 할 것이다.68 우리 헌법은 이러한 신체의 자유에 대한 침해로부

---

62 권영성. 전게서. pp 459. 다수설인 절충설이 타당하다고 본다.
63 감염병의 예방 및 관리에 관한 법률 제42조의 해당공무원의 자격 또한 문제가 된다. 의료법상 진찰은 의사만 할 수 있도록 되어 있다.
64 대한민국헌법 제10조.
65 대한민국헌법 제16조 모든 국민은 주거의 자유를 침해받지 아니한다.
66 성낙인. 전게서. pp 1218. 대한민국헌법 제37조 ②
67 하명호. 전게서. pp 43.
68 하명호. 전게서. pp 22.
이는 자유로운 의사에 반하여 신체적 거동이 제한되고 있다면 명령의 여하를 불문하고 구제의 대상이 되는 체포, 구속에 해당된다. 인신보호법 제2조 제1항 본문에는 '수용·보호 또는 감금'을 예시하고 있고, 일본 인신보호 규칙 제3조에서는 '체포, 억류, 구금'을 예시하고 있다.

터 그 기본권을 보장하기 위해 대륙법계에서 볼 수 있는 법치주의(실체적 보장)와[69] 영미법계에서 볼 수 있는 적법절차(절차적 보장)를 명시하고 있다.[70] 이러한 실체적 보장과 관련하여 결핵예방법상의 강제 격리치료와 경찰력 동원은 비례의 원칙 내지 과잉금지의 원칙에 위배된다.

격리는 타인에 대한 위해의 가능성이 명백해야 하는데 결핵이라는 만성 감염병의 특성을 고려할 때,[71] 입원명령의 거부로서 타인에 대한 위해나 공공보건에 대한 침해가 즉시 발생한다고 볼 수 없다. 따라서 결핵의 의학적 특성과 역학적 특성을 고려하고, 현재 질병관리본부에서 제시하고 있는 전염성 결핵환자의 전염력을[72] 참고할 때, 의학적 격리를 법률적 강제처분으로 가하는 것은 과한 면이 있다.

또한 격리입원명령을 넘어서 치료를 명하는 경우, 의료기관은 당연히 치료에 임해야 할 의무가 있다고 하겠으나, 이는 어디까지나 환자의 동의를 전제로 의료적 수단을 취할 수 있다는 데 머무는 것이지, 이것이 실제로 의료기관이나 의사가 강제할 수 있다는 것은 아니다. 따라서 치료를 명령하여 그 목적을 달성하도록 강제할 수는 없다는 것이다.

절차적으로 보면 격리치료와 관련된 적법절차에 대한 명확한 규정이 없다. 입원명령과 관련하여 감염병의 예방 및 관리에 관한 법률 시행규칙 [별지 제22호서식] 입원치료

---

[69] 권영성. 전게서. pp 416. IV 신체의 자유의 실체적 보장
권영성. 전게서. pp 421. V 신체의 자유의 절차적 보장

[70] Melisa L. Thombley, JD, MPH., Daniel D. Stier, JD., Menu of Suggested Provisions for State Tuberculosis Prevention and Control Laws. CDC. 2010. pp54.
VI. Protection of Individual Rights A. Due Process
The due process clause of the Fourteenth Amendment to the U.S. Constitution prohibits state governments from depriving individuals of life, liberty, or property without due process of law. Due process has both substantive and procedural components. "Substantive due process" generally requires the government to have adequate justification for implementing laws or taking other official actions that deprive individuals of life, liberty, or property. "Procedural due process" requires the government to use fair and reasonable procedures when restraining a person's liberty.

[71] 치료기간이 장기간이고, 재발률이 높다. 따라서 환자의 자발적인 협조와 국가의 적극적인 배려와 사회경제적 지원이 없으면, 결핵은 수많은 환자를 격리의 대상으로 내몰 것이고, 또한 결핵환자라는 이유로 범법자가 되는 상황의 차별을 야기 할 수도 있다.
Melisa L. Thombley, JD, MPH., Daniel D. Stier, JD., Menu of Suggested Provisions for State Tuberculosis Prevention and Control Laws. CDC. 2010. pp41.
D. Isolation Individuals who are latently infected with TB pose no risk of transmission; therefore, quarantine is not an appropriate disease control measure for TB.

[72] 질병관리본부 홈페이지 '결핵환자 입원·격리치료명령 지원사업'에서 '치료받지 않은 전염성 결핵환자 1명이 1년 동안 10명 이상을 감염시키므로 타인의 결핵균 전파를 방지하기 위해 전염력을 갖는 기간 동안 격리가 필요합니다.'라는 내용을 볼 때 격리의 의학적 필요성은 인정되고 입원을 권고하거나 명령하는 데에 이를 수는 있다하겠으나 입원명령의 거부를 즉시 강제 격리 치료하도록 규정하는 것은 과잉입법이다.

통지서를73 살펴보더라도, 통상 행정처분이나 명령에서 제시해야할 명확한 사유나 근거를 제시하고 있지 않다. 격리치료명령이 형사상 수사기관의 체포나 구속에 해당하지는 않는다하더라도, 사실상 인신보호법 제2조의 제1항의 '의료시설'로의 강제적 인신구속으로 해석된다고 본다면 명칭은 별론 하고, 인신을 구속하는데 있어 최소한 구속영장의 기재내용에74 상응하는 정도의 제시는 있어야 할 것이다.

이와 더불어 인신구속의 최소한의 구제에 대한 절차나 규정이 법률상에 제시되고 있지 못한 점도 적법절차의 원칙을 위배하는 것이다.75 결핵예방법상에 구제절차가 없으므로 인신보호법 제3조(구제청구)에 따라 구제청구를 할 수 있을 것으로 고려되나, 결핵예방법상에 인신보호법 제3조의 2(구제청구의 고지 등)에 규정된 수용자인 의료기관의 피수용자에 대한 고지의무를 명확히 하고 있지 않다. 따라서 격리치료명령에 따라 강제 입원된 환자가 구제의 청구를 실체적으로 보장받을 수 있을지 의문이 제기된다. 또한 수용자로 볼 수 있는 의료기관이 결핵예방법상의 명령행위의 주체가 되는 것도 아니고, 따라서 구제의 실효를 위해서는 명령행위 당사자에게 구제의 청구를 구하여야 할 것인데 이 부분에 대해서도 명확히 할 필요성이 있다. 국가인권위원회의 업무와 관련하여 제19조(업무)에76

---

73 대상 환자의 이름, 주민등록번호와 입원일, 기간, 장소를 명기하고 하단에 다음의 내용이 있는 것으로 가름하고 있다. '위 사람은 「감염병의 예방 및 관리에 관한 법률」 제41조 및 제43조에 따라 입원 및 치료가 필요하여 입원치료됨을 통지합니다.
※ 입원치료에 따르지 않으면 「감염병의 예방 및 관리에 관한 법률」 제80조제2호에 따라 300만원 이하의 벌금형에 처할 수 있습니다.'

74 형사소송법 제75조(구속영장의 방식) ①의 구속영장 기재내용을 참고하여 입원명령의 내용을 살펴본다면, 명령의 명확한 법적 근거와(결핵예방법), 의학적 근거(검사결과) 및 격리치료명령이 내려지게 된 구체적 사유를 제시해야 한다.

75 감염병의 예방 및 관리에 관한 법률 시행령 [별표 2] 자가치료 및 입원치료의 방법 및 절차 등(제23조 관련)에서도 환자의 권리에 대한 조항이나 내용은 전혀 없으며, 특히 결핵의 특성을 고려한 내용과는 동 떨어진다. 결핵이 접촉자 사전격리인 검역의 필요성이나 효과가 없다고 할 수 있는 만성감염병임에도 불구하고, 그 내용인 '마지막 접촉 시점부터 해당 감염병의 최대 잠복기간까지로 한다.'는 자가격리기간을 설정하는 것은 대단히 불합리하다.

76 국가인권위원회법 제19조(업무) 위원회는 다음 각 호의 업무를 수행한다.
1. 인권에 관한 법령(입법과정 중에 있는 법령안을 포함한다)·제도·정책·관행의 조사와 연구 및 그 개선이 필요한 사항에 관한 권고 또는 의견의 표명
2. 인권침해행위에 대한 조사와 구제
3. 차별행위에 대한 조사와 구제
4. 인권상황에 대한 실태 조사
5. 인권에 관한 교육 및 홍보
6. 인권침해의 유형, 판단 기준 및 그 예방 조치 등에 관한 지침의 제시 및 권고
7. 국제인권조약 가입 및 그 조약의 이행에 관한 연구와 권고 또는 의견의 표명
8. 인권의 옹호와 신장을 위하여 활동하는 단체 및 개인과의 협력
9. 인권과 관련된 국제기구 및 외국 인권기구와의 교류·협력

따르면 국가인권위원회법을 통한 구제의 절차도 고려해 볼 수 있겠으나 제2조(정의) 2.'구금·보호시설'중 '마'의 대통령령으로 정하는 바에 따르면 감염병환자의 입원치료 의료기관은 시행령 상 제2조(다수인 보호시설)에 속하지 않는다.[77]

　　미국의 경우 주의 법률로서 이러한 적법절차를 규정하고 있거나 법원의 검토나 판결을 통하여 이를 확인하고 있다. 우선 활동성 결핵이 확인되었거나, 활동성 결핵이 있다고 믿을 만한 합리적인 근거가 있는 결핵환자가 공중보건 일반이나 특정한 사람에게 위험을 발생시킬 수 있는 경우, 이를 보호할 필요가 있다고 간주하고 명령을 내릴 수 있으며, 이 명령의 강제를 법원에 청구할 수 있다. 이 명령은 반드시 서면으로 이루어져야 하고, 권한이 있는 보건당국자는 대상이 1.활동성 결핵환자인지, 2. 환자가 (결핵관리와 관련된) 법률적 규정을 위반하였는지 이 규정이 적법한 보건당국자에 의해 이루어진 것인지, 환자가 다른 사람들을 긴급한 감염의 위험에 노출시키는 실체적인 위험을 제공하고 있는 지를 고려하여야 한다. 모든 명령에는 1. 환자의 이름, 2. 초기 격리기간(6개월을 초과할 수 없다.) 3.격리의 장소, 4. 이유나 요건을 명시하고,[78] 구금명령의 철회 요청에 대한 권리와 법원이 구금의 계속을 인정하지 않는 경우 5일 이상 구금할 수 없다는 사실을 고지하여야 한다.[79] 또한, 첫 명령의 통보로 이루어진 구금이 종결되는 일자에 결핵의 활동성에 대해

---

10. 그 밖에 인권의 보장과 향상을 위하여 필요하다고 인정하는 사항

77 국가인권위원회법 시행령 제2조(다수인 보호시설)에 속하는 의료기관은 '3. 정신건강증진시설: 「정신건강증진 및 정신질환자 복지서비스 지원에 관한 법률」 제3조제5호부터 제7호까지의 규정에 따른 정신의료기관(수용시설을 갖추고 있는 것만 해당한다), 정신요양시설 및 정신재활시설'로만 규정되어 있다.

78 City of Newark v. J.S., 652 A.2d 265 (N.J. Super. Ct. Law Div. 1993).
환자가 active TB환자이고, 공중을 위험에 처하게 할 수 있다는 Clear and convincing evidence를 입증하였으므로 구금이 타당하다는 판결을 법원이 하였는데, 법원은 환자가 주거가 없으며(homeless), 환자나 변호인이 병원이외의 덜 제한적인 환자격리의 거소를 제시하지 못하였으므로 병원에 격리되어야 한다고 결정하였다.
State v. Snow, 324 S.W.2d 532, 230 Ark. 746 (Ark. 1959).
보건당국이 요양소에 격리를 청구하여 1심에서(probate court) 기각된 사안의 2심에서, 법원은 보건당국이 환자를 요양소에 격리시키기 위하는데 필요한 다음과 같은 사유의 sufficient and competent evidence를 입증하는데 실패하였다는 이유로 1심이 판결한 내용을 지지하였다. 1. 전염 혹은 감염기의 결핵이라는 것, 2. 현재의 상황이 적절한 격리를 위해 적합하지 않다는 것, 3. 타인에 대한 위험이 있다는 것, 4. 반드시 요양소에 가야한다는 것.

79 City of New York v. Doe, 205 A.D.2d 469, 614 N.Y.S.2d 8 (N.Y. App. Div.,1 Dept. 1994).
MDR–TB인 여성환자가 자신의 구금연장에 대하여 법원에 소를 제기한 내용에 대하여, 이러한 연장의 타당성이 "Clear and convincing evidence of respondent's inability"하게 입증되었다며 기각하고 있는데 그 입증의 근거로 1. history of drug abuse, 2. unstable or uncertain housing accommodations, 3. apparent inability as demonstrated by her own testimony, to understand the nature and seriousness of her condition, 4. refusal to cooperate with petitioner's repeated efforts to have her participate in voluntary forms of directly observed therapy 를 들고 있다.

재판정(reexamination)이 이루어져야 한다.

이상과 같은 내용으로 활동성 결핵환자에 대한 격리의 절차가 이루어지는데,[80] 긴급구금(emergency detention)의 경우 긴급구급관련 법률(emergency detention laws)에 따라 법원의 사전명령(prior court order)이나 청문(hearing)없이 구금이 가능하지만 대상 환자가 요청하거나 법률상 명기되어 있는 경우, 첫 구금으로부터 일정 시간 내에 청문을 실시하여야 한다.[81]

이상에서 살펴본 바와 같이 미국과 호주의[82] 경우 통상 결핵환자에 대한 요건을 갖춘 긴급구금의 경우는 사후, 혹은 사전에 보건당국이 법원의 판단을 요청하여야 하고, 환자가 이러한 격리에 대하여 이의가 있는 경우 법원의 판단절차를 통하여 그 절차적 정당성을 확인하는 인신구금에 대한 사법절차를 구현하고 있었다.

우리의 경우는 감염성질환에 대한 격리에 있어서 강제와 인권 침해적 요소에 대한 구제의 문제에 대한 논의가 아직 활성화되어 있지는 못한데, 정신보건의료 영역에서는 강제입원에 관련하여 강제입원의 요건과 구제절차 등이 일부 다루어져 왔다. 그러나 강제격리치료라는 조항이 결핵예방법상에 존재하고 형식적으로 경찰력의 동원이 가능한 법률의 내용상 이러한 헌법에 보장된 기본권의 측면에서 보다 깊이 논의되어야 할 필요가 있다.

인신의 격리와 같은 강제집행과 관련하여 우리는 적법절차를 헌법의 기본이념으로 하고 있으므로, 학설상 논의의 여지가 있기는 하지만[83] 행정상 즉시강제를 할 때에도 행

---

[80] Melisa L. Thombley, JD, MPH., Daniel D. Stier, JD., Menu of Suggested Provisions for State Tuberculosis Prevention and Control Laws. CDC. 2010. pp41－42. D. Isolation

[81] Melisa L. Thombley, JD, MPH., Daniel D. Stier, JD., Menu of Suggested Provisions for State Tuberculosis Prevention and Control Laws. CDC. 2010. pp43.
E.. Emergency Detention
이러한 결핵환자의 격리와 관련하여, 미국은 주 의회의 권한에 따라 입법된 다양한 기준의 법률을 근거로 한 소송과 헌법상의 권리에 대한 소송들이 있다.
Levin v. Adalberto M., 156 Cal. App. 4th 288, 67 Cal. Rptr. 3d 277 (Cal. Ct. App. 2 Dist.2007)
해당 결핵환자가 (구금명령을 정당화할 수 있는, 즉 환자의 비순응이 합리적인 의심의 범위를 넘어 선다는, 증명의 여부를 다툴) 시민구금청문회에서의 적법절차의 권리를 갖지 못했다고 판결하였다.

[82] 호주건강법(Health Act 1911) Part X Tuberculosis Section 294 Proceedings on complaint(3),(4),(5) 참고.
(3) The application shall be made to the Magistrates Court in accordance with that court's rules of court.

[83] 하명호. 전게서. pp 103－104.
행정상 강제에 대한 영장불요설, 영장필요설, 절충설이 있다.
영장주의에 대한 대법원 1997. 6. 13. 선고 96다56115 판결
사전영장주의는 인신보호를 위한 헌법상의 기속원리이기 때문에 인신의 자유를 제한하는 모든 국 가작용의 영역에서 존중되어야 할 것이지만, 헌법 제12조 제3항 단서도 사전영장주의의 예외를 인정하고 있는 것처럼 사전영장주의를 고수하다가는 도저히 행정목적을 달성할 수 없는 지극히 예외적인 경우에는 형사절차에서와 같은 예외가 인정된다고 할 것이므로 구법 제11조 소정의 동행보호규정은 재범의 위험성이 현저한 자를 상대로 긴급히 보호할 필요가 있는 경우에 한하여 단기간의 동행보호를 허용한 것으로서 그 요건을 엄

정목적을 달성하기 위하여 불가피하고 합리적인 이유가 있는 경우를 제외하고는 영장주의가 필요할 것이다. 예외적인 경우라 하더라도 사후의 적법절차를 통하여 사전의 긴급성을 입증하여야 할 것으로 본다.[84]

라. 격리과정에서의 경찰협조

경찰력의 사용과 관련하여[85] 제15조의2에서 입원명령거부자에 대해 시·도지사 또는 시장·군수·구청장이 경찰서장에게 이에 필요한 협조를[86] 요청할 수 있다고 하고 정당한 사유가 없다면 이에 따르도록 하고 있다. 국내 전체 보건의료법령 중 경찰력을 사용하도록 하고 있는 경우는 정신보건법 응급입원의 경우와 결핵예방법상 격리치료명령 협조이다.[87]

이 법안의 신설에 있어 입안부터 개정안 통과에 이르기까지 제15조의2(입원명령거부자 등에 대한 조치)의 내용에 대한 헌법 제12조 제1항 위반이나 인권 침해의 소지에 대한 검토를 찾아보기 힘들고, 외국 입법례에 대한 검토 또한 명확히 드러나 있지 않다.[88]

이는 재난상황의 요건을[89] 갖추지 못했거나, 통상 이루어지는 경찰관 직무의 범위라

격히 해석하는 한, 동 규정 자체가 사전영장주의를 규정한 헌법규정에 반한다고 볼 수는 없다.

84 정신보건법 제26조(응급입원)는 정신질환자의 응급입원에 대한 적법절차의 내용을 명시하고 있다.

85 여인석. 한국의학사. 서울: KMA의료정책연구소; 2012. pp 259−264.
결핵예방법 제15조의 2 ②에 명시된 경찰력의 개입은 1894년 갑오개혁 때 도입된 위생경찰제도를 생각나게 한다. 위생국이 상징적인 의미에서 위생업무를 총괄하였으나, 실무적인 차원에서 위생업무를 담당한 것이 위생경찰이었다. 주로 콜레라와 같은 감염성질환의 사무를 담당하였고, 해방 이후 직제 상 위생경찰은 폐지되었으나 1960년대까지도 일시적으로 위생경찰의 단속업무는 계속되었다.

86 구체적인 경찰에 대한 협조와 절차의 실질적인 내용은 2015 국가결핵관리지침, 94쪽에 제시되어 있는데 구급차가 환자를 탑승시키고 출발할 때까지로서, 단순 명령거부나 구급차탑승거부에 대해 강제력을 발휘할 수 없다고 하고, 내용을 살펴보면 명령을 집행하는 것은 아니고 집행자인 보건담당공무원의 보호가 주요 임무에 포함되어 있다.

87 정신보건법 응급입원의 경우에도 경찰력의 필요성을 인정하고 있으나 이 경우에도 경찰관의 동의를 요건으로 하고, 당해인의 호송으로 그 경찰력을 명확히 하고 있다.

88 대한민국국회도서관 법률쟁점서비스
검토보고서_김명연의원 대표발의안(2013.6) 1904931
제316회 국회(임시회) 보건복지위원회 제1차 전체회의 회의록(2013.6.17)
제321회 국회(임시회) 보건복지위원회 법안심사소위원회 제2차 회의록(2013.12.19)
제321회 국회(임시회) 보건복지위원회 제2차 전체회의 회의록(2013.12.20)
제321회 국회(임시회) 법제사법위원회 제6차 전체회의 회의록(2013.12.20)
제321회 국회(임시회) 제3차 본회의 회의록(2013.12.31.) 체계자구 검토보고서
심사보고서_김명연의원 대표발의안(2014.12) 1904931

89 재난 및 안전관리 기본법 제3조(정의) 1 나. 사회재난 중, 「감염병의 예방 및 관리에 관한 법률」에 따른 감염병 또는 「가축전염병예방법」에 따른 가축전염병의 확산 등으로 인한 피해 이 법에 따르면 '확산 등으로 인한 피해'를 사회재난의 요건으로 한다.

고[90] 보기에 불명확한 사안임에도 시·도지사 또는 시장·군수·구청장이 격리치료를 명할 경우, 경찰력을 동원할 수 있다고 규정하고 있는 조항의 법률적 타당성에 대한 충분한 입법적 검토가 부족했다는 점을 의미하는 것이다. 다만 기존의 법률로는 전염병관리의 실효성이 없다는 것이 신설의 이유로 제시된 내용이다.[91]

격리를 결핵관리에서 완전히 배제할 수는 없다하더라도, 결핵이라는 감염병이 그 자체로 공중보건의 목적 달성을 위한 신체 격리의 분명하고도 납득할 만한 전제가 되지 못하기 때문에, 결핵을 법률로서 관리하고자 할 때는 역사를 통하여 반복되어온 격리의 효과와 한계를 충분히 고려해야 할 필요가 있다. 따라서 결핵관리와 관련된 문제해결의 방안으로서 격리치료와 경찰력 사용을 보건의료관계법규에 명문화하는 것은 문제의 본질을 제대로 파악하지 못하고 역사를 제대로 검토하지 않은 결과라고 볼 수밖에 없다.

제15조(입원명령)과 제15조의2(입원명령거부자 등에 대한 조치)에 제시된 '입원명령'과 '격리치료'명령은 임상적 상황에서 그 의미를 구분해내기가 어렵다. 법률상 '입원명령'과 '격리치료'명령으로 나누어져 있으나 실제로 이들 효력을 발생시키기 위한 요건이 '결핵을 전염시킬 우려가 있다고 인정할 때에는'과 '결핵을 전파시킬 우려가 있는 경우'로 동일하고, 단지 제15조의2는 제15조의 입원명령을 거부한 경우라는 조항이 있는데 전염성 결핵환자의 의학적 입원의 경우에도 '1인실 격리'와 '균 음전일 때까지의 치료'를 전제로 하는 것이고,

---

90 경찰관직무 집행법 제2조(직무의 범위) 중 1. 국민의 생명·신체 및 재산의 보호 및 7. 그 밖에 공공의 안녕과 질서 유지를 적용한다고 하여도 제1조(목적)에 규정된 '② 이 법에 규정된 경찰관의 직권은 그 직무 수행에 필요한 최소한도에서 행사되어야 하며 남용되어서는 아니 된다.'고 한 입법 목적에도 합당하지 않다.
경찰관직무 집행법
제2조(직무의 범위) 경찰관은 다음 각 호의 직무를 수행한다.
1. 국민의 생명·신체 및 재산의 보호
2. 범죄의 예방·진압 및 수사
3. 경비, 주요 인사(人士) 경호 및 대간첩·대테러 작전 수행
4. 치안정보의 수집·작성 및 배포
5. 교통 단속과 교통 위해(危害)의 방지
6. 외국 정부기관 및 국제기구와의 국제협력
7. 그 밖에 공공의 안녕과 질서 유지

91 대한민국국회도서관 법률쟁점서비스결핵예방법_법률 제12358호_입법경과
우리나라 인구 10만 명 당 결핵발생률(12.7명)과 사망률(0.8명)이 OECD 회원국 중 1위를 차지하고 있음에도, 국민의 경각심이 낮아 효율적인 결핵관리가 이루어지지 않고 결핵퇴치에 어려움을 겪고 있음
  - 또한, 결핵환자의 입원명령 거부에 대한 현행 벌칙도 이 법 제33조의 규정에 의하여 500만원 이하의 벌금 부과'로 규정되어 있어 그 실효성이 적음
  - 이에 개정안과 같이 결핵환자가 입원명령을 거부하거나 입원치료 중 임의 퇴원, 치료 중 무단외출 등으로 공중에 결핵을 전파시킬 우려가 있는 경우, 의료기관에 격리치료를 명 할 수 있도록 함으로써 공중에 대한 전염위험을 해소할 필요성이 있다고 봄(보건복지부도 같은 의견임)

따라서 법률상의 입원명령이든 격리치료명령이든 동일한 내용으로 이루어진 것인데, 입원명령과 격리치료명령을 별도로 하여 전자는 '명할 수 있다.' 후자는 '명하여야 한다.'는 의미 없는 서술상의 차이만을 두어 기본권 제한의 강제성의 근거로 삼고자 하는 것은 헌법정신에 합당하지 않다.[92] 따라서 제15조의2 제1항은 환자의 관리와 관련하여 의학적 근거나 사실과는 무관하게 경찰력 동원이라는 제2항의 근거로 삼기 위한 외관상의 조항에 지나지 않는다. 의학적, 역학적 근거가 없이 신설된 결핵환자의 강제 입원치료명령조항과 경찰력의 협조조항은 이러한 이유에서 요건을 강화하여 개정하거나, 삭제하여야 할 것으로 판단된다.[93]

마. 격리대상 결핵환자의 면회제한

결핵예방법 제15조의3(면회제한 등)에는 '① 제15조의2제1항에 따라 격리치료를 하는 의료기관의 장은 격리치료 명령을 받은 결핵환자에게 결핵치료에 필요하다고 인정하는 경우에 한정하여 면회를 제한할 수 있다.'라고 규정하고 있다.[94]

의학적 판단에 의하여 결핵 이외의 다른 감염 병환자나 질환자에 대하여 의료인인 의사가 면회를 제한하는 경우가 종종 있다. 대부분의 경우는 임상의학의 과학적 사실과 임상윤리적 기준으로 통상 간주되는 해악금지의 원칙(non-maleficience)과 유익의 원칙(beneficience) 및, 환자의 자율성의(autonomy) 기초가 되는 의사능력(capacity)을 기준으로[95]

---

92 성낙인. 전게서. pp 952.
   제37조 제2항은 "국민의 모든 자유와 권리는 –를 위하여 필요한 경우에 한하여"라고 규정하고 있다. 여기서 "필요한 경우"란 국가안전보장·질서유지·공공복리를 위하여 기본권의 제한이 불가피한 경우에(보충성의 원칙), 그 제한이 최소한으로 그쳐야 하며(최소 침해의 원칙), 그 제한은 보호하고 자하는 법익을 구현하는 데 적합하여야 하며(적합성의 원칙), 보호하려는 법익과 제한의 기본권 사이에 상당한 비례관계가 있어야 한다(비례의 원칙)는 의미이다.

93 기타 감염병과 관련한 입원명령의 적법성은 감염병의 예방 및 관리에 관한 법률상의 해당 감염병의 종류에 따라 상이하게 판단되어야 할 것으로 보인다.

94 국회 회의록과 비교해보면 입안 당시보다는 완화된 형태로 보인다. 입안에서는 다음과 같이 '행동의 자유를 제한'하는 것을 포함하고 있었다.
   제321회 국회(임시회) 보건복지위원회 법안심사소위원회 제2차 회의록(2013.12.19.)
   라. 시·도지사 또는 시장·군수·구청장은 결핵환자가 입원명령을 거부하거나 무단외출 등으로 공중(公衆)에 결핵을 전파시킬 우려가 있는 경우에는 의료기관에 격리치료를 명하여야 하며, 격리치료를 하는 의료기관의 장은 격리치료 명령을 받은 결핵환자에게 결핵치료에 필요하다고 인정하는 경우에 한정하여 면회의 자유 등 대통령령으로 정하는 행동의 자유를 제한할 수 있도록 함(안 15조의2 및 제15조의3신설).

95 벨몬트보고서(1979)는 기본적 윤리 원칙들로 인간 존중의 원칙, 선행의 원칙, 그리고 정의의 원칙을 제시하고, '인간 존중은 최소 두 가지의 윤리적 신념을 하나로 묶는다. 첫째 인간은 자율적 존재로 취급되어야 하며, 둘째 자율 능력이 부족한 인간은 보호를 받을 권리가 있다는 것이다. 그러므로 인간 존중의 원칙은 두 가지 서로 다른 도덕적 요구로 분리된다. 그 하나는 자율성 인정에 대한 요구이고 다른 하나는 자율성이 부족한 인간에 대한 보호의 요구이다.'라고 언급하고 있다. 벨몬트보고서가 인간 피험자를 포함하는 연

면회의 제한을 고려하며, 감염병의 예방 및 관리에 관한 법률이나 결핵예방법의 집행과는 무관하게 의료기관에서는 환자의 질병과 상태에 따라 격리나 면회 제한 등을 시행하고 있다. 정신건강복지법상의 정신질환자에 대한 행동제한을 제외하고,96 수술직후 집중관리를 위한 중환자실 격리 중 환자 면회의 제한이 이루어지는 것이 가장 일반적인 면회의 제한이다. 이러한 경우 의학적으로 동일한 기준과 의사의 판단에 따라 집중(intensive) 치료(care) 및 관찰(investigation)의 개념에 기초하여 면회의 제한이 이루어진다. 이때 그 기준은 의학적 근거와 의사의 임상적 판단에 기초하고, 대개 동일한 범위에서 일관성 있게 이루어지는 것이다. 이러한 접근은 서로가 목적하는 질병의 치유를 위해 가장 합당한 방편으로서, 의사-환자의 관계를 유지하기 위해서도 대단히 중요하다.

그러나 결핵예방법상의 면회의 제한에 있어 그 조건이 '제15조의2 제1항에 따라 격리치료를 하는 의료기관의 장은 격리치료 명령을 받은 결핵환자'라는 요건으로 규정한다고 한다면, 동일한 질환의 상태를 보이는 결핵환자와 비교하여 형평성에 맞지 않다. 결핵이라는 만성 감염병이 최소 6개월에서 장기 수년간의 치료기간을 거쳐야 하는 과정에서 이러한 요건으로 면회를 의료기관이 제한하도록 법률상 강제한다면, 형식상 '의료기관의 장은'이라고 되어 있으나 실체적으로는 '의사는'의 내용으로서, 특히 결핵관리의료기관에서 이러한 면회제한의 사유로 인한 의사-환자관계의 손상과 이와 관련한 인권침해가 발생할 개연성이 충분하다.

이와 관련하여 외국의 입법이나 결핵관리의 규정에서도 면회의 포괄적 제한은 찾아보기 힘들다. 결핵환자를 관리하고 규정하는데 있어, '활동성으로 현재 전염력이나 감염력이 있느냐와 그와 관련한 여러 조건들로97 타인에 대한 현저한 감염가능성이 있느냐'를 제외한 나머지의 조건으로 요건을 삼아 결핵환자를 법률상 관리하는 것은 실질적인 결핵관리에 도움이 되지 않는다. 부득이 법률상 면회를 제한할 때는 그 정당성을 명시적으로 제시하여 인권침해의 가능성을 배제하여야 할 것으로, 더 나아가 이러한 조항은 폐지되는 것이 합당하다.

구 윤리와 관련이 깊기는 하지만, 이 보고서가 제시하는 기본 원칙들은 기본적으로 인권과 의료에 대한 권리에 동일하게 적용될 수 있는 개념이다. 우리는 의료에 있어서, 의사능력이 구비되지 않은 이들의 의사를 대리하여 그들의 최상의 이익을 위한 선택을 할 윤리적 근거를 이 기본개념에서 획득하고, 이를 인간을 위한 하나의 권리로서 인권으로 규정지을 수 있다. 즉 의료에 있어 의사의 대리를 인정받을 권리도 하나의 인권으로 설정할 수 있게 되는 것이다.

96 정신건강복지법상의 면회제한과 관련하여서는 제74조와 75조의 면회의 자유와 격리에 관한 내용 참조.
97 노숙이나 주거불명 단체생활 등

3. 감염환자 격리와 관련된 문제점과 향후 기본방향

현재 결핵관리의 법적인 핵심을 이루는 결핵예방법은 여러 측면에서 과다하게 결핵환자의 기본권을 제한하여, 환자 및 그 가족의 인권을 침해하고 있다. 또한 법률의 내용면에서도 개념의 오류가 여러 군데에서 나타나고 있다. 결핵이라는 질병의 의학적 특성에 대한 이해가 결여되어 있을 뿐 아니라, 국내 결핵 환자의 사회경제적 특성을 반영하고 있지 못하다. 다양하게 보고되고 있는 전문가들의 실체적 연구 보고들에 대한 입법적 접근도 미흡하다. 본론에서 살펴본 바와 같이 여러 기본권 제한의 조항에 대한 헌법적 근거가 불충분하고 그 구제의 방법과 절차도 명확하지 않다.

환자관리와 관련하여 인권 침해적 요소가 있었던 정신보건법을 비롯한 여러 법률들이 발전적으로 개정된 현실을 고려하고, B형 간염바이러스 보유자에 대한 예전의 사회적 차별이 바이러스 간염에 대한 의학적 이해를 통하여 해소된 역사적 경과를 이해한다면, 현행 결핵예방법은 인권적 입법방향에 역행하고 있다고 판단할 수 있다.

질병에 대한 개별 입법은 그 질병에 대한 과학적 이해의 정도에 따른다. 즉 과학적 이해가 부족할수록 사회적 이해를 중요시하여, 의학적 관리의 한계를 법률이라는 사회적 관리방식을 통하여 해결하고자 하는 경향이 있다. 따라서 결핵을 별도의 입법으로 관리하고자 하는 전근대적인 사고는 결핵에 대한 과학적 이해가 충분히 이루어진 현재, 지양되어야 한다.

법률은 헌법이 허용하는 범위 내에서 요건에 따라 강제적인 조치를 취할 수 있는 권한을 규정함으로써 개인의 선택과 자유를 제한할 수 있다. 그리고 이러한 원칙은 의료나 공중보건의 영역에서도 일관성 있게 통용될 수 있다. 그러나 표면적으로는 정당한 법적 근거위에서 이루어지는 보건의료체계의 구현이라 하더라도, 격리와 같은 조치는 개별 질환자나 관리체계의 대상이 되는 개인들의 입장에서 보면 기본권 혹은 인권의 침해라고 인식 소지가 있고, 실제로 침해할 개연성도 존재한다.

법률의 입법은 이루고자하는 입법목적의 구현을 위하여 현실을 충분히 고려하여, 혹은 고려에 어려움이 있을 경우에는 다양한 가치를 수단으로 하여, 공감된 추론의 결과를 바탕으로 이루러져야 한다. 그러나 의학 분야처럼 극히 전문성이 요구되어 일반적인 추론이나 공감의 방식으로는 문제의 본질을 파악하고 대처하기 힘든 경우에는 강제력을 동원하기에 앞서 법률의 시행이 가져올 수 있는 인권침해의 요소와 더불어 의학계에서 질병의 관리에 있어 근거중심의 의학기준으로 받아들여지고 있는 내용들을 더욱 자세하고 광범위하게 검토할 필요가 있다. 질병이나 공중보건의 관리에 있어 표면적인 문제해결의 방식으로 강제력을 일단 동원하고 나면, 그 다음 수단이라는 것이 더욱 강화된 강제력이외에는 대안이 없다는 염려가 제기되기 때문이다. 또한 공중보건에 있어 강제력을 동원한 일시적인 통제가 효과를 발휘하게 되면, 이를 인권침해의 정당성을 주장하는 근거로 삼아, 그 결과의 지속을 기대하며 다양한 접근을 차단한 가능성을 지니고 있기 때문이기도 하다.

현행 결핵예방법의 내용을 살펴보면, 의료기관 등에는 건강보험급여의 정지 및 환자관리와 관련된 불편부당한 조항의 신설과98 개별 환자 등에 대한 강제 격리치료 및 경찰력 동원과99 같은 조항이 신설되어 국민에 대한 국가적극적인 보건에 대한 의무를 의료기관과 환자 개인에게 전가하는 태도를 보이고 있으며, 오히려 실체적인 보건과 의료에 관한 지원과 책임은 요건의 강화를100 통하여 회피하고 있는 양상을 관찰할 수 있다.

이러한 통제방식 위주의 법률은 감염병 관리와 관련하여 전근대적 전염병관리방식에서 이미 경험한 바 있는 인권침해의 가능성을 염려케 한다. 또한 의료행위에 대한 환자의 의사결정에 있어, 이러한 결핵예방법상의 강제조항들은 자유권적 건강권의 기초 위에서 환자들이 자율성을 가지고 참여할 수 있도록 하고자 하는 현대의 의료사회적 흐름과 상충된다.

전반적인 지표의 호전이 있음에도 불구하고, OECD의 지표를 이용한 상대적 수준의 수치를 결핵환자의 비협조적 행위의 결과와 연관 지어 강제격리치료나 경찰력의 동원과 같은 인권 침해적 방식을 법률로서 규정한다는 것은 현재의 입법자들이 가지고 있는 결핵관리에 대한 인식 수준을 반영하는 것이다. 이러한 인식의 가장 큰 문제는 현재 우리의 결핵관리 있어 핵심적인 문제 양상인 새로운 환자의 지속적 출현에 대해서는 아무런 답을 줄 수 없다는 점이다.

결핵 관리가 불가피하게 일정 부분의 기본권 제한을 전제한다고 하더라도, 이는 헌법과 법률에 따라 정당한 근거와 절차에 의해, 결핵의 완치와 퇴치라는 목적에 합치되는 방식으로 이루어져야 한다. 격리를 포함한 강제조항들은 필수적인 최소한으로 제한하고,

---

98 결핵예방법 제8조(의료기관 등의 신고의무)
99 결핵예방법 제15조의2(입원명령거부자 등에 대한 조치) 및 제15조의3(면회제한 등)
100 결핵예방법 제16조(입원명령 등을 받은 결핵환자 등의 생활보호) 및 결핵예방법 제16조의2(생활보호조치에 관한 조사)

환자의 자율성에 기초한 동의의 방식으로 적법절차에 따라 기본권을 보장하는 법률의 명확성과 투명성이 담보되어야 한다.

감염자이건 감염의 위험에 노출된 일반 국민이건 피차간에, 건강과 의료에 대한 국민의 권리를 국가가 보장하는 것은 당연하고, 국민으로서 인간으로서 이러한 권리를 침해받지 않아야 하지만 신체의 자유나 인간의 존엄성 또한 침해받아서는 안 된다. 따라서 건강과 의료에 대한 권리의 보장이 결핵환자에 대한 별도의 기본권 제한과 인권침해의 요소를 전제로 한다면 이는 대단히 유감스러운 일이 될 것이다.

결론적으로, 결핵의 의학적, 역학적 특성과 결핵환자의 사회경제적 특성을 고려할 때, 기본권 및 인권 침해의 소지가 있는 현행 결핵예방법은 그 존재가치가 높지 않다. 일본의 경우에서처럼 국내 결핵관리도 현행 감염병의 예방 및 관리에 관한 법률 내에서 충분히 관리가 가능할 것이다. 따라서, 현행 결핵예방법은 일부 관리의 내용을 보완하여 감염병의 예방 및 관리에 관한 법률에 삽입하여 남겨두고, 전면 폐지하는 것이 합리적일 것이다.

제7장 보건의료재정의 관리

제1절 | 필요성 및 현황

1. 보건의료재정 논의의 필요성

우리나라 헌법 제36조 제3항에서는 '모든 국민은 보건에 관하여 국가의 보호를 받는다'고 규정하고 있다. 이에 따라 국가는 국민의 건강을 보호하기 위하여 생활환경과 자연환경을 청결히 하고 유지·발전시켜야 함은 물론이고, 특정한 질병에 대하여는 이를 직접 치료하거나 예방하여야 한다. 따라서 현행 '보건의료기본법'을 포함한 모든 보건의료 관련 법률은 국가의 보건의료체계가 이러한 기능을 제대로 수행하이 국가가 국민의 건강을 보호할 수 있도록 해야 하는 필요성을 가지고 있다.

이러한 필요성에 따라 제정된 보건의료기본법은 헌법에서 선언적으로 규정하고 있는 건강권에 대한 일반법으로서의 성격을 가지고 있으며 보건의료에 관한 국가의 책임을 규정하고 보건의료계의 권리와 의무, 국민의 권리와 의무 등을 구체적으로 규정하고 있다. 특히, 보건의료기본법은 보건의료체계가 실질적인 기능을 하기 위해 국가가 보호해야 할 인구집단이나 질병 등 보건의료의 내용을 포괄적으로 정의하고 있으며, 이를 집행하기 위하여 보건의료정책이 실질적으로 수행될 수 있도록 재원의 조달에 대한 방법과 방향에 대하여 일차적으로 명시하고 있다. 이를 통해 보건의료와 관련한 각 개별 법률에서도 재정기전을 규정하여, 보건의료에 필요한 경제적 지원방안 어떻게 마련할 것인가에 대한 사항을 적용하고 있다.

보건의료기본법을 포함한 보건의료법률의 재정적인 일차 목표는 국민의 건강을 확보를 위하여 국민의 보건의료 요구에 대해 부응을 하여야 하며, 동시에 경제적 공정성을 확보하여야 한다는 것이다. 국민건강보험법이나 노인장기요양법 등의 관련 보건의료법률마다 그 대상에 따라 재정관리를 위한 기본적인 제도적 운영사항은 다를 수 있으나 궁극적인 목표는 '한정된 자원과 재원을 어떻게 효과적으로 운영하고 해당법률이 가지고 있는 목표를 달성할 수 있게 하는 체계를 갖추고 있는가' 이다. 다양한 대상과 그 대상에 대한 보건의료서비스의 제공이라는 측면에서 각각의 보건의료법률 상의 재정적 측면은 일정한 장·단점 가지고 있으며 변화의 과정 속에서 한정된 재원의 활용이라는 측면에 있어서 다양한 쟁점을 가지고 있다.[1] 특히, 보건의료체계와 제도의 전반적인 방향성 측면에서 지속가능한 보건의료체계 전반의 목표는 보건의료공급체계가 국민들이 필요로 하는 보건의료서비스를 적기에 지속적으로 제공할 수 있는 상태를 말하며, 이를 위해서는 적절한 재정 지원과 관리가 매우 중요해지고 있는 실정이다.[2]

현재 우리나라의 보건의료체계 내에서 국민에 대한 보건의료서비스의 제공과 그에 따라 국민의 건강권 보장을 위한 다양한 사회적 안정망이 법률적 근거에 의해 제공되고 있다. 현재의 국민건강보험은 국민 전체를 포괄한다는 대상적 규모 재정적 규모, 사회·경제적 기능적 측면에 있어서 국민의 건강권 보장과 보건의료서비스의 제공을 위한 가장 중요한 사회적 안전망이라고 할 수 있다. 이 장에서는 「국민건강보험법」을 포함하여 급속히 진행되고 있는 고령화 사회에 따른 사회적 안전망의 측면에서 「노인장기요양보험법」, 저소득층의 건강권 실현을 위한 공공부조의 역할을 감당하고 있는 「의료급여법」 등을 중심으로 관련 법률 상에서 나타난 재정측면의 관리와 현황, 현재의 시점에서 나타나고 있는 주요한 쟁점 등을 살펴보도록 한다.

---

1 신영수. 의료시스템. 예방의학 3판. 예방의학 편찬위원회, 계축문화사, 서울, pp 697－707, 2004.
2 이원영. 공공보건의료의 선진화: 신영전, 김창엽 엮음. 보건의료개혁의 새로운 모색. 한울아카데미, pp 214－246, 2007.

2. 관련 법률의 제정과정 및 주요내용

가. 국민건강보험법의 제정과정 및 주요내용

1) 국민건강보험법의 제정과정[3]

국가기록원에 따르면, 우리나라에서 의료에 대한 사회보험을 실시한 때는 1963년 「의료보험법」이 처음 제정되면서 시작되었다. 당시 국가재건최고회의의 발의로 의료보험제도를 도입하고자 하였지만 이는 오랫동안 시범사업으로만 운영되었다.

의료보험제도가 시작되기 전에는 국민들이 질병치료에 지출이 커 치료를 포기하는 경우가 빈번했다. 언론매체에서 응급사고를 당한 가난한 사람이 돈이 없어 치료를 받지 못하고 여러 병원을 떠돌다가 사망하였다는 보도가 자주 나타나면서 국민들 사이에는 의료보험제도의 전 국민적 실시에 대한 요구가 높아갔다.

그러나 의료보험제도가 국민을 상대로 제대로 시행되기 시작한 것은 의료보험법이 제정된 지 14년이 지난 1977년부터이다. 1500명 이상의 사업장에 직장의료보험제도가 처음 실시된 것이다. 당시 정부는 의료보험제도의 운영에 필요한 충분한 재원을 확보하기 어려웠기 때문에 의료보험제도 도입에 필요한 재원마련이 용이한 기업체의 근로자를 중심으로 의료보험제도를 운영하기 시작한 것이다.

이후, 1979년 1월에는 공무원과 사립학교 교직원을 편입했고, 1988년 1월부터 농어촌 주민을 지역조합을 통해 의료보험에 가입시켰다. 1988년 7월에는 5인 이상 근로자의 사업장까지 직장의료보험이 적용되도록 하였고, 1989년 7월 마침내 도시지역 자영업자까지 의료보험제도에 포함되면서 전 국민 의료보험제도가 완성되었다. 이에 따라 기존의 「의료보험법」을 대신하여 1999년 「국민건강보험법」이 제정되어 2000년 7월 1일부터 시행되었으며 기존의 국민의료보험관리공단과 직장의료보험조합을 통합하여 국민건강보험공단을 출범시켰다. 이로 인하여 과거 각 직장조합별로 달랐던 보험료 부과체계가 단일화 되었으며 병·의원의 진료비 청구 심사평가 업무를 담당하던 의료보험연합회는 건강보험심사평가원으로 그 명칭을 변경되었다. 이전까지 분리해서 관리해 온 의료보험 재정은 재정통합이 단계적으로 실시되었으며, 2011년 1월에는 건강보험, 국민연금, 고용보험, 산재보험 등 사회보험 징수가 통합되어 오늘에 이르고 있다.

---

3 국가기록원 홈페이지(접근일: 2019. 4.15.) http://theme.archives.go.kr/next/koreaOfRecord/medicalInsurance.do

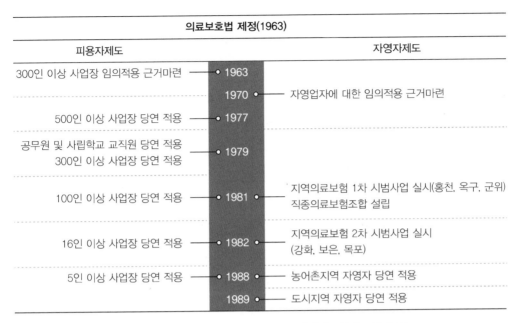

의료보호법 제정(1963)	
피용자제도	자영자제도

피용자제도	연도	자영자제도
300인 이상 사업장 임의적용 근거마련	1963	
	1970	자영업자에 대한 임의적용 근거마련
500인 이상 사업장 당연 적용	1977	
공무원 및 사립학교 교직원 당연 적용 300인 이상 사업장 당연 적용	1979	
100인 이상 사업장 당연 적용	1981	지역의료보험 1차 시범사업 실시(홍천, 옥구, 군위) 직종의료보험조합 설립
16인 이상 사업장 당연 적용	1982	지역의료보험 2차 시범사업 실시 (강화, 보은, 목포)
5인 이상 사업장 당연 적용	1988	농어촌지역 자영자 당연 적용
	1989	도시지역 자영자 당연 적용

[그림 7-1] 의료보험법의 제정과 국민건강보험제도의 연혁

출처: 국민건강보험공단 홈페이지(접근일: 2019. 4. 17.)https://www.nhis.or.kr/menu/retriveMenuSet.xx?menuId=B2160

2) 국민건강보험법의 주요내용

「국민건강보험법」은 국민의 질병·부상에 대한 예방·진단·치료·재활과 출산·사망 및 건강증진에 대하여 보험급여를 실시함으로써 국민건강을 향상시키고 사회보장을 증진함을 목적으로 하고 있으며 이러한 목적에 따라 「국민건강보험법」을 통해 우리나라는 국민건강보험제도를 구체화하여 운영하고 있다. 이 법은 의료보험제도의 통합 운영에 따라 과거의 「의료보험법」과 「국민의료보험법」을 대체하여 제정되었다.

「국민건강보험법」전체 9개의 장과 119개의 조로 구성되어 있다. 9개의 장은 총칙, 가입자, 국민건강보험공단, 보험급여, 건강보험심사평가원, 보험료, 이의신청 및 심판청구 등, 보칙, 벌칙으로 구분되어 있다.

제1장 총칙은 법의 목적과 관련 용어의 정의, 기본원칙 및 주관부처, 국민건강보험 종합계획의 수립과 건강보험정책심의위원회의 구성 및 심의사항 등을 조항으로 두어 국민건강보험제도의 기본적인 체계와 틀을 규정하고 있다.

제2장 가입자는 국민건강보험제도의 적용대상과 그 종류, 자격취득 등에 관한 사항

을 규정하고 있으며 특히, 「국민건강보험법」제2장제5조는 국내에 거주하는 국민을 국민건강보험의 가입자로서 명시하고 있어 국민건강보험제도의 '의무가입'에 대한 사항을 명확히 규정하고 있다.

제3장 국민건강보험공단과 제5장 건강보험심사평가원은 국민건강보험공단과 건강보험심사평가원의 설립목적, 업무범위 및 기타 운영에 관한 사항을 규정함으로서 국민건강보험제도의 보험자로서 국민건강보험공단의 역할과 보험급여의 심사평가기구로서의 건강보험심사평가원의 역할을 명확하게 명시하고 있다.

제4장 보험급여는 국민건강보험제도 상의 급여항목과 기준, 비용의 부담에 대한 사항을 명시하고 있으며 제42조(요양기관)에서는 「의료법」에 따른 의료기관을 포함한 약국 및 보건소 등의 의료기관을 요양기관으로 지정함으로서 관련 법률에 의거한 대한민국 내의 의료기관은 국민건강보험제도 내의 요양기관으로서 당연지정 됨을 명확하게 알 수 있다.

제6장 보험료는 앞서 언급한 보험급여의 적용과 확대, 관련기관의 운영 등 국민건강보험제도의 운영을 위한 가장 중요한 재원인 보험료에 대한 사항을 규정하고 있다. 보험료의 부과기준, 보험료 부과제도에 대한 적정성 평가, 보험료의 경감이나 면제 대상, 보험료 납입 등의 관련사항이 구체적으로 명시되어 있다.

제7장 이의신청 및 심판청구 등은 국민건강보험제도 내의 관련 자격, 보험료, 보험급여 등의 비용에 관한 사항에 대하여 이의가 있는 경우 국민건강보험공단에 신청할 수 있는 이의신청 및 이의신청 결정에 대한 불복 시 진행 가능한 심판청구 등의 절차와 진행사항을 규정하고 있다.

이 외에 제8장 보칙과 제9장 벌칙을 통해 국민건강보험제도 내의 관리·감독 및 운영에 대한 사항을 명시하고 있다.

나. 의료급여법의 제정과정 및 주요내용

1) 의료급여법의 제정과정

우리나라에서 의료급여제도의 시작은 의료보호사업이다. 의료보호사업은 1961년 「생활보호법」이 제정되면서 시작되었는데, 당시 정부는 의료보호사업 실시를 위한 재정적 문제 등을 이유로 생활보호사업의 시행을 유보하고 생계보호에 대한 부분적으로 시행하였다. 이후 1969년 「생활보호법 시행령」이 제정되면서 생활보호대상자에게 국·공립의료기

관 무료진료증을 발부하는 의료보호사업을 실시하였으나 아주 열악한 수준이었다.[4]

이러한 현실을 고려하여 1977년 1월 4일에 '의료보호에 관한 규칙'의 제정을 통하여 「생활보호법」과 의료보호사업을 분리하여 실시하였으며 그 결과로 의료보호사업이 본격화하기 시작했다. 이어 1977년 12월 31일 법률 제3076호로 「의료보호법」이 제정됨으로써 의료보호사업이 공공부조제도로서 기틀을 형성하게 되었다. 「의료보호법」이 제정됨으로써 의료보험제도의 확대실시에 따른 미비점을 보완할 수 있게 되었고, 1979년부터 이 법이 시행됨으로써 의료보호제도가 공공부조 프로그램으로 확립되기 시작하였다. 국민건강보험의 실시와 「국민기초생활보장법」의 시행에 따라 「의료보호법」이 2001년에 「의료급여법」으로 전면 개정되었다. 이후 몇 차례의 개정을 거쳐 현재의 「의료급여법」에 이르고 있다.[5]

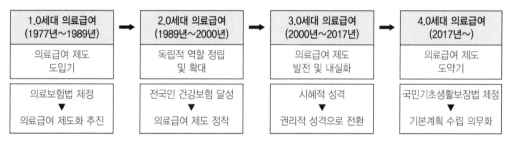

[그림 7-2] 의료보험법의 제정과 국민건강보험제도의 연혁

출처: 신현웅 외, "의료급여 제도 평가 및 기본계획 수립 연구", 한국보건사회연구원, 2017.

2) 의료급여법의 주요내용

「의료급여법」은 생활이 어려운 사람에게 의료급여를 함으로써 국민보건의 향상과 사회복지의 증진에 이바지함을 목적으로 하고 있으며 이러한 목적에 따라 「의료급여법」을 통해 우리나라는 적정수준 이상의 생활을 유지할 수 있는 능력이 없거나 생활이 어려운 국민들을 대상으로 나타나는 보건의료문제에 대하여 보건의료서비스(진찰·검사, 치료 등)를 제공하는 것을 목적으로 하는 공공부조로서 의료급여제도를 운영하고 있다.

「의료급여법」은 전체 37개 조항으로 구성되어 있다. 37개 조항은 법률의 기본원칙과 관련 용어의 정의, 일반적 사항, 수급자의 자격조건, 의료급여제도를 통해 대상자가 받을

---

4 노인철 외, "의료보호관리체계 개선방안", 의료보험관리공단, 1991.

5 국가기록원 홈페이지(접근일: 2019. 4.30.) http://www.archives.go.kr/next/search/listSubjectDescription.do
   ?id=006904

수 있는 급여의 형태 및 종류와 급여의 수준, 의료급여제도의 재원, 의료급여의 본인비용부담 등에 대한 사항을 규정하고 있다.

첫째, 수급자의 자격조건은 제3조(수급권자)를 통해 규정하고 있으며 의료급여제도의 성격에 따라 공공부조로서 국민기초생활보장 대상자 및 의료 빈곤자에게 급여가 주어진다고 명시하고 있다. 「의료급여법」 제3조(수급권자)에서 규정하고 있는 수급권자는 아래와 같이 1종과 2종으로 구분하고 있으며 아래의 의료급여 수급권자 외에 특례조항으로 「난민법」에 의한 난민인정자 중 「국민기초생활 보장법」 제12조의3제2항에 따른 의료급여 수급권자의 범위에 해당하는 사람은 수급권자로 보고 있다.

[표 7-1] 의료급여 수급권자

구분	대상자

1종	1. 「국민기초생활 보장법」에 따른 의료급여 수급자
	  − 근로무능력가구
	  − 시설수급자(시행령 제38조 규정에 의한 보장시설의 수급자)
	  − 특례수급권자(의료급여특례, 자활급여특례, 이행급여특례,
	  − 의료급여 유예특례, 확인조사에 따른 보장연장특례 등)
	  − 희귀난치성질환 및 중증질환(암환자, 중증화상환자) 등록자
	  − 국민기초생활수급자 중 군입대자
	2. 「재해구호법」에 따른 이재민으로서 보건복지부장관이 의료급여가 필요하다고 인정한 사람
	3. 「의사상자 등 예우 및 지원에 관한 법률」에 따라 의료급여를 받는 사람
	4. 「입양특례법」에 따라 국내에 입양된 18세 미만의 아동
	5. 「독립유공자예우에 관한 법률」, 「국가유공자 등 예우 및 지원에 관한 법률」 및 「보훈보상대상자 지원에 관한 법률」의 적용을 받고 있는 사람과 그 가족으로서 국가보훈처장이 의료급여가 필요하다고 추천한 사람 중에서 보건복지부장관이 의료급여가 필요하다고 인정한 사람
	6. 「무형문화재 보전 및 진흥에 관한 법률」에 따라 지정된 국가무형문화재의 보유자(명예보유자를 포함한다)와 그 가족으로서 문화재청장이 의료급여가 필요하다고 추천한 사람 중에서 보건복지부장관이 의료급여가 필요하다고 인정한 사람
	7. 「북한이탈주민의 보호 및 정착지원에 관한 법률」의 적용을 받고 있는 사람과 그 가족으로서 보건복지부장관이 의료급여가 필요하다고 인정한 사람
	8. 「5·18민주화운동 관련자 보상 등에 관한 법률」 제8조에 따라 보상금등을 받은 사람과 그 가족으로서 보건복지부장관이 의료급여가 필요하다고 인정한 사람
	9. 「노숙인 등의 복지 및 자립지원에 관한 법률」에 따른 노숙인 등으로서 보건복지부장관이 의료급여가 필요하다고 인정한 사람
	10. 그 밖에 생활유지 능력이 없거나 생활이 어려운 사람으로서 대통령령으로 정하는 사람

2종	1. 「국민기초생활 보장법」에 따른 의료급여 수급자 − 그 외(근로능력이 있는 수급권자)

둘째, 「의료급여법」에 의한 수급권자의 질병·부상·출산 등에 대한 의료급여의 내용에는 진찰·검사, 약제·치료재료의 지급, 처치·수술과 그 밖의 치료, 예방·재활, 입원, 간호, 이송과 그 밖의 의료목적의 달성을 위한 조치가 포함됨을 명시하고 있다.

셋째, 의료급여에 대한 재원은 제10조(급여비용의 부담)를 통해 의료급여기금의 조성을 통해 운영됨을 명시하고 있으며 제25조(의료급여기금의 설치 및 조성)의 내용을 통해 의료급여기금은 국고보조금과 지방자치단체의 출연금, 상환받은 대불금, 부당이득금, 과징금 및 그 밖의 수입금, 당해기금의 결산상 잉여금으로 이루어짐을 확인할 수 있다. 구체적인 재원부담률은 국고보조금이 80%, 지방자치단체출연금 20%(특별시의 경우 50%)이다.

넷째, 의료급여 비용부담 사항은 「의료급여법」 제10조(급여비용의 부담)을 통해 급여비용은 전부 또는 일부를 의료급여기금에서 부담하되, 의료급여기금에서 일부를 부담하는 경우 본인부담액이 있음을 확인할 수 있다. 의료급여수급권자의 급여비용부담은 공적부조방식으로 이루어지나 1종, 2종 수급권자 간에 차이가 있다. 즉, 1종 수급권자의 경우에는 입원, 외래진료를 구분하지 않고 전액을 의료급여기금에서 부담하고 있으며, 2종 수급권자의 경우에는 본인이 일부 부담하되, 수급권자의 경제적 여건을 감안하여 입원진료시 본인이 부담할 비용이 20만 원을 초과할 경우에는 초과한 금액을 본인의 신청에 의하여 의료급여기금에서 대불하여 주며 그 대불금액은 일정기간 경과 후에 무이자로 분할상환토록 하고 있다.

이 외에 의료급여제도와 관련하여 수급권자의 보호를 위한 특례조항 및 의료급여기관에 대한 관리, 운영에 대한 사항을 규정함으로서 의료급여제도 전반에 대한 사항을 「의료급여법」을 통해 명시하고 있음을 확인할 수 있다.

다. 노인장기요양보험법의 제정과정 및 주요내용

1) 노인장기요양보험법의 제정과정[6]

2000년대에 들어서면서 경제발전과 보건의료의 발달로 인한 평균 수명의 연장과 급격한 출산율의 저하로 나타나게 된 인구구조의 급속한 고령화 문제에 직면, 노화로 인하여 일상생활 및 활동이 불편한 사람에 대해 신체활동이나 가사활동을 지속적으로 보조하거나 지원해주는 문제가 사회적 이슈로 부각되기 시작하였다. 또한 앞서 언급한 고령화의

---

6 박인, "노인장기요양보험제도의 입법과정과 내용", 한국법제연구원, 2008.

진전과 함께 핵가족화로 인한 고령인구 돌봄에 대한 가족의 부담이 증가되었다. 이에 따라 기존의 「사회복지법」이나 「노인복지법」을 통해 규정하고 있는 노인복지제도가 저소득층 노인인구를 대상으로 하고 있기 때문에 일반적인 노인인구에 대한 수발, 건강에 대한 관리 등의 보장이 전적인 가족의 부담이기 때문에 나타나는 시작한 문제가 점차 사회적, 국가적 책임과 의무로서 강조되기 시작되면서 노인장기요양제도에 대한 논의가 시작되었다. 이에 따라, 당시 일본과 독일 등의 선진국이 이미 오래전부터 고령사회에 대비하여 노인보건의료에 관한 책임과 문제를 사회적 책임과 문제로 인식하고 그에 따른 다양한 정책을 시행하고 있는 것에 발맞춰 2008년 1월 「기초노령연금법」의 시행에 발맞춰 2008년 7월 「노인장기요양보험법」을 제정하여 시행하기에 이르렀다.

「노인장기요양보험법」 제정 당시 노인장기요양보험제도와 관련하여 정부 및 의원발의를 통해 정부는 '노인수발보험법안'을, 국회에서는 '국민장기요양보험법안' 및 '국민요양보장법안', '장기요양보장법안' 등을 제안하였다. 이들 법안들은 모두 사회보험제도로서 고령인구에 대한 요양제도를 실시한다는데는 동일하였으나 급여내용 및 범위, 관리주체 등에 세부사항이 조금씩 상이하였다. 모두 6개의 법안이 발의되어 국회에서 심의되었으며 심의과정에서의 주요쟁점은 장기요양 급여대상자에 대한 범위, 장애인에 대한 포함여부, 관리운영주체를 국민건강보험공단으로 할 것인가 또는 시·군·구의 지방자치단체가 운영할 것인가의 문제, 노인장기요양서비스의 수급 절차, 시설 개설 및 센터 등의 설치, 인력구성, 노인장기요양보험제도의 재원 구성 등에 대한 사항이었다. 관련사항에 대하여 국회가 1년여 간의 논의를 진행한 끝에 2007년 4월 2일 정부안과 의원제안법률안의 내용을 혼합한 「노인장기요양보험법」이 국회 본회의를 통과하여 이후 대통령의 재가를 거쳐 2007년 4월 27일 「노인장기요양보험법」이 공포되었다.

2007년부터 시행된 「노인장기요양보험법」은 기존의 특정계층(주로 저소득층)을 대상으로 시행하던 노인복지서비스를 65세 이상의 노인인구와 노인성 질환을 가진 65세 미만의 전 국민을 대상으로 그 범위를 확대한 보편적 사회보험제도라는 것에 그 의미를 둘 수 있다. 또한 과거 주로 지방자치단체의 장이 자체적으로 결정하여 제공하는 서비스에서 급여서비스의 내용과 범위 등을 대상자가 일정부분 선택적으로 활용할 수 있다는 것에 대상자 친화적 성격을 갖췄다고 볼 수 있었으며 서비스의 영역을 과거 시설 위주에서 재가급여, 특별현금급여 등 다양화 하였다는 것에 그 변화의 초점이 맞춰져 있다.

[표 7-2] 노인장기요양보험제도와 기존제도의 비교

구분	노인장기요양보험제도	기존의 노인복지서비스
관련법률	• 노인장기요양보험법	노인복지법
관련대상	• 보편적 제도 • 65세 이상 노인인구 또는 65세 미만 노인성질병 환자	• 특정계층 • 국민기초생활보장 수급자를 포함한 저소득층 위주
급여선택	• 수급자 및 부양가족의 선택에 의한 서비스 제공	• 지방자치단체장의 판단
주요재원	• 장기요양보험료 • 국가 및 지방자치단체 부담 • 이용자 본인부담	• 국가 및 지방자치단체의 부담

2) 노인장기요양보험법의 주요내용[7]

「노인장기요양보험법」은 고령이나 노인성 질병 등의 사유로 일상생활을 혼자서 수행하기 어려운 노인등에게 제공하는 신체활동 또는 가사활동 지원 등의 장기요양급여에 관한 사항을 규정하여 노후의 건강증진 및 생활안정을 도모하고 그 가족의 부담을 덜어줌으로써 국민의 삶의 질을 향상하도록 함을 목적으로 하고 있다. 이에 따라 현재 65세 이상의 노인 모두 또는 65세 미만의 사람 중에서 치매·뇌혈관성질환 등 대통령령으로 정하는 노인성 질병을 가진 사람이 적용 대상이 되는 사회보험제도로서 운영되고 있다.

「노인장기요양보험법」은 전체 12개의 장과 70개의 조(삭제된 조항을 포함)로 구성되어 있다. 9개의 장은 총칙, 장기요양보험, 장기요양인정, 장기요양급여의 종류, 장기요양급여의 제공, 장기요양기관, 재가 및 시설 급여비용 등, 장기요양위원회, 관리운영기관, 심사청구 및 재심사청구, 보칙, 벌칙으로 구분되어 있다.

제1장 총칙은 「노인장기요양보험법」이 가진 목적 및 관련 개념, 기본원칙, 노인장기요양보험제도와 관련한 국가의 정책방향 등에 대하여 명시하고 있으며 국가 및 지방자치단체는 노인이 일상생활을 혼자서 수행할 수 있는 온전한 심신상태를 유지하는데 필요한 사업을 실시하여야 한다고 규정하여 노인장기요양과 관련한 국가의 책임과 의무를 명확하게 규정하고 있다.

제2장과 제3장은 각각 장기요양보험에 대한 보험료 징수 및 산정, 장기요양인정을

---

7 국가기록원 홈페이지(접근일: 2019. 4.30.) http://www.archives.go.kr/next/search/listSubjectDescription.do?id=006900&pageFlag=

통한 자격과 그에 따른 등급판정 등에 대한 사항을 명시하고 있다.

　　제4장은 장기요양급여의 종류를 명문화하고 있는데 급여의 종류는 크게 재가급여, 시설급여, 특별현금급여로 구성되어 있음을 확인할 수 있다. 재가급여는 방문요양, 방문목욕, 방문간호, 주/야간보호, 단기보호, 기타재가급여로 이루어져 있다. 시설급여는 노인요양시설 노인요양 공동생활가정 등에서 급여를 받는 것이다. 특별현금급여는 가족요양비, 특례요양비, 요양병원간병비로 이루어져 있다

　　제6장은 장기요양서비스의 공급자인 장기요양기관의 지정과 관련 교육, 시설 및 인력의 유지, 지정에 관한 사항을 규정하고 있다.

　　제7장 재가 및 시설 급여비용 등은 급여비용의 청구와 지급. 관련 비용의 산정, 본인부담에 대한 사항을 규정하고 있다.

　　제8장 장기요양위원회는 장기요양위원회의 설치에 관한 사항을, 제9장 관리운영기관은 관리운영기관으로서 국민건강보험공단의 역할과 관련 조직 운영사항, 등급판정과 관련한 사항을 규정하고 있으며 장기요양등급판정은 앞선 제3장 장기요양인정의 관련조항에 따라 등급판정위원회가 최종 판정한다. 장기요양등급판정위원회는 방문하여 조사한 결과와 의사소견서를 토대로 6개월 이상의 기간 동안 일상생활을 혼자서 수행하기 어려운 경우에는 장기요양급여를 받을 자로 판정하고 장기요양등급을 부여한다. 이때 등급은 5등급으로 나뉜다.

[표 7-3] 노인장기요양등급

장기요양 등급	심신의 기능상태
1등급	심신의 기능상태 장애로 일상생활에서 전적으로 다른 사람의 도움이 필요한 자로서 장기요양인정 점수가 95점 이상인자
2등급	심신의 기능상태 장애로 일상생활에서 상당 부분 다른 사람의 도움이 필요한 자로서 장기요양인정 점수가 75점 이상 95점 미만인 자
3등급	심신의 기능상태 장애로 일상생활에서 부분적으로 다른 사람의 도움이 필요한 자로서 장기요양인정 점수가 60점 이상 75점 미만인 자
4등급	심신의 기능상태 장애로 일상생활에서 일정 부분 다른 사람의 도움이 필요한 자로서 장기요양인정 점수가 51점 이상 60점 미만인 자
5등급	치매환자로서(노인장기요양보험법 시행령 제2조에 따른 노인성 질병으로 한정) 장기요양인정 점수가 45점 이상 51점 미만인 자
인지지원등급	치매환자로서(노인장기요양보험법 시행령 제2조에 따른 노인성 질병으로 한정) 장기요양인정 점수가 45점 미만인 자

제10장 심사청구 및 재심사청구는 장기요양인정·장기요양등급·장기요양급여·부당이득·장기요양급여비용 또는 장기요양보험료 등에 관한 공단의 처분에 이의가 있을 경우 진행할 수 있는 심사청구 및 재심사청구제도에 대한 사항을 명시하고 있다.

이 외에 제11장 보칙과 제12장 벌칙을 통해 노인장기요양보험제도 내의 관리·감독 및 운영에 대한 사항을 명시하고 있다.

3. 관련 제도에 따른 운영관리 및 재원조달

가. 국민건강보험제도의 운영관리 및 재원조달

1) 국민건강보험제도의 운영관리체계[8]

현재 우리나라의 국민건강보험제도는 보건의료서비스의 소비자인 국민이 보험가입자로서, 보건의료서비스의 공급자인 요양기관이 공급자로서의 역할을 하고 있으며 국민건강보험공단은 단일보험자로서의 역할을 감당하고 있다. 이와 함께 행정부 내 보건복지부는 주무부처로서의 역할을, 요양급여의 심사 및 평가는 국민건강보험공단과 같이 별도의 법인으로 설립된 건강보험심사평가원에 의해 운영되고 있다.

국민건강보험제도 상 현재 단일보험자의 역할을 하고 있는 국민건강보험공단을 전반적인 제도의 관리 및 운영주체로서 「국민건강보험법」상에 명시되어 있는 가입자 및 피부양자의 자격관리, 보험료의 부과 및 징수, 보험급여비용의 지급 및 사후관리, 건강증진 및 예방사업, 건강보험에 관한 교육훈련 및 홍보, 조사연구 및 국제협력 등의 업무를 수행하고 있다. 이와 관련하여 보건복지부는 행정부 내 국민건강보험제도를 관장하는 주무부처로서 관련 정책을 결정하고 업무 등의 제반사항을 총괄한다. 건강보험심사평가원은 국민건강보험공단과 같이 독립된 별도의 법인으로 요양기관이 청구한 진료비 자료의 적정성을 심사하고 의료의 질 평가를 수행하는 독립기관으로서 해당의 업무 역시 「국민건강보험법」 상에 명시되어 있다.

국민건강보험제도의 운영과 관련하여 국민건강보험공단은 심의 의결기구로서 '이사

---

8 김진수 외, "2011 경제발전경험모듈화사업: 전국민 건강보험제도 운영과 시사점", 보건복지부·한국보건사회연구원, 2012.

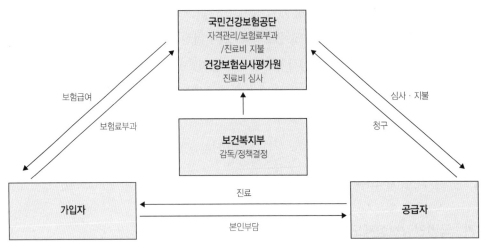

[그림 7-3] 국민건강보험제도의 운영체계

출처: 김진수 외, "2011 경제발전경험모듈화사업: 전국민 건강보험제도 운영과 시사점", 보건복지부·한국보건
　　　사회연구원, 2012.

회'와 '재정운영위원회'를 두고 있다. 특히, '재정운영위원회'는 국민건강보험 재정을 보
다 민주적 절차에 의하여 합리적으로 운영하고 국민건강보험 재정과 관련한 상황 변화에
적극적으로 대처하기 위한 목적으로 운영되고 있다. 해당 위원회는 위원장을 포함하여 총
30인으로 구성되며, 직장가입자 대표 10인, 지역가입자 대표 10인, 공익 대표 10인으로
구성되어 있고, 위원장은 공익위원 중 위원회가 호선한다. 재정운영위원회의 주요 역할
및 기능은 요양급여비용의 계약, 보험료율 변경 및 보험료 조정, 보험료 등의 결손처분
등 재정과 관련된 주요사항을 심의 의결하는 것이다. 그러나 재정운영과 관련하여 보험료
에 관한 사항은 '건강보험정책심의위원회'에서 심의 의결하고 있다. '건강보험정책심의위
원회'는 「국민건강보험법」 제4조에 의거하여 요양급여의 기준, 요양급여비용, 가입자의
보험료 수준 등 건강보험에 관한 주요사항을 심의 의결하기 위해 설치된 보건복지부 장
관 소속의 위원회로, 의료보험수가 결정이 계약제로 전환된 이후 사실상 수가를 최종적으
로 결정하는 심의·의결기구이다. 국민건강보험이 통합되기 이전(1999년 2월 8일 이전)에는
'건강보험심의조정위원회'의 명칭으로 불렸으며 당시에는 관련 사항에 대한 심의기능만을
가지고 있었다. 그러나 지난 2002년 「건강보험재정건전화특별법」이 제정되어 시행되면서
심의·의결기구로서의 그 기능이 확대되었다.

2) 국민건강보험제도의 재원조달체계[9]

사회보험제도로 운영되는 우리나라의 국민건강보험은 가입자 및 사용자로부터 징수한 보험료와 국고 및 건강증진기금 등 정부지원금을 그 재원으로 하고 있다.

보험료는 임금근로자가 대상인 직장가입자와 농·어민과 도시자영자 등의 지역가입자로 구분하여 각각 적용하고 있다. 직장가입자는 소득비례정률제가 적용되고 있으며, 지역가입자는 대상범위가 광범위할 뿐 아니라, 다양한 소득의 형태로 인하여 명확한 소득파악이 어려운 관계로 직장가입자와 동일한 소득비례정률제를 대신하여 보험료부과점수(소득, 재산, 생활수준 등의 등급별 점수합)에 점수당 단가를 곱하여 산정한 금액을 적용하고 있다. 직장가입자 근로자가 일정기간동안 지급받은 보수를 기준으로 산정한 보수월액(2006년도까지는 등급별 표준보수월액)에 보험료율을 적용하여 산정한 금액을 가입자와 사용자가 각각 1/2씩 부담하고 있다. 직장가입자의 경우 임금 외에 보수외 소득이 발생하는 경우 2018년 6월까지는 연간 7,200만원 초과 시 소득월액보험료 별도 부담하였으며, 2018년 7월부터는 연간 3,400만원 초과 시에도 보험료를 별도 추가 부담하고 있다. 지역가입자의 경우에는 소득·재산, 생활수준 등 부과요소별 점수를 합산하여 산출한 보험료부과점수에 점수 당 단가를 곱하여 산정, 세대별로 부과하고 있다.

정부지원금은 1998년 지역의료보험을 처음 실시할 당시부터 보험료 부담을 경감시켜 주기 위하여 보험료의 일부와 보험사업 운영에 소요되는 관리운영비를 국고에서 지원하여 왔으며, 2002년 제정된 「건강보험재정건전화특별법」에 의거하여 지역가입자에 대한 보험급여비용과 지역가입자의 건강보험사업에 대한 운영비의 40%(2005부터는 35%)에 상당하는 금액을 국고에서, 10%(2005년부터는 15%)에 상당하는 금액을 국민건강증진기금에서 지원하였다. 2007년부터는 당해연도 보험료 예상수입액의 14%는 정부지원으로, 당해연도 보험료 예상수입액의 6%(단, 담배부담금 예상수입액의 65% 상한)은 건강증진기금에서 지원하고 있다.

---

9 보건복지부 홈페이지(접근일: 2019. 5. 16.) http://www.mohw.go.kr/react/policy/index.jsp?PAR_MENU_ID=06&MENU_ID=06320105&PAGE=5&topTitle=%EC%9E%AC%EC%9B%90%EC%A1%B0%EB%8B%AC%EC%B2%B4%EA%B3%84

[표 7-4] 국민건강보험제도 재원조달체계

장기요양 등급		직장가입자	지역가입자
재원 조달	보험료	• 보수월액보험료 보수월액×보험료율 (6.46%) 　－ 사용자, 근로자가 각 50%씩 부담 　－ 사용자가 원천징수하여 공단에 납부 　－ 사립학교 교원은 본인, 사립학교 설립·운영자, 정부가 각 50%, 30%, 20%씩 부담 • 소득월액 보험료 　－ 소득월액×보험료율(6.45%)×50/100 　－ 가입자가 납부	• 소득·재산(자동차포함)·생활점수 등의 등급별 점수를 합산한 보험료부과점수에 점수당 단가(189.7원)를 곱한 금액 • 세대주가 납부
	정부 지원	당해연도 보험료 예상수입액의 14%	
	건강 증진 기금	당해연도 보험료 예상수입액의 6%(단, 담배부담금 예상수입액의 65% 상한)	

나. 의료급여제도의 운영관리 및 재원조달

1) 의료급여제도의 운영관리체계[10]

　　의료급여제도와 관련하여 행정부 내 주무부처인 보건복지부는 관련법률의 입법 및 정책수립 업무를 수행하고 실제적인 집행 업무는 시·도 및 시·군·구에 위임하는 형태이다. 다만 의료급여수가의 책정 및 의료급여 수급자에 대한 선정기준, 의료급여기관에 대한 기준 및 절차, 의료급여기관에 관한 현지조사 및 처분 업무는 국민건강보험공단 및 건강보험심사평가원과 함께 직접 수행하고 있다. 따라서 의료급여제도 자체를 실제적으로 수행하는 중심역할은 시·도 및 시·군·구이며 각 자치단체는 의료급여심의위원회를 설치하여 의료급여사업을 심의하고 그 결과에 따라 의료급여사업을 시행하고 있다.[11]

　　국민건강보험공단과 건강보험심사평가원은 시·군·구청장의 위임을 받아 위탁업무를 수행하는 역할을 하고 있다. 국민건강보험공단은 의료급여비용의 지급과 급여비용의 지급과 관련된 전산기기에 의한 수급자의 자격, 개인별 진료내역의 관리, 의료급여의 제

10　보건복지부, "2019년 의료급여사업안내", 2018.
11　정형선 외, "의료급여 관리운영주체 형성 방안", 보건복지부, 2007.

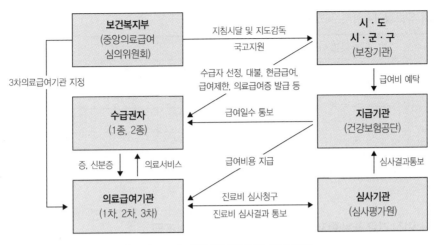

[그림 7-4] 의료급여제도의 운영체계

출처: 정형선 외, "의료급여 관리운영주체 형성 방안", 보건복지부, 2007.

한에 필요한 실태조사 및 자료수집을 담당한다. 건강보험심사평가원 역시 시·군·구청장의 위임을 받아 의료급여비용(건강검진비용 포함)의 심사·조정, 의료급여(건강검진 포함)의 적정성 평가, 급여와 관련한 심사 및 평가기준의 설정 업무를 담당한다.

2) 의료급여제도의 재원조달체계[12]

의료급여제도 내에서 재원은 시·도에 의료급여기금을 설치하여 운영하는 형태로 마련하고 있다. 이에 따라 의료급여기금의 재원은 크게 국가보조금과 시·도 및 시·군·구의 지방자치단체의 출연금으로 구분할 수 있다. 그 밖에 의료급여의 재원으로 「의료급여법」 제21조에 따른 '상환 받은 대불금', 「의료급여법」 제23조에 따라 징수한 '부당 이득금', 「의료급여법」 제29조의 규정에 의하여 징수한 '과징금', 당해연도 기금의 결산상 잉여금 및 그 밖에 수입금 역시 의료급여의 재원으로 볼 수 있다.

시·군·구청장의 업무 중 급여비용의 지급, 수급권자의 자격, 개인별 진료내역의 관리, 의료급여의 제한에 필요한 실태조사 및 자료수집의 업무를 공단에 위탁하고 있는데 이에 따라 시·도지사는 기금에서 보건복지부령이 정하는 바에 따라 추정급여비용을 급여비용지급기관에 예탁하는 절차를 진행한다.[13]

---

12 보건복지부, "2019년 의료급여사업안내", 2018.
13 보건복지부, "2019년 의료급여사업안내", 2018.

[표 7-5] 의료급여기금의 재원분담비율

구분	서울특별시		광역시		도		
	시	자치구	시	자치구	도	시	군
지방비	50%	없음	20%	없음	14~16%	6%	4%
국 비	50%		80%		80%		
합 계	100%		100%		100%		

출처: 정형선 외, "의료급여 관리운영주체 형성 방안", 보건복지부, 2007.

다. 노인장기요양보험제도의 운영관리 및 재원조달

1) 노인장기요양보험제도의 운영관리체계[14]

노인장기요양보험제도는 기본적으로 국민건강보험제도와 같은 사회보험 방식으로 운영되고 있기 때문에 노인장기요양과 관련한 보건의료서비스의 소비자인 65세 이상의 국민 또는 65세 미만의 노인성질병을 앓고 있는 국민이 보험가입자로서, 보건의료서비스의 공급자인 요양기관이 공급자로서의 역할을 하고 있으며 국민건강보험공단은 단일보험자로서의 역할을 감당하고 있다. 이와 함께 행정부 내 보건복지부는 주무부처로서의 역할을 감당한다.

국민건강보험공단은 장기요양보험가입자가 납부한 보험료, 보험료 수입에 연동된 국고지원금, 의료급여수급권자의 요양급여에 대한 국가 및 지방자치단체의 의료급여부담금을 재원으로 하여 장기요양보험 재정을 관리·운영한다. 노인장기요양보험 적용 대상자가 장기요양기관에서 재가급여 및 시설급여 서비스를 이용하면 요양급여비용의 일정 부분(본인일부부담금)을 이용자가 장기요양기관(공급자)에 지불하고, 나머지 요양급여비용은 국민건강보험공단에서 장기요양기관에 지불(공단부담금)하게 된다.

2) 노인장기요양보험제도의 재원조달체계

노인장기요양보험제도의 운영에 소요되는 재원은 가입자가 납부하는 장기요양보험료 및 국가 지방자치단체 부담금, 장기요양급여 이용자가 부담하는 본인일부부담금으로

---

14 정문종 외, "2018~2027년 노인장기요양보험 재정전망", 국회예산정책처, 2018.

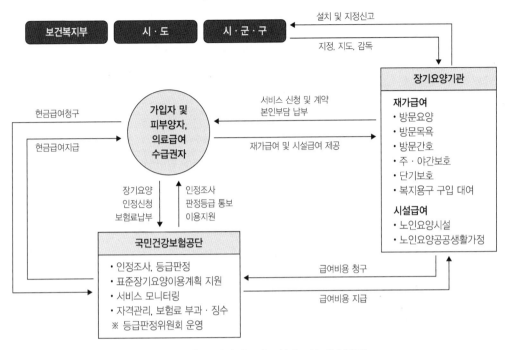

설치 및 지정신고

지정, 지도, 감독

보건복지부　**시 · 도**　**시 · 군 · 구**

장기요양기관

재가급여
• 방문요양
• 방문목욕
• 방문간호
• 주 · 야간보호
• 단기보호
• 복지용구 구입 대여

시설급여
• 노인요양시설
• 노인요양공공생활가정

서비스 신청 및 계약
본인부담 납부

재가급여 및 시설급여 제공

가입자 및 피부양자, 의료급여 수급권자

현금급여청구

현금급여지급

장기요양
인정신청
보험료납부

인정조사
판정등급 통보
이용지원

국민건강보험공단

• 인정조사, 등급판정
• 표준장기요양이용계획 지원
• 서비스 모니터링
• 자격관리, 보험료 부과 · 징수
※ 등급판정위원회 운영

급여비용 청구

급여비용 지급

[그림 7-5] 노인장기요양보험제도의 운영체계

출처: 정문종 외, "2018~2027년 노인장기요양보험 재정전망", 국회예산정책처, 2018.

조달된다.

　장기요양보험료의 징수 및 산정근거는 「노인장기요양보호법」 제8조와 제9조로 장기요양보험 가입자는 건강보험 가입자와 동일하며, 장기요양보험료는 건강보험료액에 일정 보험료율을 곱하여 산정된다. '장기요양보험료율'은 매년 재정상황 등을 고려하여 보건복지부장관 소속 '장기요양위원회'의 심의를 거쳐 대통령령으로 정하고 있다.

　국고 부담 재원은 「노인장기요양보호법」 제58조에 의거하여 진행되며 국고 지원금은 국가는 매년 예산의 범위 안에서 당해 연도 장기요양보험료 예상 수입액의 20%에 상당하는 금액을 국민건강보험공단에 지원한다. 중앙정부 및 지방자치단체는 의료급여수급권자에 대한 장기요양급여비용, 의사소견서 발급비용, 방문간호지시서 발급비용 중 국민건강보험공단이 부담해야 할 비용 및 관리운영비의 전액을 부담한다.

　「노인장기요양보호법」 제40조를 통해 확인할 수 있는 본인일부부담금은 재가 및 시설 급여비용 중 일부를 수급자가 본인일부부담금으로 장기요양기관에 직접 납부하는 것이다. 재가급여의 경우에는 당해연도 장기요양급여비용의 15%, 시설급여 는 당해연도 장

[표 7-6] 노인장기요양보험제도의 재원조달체계

구분		산출기준 및 주요내용
장기요양보험료		• 장기요양보험료는 건강보험료액에 장기요양보험료율(2018년 현재: 7.38%)을 곱하여 산정
국가의 부담금	국고 지원금	• 당해 연도 장기요양보험료 예상 수입액의 100분의 20
	중앙정부 등	• 국민건강보험공단이 부담해야 할 비용 및 관리운영비의 전액
본인일부부담금	재가급여	• 당해연도 장기요양급여비용의 15%
	시설급여	• 당해연도 장기요양급여비용의 20%

기요양급여비용의 20%이다.

본인일부부담금의 경우 「의료급여법」이나 「국민건강보험법」, 「국민건강보험법 시행규칙」 등에 의거하여 본인일부부담금을 전액 면제 받거나 일정비율(60%~40%)을 감경 받을 수 있다.

[표 7-7] 노인장기요양보험제도의 본인일부부담금 면제 및 경감

구분	면제 및 경감기준
전액 면제	• 「국민기초생활보장법」에 따른 의료급여 수급자는 본인일부부담금 전액 면제
60% 경감	• 「의료급여법」 제3조제1항제2호부터 제9호까지의 규정에 따른 수급권자 • 「국민건강보험법 시행규칙」 제15조에 따라 국민건강보험공단(이하 "공단"이라 한다)으로부터 건강보험 본인부담액 경감 인정을 받은 자 • 천재지변 등 보건복지부령으로 정하는 사유로 인하여 생계가 곤란한 자 • 「국민건강보험법」 제69조제4항 및 제5항의 월별 보험료액(이하 "보험료액"이라 한다)이 국민건강보험 가입자 종류별 및 가입자수별(직장가입자의 경우 당해 피부양자를 포함한다) 보험료 순위가 0~25%이하에 해당되며, 직장가입자는 재산이 일정기준 이하인 자
40% 경감	• 보험료액이 국민건강보험 가입자 종류별 및 가입자수별(직장가입자의 경우 당해 피부양자를 포함한다) 보험료 순위 25%초과~50%이하에 해당되며, 직장가입자는 재산이 일정기준 이하인 자

제2절 | 관련 제도 및 법률의 주요쟁점과 논의방향

1. 국민건강보험법의 주요쟁점과 논의방향

가. 객관적 근거를 바탕으로 한 보장성의 강화

현재 진행되고 있는 국민건강보험의 보장성 강화정책의 핵심은 비급여의 급여화이다. 국민건강보험공단이 조사한 자료에 따르면 급여 전환 대상인 의학적 비급여는 항목 비급여와 기준 초과 비급여에 해당되어 전체 비급여의 54.6%를 차지한다. 법정 비급여 중 절반 이상을 차지하는 선택진료비는 2018년부터 폐지되고 38%를 차지하는 상급병실료는 급여로 편입되었다. 예비급여 또는 급여로 전환되는 의학적 비급여와 개편 대상인 법정비급여를 제외하면 합의 비급여 6.1%, 미분류 비급여 6.2%가 비급여로 남게 된다. 종합병원과 달리 병원과 의원에서는 의학적 비급여보다는 합의 비급여 비중이 더 높을 것으로 예측된다.

보건복지부는 의학적 비급여 항목들에 대해 어떤 행위를 제외하고 어떤 행위를 포함해 최종적으로 급여 전환 대상인 의학적 비급여의 대상으로 할지, 어떤 항목을 예비급여 대상으로 할지, 어떤 우선순위로 본인부담률을 차등 적용해야(50~90%) 할지를 결정해 급여 전환을 시행해야 한다. 우선순위에서 고려할 사항으로는 이용 빈도, 비용 부담, 대체 기술과의 비교 효과, 사회적 요구도 등이 있는데 이에 따른 세부 사항에 대해서는 우선적으로 관련 전문가와 이해관계자들의 합의 절차가 반드시 필요하다. 국민건강보험의 제도적 방향성은 국민건강보험의 보장 대상이 되는 급여 내용의 결정과 급여서비스의 수가를 결정하는 과정에서 실현된다. 따라서 비급여의 급여 전환은 급여 범위로 들어오는 비급여의 우선순위 결정과 전환되는 서비스의 수가를 결정하는 과정에서 이해 당사자의 참여와 과정의 투명성에 대한 적절성 논란을 지속적으로 야기할 수 있다. 따라서 환자 중심에서 비용효과성이 높은 서비스를 선별하여 급여를 결정하고, 상대적으로 경제성이 낮은 서비스에 대해 본인부담률을 높게 책정하여 의료인과 환자가 비용 대비 가치가 높은 의료서비스를 선택하도록 유도하는 등의 차등적 급여 설계는 한정된 재정으로 보편적 건강보장을 실현하는 핵심 요소이다. 이를 위해서는 신의료 기술뿐 아니라 기존 기술에 대해서도 의료기술평가를 기반으로 급여 결정이 이루어질 필요성이 있다.

나. 고령화 사회에 따른 예방적 서비스의 필요

우리나라 전체 인구 중 65세 이상 노인인구 비중은 2009년 10.5%에서 2016년 13.2%로 꾸준히 증가하고 있다. 그런데 65세 이상 노인인구가 사용한 의료비 지출은 2009년 기준 전체 진료비의 3분의 1이고, 2016년에는 그 비중이 40%에 이른다. 2016년 기준 1인당 진료비 역시 전체 인구는 127만 원인 데 반해 노인인구는 381만 원으로 3배 이상 높다. 2018년 현재 고령화 사회에 진입하면서 지속적으로 전체 인구의 절반 가까이가 노인인구로 편입되면 노인 의료비는 더욱 크게 증가할 것이다. 국민건강보험공단의 자료에 따르면, 노인 의료비는 2030년 91조 원으로 2015년 22조원에 비해 4배 이상 증가하며, 1인당 노인 의료비도 2015년 357만 원에서 2030년 760만 원으로 2배 가까이 증가할 것으로 전망된다. 국민건강보험공단에 따르면 2030년 전체 국민건강보험 지출은 126조 원으로 전망되는데, 2030년 노인 의료비가 91조 3000억 원 정도로 예상하고 있음으로 이것은 전체 국민건강보험 지출의 절반 이상이 노인 의료비에 투입될 수 있음을 의미한다. 이렇듯 65세 이상 노인인구의 의료비 지출이 증가하는 이유는 급성기 질환보다는 만성질환 유병률이 높기 때문이다. 2016년 65세 이상 노인의 외래 및 입원의 다빈도 상병을 살펴보면 대부분이 만성질환에 속한다. 예를 들면, 외래의 경우 고혈압, 당뇨병, 관절염, 입원의 경우 치매, 뇌혈관질환, 심장질환 등이 만성질환에 해당한다. 따라서 노인 의료비 급증을 막기 위해서는 만성질환의 예방 및 관리 정책이 지속적으로 강화되어야 할 것이다.

현재 우리나라의 만성질환 예방 정책으로 보건복지부의 국가건강검진 사업, 국가예방접종사업 등이 있지만 대한민국의 보건의료체계는 여전히 예방보다는 치료 중심으로 운영되고 있다. 그러나 만성질환 예방을 위해서는 건강한 생활습관(금연, 금주, 운동) 형성, 건강관리 프로그램 참여 등 일상의 노력부터 동네 의원을 통한 단골 주치의 제도 등과 같은 정부 차원의 노력에 이르기까지 광범위한 관심과 투자가 필요하다. 또한 만성질환이 발생하였을 때 꾸준히 관리하고 치료할 수 있도록 1차 의료기관에서 만성질환, 특히 노인성 만성질환을 전담하여 관리하도록 하고 그에 대한 보상을 수가에 반영하는 인센티브 제도의 지속적인 도입과 관리를 고민해야 할 것이다. 이뿐만 아니라 만성질환을 두 개 이상 보유한 복합성 만성질환에 대한 치료 공조체계를 구축하고, 다학제적인 접근 방법으로 관리해야 할 것이다. 현 정부의 국정과제에도 예방 중심 건강관리 지원과 지역사회기반 의료체계 구축이 포함되었다. 예방 중심 건강관리 지원은 40대 이상 진단 바우처 도입 등

건강검진의 사후 관리를 강화하고 국가 예방접종의 보장성을 확대하는 것이다. 지역사회 기반 의료체계 구축은 1차 의료기관에서 만성질환을 관리하게 하고 대형병원은 중증질환 및 입원 진료를 전담하게 하여 더욱 효율적인 전달체계를 구축하는 것을 주 내용으로 한다. 이러한 예방 중심, 1차 의료기관 중심 관리 정책은 향후 만성질환으로 인한 노인 의료비 증가를 둔화시킬 효율적인 방안 중의 하나일 것이다.

다. 적정수가 보상에 따른 의료기관의 손실 완화 필요성

정부는 비급여가 수익 보전으로 활용되었던 현실 등을 감안하여 의료계에 적정 수가 보상을 약속했다. 의료기관은 자율적으로 가격을 결정하던 비급여 항목에 대해 모니터링 및 진료비 심사의 공적 통제를 받게 되고, 급여 수가 전환으로 인한 수입 감소를 감당해야 한다. 의료계는 장외집회를 통해 최대한 실리를 얻고자 하고 있으며, 이러한 과정에서 사실상 수가 인상이라는 약속을 받아 내기도 했다. 보건복지부는 2018년 선택진료제도 폐지에 대해 저평가 369개 항목에 대한 수가 인상 2천억 원, 의료질평가지원금 확대 2천억 원, 종별 입원율 수가 인상 1천억 원으로 총 5천억 원 규모의 의료기관 손실 보상 방안을 발표했다. 지난 2018년 1월 17일에는 '국민건강보험 종합계획 수립 및 비급여의 급여화 설명회'를 열어 문재인 케어의 세부 계획을 발표했다. 복지부는 진료비 실태조사와 비급여 상세 내역 조사 결과를 활용해 2017년 비급여 전체 규모를 12조 2000억 원으로 추정했고, 의과 비급여 7조 3천억 원 중 5조 7천억 원을 급여화 목표액으로 제시했다. 전체 3800여 개 중 의과 대상 항목은 3600여 개로 의료행위가 700여 개, 치료 재료가 2900여 개다.

2018년 600여 개, 2019년 240여 개, 2020년 1200여 개, 2022년 270여 개의 연차별 급여 전환 계획도 제시되었다. 수익 보전으로 활용되었던 비급여 가격에서 거품을 제거하고 급여 전환 시 적정 수가를 결정하는 문제, 수가체계 전반에서 수가 수준을 정상화하는 문제, 선택진료제 폐지 등 3대 비급여 개편의 손실 보상 방안 이행 문제는 모두 연관되어 있다. 2018년은 이러한 손실 보상 방안이 동시에 집행되고 본격적으로 비급여의 급여 전환이 시작되는 해이다. 결과적으로 계획의 이행을 위해서는 수가 보상이 관건이다. 자칫 수가 보상 과정에서 정치적 합의에 의해 의료 왜곡이 발생하지 않도록 보상의 원칙과 절차의 투명성을 지켜야 할 것이다.

라. 환자 중심의 지불제도 개편

2018년에는 기본진료료 개선을 위한 3차 상대가치 개편이 본격적으로 추진되며, 3차 상대가치 개편에서는 그간 지적된 요양기관 비용 자료의 정확성과 신뢰성을 확보할 수 있는 원가자료 수집체계가 마련될 예정이다. 신뢰성 있는 원가자료의 확보는 2022년까지 단계적으로 확대되는 비급여의 급여 전환 항목에 대한 수가 결정을 위해서도 필요하다. 수가 수준 결정은 세 가지 측면에서 검토되어야 한다.

첫째, 비급여 부담의 증가는 제도 설계 당시 원가 이하의 건강보험 수가 책정에 기인한다. 의료 이용은 시장의 수요에 의존할 수 없으나 서비스 생산에서는 시장의 경쟁적인 자원을 사용하기 때문에 적정한 가격을 책정하여 필요한 이용을 위한 서비스 공급이 왜곡되지 않도록 유의해야 한다.

둘째, 적정 수가의 보상이 한 번에 실현되기 어렵고, 의료 전달체계 확립 등 정책적 조정 수요와 맞물려 있는 상황에서 단계적으로 다양한 목적에서 접근된 수가 조정의 결과가 충돌하여 발생시킬 수 있는 서비스 공급의 왜곡을 추가적으로 검토해야 한다. 수가 인상에서 그 영향은 안과, 이비인후과, 피부과 같은 특수 단과 의원과 내과, 소아청소년과, 가정의학과 등이 같을 수 없으며, 상대가치의 점수 균형이 맞지 않는 상황에서 정책적 목적의 행위별 수가 인상은 또 다른 의료 왜곡을 가져올 수 있다.

마지막으로 지불제도 개편의 중장기적 방향에서 검토해야 한다. 일차의료 강화와 환자 중심 의료 연계를 장려하는 정책적 수가 개발 재원과 행위별 수가를 가치 기반 지불로 대체하는 재원으로 구분하여 집행할 필요가 있다. 전자는 의료 전달체계 등 정책적 개입을 위한 수가의 신설, 영역 간 균형을 맞추기 위한 수준 조정 등 항목 단위조정의 규모이다. 후자는 점증적으로 전체 지불보상 재원에서 행위별 수가 보상에 투입되는 재원을 줄이면서 인센티브 재원을 확대시켜 가치기반 지불제도 비중을 확대시키기 위한 총액 단위 접근이다.

가치 기반 지불제도로의 변화는 의료의 질과 비용에 대한 성과 측정을 기반으로 해야 한다. 일차의료 강화와 환자 중심 의료 연계를 목적으로 신설된 보상 항목은 의료 질 등의 성과를 평가하여 인센티브 보상과 연계하는 제도의 설계가 동시에 추진되어야 한다. 이는 향후 평가 정보 수집의 추가 부담을 방지하고 정책의 실효성을 높일 것이다.

마. 소득중심의 보험료 부과체계 개선

국민건강보험료 부과체계 개편 논의에서 가장 기본적인 문제는 무엇을 보험료 부과 기준으로 삼을 것인가이다. 이는 지역과 직장가입자의 이원화된 부과체계를 통합하기 위해서 필수적으로 해결되어야 하는 과제인데, 지금까지의 논의를 종합해볼 때 장기적으로 소득 중심의 부과체계로 개편하는 것으로 의견이 모아진다. 고정된 상태의 재산이 부과의 기준으로서의 지출능력을 반영한다고 보기 어렵기 때문에 재산 자체를 보험료 부과요소로 사용하기보다는 재산이 창출해내는 소득에 대해 보험료를 부과하자는 것이다. 사회보험의 보험료 부담 기준은 소득파악능력이 확보되는 한 소득을 기준으로 하는 것이 일반적이다. 일례로 사회보험제도를 도입한 프랑스, 독일, 대만 등의 국가들에서도 재산을 보험료 산정에 이용하는 경우는 거의 없다. 과거 지역가입자의 소득이 잘 파악되지 않으면서 재산을 보험료 산정기준으로 사용했지만 과거에 비해 소득 파악의 정확성이 높아졌고, 나아가 2005년 7월에 1인 이상 사업장까지 직장 가입자가 확대되면서 재산이 많은 전문 자영업자는 이미 직장가입자로 전환 되어 지역가입자에는 주로 저소득층만이 남아 있다는 변화된 현실 역시 소득중심의 보험료 부과체계 개편에 힘을 실어준다.

또한 소득을 보험료 부과 기준으로 한다는 결정을 하더라도 소득의 어느 범위까지 보험료 부과의 대상으로 볼 것인가에 대한 논의가 필요하다. 보험료 부과체계 단일화에 있어 직장가입자의 근로소득, 지역가입자의 순사업 소득만을 보험료 부과기준으로 이용하는 것은 총소득과 총소비의 차이로 평가한 기여능력을 제대로 반영하지 못하므로 단일한 보험료 부과체계 기준으로 적절하지 않다. 세법상 소득세는 크게 종합소득(모든 소득을 합산하여 하나의 과세표준과 세액으로 과세), 분리소득과 분류소득(다른 소득과 합산하지 않고 개별 소득별로 과세표준과 세액 계산)에 대해서 부과된다. 상속, 증여소득에 대해서는 「상속세 및 증여세법」에 따라 과세가 이루어진다. 앞서 언급한 것처럼 재산을 보험료 부과대상에서 배제할 경우 임대소득, 배당소득 등 재산으로 인해 발생하는 소득에 대해서 폭넓게 보험료를 부과하는 것이 부담능력에 따른 보험료 부과의 원칙에 맞을 것이다. 분류소득인 퇴직소득과 양도소득은 장기간에 걸쳐 누적되다가 어느 한 시점에서 해당 소득이 발생한다는 특성을 갖는다. 상속, 증여는 소득이 아니라 형태상 재산에 가깝다는 주장과 함께, 재산의 이전이라는 측면에서 저량(stock)이 아닌 유량(flow)으로 보는 것이 적절하다는 주장이 함께 존재한다. 특히 양도소득 및 상속 증여소득은(재산을 보험료부과요소에서 제외할 경우) 보험료 부담의 형평성을 위해 부과대상 소득에 포함할 필요가 있다.

이와 더불어 피부양자에 대한 인정기준이다. 공적노령연금보험, 산재보험, 실업보험 등과 같이 개인이 가입하고 가입자 개인이 급여를 받는 다른 사회보험과 달리, 공적 건강보험은 일반적으로 가입자 개인뿐 아니라 가입자가 부양하는 가족구성원들에게도 급여를 제공하는 가족보험 형태를 갖는다. 국제노동기구의 '의료보장권고'는 보험료 납부자가 부양하는 배우자와 자녀들에게도 의료서비스를 제공할 수 있어야 한다고 제시하고 있다. 하지만 현재 직장가입자의 피부양자들은 실질적인 경제적 부양관계에 있지 않는 경우도 있고 일부분은 월평균 최저생계비 이상의 소득을 갖는다는 점에서 지출능력에 따른 부담이라는 원칙에 맞지 않는 경우들이 존재한다. 이에 대한 대안은 경제적 부양관계에 있는 경우 피부양자로 인정하되 현재의 피부양자 소득요건을 대폭 강화하는 것이다. 각각의 소득에 대해 상한선을 적용하는 방식이 아니라 총소득을 기준으로 피부양자 소득요건을 정할 경우 해결될 것으로 여겨진다. 이와 함께 소득이나 재산수준에 상관없이 형제자매를 피부양자 인정기준에서 제외하는 것도 고려할 필요가 있다.

마지막으로, 소득 중심으로 보험료 부과체계를 개편하는 과정에서 보험료가 인상되는 가입자 비율이 높으면 제도 개혁에 대한 저항이 클 수 있다. 따라서 부과체계 개편 전후 개인별 보험료 변화 양상을 살펴볼 필요가 있다. 예를 들어 직장가입자 중 비임금소득이 존재하는 경우 그리고 직장가입자의 피부양자 중 일정 규모 이상의 소득이 있는 경우에는 보험료가 상승할 것이다. 지역가입자의 경우에는 부과대상에서 세대특성 및 재산과 자동차가 제외되고 모든 소득이 100% 반영되므로 보험료가 인상되는 경우와 인하되는 경우가 혼재되어 나타날 것이다. 제도 개편 이전에 예상보험료와 현재 납입하고 있는 월 보험료를 비교하여 예상보험료가 실제보험료보다 인상되는 가입자 비율과 그 규모를 사전에 검토하여 개선 전략을 마련할 필요가 있다.

2. 의료급여법의 주요쟁점과 논의방향

가. 대상자의 선정기준에 따른 문제점과 개선방향

의료급여 수급권자가 될 수 없는 자가 수급권자로 선정되거나, 수급권자로 선정이 되어야 함에도 불구하고 기초생활보장법에 의해 대상자로 선정이 되지 않는 것이 가장 큰 문제이다. 현 의료급여 수급권자의 선정기준은 국민기초생활보장 수급권자중 1종 이여야 한다. 기초생활보장법 은 빈곤층의 최저생계 유지를 위한 법 인 만큼 의료욕구에 대한 반영은 낮은 편이다. 또한 대상자를 선정하는데 필요한 인력 및 행정 인프라 부족의 문제도 있다. 국민기초생활보장법 대상자 선정기준이 인력 및 행정 자료의 부족으로 현장에서 철저하게 적용되지 못하고 있다.

부정수급자 문제와 관련해서는 과거 생활보호사업과는 달리 행정전산망이나 금융감독원 의 금융거래내역 조회를 통해 수급자 및 부양의무자의 재산과 금융자산을 정밀하게 점검하고 있어 과거 보다 부정수급자가 많이 줄어든 것은 사실이다. 그러나 여전히 부정수급자는 존재하고 있다. 이와 관련하여 전담공무원이 생각하기에 대상자중 약 8.6%가 소득, 재산을 숨긴 부정수급자로 추정하고 있으며, 반면 부당하게 탈락한 비율을 4.9%로 추정하고 있다(최일섭 외, 2002:7).

국민기초생활보장법 수급기준은 최저생계비가 낮고 재산기준도 낮으며 피부양자의 기준이 엄격 하여 실제 최저생활을 영위하기 어려운 많은 빈곤층을 보호하지 못하고 있다는 것이다. 국민기초생활보장법에 의한 수급대상이 의료급여 수급자가 되는 상황에서 기초생활보장법의 대상에서 제외될 경우 의료급여 혜택을 받을 수 없기 때문에 의료의 사각지대에 있게 된다. 이는 우리나라의 빈곤층이 적어도 5%−7%로 추정되는데 반해 실제로는 기초법의 대상자는 3.2%에 불과해 적어도 1.8%에서 3.8%에 이르는 인구가 최저생활을 보장받지 못하고, 따라서 의료급여에서도 사각지대가 존재하고 있다는 것이다(채해자, 2003:31).

대상자의 선정 및 자격관리 업무의 다원화로 인해 비효율이 발생되고 있다(장동민, 2001:124). 현재 대상자선정 및 자격변동업무는 보건복지부의 생활보장과 와 보험관리과의 주관 하에 보호기관인 시, 군, 구가 담당하는 보건복지행정체계를 통해 수행되고 있으며, 자격관리업무는 보험조직인 국민건강보험공단에서 전국적인 전산망을 통해 위탁 관리한다. 이와 같이 대상자의 선정 및 자격 관리업무를 담당하는 기관이 분산되어 다원화된 관리체계로 인해 현재의 의료급여 제도는 많은 비효율성과 불편을 초래하고 있다.

위의 문제에 따른 해결방향은 다음과 같다.

대상자를 선정하는 과정에 기준이 되는 것은 국민기초생활보장법이다. 생활이 어렵다고 하여 의료급여가 꼭 필요한 사항은 아닐 수 있으며 특히 더 문제가 되는 것은 국민기초생활 보장제도와 관련하여 의료급여의 대상에는 빠지지만 정말로 시급히 의료급여

혜택을 주어야 하는 경우가 있다. 따라서 의료급여 대상자를 선택하는 기준 마련에 있어 이 두 가지 면이 함께 고려되지 않으면 의료사각지대로 전락하는 사람이 발생할 수밖에 없다.

또한 의료사각지대의 경우 최저생계비 수준이 낮고 재산기준도 낮으며 피부양자 기준이 엄격하여 실제 최저생활을 영위하기 어려운 많은 빈곤층을 보호하지 못하고 있다. 이 논리는 우리나라의 절대 빈곤층이 적어도 5-7% 로 추정되는데 반해 실제로는 기초법의 대상자는 3.2%에 불과해 적어도 1.8%-3.8%에 이르는 인구가 최저생활을 보장받지 못하고 , 따라서 의료급여에서도 사각지대가 존재하고 있다는 것이다. 이 문제는 기초생활보장제도의 선정기준이 완화되어야만 해결될 수 있을 것이다.

나. 본인부담금의 문제에 따른 개선방향

기초생활보장 대상자들에게 본인부담금은 경제적으로 부담이 된다. 이와 관련 조사결과를 보면 일반수급자의 경우 35% 정도가 본인부담금이 부담스럽다고 하였고 차상위계층 역시 본인부담금이 경제적으로 부담스럽게 작용한다는 의견이 더 높은 비율을 보이고 있다(최일섭, 2002:18).

시민단체들은 법정 본인분담금의 존재가 빈곤층을 대상으로 하는 공공부조로서의 의료급여제도의 취지에 어긋나며 법정 본인부담금으로 빈곤층의 의료이용이 제약을 받고 있다고 주장하고 있다. 본인부담금을 법정 본인부담금으로만 한정시켜서는 안 되며, 비급여 본인 부담금을 포함하여야 한다고 주장하고 있다.

최근 의료급여비의 급격한 상승의 중요한 원인의 하나는 의료수가의 급속한 증가이다. 또한 상대적으로 높게 책정되어 있는 수가 및 약가를 적정수준으로 인하하여 재정을 안정화 시켜야 한다. 한편 의료급여의 경우 건강보험에 비해 매우 불리한 수가를 가지고 있으므로 인해 급여환자의 경우 의료기관에서 차별적인 대우를 받고 있다. 또한 건강보험에 비해 매우 엄격한 의료전달체계의 적용을 받고 있으며, 수가에 있어서도 건강보험의 경우 행위별 진료수가 제도를 가지고 있으나 의료급여의 경우 정액수가가 적용되며 또한 종별 가산제가 적용되지 않으므로 인해 경제적 부담이 매우 크다고 볼 수 있다.

의료급여 수가구조와 관련이 있다. 의료급여는 진료비의 80%를 행위별수가제로 지출되는 구조를 지니고 있으며, 여기에서 의료공급자의 과잉진료에 따라 진료비가 필요이상으로 증가하게 될 가능성이 있다. 또한 의료급여는 수가는 행위별수가제를 일률적으로 적용하는 건강보험과는 달리 일반질환의 경우는 '행위별 수가제'를 적용하고, 정신질환은 '일당 진료비 정액 제'를 적용하는 이원화된 수가체제를 갖고 있다. 이에 따라 2000년의 경우 총 의료급여 진료비 1조 4천억 원 중 행위별수가제의 비중이 81.1%, 일당 진료비 정액제가 19.0% 차지하는 것으로 나타나고 있다.

행위별수가제는 '건강보험요양급여행위 및 그 상대가지점수에 근거한 수가에 의료급여기관 종별 가산 율 을 적용하여 의료수가가 산정이 되고 있다. 그러나 의료급여 대상자들이 주로 입원하는 경우 다른 질환보다 정신질환이 많다. 그러나 정신질환의 경우 정액제로 하다보지 종별 가산 율 이 적용되지 않다보니 병원에서 많이 꺼리는 상황이다. 이러한 제반 상황을 감안할 때 의료급여 대상자에 대한 효과적인 건강보호가 이루어지려면 급여 내용 및 서비스 전달프로그램이 대상자의 특성과 요구에 맞추어 개발되고 제공되는 것이 바람직하다. 특히 병원보다는 장기요양시설이니 요양원, 중간시설을 비롯하여 가정 간호서비스가 효과적일 것으로 보여 진다.

따라서 개선방향으로는 우선 의료급여 대상자의 전달체계를 단순화 할 필요가 절실히 요구되며 현재의 수가 제도를 의료보험의 경우도 모두 의료급여처럼 정액수가제로 적용하여야 한다.

기초생활보장 대상자들에게 본인부담금은 경제적으로 부담이 된다. 한편 본인부담금이 단순히 법정 본인부담금만을 한정시켜 생각하지 말고 비급여 본인부담금을 포함하게 되면 1종 수급자도 본인부담금을 부과 받는 것이나 마찬가지이고 2종 수급자의 경우는 본인부담금이 더 커지게 된다는 것이다.

의료급여의 도입목적이 국가가 자력으로 인간다운 생활을 할 수 없는 사람들에게 법률로 정하는 바에 따라 국가의 보호를 받도록 규정하고 만든 제도이다. 법 취지에 맞게 본인부담금을 전면 폐지하여야 한다.

2007년 새로 도입된 선택적병원지정제 관련 본인부담금제는 불필요한 의료서비스제공을 줄이기보다는 오히려 저소득층의 의료이용을 제한하는 역효과가 초래될 수 있음이 보고돼 왔다(이상윤, 2007:9). 우선 본인부담금제가 의료이용을 감소시키는데 효과가 크지 않거나 수급자의 과소이용을 오히려 부축이거나 불편이 클 것으로 예상되는 그룹이 있을 수 있다. 즉 질병의 심각도가 높아 필수적으로 많은 의료기관방문을 필요로 하는 경우, 지속적인 통증이나 불편 감으로 인해 지속적인 물리치료가 필요한 수급자를 그 예로 들 수 있다. 이들의 의료이용은 본인부담금 제도의 영향을 극히 적게 받으며 오히려 필요로 되는 진료의 미 방문을 촉진하게 되는 과소 이용의 원인이 된다. 그러므로 이들의 의료이용에 대한 요구를 조절할 수 있는 대체 프로그램의 운영이 반드시 병행되어야 할 것이다.

또한 본인부담금의 차등지급도 고려할 수 있을 것이다. 즉 우선적으로 비탄력적 그룹에 속하는 고위험 집단을 선별한 후 그 이외의 탄력성 있는 집단을 중심으로 의료를 365일 이상 의료를 이용하는 대상자에게는 좀 더 많은 본인부담금 상한액을 선별적으로 적용하고, 적은 비용을 소모하는 의료수급자는 무료의 본인 부담금제를 고려한다면, 정책 시행에 따른 큰 갈등을 좀 더 완화할 수 있으면서 수급자의 책임성을 강화할 수 있을 것이다.

그 외에 입원이용에서도 본인부담금을 적용하는 것도 고려할 수 있다. 물질중독자나 정신질환 등으로 장기입원을 이용하는 대상자들은 다른 수급자에 비해 비급여비용이 낮거나 아주 없어 오히려 장기입원을 선택하는 것이 본인으로서는 합리적인 선택일 수 있다. 또 이런 선택을 공급자가 무비판적으로 수용함에 따라 낭비적 요소는 더욱 커질 수 있다. 그러므로 이러한 특성을 보이는 장기입원 환자는 지역사회 복지센터나 재활센터 등에서 재활이나 생산적 복지가 고려된 새로운 요양제도를 통해 합리적 의료이용을 도모할 수 있어야 할 것이다.

다. 보장성 강화에 따른 정부의 역할 증대, 예산 부족에 따른 문제와 개선방향

의료급여제도는 국가재정에 의하여 운영되는 제도로서 저소득가정이 질병으로 인하여 빈곤으로 추락하는 것을 방지하고 수급권자들의 만족도를 제고하기 위하여 지속적이고 단계적인 보장성 강화가 이루어져야 할 뿐만 아니라 급속히 증가하고 있는 재정의 건전화를 위하여 다각적인 노력이 절실한 실정이다.

이를 위하여 의료급여 수급권자와 의료공급자가 적정하게 의료를 이용하도록 의료서비스의 질적 관리를 강화하고 관리운영체계를 효율적으로 정비하였다. 특히 공급자 및 수급권자의 도덕적 해이를 방지하기 위하여 수급자 자격기준을 강화하고 의료급여 사례관리 업무를 수행하는 의료급여 관리사를 2334개 시, 군, 구에 모두 배치하여 고혈압, 당뇨병, 관절염, 뇌졸중 등 만성질환이 있는 수급자에 대해 지속적인 사례관리를 실시하였다.

의료급여기관의 허위, 부당진료비 청구에 대한 심사, 실사 관리를 강화하여 부당한 재정누수를 방지하고 의료급여 기관에 대한 현지심사 및 조사를 통하여 부당해위 적발 시 업무정지, 부당이득금 환수, 과징금 부과 등 행정처분을 실시하였다. 분기별로 의료급여 청구경향 통보서를 각 의료급여 기관에 통보하여 자율시정토록 유도하고 필요한 경우에는 현지조사를 실시하여 제도의 효율성을 극대화 하도록 노력하였다.

의료급여의 예산은 국고와 지방비 그리고 2종 수급권자의 본인 부담금으로 이루어지고 있다. 국고는 일반예산으로 조달되며, 지방비는 시, 군, 구의 자치단체가 조달하고 있다. 서울시의 경우는 전체 예산액의 50%를 각각 국고와 지방비로 조달하고 있으나 타지역은 국고 80%와 지방비 20%로 조달하고 있다.

예산의 가장 큰 문제는 연평균 30%를 넘을 정도로 예산이 증가되고 있으나 의료급여 환자의 인구학적 특성(노령, 장기, 중증환자), 급여제한 기간 폐지, 수가인상 등으로 진료비 증가 규모가 더 커져 매년 다액의 체불진료비가 발생하고 있는 상황이다.

또한 폭증하는 의료비에 비해 상응하는 예산배정이 이루어지지 않고 있기 때문에 진료비는 체불될 수밖에 없으며 매년 예산을 넘는 지출이 발생하는 데에는 예산 편성 시 전년도 발생 진료비를 기준으로 하지 않고 전년도 진료비가 확정되지 않았다는 이유로 2년 전 진료비를 기준으로 편성하기 때문이다. 진료비의 급팽창으로 인한 예산의 적자이다. 진료비의 팽창은 수급자의 증가, 병원이용률 증가, 노령화, 의료기술의 발전, 공급자의 유도 등 다양한 원인이 복합적으로 적용한다. 이로 인하여 매년 발생액은 증가하지만 이로 인하여 매년 발생액은 증가하지만 매년 예산을 충당하는 일이 쉽지 않다는 것이다.

예산부족으로 인하여 체불액이 200억이 넘어서고 있다. 이 체불액은 단순히 예산의 적자 문제를 넘어 의료급여 환자들의 병원 접근을 떨어뜨리는 등 다수의 문제를 같이 발생시키고 있다. 그리고 의료급여 예산을 실제 집행하는 자치구의 예산 부담이 전혀 없다는 것이다. 서울시와 광역 특별시의 자치구가 비용을 부담하지 않고 있다. 경제적 요인이 없는 한 실제 수급권자를 관리하는 자치구의 책임성과 수행력은 떨어질 수밖에 없다는 것이다. 비용을 지불하지 않음으로 인해 수급자와 의료기관의 선정과 관리, 진료비 지불 등 실제 업무를 소홀히 할 가능성이 높다는 것이다.

의료급여의 관리 기구는 보건복지부 산하에서 운영되며, 의료급여비용의 지급은 국민건강보험공단이 급여비용의 심사는 건강보험관리 심사 평가단이, 실질적으로 급여행정은 지차체인 시군구에서 실시하는 구조로 이루어지고 있다. 그러나 지자체의 경우 전담 행정단위가 없기 때문에 지속적이고 효율적인 업무추진이 곤란하고 또한 대부분의 다른 복지업무와 겸임으로 전문성이 결여되고 있다. 이 때문에 시, 군, 구청에 병, 의원 관리, 부당청구 감시, 진료남용 환자상담, 설득 등의 사후감시체계가 매우 미흡하여 사실상의 방치상태에 있다. 국민건강보험공단의 경우 의료급여 보장기관과 수급권자의 자격 자료가 정확하게 관리되지 못하고 있으며 의료급여 제도 개선, 조사연구 등 정책지원기능, 그리고 시, 군, 구의 업무지원 기능이 취약하다. 또한 공단의 사후관리 자료 제공 시 시, 군, 구의 처리결과를 공단에 통보하는 체계도 미흡하게 작동되고 있다. 급여일수 365일 상한제가 시행되고 급여일수 사전안내 제도가 도입되면서 현재의 인력으로는 충분한 행정지원을 할 수 없는 구조이다.

건강보험심사평가원은 진료비 심사, 실사, 민원처리 등이 하나의 부서로 통합되어 있지 않고 부서별로 분산되어 있으며 여기에 심사 인력 부족, 의료급여 진료기록의 연별, 병원별 데이터베이스가 없어서 과학적으로 심사기법을 도입하지 못하여, 과잉진료, 불필요한 고가 약의 처방 등의 현상을 통제하지 못하는 실정에 있다. 그리고 의약분업 이후 약제비 심사건수 증가 및 심사강화 방안 마련 등 심사 및 실사 수요는 증가하였으나 인력보강은 여전히 미진한 상태에 있다. 또한 의료급여는 건강보험보다 사회적 관심이 낮아 건강보험심사평가원의 조직 확대, 정비 하는데 한계로 작용하고 있다(이규식, 2002:49).

이에 의료급여를 담당하는 부서를 통합 운영하거나 혹은 네트워크를 통해 공유하는 방안이 마련되어야 하며 지자체별 적은 인력과 전문성 결여로 형식적으로 운영되는 의료급여 담당자를 전문화, 세분화 하여야 한다.

지불제도의 측면에서 의사에 의한 수요 유발요인이 많은 행위별수가제는 의료기관에 의한 지출증가를 억제하는데 많은 한계가 있고 오히려 재정악화의 원인이 된다. 따라서 안정적인 의료비를 유지하기 위해 대부분의 국가에서 포괄수가제나 총액 예산제를 도입하고 있고, 일부 국가에서는 외래 포괄수가제도까지 도입하거나 도입을 검토하고 있는 상황이다.

이에 우리는 예산부족 현상을 방지하기 위해 포괄수가제 도입이 의료급여에까지 확대될 필요가 있으며 예산 책정 시 2년 전 것을 기준으로 예산을 세우지 말고 전년도 기준으로 예산을 편성할 필요가 있다.

3. 노인장기요양보험법의 주요쟁점과 논의방향

가. 재원조달방식에 따른 문제점과 개선방향

우리나라 노인장기요양보험은 사회보험방식과 조세방식을 합한 재정조달방식을 취하고 있고 재정수입의 가장 큰 부분을 요양보험료 수입이 차지하고 있다. 즉 노인장기요양법 제9조 및 제40종, 제58조에서 노인장기요양보험의 재원은 보험가입자의 보험료, 국가 및 지방자치단체의 부담금, 그리고 수급자 본인의 자기부담금으로 한다고 규정하고 있다.

또한 국가는 매년 예산의 범위 안에서 당해연도 장기요양보험료 예상수입액의 20%에 상당하는 금액을 국고에서 지원하도록 하였으며 지방자치단체는 장기요양급여비용, 의사소견서발급비용, 방문간호지시서 발급비용 등에 대하여 대통령령이 정하는 바에 따라 중앙정부와 각각 분담하도록 하고 있다. 또한 장기요양보험료는 건강보험료에 연동되어 현재 건강보험료의 약 7%를 장기요양보험료로 징수하고 있다.

그러나 노화에 따르는 심신기능의 저하는 비가역적이며 상태가 악화될수록 수급대상자가 되고 비용지급액이 늘어나는 특성상 수요와 공급 양 측면에서 비용 절감을 위한 경제적 유인의 기전이 미약하다는 제도 내재적인 문제가 도사리고 있다. 또한 고령화의 급진전에 따라 장기요양인정자 수가 지속적으로 증가할 것으로 전망되며 수급대상자가 계속 확대될 경우 이는 노인장기요양보험의 재정불안을 야기할 것이고 제도의 장기적인 지속가능성을 저해할 우려가 있다.

이에 따른 정부의 재정부담에 대한 해결 방향은 결국 재정부담의 정부수준을 높이는 것이다. 국가에 따라 다르지만, 일본의 경우 국가의 부담인 공비는 지방자치단체의 일부 부담을 포함하여 전체 보험재정의 50%를 차지하고 있다. 따라서 한국 장기요양보험에서 정부의 재정지원 부담도 이러한 선에서 이루어지는 것이 바람직하다. 현재정부의 재정지원은 기초생활보장수급자 전액, 기초생활보장 수급자 이외의 의료급여자 및 대통령령이 정하는 차상위계층의 본인부담금 10%, 시설 인프라 비용에 한정하고 있으므로 보편주의적 사회보장제도로 기능하게 하기 위해서는 정부의 부담을 일정수준 이상으로 높여서 전체 국민에게 요양급여 이용자에게 혜택이 주어질 수 있도록 하는 게 바람직하다고 할 수 있다.

또한 서비스의 남용에 따른 비용증가를 억제하기 위해서 일정 수준 이용자부담률을 도입하고 있지만 이용자 부담률이 높으면 이용자가 서비스 선택 시에 불리하기 때문에 요양보장 요구자의 경제적 능력에 기초하여 차등적인 자기부담률을 적용하는 것이 바람직하다고 하겠다. 물론 급여상한이 없으면 재정부담이 너무 많아져서 재정부족의 문제가 발생하기 때문에 대부분의 나라에서는 급여상한을 설정하고 있지만 요양보장 요구자가 사회적 책임하에서 요양보장을 받을 수 있도록 하는 것이 목적이라면 가능한 재정에 부담이 가지 않는 범위 내 급여상한을 높여 국민이 저렴한 비용으로 요양보장을 받을 수 있도록 해야 할 것이다. 본인부담률이 높으면 요양이 필요하더라도 이용을 주저하거나, 본인부담 제도는 노인요양보험이 장기적 급여의 성격을 갖고 있기 때문에, 수급자의 경제사정에 따라 장기적인 본인부담으로 인한 빈곤문제나 수급권 자체를 포기하는 문제가 발생할 수 있다.

따라서 정부지원을 늘리고 보험료를 높이거나 재정의 효율적 활용을 통해 본인 부담금은 10%로 낮출 수 있는 방법을 강구하여, 보편적 제도로서의 기능을 제대로 수행할 수 있도록 해야 할 것이다. 실제 과거 차상위계층으로 지자체 예산으로 무상서비스를 받던 대상자가 노인장기요양보험이 들어서면서 본인부담이 발생하게 되고 서비스를 중단하는 사태 등이 나타나는 반면 중상위 계층의 경우 경제적 장벽이 줄면서 서비스 이용이 더 늘어나게 되는 등 계층적 불평등성이 나타나게 된다. 본인부담률을 10% 이하 수준으로 낮추어야 하며 이를 위해 국가 부담을 확대해야 한다. 또한 보험에 적용되지 않는 비급여 항목 또한 최소화해야 한다. 전부는 아니더라도 비급여 항목을 남겨두어야 한다면 제도 관계자들의 의견을 수렴하여 비급여 항목을 최소화해서 법으로 규정할 필요성이 있다.

노인장기요양보험에 독립적인 보험료 징수방식의 개발이 요구될 수도 있으며 이를 위한 새로운 재원개발과 아울러 노후의 연금제도와 연계하여 연금수입이 있는 노인계층으로 부터 보험료를 갹출하는 방안도 모색할 수 있다.

나. 각 개인의 가족부담에 대한 문제발생

가족요양보호는 엄연히 요양보호에 대한 급여임에도 불구하고 이를 마치 가족요양에 대한 현금 보상으로 인식하는 경향이 나타나고 있다. 노인장기요양보험내에서 가족에 의해 이루어지는 보호에 대한 급여인 가족요양비, 동거가족 요양보호, 비동거가족 요양보호는 급여수준의 차이가 크게 나타남으로 대상자간의 형평성의 문제가 제기되어 왔다.

즉 노인장기요양보험법에 의하면 가족요양에 대한 보상은 공식적 요양보호사에 의한 서비스 제공으로 간주, 방문요양기관에 의해 급여비가 청구되고 있다. '임금'으로써 가족 요양보호사에게 보상이 되는 구조로 되어 있다. 그러나 동거가족은 등급에 관계없이 월 약 36만 원의 급여수령이 가능하고, 비동거 가족의 경우 최고 약 78만 원(1등급, 4시간 28일 기준)의 월급여 수령이 가능하였으나(4대 보험료 및 본인부담금 공제 전), 같은 서비스를 제공하고도 현행 가족요양비를 선택한 가족과의 급여차이가 발생해 형평성 문제가 근본적으로 제기되었다. 그럼에도 불구하고 보건복지부는 가족요양급여수가를 인하하였다. 즉 동거여부에 관계없이 요양보호사가 수급자와 가족관계에 있는 경우에는 가족관계를 급여 제공계획서 등록 시 신고해야 하며 방문요양 급여는 '1일 60분' '월 20일'까지 인정하고 있다. 다만, 65세 이상인 요양보호사가 배우자에게 급여를 제공하는 경우 등에는 방문 요양 1일 제공가능시간 및 월 제한일수에 제한을 받지 않는다.

그러나 동거가족요양보호사는 일반 요양보호사의 급여와는 달리 급여 인정시간에 제한을 두고 있다. 제도도입 초기 장기요양급여비용 등에 관한 고시(제2008-66호)에 의해 "수급자와 동거가족인 요양보호사가 제공한 방문요양 서 비스는 소요시간에 따라 산정하되 1일 최대 120분 미만으로 하며, 야간 및 휴일에 서비스를 제공한 경우에도 소정수가만 산정한다. 이 경우 동거가족 이라 함은 수급자와 같은 주택에서 생활하는 가족을 말한다"라고 고시하였다. 이는 일반 방문요양의 경우 1일 최대 4시간까지 인정하는 것과 비교할 때 동거가족 요양보호사에 의한 요양서비스는 50% 수준만을 인정하는 것이다. 이처럼 동거가족요양 보호사에 대한 규정을 강화했음에도 불구하고, 동거가족요양보호사의 규모는 계속적으로 증가하였다. 제도 도입 1년 후인 2009년 6월 동거 가족요양보호사는 급여 인정시간을 90분으로 축소하고, 같은 주택의 범위를 공동주택의 같은 동에서 수급자와 요양보호사가 각각 거주하는 경우까지 포함하여 그 범위를 확대시켜 재고시를 하였다. 이는 동거가족 방문요급여가 급격히 증가하고 이로 인한 부당수급의 문제가 발생하면서 규제를 강화하기 위한 조치였다.

위의 문제에 따른 해결방향으로 급여와 관련된 사항으로서, 가족요양 현금급여의 급여수준은 최소 30만 원 이상이 보장되어야 할 것이다. 현금급여가 긍정적인 이유로는 고령자 및 가족의 선택의 중시, 외부서비스를 이용하고 있는 경우와 형평성 측면에서 현물급여만 인정함은 너무 제한적이고, 가족에 의한 개호를 바라는 고령자가 많고, 가족이 개호하고 있는 경우가 개호에 따른 가계의 지출이 증대하고 있는 현실을 무시할 수 없는 점이다. 그리고 보험료를 부담하고 있는 이상, 현물급여를 받을 수 없는 경우에 있어서 보험료 부담에 대한 대가로 현금지급을 실시해야 한다. 예를 들어 독일 장기요양보험에서는 동일한 요양보호욕구에 대하여 현금급여는 현물급여의 약 2분의 1수준으로 지급되는데 현물급여는 공식적 요양당지만 현금급여는 비공식적 요양에 사용된다.

또한 개선하여야 할 점으로는 가족요양 현금급여에 대한 관리체계이다. 이는 공단에 의한 직접적 현금급여 제공 방식으로 수행하도록 한다. 현재 동거가족 요양 보호의 경우 방문요양기관을 통해 급여신청 등의 행정처리가 이루어짐에 따라 방문요양기관에서 행정처리에 부합하는 일정금액을 급여에서 제하고 지급하고 있다. 또한 가족요양의 문제점으로 서비스의 질 관리가 문제로 제기된다. 서류상으로는 동거가족보호가 이루어지도록 되어있으나 실제로 적합한 서비스가 제공되지 않는 문제가 발생하고 있다. 이를 위해서는 가족요양에 대한 정기적인 공단의 방문을 통한 심사와 교육 시스템이 구축되어야 할 것이다.

다. 방문요양기관의 난립에 다른 문제와 개선방향

방문요양기관의 난립이 문제가 되고 있다. 그것은 방문요양 수급질서가 혼란한 것이고, 방문요양기관의 개선이 미흡하다는 것이다. 방문요양기관은 주 수입원인 수급자를 확보하기 위해 과당경쟁이 치열하고, 급여비를 부당하게 허위로 청구하는 등 방문요양기관의 난립은 수급질서 혼란으로 연결되고 있다. 과당경쟁의 유형은 수급자의 본인부담금을 면제시켜주거나, 서비스 이용을 신청하지 않은 자를 방문요양기관에서 본인부담금을 면제시켜주고 수급자를 확보하는 것이다.

본인부담금을 면제시켜주는 것은 엄연한 불법행위이며 사회안전망인 사회보험의 질서를 문란하게 하는 것이다. 또한 금품이나 수수료 제공 등으로 수급자를 유인하거나 알선하거나 급여비를 부당하게 허위로 청구하는 것이다. 방문요양은 급여제공 '시간'에 따라 급여비용을 산정하므로 급여 제공일수를 늘리거나 시간을 실제시간 수 이상으로 부풀려서 활동기록지를 작성하여 보고한다든지, 무자격자원자를 활용하고 요양보호사 이름으로 허위청구를 하는 것 등이다.

방문요양기관의 난립으로 인한 문제의 개선을 위하여 방문요양기관의 시설 및 인력 기준을 강화할 필요가 있다. 보건복지부에서는 2010년 9월 1일부터 방문요양기관의 적정한 규모와 체계를 갖추어 운영할 수 있도록 설치기준을 강화하였다. 시설기준인 사무실은 16.5㎡에서 33㎡(농어촌은 현행과 같이 16.5㎡)로, 인력기준인 요양보호사는 3명(농어촌 2명)에서 20명(농어촌 5명)으로 강화하였다.

허위부당청구를 방지하기 위해서는 재가요양활동 실시간으로 조사할 수 있는 조치가 필요하다. 또한 본인부담금면제, 수급자의 유인·알선행위에 대해서는 경고, 행정 처분의 승계, 시설폐쇄 등의 강한 벌칙규정이 있어야 하고 질서가 유지될 때까지는 별도의 모니터링요원을 투입해서라도 지속적으로 시행할 필요가 있다.

또한 방문요양기관의 현장조사와 방문요양업무의 감독을 강화하되 감독관과 기관장이 결탁하여 사실을 왜곡하는 등의 일이 없도록 해야 한다. 이를 위해 모니터링 요원을 임기제로 하되 지역별로 무작위로 임명된 요원이 이동하면서 모니터링 할 필요가 있다.

제8장 의료기술의 혁신과 지적재산권[1]

주제어(Key words)

지적재산권(Intellectual Property Rights), 공중 보건(Public Health), 기술 혁신(Technical Innovation), 의약품 강제실시(Compulsory Licensing), 후천성면역결핍증(Human Immunodeficiency Virus/Acquired Immune Deficiency Syndrome)

제1절 | 배경 및 현황

1. 지적재산권이란 무엇인가?

19세기 후반 독일 법학자인 루돌프 클로스터만(Eduard Rudolf Hermann Klostermann)이 지적재산권의 개념을 도입한 이후, 지적재산권 제도는 국제 무역의 핵심으로 확장되어 왔다.[2] 현재 국제적으로 통용되는 지적재산권의 개념은 세계지적재산권기구(World Intellectual Property Organization, 이후 WIPO)에서 제시한 것으로서, 발명, 문학·예술 및 상업적으로 이용되는 공업디자인·등록 상표·상호 등에 대해 지적활동에서 발생하는 창조물을 가리킨다.[3] 즉, 지적재산권은 인간의 지적 창조물 내지 무형의 재화인 무체재산(Immaterialgüter) 중에서 법으로 보호할 만한 가치가 있는 것들에 대하여 법이 부여하는 권리로 볼 수 있

---

1 이 장은 김한나(2015, "국제사회에서 유전체 의료의 지적재산권 연구", 박사학위논문, 연세대학교)의 내용 중 일부를 저자가 재조명한 것이다.

2 Fritz Machlup, Edith Penrose. The patent controversy in the Nineteenth Century. The Journal of Economic History. 1950. 05. Vol. 10. No. 1. pp1~29; Rudolf Klostermann. Das geistige Eigentum an Schriften, und Erfindungen nach Preussischem und internationalen Rechte. 1867, 1869. Berlin. 2 vols. 참고

3 WIPO. 접속 날짜: 2014. 09. 06. 접속 주소: http://www.wipo.int/about-ip/en/

다.[4] 이러한 개념으로부터 특정 인간의 지적 창조물에 대한 권리가 국제법적으로 확장하기 위한 요건이 도출되며, 이 요건을 충족하면 법률적 효과로서 지적재산권이 부여된다.[5]

2. 국제 지적재산권 체계의 배경 및 현황

가. 국제 지적재산권 체계

지적재산은 19세기부터 세계 각국에서 동시다발적으로 이용할 수 있는 무형의 재산으로 인식되어가면서, 국제교역의 중요 재화로 점차 인정받았다. 그러나 지적재산권이 국가별 주권이 미치는 영토 내에서만 보호되면서 법적 분절의 문제가 제기됨에 따라, 국제사회는 이를 해결하기 위한 여러 논의를 진행시켰다. 그 결과 지적재산의 국제적 보호와 이용을 촉진하기 위하여 등장한 다양한 국제 조약들을 통해 지적재산권은 점차 표준화되었다.

그 중 가장 대표적인 협약은 「공업 소유권의 보호를 위한 파리 협약(Paris Convention for the Protection of Industrial Property, 이하 파리 협약)」이다. 파리 협약은 1883년 3월 20일 프랑스 파리에서 서명된 최초의 지적재산권 협정이다. 이 협약의 근본 취지는 속지주의에 근원을 두고 있는 각국의 독자적인 제도에 입각하되 내외국인 평등의 원칙과 우선권, 특허 독립의 원칙을 주축으로 하여 산업재산권을 국제적으로 보호하는 것이다.[6] 이 조약은 실용신안, 디자인, 상표 및 상호, 산지표시 및 원산지명명 등의 분야에서 지적재산권을 보호하고 있으며 불공정경쟁을 억제하는 것을 추구하고 있다.

파리 협약의 내용 중에서도 내외국인 평등의 원칙(principle of assimilation with nationals)은 다음과 같이 세 가지 의미가 있다. 첫째, 산업재산권의 보호에 관하여 보호를 청구한 다른 동맹국의 국민에 대해 실체적 측면에서 각 동맹국의 영역 내에 주소나 영업소가 없더라도 내국민에 해당하는 조건 및 절차에 따르는 한 산업재산권 보호에 있어서 자국민과 동등한 이익을 부여하는 원칙을 말한다. 둘째, 절차적 차원에서 내국인과 외국인을 평등하게 취급하기 위한 조치로 우선권제도를 도입한다는 것이다. 셋째, 이 제도의 채용에

---

4 오승종, 저작권법(제3판), 2013. 박영사. 1쪽.
5 오승종, (2013) 위와 동일.
6 김창모. 국제통상과 지적재산권 보호정책에 관한 연구. 경영컨설팅연구. 2007. 03. 제7권 제2호 65-80

있어 발생하는 해석상의 차이를 방지하기 위하여 특허 독립의 원칙을 브뤼셀 개정 조약에 명문화함으로써 각 동맹국의 지적재산권은 상호의존관계가 없다는 점이다.

파리 조약과 함께 초기 국제 지적재산권 체계를 형성했던 다른 한 축에는 「문학·예술적 저작물의 보호를 위한 베른협약(Berne Convention for the Protection of Literary and Artistic Works, 이하 베른협약)」이 있다. 이것은 파리 협약과 비슷한 시기인 1886년 스위스 베른에서 체결된 국제적으로 저작권을 보호하기 위해 체결된 기본 조약이다. 모두 38개조와 부속서 6개조로 구성된 이 조약은 수차례 개정을 거쳐 「파리의정서(Acte de Paris)」로 현재까지 발효 중이며, WIPO에서 관장한다.

나. 국제 지적재산권 체계의 현대화

제2차 세계대전의 종결을 기점으로 국제 지적재산권의 보호는 기존의 체제를 통해 어느 정도의 보호가 시행되고 있었다고 볼 수 있다. 그럼에도 불구하고 현대 사회로 오면서 지적재산권 문제가 각국의 이해관계에 따라 이를 보호하는 기준이나 범위 등에 관하여 첨예한 의견대립을 보임에 따라, 국제 체제는 이를 정립하기 위한 다양한 체제를 구축해왔다. 대표적으로 기존에 있었던 국제연합(United Nations) 산하 기구 중 하나로 1967년 창설된 세계지적재산권기구(World Intellectual Property Organization), 1944년 국제 통화 체제를 구축하기 위해 체결된 브레튼 우즈 협정(Bretton Woods Accord)과 이를 기반으로 설립된 국제통화기금(International Monetary Fund, IMF)과 국제부흥개발은행(International Bank for Reconstruction and Development, IBRD) 및 세계은행(World Bank) 등에 의하여 단계적으로 구축되었다.7

이러한 흐름 속에서 1994년 체결된 관세 무역 일반 협정(General Agreement on Tariffs and Trade, GATT)의 일환으로 1995년 출범한 세계무역기구(World Trade Organization, WTO) 체제는 국제 지적재산권 제도의 가장 중심적인 골격이라고 볼 수 있다. 특히 1995년 WTO 체제의 부속 협정으로 발효된 「무역관련 지적재산권에 관한 협정(Agreement on Trade-Related Aspects of Intellectual Property Rights, 이하 트립스 협정)」을 통하여 현대 사회의 국제 교역 체계를 발전시키는 데에 크게 기여하였다. 트립스 협정은 특허권, 디자인권,

---

7 조충영. 지적재산권의 소진이론에 관한 연구. 2004. 연세대학교 석사학위논문. 48쪽; 정진섭. 국제지적소유권법. 육법사, 1992년. 136쪽 이하; 정상기. WTO/TRIPs 협정과 외국인 저작물의 국내법상 지위, 계간저작권. 1996년 봄호, 26쪽 참고.

상표권, 저작권 등 지적재산권에 대한 최초의 다자간규범으로써, 19세기부터 국가별로 체결되어 왔던 전통적인 지적재산권 보호를 국제적으로 통용되는 권리로 실체화하였다고 평가된다.[8]

국제 지적재산권 체계는 세계무역기구의 출범과 트립스 협정의 체결에 따라 전반적으로 안정화되었다고 볼 수 있다. 그러나 세계보건기구 헌장에서 건강을 '단지 질병이 없고, 허약하지 않을 뿐 아니라 신체적. 정신적, 사회적으로 양호한 상태'로 정의한 이후,[9] 트립스 협정이 지적재산권 보호 체계의 범위를 의약품에까지 확장하면서 새로운 논쟁을 촉발시켰다.

트립스 협정 이전에는 의약품과 그 생산 방법에 대해 특허를 부여하는 국제 조약이 없었다. 개발도상국들을 국제조약 상 의무를 이행해야 한다는 부담이 없었으므로 해당 의약품을 직접 모방, 직접 생산하거나 그렇게 생산된 의약품을 수입하는 방식으로 자국 국민에게 의약품을 저렴하게 공급할 수 있었다. 그러나 트립스 협정의 체결을 통해 지적재산권 보호의 최저표준 및 의약품과 그 제조방법에도 특허를 부여하면서 해당 의약품의 가격이 대폭 상승하는 결과를 초래하였다.

3. 의약품의 국제 지적재산권 체계의 수립: HIV/AIDS 치료제와 관련된 사례를 중심으로

가. 트립스 협정

1) 배경: HIV/AIDS 치료제와 트립스 협정

이러한 의약품 문제가 어떻게 국제 보건의 지적재산권 협약에 영향을 주었는지를 살펴보기 위해 이 절에서는 HIV/AIDS(Human Immunodeficiency Virus/Acquired Immune Deficiency Syndrome) 등 역사적 사례를 중심으로 살펴볼 필요가 있다. HIV/AIDS는 1981년 미국 질병관리본부에서 동성애자가 감염된 희귀한 감염병으로 처음 발표하면서 세상에 알려지게 되었다.[10] 1980년대 중반에 이르러 HIV/AIDS가 전 대륙에서 발견되면서 인류에게 치명

---

8 Drahos, Peter, Ruth Mayne, Global Intellectual property rights: Knowledge, Access and Development. 2002. Palgrave Macmillan.

9 WHO. Constitution. WHO. 1948.

적인 질병으로 인식되었다. HIV/AIDS는 1987년 지도부딘(Zidovudine)를 시작으로 1996년 고활성화항레트로바이러스치료(High Active Anti-Retroviral Therapy, HAART)의 개발 등 약물 치료 방법이 개발되면서 생존율과 생존기간이 획기적으로 늘어나게 되었다. 1999년 백신 시초로 약물치료를 통하여 생존율과 생존기간을 획기적으로 늘릴 수 있게 되었다. 하지만 고가의 에이즈 치료약을 사용할 수 있는 환자는 선진국의 소수 환자들에 불과했고, 에이 즈 환자가 만연한 아프리카 저개발국에서 에이즈 치료는 현실적으로 불가능했다. 특히 이 무렵 설립된 WTO와 트립스 협정은 다국적 제약회사들이 개발한 신약의 특허권을 최소 20년 동안 보호받을 수 있도록 규정하였고, 신약의 특허권 사용료는 세계 약품시장을 주 도하는 다국적 제약회사들의 주요 수입원이 되었다.11

2) 의약품에 대한 트립스 협정의 특징

트립스 협정문은 기존의 지적재산권 관련 조약에서 나온 개념과 규정을 포함하면서 도 두 가지 면에서 기존 조약과 확연히 구별되었다. 첫째, 트립스 협정이 최소한의 보호 기준을 규정한다는 것과, 둘째, 조약의 이행을 강제할 수 있는 집행규정을 포함하고 있다 는 점이다. 최소보호기준을 설정한다는 것은 모든 회원국이 그 수준 이상으로 지적재산권 을 보호해야 한다는 것과, 지적재산권자의 권리 보호수준을 트립스 이후에는 더 끌어올리 고 권리제한과 권리에 대한 예외의 범위는 차츰 축소시켜 나가겠다는 것을 의미한다. 집 행규정을 둠으로써 회원국의 의무 이행을 강제하고 회원국이 의무를 위반한 경우 무역제 재가 가해질 수 있다.

이러한 규정을 통하여 트립스 협정은 개도국의 필수의약품에 대한 접근성을 보완하 고자 하였다. 왜냐하면 필수의약품에 대한 접근권은 의약품의 합리적인 사용, 충분한 재 원, 적정가격, 신뢰 가능한 보건 및 공급체계에 의하여 영향을 받지만, 그중에서도 가장 핵심인 의약품의 높은 가격 문제는 제조비용보다는 특허 때문이다.12 이에 대해 트립스 협정 제31조는 특허권자의 권리를 제한하는 수단으로서 강제실시권을 규정하고 있으나 그 발동요건이 엄격하여 공중보건 문제 해결에 있어 제 기능을 하지 못했다.

10　U.S. Centers for Disease Control and Prevention. Pneumocystis Pneumonia-Los Angeles. Morbidity and Mortality Weekly Report (MMWR). June 5, 1981. Vol. 30. No. 21. Access site: http://www.cdc.gov/ mmwr/preview/mmwrhtml/june_5.htm. Access date: 2014. 12. 03

11　Richard D. Smith.

12　정혜주. 필수의약품: 제약회사로부터 환자에게로. 2001

의약품의 강제실시(compulsory licensing)에 대하여, 트립스 협정 제31조 내용은 다음과 같다. "ⅰ) 강제실시로 인한 특허 발명의 실시는 정부 또는 정부에 의해 승인된 제삼자에 의해 실시할 수 있다. ⅱ) 강제실시의 결정은 개별적인 사안에 따라 이루어져야 한다. 즉 특정 기술에 속하는 모든 특허에 대한 강제실시권 설정은 불가능하다. ⅲ) 강제실시를 행사하고자 하는 자는 합리적인 상업적 조건 하에 권리자로부터 승인을 받기 위하여 노력해야 하고, 이러한 노력이 합리적인 기간 내에 성공하지 못할 경우에 한하여 강제실시권을 사용할 수 있다. 특허권자와의 사전 협의를 요하지 않는 예외적인 경우로는 국가 비상사태, 극도의 응급상황, 공공의 이익을 위한 비상업적 사용 또는 불공정거래 관행의 교정이 있다. ⅳ) 강제실시의 범위 및 기간은 승인된 목적에 한정된다. 이는 강제실시권의 행사가 남용되는 것을 방지하기 위한 것이다. ⅴ) 강제실시는 비배타적이어야 한다. 즉, 제31조에 의하여 강제실시권이 부여되더라도 원 특허권자의 권리가 소멸되는 것은 아니며, 해당 특허발명에 대해 통상실시권을 보유한 자는 강제실시와는 무관하게 그 특허발명을 계속 실시할 수 있다. 또한 강제실시권자는 강제실시권을 타인에게 양도할 수 없다. ⅵ) 강제실시권은 국내시장에 대한 공급을 위해서만 승인될 수 있다."

이에 대한 국제적인 반발이 이어졌다. 남아프리카공화국, 태국 등 일부 국가들은 국가 주권 하에 에이즈의 복제약 생산을 강행하였으며, 한국에서도 2001~2003년 환우회 및 시민단체, 보건복지부, 그리고 글리벡 제조사인 노바티스 간 글리백의 강제실시가 분쟁이 된 바 있다.13 실제로 이러한 강제실시는 실효성이 인정되기도 하였다. 1997년 브라질에서 강제실시를 통해 생산된 에이즈의 복제약은 1996년부터 1999년까지 에이즈로 인한 사망률을 거의 절반가량 줄이는 효과를 보이기도 했다.14

이들 국가는 트립스 협정문의 제8조와 제31조를 인용하여 공공이익을 위한 특허권의 보호 면제를 주장하였다. 제8조는 회원국들에게 공중보건과 영양의 보호, 지적재산권의 남용을 예방하는 것과 일정한 경우 공공이익의 증진 및 "불합리하게 무역을 제한하거나 국가 간 기술이전에 부정적인 영향을 미치는 관행을 방지"하기 위하여 조처를 할 수 있는 권한을 부여하고 있다. 제31조는 국가의 비상사태나 국방상 위급한 상황, 공공의 비영리적 목적을 위하여 의약품 특허권자의 허락 없이도 강제실시를 통해 의약품을 생산할

---

13 남희섭. 특허권과 인권－글리벡 사건을 중심으로. 민주사회와 변론. 통권 제37호. 2001.

14 Bess-Carolina Dolmo. Note, Examining Global Access to Essential Pharmaceuticals in the Face of Patent Protection Rights: The South Africa Example, 7 Buffalo Human Rights Law Review 137, 138 (2001)

수 있는 근거로 이용되었다.

나. 의약품의 강제실시권에 대한 갈등과 해결

의약품에 대한 특허권의 보호 면제에 대한 요구 및 개발도상국의 조치와 관련하여, 미국 제약협회 등은 개발도상국에 대해 정치적 소송을 제기하는 것으로 대응하기 시작했다.[15] 1998년 2월 23일 미국 의약품연구생산자협회(Pharmaceutical Research and Manufacturers of America, PhPMA)는 우선협상대상국인 남아프리카공화국과 브라질 정부를 상대로 미국통상 대표부에 스페셜 301조에 의거하여 청원을 제기함으로써 강제실시를 막고자 하였다.[16] 미국 정부는 제약회사들을 지지하면서 남아프리카공화국 정부에 무역 이익의 보류와 무역 제재 등을 통하여 정부 차원에서 압력을 행사하였다.[17]

미국의 스페셜 301조란 미국이 1988년 종합통상법(Omnibus Trade and Tariff Act of 1988)을 제정하면서 1984년 개정법에서 적용되던 지적재산권 보호를 이유로 한 통상압력의 내용을 크게 강화한 조문을 말한다. 스페셜 301조는 트립스 협정에 위반되지 않은 경우에도 우선협상대상국으로 지정할 수 있도록 하고 있다. 즉, 미국은 스페셜 301조를 통해 개발도상국에게 트립스 협정 의무 이상을 요구할 수 있다. 또한 스페셜 301조는 트립스 협정의 대상이 되지 않는 새로운 분야의 기술과 관련된 새로운 형태의 지적재산권에 대해서도 적용될 수 있다.

그러나 2001년 부시 행정부 당시 발생한 탄저균 테러 사건은 국제적으로 강제실시권을 허용하게 된 결정적 계기가 되었다. 당시 미국과 캐나다는 탄저병의 확산이 우려되자 치료제인 사이프로(Cipro, 성분명 Ciprofloxacin)를 정부 차원에서 비축하려고 하였으나 특허권자인 바이엘사는 이를 시기적절하게 공급할 수 없었고 높은 가격에 대해서도 타협점을 찾기 어려웠다.[18] 미국의 상원의원, 민간단체, 언론은 정부가 강제실시권을 발동해 자국

---

15 Comsumer Project on Technology. Time-line of Disputes over Compulsory Licensing and Parallel Importation in South Africa. Access site: http://www.cptech.org/ip/health/sa/sa-timeline.txt. Access date: 2014-12-10

16 PhRMA가 청원하면서 제출한 지적재산장벽 보고서에 대해서는 Knowledge Ecology International 사이트의 The USTR Special 301 Reports, 1989 to 2014 홈페이지 참고 Access site: http://www.keionline.org/ustr/1997special301 Access date: 2014. 12.10

17 Omnibus Consolidated and Emergency Supplemental Appropriations Act. 1999. Pub.L. 105-277. Enacted on Oct 21, 1998

18 Grace K. Avedissian. Global Implications of a Potential U.S. Policy Shift Toward Compulsory Licensing of Medical Inventions in a New Era of "Super-Terrorism". American University International Law

기업으로 하여금 사이프로와 동일한 효과를 갖는 치료제를 생산할 수 있도록 해야 한다고 주장하였다.[19] 결국 미국 정부는 강제실시권을 발동하는 대신에 바이엘사로부터 사이프로를 절반 가격으로 대량 납품받기로 협상하였으나, 이는 강제실시권의 허용과 유사한 결과를 낳았다. 캐나다 정부도 사이프로에 대한 강제실시권을 발동한 바 있다.

결과적으로 에이즈 문제 뿐 아니라 탄저병 테러 사건 이후 국제 여론은 제약회사들을 비난하는 쪽으로 돌아섰고, 선진국도 강제실시의 반대 견해에서 돌아서게 되었다. 결국 제약업계는 남아프리카공화국에 대한 소송을 취하하면서 국제사회는 공중보건 문제에서의 강제실시권 부여를 사실상 인정하게 되었다.

다. 도하 선언의 영향

국제 보건 분야에서 트립스 협정의 해석과 이행의 중요성이 강조됨에 따라, 2001년 11월 도하에서 개최된 제4차 WTO 각료회의에서는 공중보건에 대해 별도로 「트립스 협정과 공중보건에 관한 각료선언문(Declaration on the TRIPs Agreement and Public Health, 이하 도하 선언, 이하 도하 선언)」을 채택하였다. 이 선언은 국제조약상 한계로 인하여 의약품의 접근권이 약화되는 우려 사항을 해결하기 위한 목적으로 마련되었다. 도하 선언은 트립스 협정이 회원국들의 공중보건문제를 위한 보호 조치를 취하지 못하는 장애물이 될 수 없음을 강조하였다.[20] 또한, 이 선언은 WTO 회원국이 트립스 협정을 적용함에 있어서 유연성을 발휘할 수 있도록 정부의 권한도 재확인하였다.[21] 구체적으로 회원국 정부가 권한을 행사할 수 있는 유연성으로는 HIV/AIDS, 결핵, 말라리아 등의 감염병 및 공중보건위기 시 의약품의 강제실시권(compulsory licensing)을 포함하였고,[22] 강제실시권을 행사할 수 없는 국가에 대해서는 병행 수입(parallel importing)의 가능성을 열어놓았다.[23]

또한, 도하 선언에는 두 가지 구체적인 과업이 설정되었다. 첫째, 최빈 개도국은 2016년 1월까지 트립스 협정 중 의약품 특허에 관한 조항의 의무이행을 유보하며, 둘째, 트립스 이사회는 의약품 생산시설이 없거나 미비하여 의약품 제조 능력이 부족한 국가가

Review. 2002. Vol 18. Issue 1 p237−294
19 http://www.cptech.org/ip/health/cl/cipro/
20 도하 선언 제4조
21 도하 선언 제4조
22 도하 선언 제5조
23 도하 선언 제6조

강제실시권을 행사함에 있어 직면할 문제점에 대한 해결책을 모색하여 2002년 12월까지 WTO 일반 이사회에 보고하는 것 등이다.

의약품 접근권에 대한 도하 선언의 핵심 내용은 다음과 같다. "(제4조) 우리는 TRIPS 협정이 회원국들이 공중보건 보호 조치를 취하는 것을 방해하지 않으며 방해해서도 안 된다는 점에 합의한다. 따라서 TRIPS 협정에 대한 우리의 약속을 반복함과 동시에 우리는 WTO 회원국이 공중보건을 보호하려는 권리, 특히 모두에 대한 의약품 접근을 촉진하려는 회원국의 권리를 지지하는 방식으로 TRIPS 협정이 해석되고 이행될 수 있으며 또 그렇게 되어야 한다는 점을 확인한다. 이와 관련하여 우리는 WTO 회원국이 이런 목적을 위한 유연성을 제공하고 있는 TRIPS 협정의 규정을 완전하게 사용할 권리가 있음을 재차 확인한다.

(제5조) 위의 4개항이 밝힌 것에 따라서 TRIPS 협정에 대한 우리의 약속을 유지하면서 우리는 이러한 유연성을 포함함을 인식한다: (a) 국제법의 통상적인 해석 규칙을 적용함에 있어서 TRIPS 협정의 각 규정은 특히 그 목적과 원칙에 표현된 바와 같이 이 협정의 대상과 목적에 비추어 해석되어야 한다. (b) 각 회원국은 강제실시권을 부여할 권리 및 강제실시권 부여 요건에 관한 결정의 자유를 갖는다. (c) 각 회원국은 어떠한 것이 국가 위기 상황 또는 극도의 긴급 상황을 구성하는지 결정할 권리를 가지며, HIV/AIDS, 결핵, 말라리아 및 기타 유행병과 관련한 것을 비롯한 공중보건위기가 국가 위기 상황 또는 기타 극도의 긴급 상황을 대표할 수 있다고 이해된다. (d) TRIPS 협정에서 지적재산권의 소진과 관련된 규정의 효과는 제3조 및 제4조의 내국민대우와 최혜국대우의 조건으로, 자국의 권리소진제도를 도전 없이 확립하는 것을 각 회원국의 자유에 맡기는 것이다.

(제6조) 우리는 제약분야의 제조능력이 없거나 불충분한 WTO 회원국은 TRIPS 협정 하의 강제실시를 효과적으로 사용하는 데에 어려움에 직면할 수 있다는 점을 인정한다. 우리는 TRIPS 이사회에 이 문제를 해결할 조속한 해결책을 마련하여 2002년 말까지 일반 이사회에 보고할 것을 지시한다.

(제7조) 우리는 66조2항에 준하여 선진국 회원은 최빈 회원국에게 기술이전을 촉진하고 장려할 회사나 기관에 인센티브를 제공하다는 약속을 재확인한다. 우리는 또한 66조 1항에서의 이행기간의 다른 연장을 찾는 최빈 회원국의 기득권을 침해하지 않고, 최빈 회원국이 의약품과 관련하여 TRIPS 협정의 제2부 제5절 및 비공개정보 보호(제2부 제7절) 규정의 이행 및 적용을 2016년 1월 1일까지 유예하는 것에 합의한다. 우리는 트립스협정

66조1항에 따라 TRIPS 이사회에 필요한 효과적 조치를 취할 것을 지시한다."

이에 대한 후속 조치로 개최된 2003년 8월 30일 WTO 일반 이사회는 트립스 협정 제31조의 개정을 결정하였다. 첫째, 약품 생산능력이 없거나 부족한 국가에서 의약품이 특허로 보호되고 있음에도 불구하고 당해 특허에 대한 강제실시권을 허락하여 필요약품을 수입할 수 있도록 하고, 둘째, 제품생산 능력이 있는 국가에서 특허 강제실시권을 통해 해당 약품을 저가 일반약품 형태로 제조하여 필요로 하는 회원국에 수출할 수 있도록 하는 국제적이고 제도적인 수단을 마련한다는 것이다. 트립스 협정문의 개정은 2005년 12월 6일 회원국들에 의해 승인되었고, 2007년 12월 1일까지 WTO 회원국의 3분의 2이상이 개정의정서를 수락할 경우 동 개정내용이 발효될 예정이었다. 지금까지 92개국이 승인하였고, 2013년 11월 26일 일반이사회의 결정에 따라 개정 발효를 위한 회원국 승인 기간은 2015년 12월 31일로 연장된 상태이다.[24]

제 2 절 │ 공중보건, 지적재산과 무역 정책

선진국에서 의약품 분야에 대한 지적재산권 보호는 신약개발, 의료기술 및 생명공학의 발전 및 자원배분의 효율화 등을 위해 중요한 인센티브 역할을 수행할 수 있으나, 시장규모가 적은 개도국에서는 인센티브 기능을 할 수 없을 뿐 아니라, 오히려 의약품 가격 정책 등으로 인해 에이즈, 결핵, 말라리아 등 필수적인 질병치료를 위한 의약품 접근에 제약요인이 되어 실질적으로 고가의 의약품을 확보하기가 곤란하다. 실제로 개도국에서는 연구기반 취약, 국내시장의 협소 내지는 불안정요인 등으로 인해 필요한 약품개발이 원천적으로 어렵고 신약을 개발하기까지 기초연구를 포함한 제도적·재정적 한계가 존재한다. 따라서 이 문제는 세계 보건의료 업무를 관장하는 WHO가 규범적·당위적 입장에서 주도적으로 문제 제기를 할 수밖에 없으나, 실제로 선진국과 WHO, WTO, WIPO 등 국제기구를 중심으로 한 다양한 당사자들 간 총체적인 연계·협조 하에서 해결이 가능한 매우 복잡하고 어려운 이슈라고 볼 수 있다.

공중보건이 지적재산 및 국제무역과 상호작용하는 분야에 대한 국제협력의 필요성

---

24 Members accepting amendment of the TRIPS Agreement. WTO. 접속 주소: http://www.wto.org/english/tratop_e/trips_e/amendment_e.htm, 접속 날짜: 2014. 09. 13

증대됨에 따라, 2013년 2월 5일 WHO, WIPO, WTO는 「의료기술 및 혁신에 대한 접근성 증진에 관한 연구보고서(Promoting Access to Medical Technologies and Innovation, 이하 의료기술혁신 보고서)」를 발표하였다. 의료기술혁신 보고서는 2002년 WTO와 WHO의 공동연구 「WTO 협정과 공중보건: WHO, WTO 사무국 공동연구(WTO Agreement and Public Health: A Joint Study by the WHO and the WTO Secretariat)」을 기반으로 작성되었다. 보고서에는 기존 연구에 지적재산권 이슈를 추가하여 의료기술의 혁신과 접근 및 관련 공중보건, 지적재산, 무역 정책을 검토하였다.[25]

의료기술혁신 보고서는 건강권을 국제 인권 분야의 핵심적인 요소 중 하나로 보고, 필수의약품의 접근성 문제를 건강에 대한 권리 구현에 대한 지표로 이해하였다. 기초 필수의약품이 필요한 계층은 주로 취약 계층으로 저소득 계층, 여성, 어린이, 노약자, 장애인 등이다. 이들의 건강권을 침해하는 예로는 형평성이 떨어지는 필수의약품의 공급 시스템이나, 높은 가격, 현금 지불, 공식적으로 책정된 가격을 초과하는 지불 등이 있다.

이에 대해 동 보고서는 국가의 의무와 국제기구의 다양한 정책 틀을 정리하였다. 먼저 대부분의 국가에서는 이들이 필수의약품에 접근하도록 할 의무를 법적으로 명시하였다. 국제기구에서도 UN은 2000년 채택한 MDG의 목표 중 하나로 2015년까지 필수의약품의 보편적 접근을 제시하였고, WHO는 의약품 관련 지적재산권과 연구개발의 중요성을 인지함과 동시에 WHO당사국들에게 트립스 협정의 유연성 조항을 국내법으로 채택할 것을 권고하는 등 공중보건, 혁신 및 무역이 조화를 지원해왔다. 또한 WHO는 전략 개발을 통해 사회 개발 및 관련 정책에 대한 국가 보건 정책을 수립하고 보건 시스템을 구축해왔으며, 의약품 및 의료기구의 질·안전성·효능을 보장하고, 신약에 대한 접근성 결정을 위한 규제 정책을 수립해왔다.

그러나 의료기술혁신 보고서는 공중보건의 증진을 위하여 의료기술의 혁신에 대한 인센티브를 제공하는 지적재산권 허여 정책 또한 강조하였다. 예를 들어, 의약품 개발에는 일반적인 혁신에 비해 엄격한 규제, 상당한 금전적·시간적·기술적 자원 요구, 실패에 대한 높은 위험부담, 제조물 책임 관련 이슈 등이 존재한다. 의약품에 대한 배타적 지적재산권 허여와 복제의약품 시장 진입 등의 경쟁 금지 간에 균형을 통하여 공공복지가 향

25 World Health Organization, World Intellectual Property Organization, World Trade Organization. Promoting access to medical technologies and innovation: Intersections between public health, intellectual property and trade. 2013. p9－10.

상되는 지적재산 정책은 이러한 문제점들을 해결하는 데 필요하다고 보았다.

이 보고서는 관련 법의 집행 여부에 따라 지적재산의 가치가 달라지는 점에 착안하여 유효성 있는 법 집행 제도의 필요성도 강조하였다. 예컨대, 트립스 협정에서는 지적재산권법 집행을 위한 소송절차 및 구제방안 마련을 요구하며, 위조의약품에 대한 세관조치나 형사 처분 등을 포함하여 폭넓은 법집행 방안 마련을 의무화하였는데, 이를 통하여 상표권자의 이익 및 공중의 이익을 보호함과 동시에 공중보건 증진을 도모할 수 있다고 보았다. 그러나 이러한 국제조약은 각국 정부의 정책 입안자들에게 국내 제도를 운영하기 위한 최소 기준을 제시한 것으로 봐야 하며, 그 이행 방법은 각국의 재량에 따른다. 예컨대, 트립스 협정에서는 의약품에 대한 제품 특허를 포함 의료기술 전 분야의 발명에 특허여 및 공개와 불공정한 상업적 사용에 대한 임상실험 데이터 보호를 요구하지만 구체적인 내용은 국가별로 다양하다.

이와 같이 이 보고서에서는 의약품, 의료서비스 및 정부조달에 관한 무역 정책의 수립은 공중보건 증진을 위해 필수적인 것으로 보았다. 인간·동식물의 생명 보호 및 인류의 건강 증진을 위해 일정 조건 하에서 무역을 제한하는 조치는 허용하되, 비관세 무역 정책 또는 관세율의 지속적인 감소는 비관세 무역 정책의 활용을 촉진할 수 있다. 예를 들어, 비관세 무역 정책을 적용하기 위한 분야로는 위생조치, 기술규제, 선적 전 검사, 수입허가, 가격통제 등이 가능한데, 그 중 위생조치와 기술규제가 의료기술 분야에서 대표적인 정책이라고 볼 수 있다.

의료기술과 관련된 비관세 무역 조약에는 크게 두 가지가 있다. 첫째, 위생·식물위생 조치에 관한 협정(Agreement on Sanitary and Phytosanitary Measures)은 식품 안정성 확보와 무역을 통해 동식물로부터의 감염 방지를 위한 조치를 취하도록 한다. 단, 불필요하거나 임의적인 조치 및 과학적으로 정당하지 않은 무역 조치는 금지된다. 둘째, 무역상 기술 장벽에 관한 협정(Agreement on Technical Barriers to Trade)은 각종 시험검사·인증제도·규격 등을 제정하거나 개정할 때 국제기준이나 관행 준수 의무화를 규정하였으며, 여기에는 의약품 성능 기준, 식품의 라벨 요건, X-ray 장비의 안정성 기준 등이 해당된다. 단, 불필요한 무역규제는 금지된다.

한편 의약품 및 예방·진단·치료와 관계된 의료기술 등의 효율적 이용을 위한 의료서비스도 공중보건 정책에 큰 영향을 미친다. 예를 들어, 외국 공급자에게 의료서비스 시장을 개방하는 것은 의료기술 접근성 확장에 영향을 줄 수 있다. 또한, 적시에 양질의 의약품과 의료 관련 제품을 적절한 가격으로 필요한 수량만큼 확보하는데 정부조달 시스템의 활용이 유용하다. 따라서 보고서는 투명성 증진, 공정 경쟁 등의 가치 개선을 목표로 하는 WTO의 다원적 '정부조달협정'을 공중보건 증진을 위한 의약품 조달에 적용해야 할 필요성도 강조하였다.

제3절 │ 의료기술의 혁신과 지적재산

지적재산권의 유연성을 인정하여도 의료기술의 지속적인 혁신이 이뤄지도록 보건의료의 기술·개발의 시스템을 개선하는 것도 중요한 쟁점이다.

의료기술의 혁신적 측면을 살펴보기 위해서 의료기술혁신 보고서는 의료기술 개발 단계를 특허 출원 이전 단계, 특허 허여 이후 단계로 구분하여 지적재산권의 쟁점들을 파악할 것을 강조했다. 특허 출원 이전 단계에서는 '특허성'과 관련된 이슈를 파악해야 한다. 첫째, 제2용도발명과 관련하여, 알려진 물질의 새로운 효능에 대한 특허 허여 여부에 대한 출원국의 국내법을 파악할 필요가 있다. 둘째, 점진적 혁신의 측면에서 승인된 의약품의 제형·투여경로 등의 변경을 통한 성능 향상이 진보성 요건을 만족하는지 여부를 알아봐야 한다. 성능의 경우, 안정성, 치료 성능, 기존 의약품이나 백신의 투약 방법, 제조 효율성 등 다양한 요소를 고려할 수 있으나, 이는 국가별로 다양하다. 셋째, 출원국의 절차를 파악하고 다양한 특허 이용 전략 등을 수립해야 한다.

특허 허여 이후에는 특허권의 '실시'와 관련된 이슈를 파악해야 한다. 첫째, '실험적 사용 예외'는 특허기간 중 특허권자의 허락 없이 과학적 실험 목적을 위한 특허실시는 허용되므로 침해 없이 적절히 활용하는 것을 허가하는 것인데, 이는 특허된 발명의 알려지지 않은 효과 발견이나 추가적인 발명 창출을 유도할 수 있다.

둘째, 라이센싱 및 양도와 관련하여, 생산 기술·시설, 임상실험실시, 규제승인획득 등 의약품 개발을 위한 자원이 부족한 특허권자는 전용실시권, 통상실시권, 양도 등 적절한 기술이전 전략이 필요하다. 전용실시권은 실시권자에게 특허발명에 대한 독점적 실시권을 주는 것으로, 특정 지역 내로 한정 또는 2차 라이선스 허용·금지 등의 조건을 고려하는 것이 필요하다. 통상실시권은 실시권자에게 비독점적 실시권을 주는 것으로, 특허권자는 제3자에게 별도의 통상실시권을 허용할 수 있으며, 실시영역 제한 등의 조건을 고려해야 한다. 양도는 양수인에게 특허권 등 권리의 명의를 이전하면서 양도인은 기술에 대한 권한을 상실하는 기술이전 방식으로, 개발의 초기 단계일수록 양수인의 개발에 대한 위험부담이 증가한다고 본다.

셋째, 공동연구개발 특허에 대해서는 공동연구 등 협력을 통한 의약품 개발 시 복수의 지적재산 권리자 간 권리내용 및 관계 정립이 필요하다. 넷째, 특허덤불은 다른 권리자에게 소유된 다수의 특허로 이루어진 특허집단으로, 해당 기술 분야의 경쟁자는 타인의 특허 침해 가능성에 유의한다. 마지막으로 기술실시자유와 관련하여 의약품 개발 단계에서 타인의 특허를 사용할 경우, 타인의 특허권에 관련된 잠재적 침해에 대한 법적 의견을 파악하는 것이 필요하다.

새로운 의약품 연구·개발 시스템에 대한 논의는 WHO에서 의약품에 대한 「국제 연구 개발 협약(Global R&D Convention)」을 중심으로 이뤄지고 있다. 2010년 제63차 세계보건총회는 「연구·개발에 관한 자문전문가실무그룹의 수립(WHA63.28 Establishment of a consultative expert working group on research and development: financing and coordination)」 결의문 채택을 통하여 의약품 연구개발에 관한 자문전문가실무그룹(CEWG, Consultative Expert Working Group on R&D: financing & coordination)을 설치하였다. 그리고 CEWG는 2012년 4월에 「개발도상국의 건강 필요 충족을 위한 연구개발: 국제 재정마련과 협력 강화(Research and Development to Meet Health Needs in Developing Countries: Strengthening Global Financing and Coordination)」 보고서를 통하여 매우 적극적인 제안을 한다.[26] 첫째, 각국 정부가 경제수준에 따라 GDP의 일정 비율(0.01% 정도) 이상을 보건의료 연구개발에 의무적으로 투자해 재원조달의 지속 가능성을 확보하고, 둘째, 지식을 공공재로써 생산하거나, 연구개발과정에서 열린 협업을 하는 등의 방법으로 특허권을 배제하는 연구개발을 수행할 것(open knowledge innovation), 셋째, 의약품 연구개발 비용과 약제비용을 연계하지 않는 것(de-link the costs of R&D from the price of the end product), 그리고 지속적인 연구개발 재정을 마련하기 위한 새로운 국제적 규범을 창출함으로써 이행력을 높이자는 것이다.

또한, CEWG는 WHO의 회원국들에게 WHO 헌법 제19조 하에 연구개발에 대한 구속력 있는 규약의 제정을 위하여 공식적인 정부 간 협상의 개시를 권고했다. 그 결과 2012년 세계보건총회에서는 「WHA65.22 연구·개발에 대한 자문전문가실무그룹 후속조치: 재정

---

26 김강립. 인류의 건강 vs 자유무역 증진, 공존할 수 없을까−보건기술 접근성 제고에 관한 WHO·WTO·WIPO 공동보고서. 세계는 지금. 2013. 43−45쪽 참고

및 협력 (WHA65.22 Follow-up of the report of the Consultative Expert Working Group on Research and Development: Financing and Coordination, WHA65.22)」이 결의문으로 채택되었다. 이 결의문을 통하여 WHO는 개발도상국에 영향을 미치는 의약품(백신, 진단기구 등 포함)으로 그 범위가 한정되긴 했으나, 2012년에야 비로소 의약품 연구개발에 대한 구속력 있는 국제적 규약을 만들기 위한 공식적인 정부 간 협상을 시작하기로 결정했다. 이후 제66차 세계보건총회에서는 그 동안 문제점으로 지적되어 온 시연 사업(demonstration project)의 추상성을 보완하였고,27 제67차 세계보건총회에서도 결정사항으로 연구·개발에 대한 기존 협력 및 출자 메커니즘에 대한 평가와 검토 결과가 보고되었다.28 이슈들에 대한 논의는 지속되고 있다고 볼 수 있다.

제4절 ｜ 의료기술의 접근성

1. 개발도상국에서의 문제

1946년 WHO 헌장에서 건강을 정의한 이후, 건강권은 세계인권선언(Universal Declaration of Human Rights, 1948)과 경제·사회·문화적 권리에 관한 국제규약(International Covenant on Economic, Social, and Cultural Rights, 1966), 알마아타 선언(Declaration of Alma-Ata, 1978), 최근에는 새천년개발목표(Millenium Development Goals, MDG)와 담배규제기본협약(WHO Framework Convention on Tobacco Control, 2003), WHO 국제보건규칙 개정(revision of the WHO International Health Regulations, 2005)을 통해 구체화되어 왔다.29

트립스 협정 및 도하 선언에 대응하여, WHO의 입장으로 채택된 최초의 결의문은 2003년 제56차 WHA에서 「WHA 56.27 지적재산권, 기술혁신, 공중보건(WHA 56.27 intellectual property rights, innovation and public health, 이하 WHA 56.27)」이다.30 WHA 56.27은 도하 선

---

27 66th World Heatlh Assembly. Resolution of the WHA66.22 Follow-up of the report of the Consultative Expert Working Group on Research and Development: Financing and Coordination.

28 67th World Heatlh Assembly. Decision of the WHA67(15) Follow-up of the report of the Consultative Expert Working Group on Research and Development: Financing and Coordination.

29 Myongsei Sohn. Globalization of Public Health Law and Ethics. Asia-Pacific Journal of Public Health, 2012;24(5);851-855.

30 Fifty-Sixth World Health Assembly. WHA57.9 Intellectual property rights, innovation and public health.

언이 "트립스 협정 하에서, 제약분야의 제조능력이 없거나 불충분한 WTO 회원국은 TRIPS 협정하의 강제실시를 효과적으로 사용하는 데에 어려움에 직면할 수 있다는 점을 인정"한 것에 기반을 둔다.[31] 여기서 말하는 어려움이란 대표적으로 1975년부터 1999년까지 25년 동안 제약업계에서 개발된 1400여종의 의약품 중에서 소위 "소외질환(neglected diseases)" 및 결핵 등 "빈곤관련 질환(poverty-related diseases)"에 관련된 것은 13종에 지나지 않을 정도로, 제약 산업이 공중 보건의 수요가 존재하는 상황에서도 시장 논리에 따라 질병으로 고통 받는 개도국 국민들을 위한 치료제 개발을 더디게 진행했던 경과를 들 수 있다. 또한 이 결의문은 새천년개발목표(Millenium Development Goals, 이하 MDG)에 기초한 UN 인권위원회(Commission on Human Rights)의 결의에 따른다.[32] 의약품의 접근성에 대하여 유엔 인권위원회가 2003년 결의한 내용은 다음과 같다. 첫째, 의약품의 접근권은 건강권의 점진적인 실현을 위해 기본적인 요소임을 재확인한다. 둘째, 위원회는 회원국들에게 HIV/AIDS와 같은 전 세계적인 감염병의 치료를 위해 필요한 양질의 의약품 및 의과학기술이 차별 없이 모든 사람들에게 이용될 수 있도록 이용가능성(availability), 접근용이성(accessibility), 저렴한 비용(affordability)을 추구하는 정책을 추진하도록 촉구한다. 셋째, 위원회는 제3자로 인하여 이러한 의약품 및 의학기술에 대한 접근을 제한받는 것을 막기 위하여 법률 내지 기타 조치를 취할 것을 권고한다.

WHA 56.27의 가장 핵심적인 내용은 약물특허정책이 공중보건에 위배되지 않도록 한다는 트립스 협정에 대한 세계무역기구 도하 선언에서의 선진국과 개도국의 합의가 이행되도록 촉구하는 것이었다. 이를 위하여 WHO는 2004년 2월 「지적재산권, 혁신과 공중보건에 관한 위원회(WHO Commission on Intellectual Property Rights, Innovation and Public Health, CIPIH)」를 한시적으로 설치하였다. CIPIH를 통하여 WHO는 "다양한 이해당사자로부터 자료 및 제안을 수렴하고, 개발도상국에 불균형적으로 영향을 주는 질환에 대한 신약개발이나 기타 제품의 개발을 위하여 적절한 기금이나 인센티브 체계 등의 내용이 포함된 지적재산권, 혁신, 공중보건의 분석 결과를 생산"[33]하는 것을 처음으로 시도하게 되었다.

---

28 May 2003.

31 도하 선언 제6조

32 UN Commission on Human Rights. (Resolution 2003/29) Access to medication in the context of pandemics such as HIV/AIDS, tuberculosis and malaria. 56th meeting. 22 April 2003; WHO(국가인권위원회 옮김). 건강과 인권에 관한 25가지 질문과 답변. 2002(번역 출간 2007). 25쪽 참고

33 Fifty-Sixth World Health Assembly. WHA57.9 Intellectual property rights, innovation and public health. 28 May 2003.

이후, WHA 56.27에 따라 2005년 1월 집행이사회에 제출하기로 위원회의 최종보고서는 제57차 세계보건총회에서 「WHA57.9 지적재산권, 기술혁신, 공중보건(WHA57.9 Intellectual property rights, innovation and public health, 이하 WHA57.9)」 결의문에 의거하여 연기되면서 2006년 발간된 보고서에서 CIPIH는 크게 두 가지 문제를 지적한다.34 첫째, 지적재산권은 선진국에서 신약개발과 의료기술 발전을 위해 중요한 인센티브 역할을 수행하지만, 환자 수나 시장규모가 적은 빈곤국가에서는 에이즈, 말라리아 등 질병대응을 위한 인센티브로서 작용하지 못한다. 둘째, 개도국에는 기초연구를 포함하여 신제품 또는 신약을 개발하기까지의 과정에 있어서 과학적, 제도적, 재정적 한계가 상존한다.

결론적으로 CIPIH는 국가 간 현실적인 격차 해소와 각종 문제를 해결하기 위해 계량화된 구체적인 목표를 설정하고 보건의료 분야에 관한 연구를 강화할 것과, WHO가 주도적으로 계획을 수립하고 재정을 확보하며 사업을 평가해야 한다고 보았다. 그러나 위원회의 판단은 과학, 기술, 신약의 안전성 및 유효성 검증을 위한 규제, 임상시험, 전통의학, 지적재산권 분야 등에 대해 국가적 차원에서 역량을 강화해야 한다는 것에 초점을 두었을 뿐, 개도국이 직면한 낮은 의약품 접근성에 대해서는 현실적인 대안을 제시하지는 못했다는 점에 한계가 있다.

2. 의료기술 접근성의 균형적인 향상 방안

의료기술의 혁신과 대치되지 않는 선에서 의료기술에 대한 접근성을 향상시키는 방안은 무엇일까? 이에 대하여 의료기술혁신 보고서는 의료기술의 접근성을 특허 출원의 단계별로 구분하여 살펴보고자 하였다. 먼저 특허출원 이전 단계에서는 의료기술 접근성과 관련 있는 의료기술 발명의 특허성 여부를 파악해야 한다. 이는 공중보건이나 인간윤리에 대한 고려사항을 반영한다는 측면에서 의료기술 발명의 특징적인 요건을 파악하는 것을 의미한다. 의사는 질병에 가장 적절한 방법으로 환자를 치료해야 하므로 사람이나 동물의 질병 치료를 위한 진단·수술·치료 방법은 특허의 대상에서 제외되나, 의료기기, 의약품 등은 특허의 대상이므로, 의료기술 발명에 대한 심사지침을 적극적으로 활용해야

---

34 WHO Commission on Intellectual Property Rights, Innovation and Public Health. Public health, innovation and intellectual property rights: report of the Commission on Intellectual Property Rights, Innovation and Public Health. Geneva: WHO. 2006.

한다.

특허출원 단계에서는 발명의 특허성에 대한 '이의신청' 제도를 파악하고, 활용 전략을 수립하는 것이 필요하다. 왜냐하면, 경쟁자에 의한 이의신청은 특허권의 내용에 영향을 미쳐, 제네릭 의약품 생산자들의 단기시장진입에 대하여 영향을 미칠 수 있기 때문이다.

특허권 등록 이후 단계에서는 특허실시의 다양한 제도 및 방법을 파악하는 것이 필요하다. 첫째, 특허실시제도에서는 타인의 특허기간 중 특허권자의 허락 없는 실시를 침해로 보지 않는 선에서 특허권 실시에 예외를 허용하여 의약품에 대한 접근성을 확대할 수 있다. 정부가 사용하는 경우에는 국가안보, 보건 등 공공정책과 관련하여 정부나 정부의 승인을 받은 제3자에게 타인의 특허실시를 허용한다. 정부심사의 예외로써 타인의 특허 유효기간 만료 이전에 해당 특허를 사용한 의약품의 판매승인절차의 진행을 허용하는데, 이를 통해 의약품 개발에 사용한 타인의 특허가 만료됨과 동시에 시장에 진입할 수 있도록 하여 의약품에 대한 접근성을 확대할 수 있다. 그 밖에 강제실시권을 통해 감염성 질병의 확산 등 공중보건의 위기 상황에서 특허권자의 허가 없이 특허를 사용하는 것을 허용한다. 둘째, 특허실시에는 자발적 실시권도 있다. 이것은 특허권자의 자발적 라이센싱 계약을 통해 제3자에 의한 지적재산 실시를 허용함으로써 의약품에 대한 접근성을 높인다. 예를 들어, 의약품특허풀(Medicines Patent Pool)과 같이 공공·민간 파트너십을 통해 사회적 책임 차원에서 개도국에 적절한 가격으로 필수 의료기술을 제공하는 창의적 라이센싱 계약을 체결할 수 있다. 의약품특허풀은 HIV/AIDS 치료제의 가격 인하, 개발도상국의 HIV/AIDS 치료제 개발 촉진을 위해 공중보건 중심의 비즈니스 모델을 제시하는 단체로 UNITAID에 의해 2010년 설립되었다. UNITAID는 HIV/AIDS, 말라리아, 폐결핵 치료제 시장의 비효율성 감소를 위해 재원을 지원하며, 브라질, 프랑스, 노르웨이, 영국 등 28개국을 회원국으로 두고 있다. 의약품특허풀은 ① 본 단체가 특허권자와 공중보건 중심의 라이센싱 계약을 협상·체결하여 실시권을 획득하고, ② 본 단체가 제네릭 의약품 제조사와 2차 라이센싱 계약을 체결하여 제네릭 의약품을 생산하는 방법으로 운영된다. 대표적인 성과로는 특허권자인 미국국립보건원 및 길리아드社와 HIV/AIDS 치료제 관련 라이센싱 계약을 체결하고, 인도 제네릭 의약품 제조사와 2차 라이센싱 계약을 체결한 바 있다.

그런데 4차 산업혁명 시대에서 개인의 의료정보 및 유전자 정보 등의 빅데이터를 활용하여 생산하는 새로운 지식과 가치에 대한 보호가 점차 복잡해지고 있다. 인공지능의 예를 들어보자. 2017년 식품의약품안전처에서 발행한 「빅데이터 및 인공지능(AI) 기술이 적용된 의료기기의 허가·심사 가이드라인」에서는 '빅데이터 및 인공지능이 적용된 의료기기'를 독립형 소프트웨어 형태의 의료기기로 정의하고 있다. 우리 특허법은 특허를 받기 위해서 산업상 이용가능성, 신규성, 진보성 등의 특허요건을 갖춘 발명이어야 하고, 컴퓨터 프로그램 자체의 특허적격성은 부정하나, 프로그램에 의한 정보처리가 하드웨어 자원 자원을 이용해서 구체적으로 실현되는 경우에는 특허적격성을 인정한다.35 또한 인공지능은 컴퓨터프로그램저작물을 "특정한 결과를 얻기 위하여 컴퓨터 등 정보처리능력을 가진 장치(이하 "컴퓨터"라 한다) 내에서 직접 또는 간접으로 사용되는 일련의 지시·명령으로 표현된 창작물"로 정의되는 컴퓨터프로그램저작물로 보호될 수 있다.36 그러나 인공지능 자체에 대한 보호와는 달리 인공지능의 산출물의 보호 및 인공지능 개발자와 이용자 간의 발명은 어떻게 인정될까?

이에 대하여 지난 2018년 특허청 및 한국지식재산연구원에서 발간한 보고서에 따르면 특허법 상 특허권을 받을 수 있는 주체는 사람(자원인과 그 승계인)이므로 인공지능에게 특허권을 직접 부여하는 것은 부정되고, 이는 디자인보호법에서도 동일하게 적용된다.37 또한, 이 보고서는 발명의 도구로 AI를 이용한 경우, 창작을 지시하고 관여한 자의 기여가 인정되면 특허권을 인정할 수 있다고 보았다. 다만 그 기여 정도에 따라서 인공지능의 개발자와 공동 발명을 인정할 수 있는지가 문제시된다. 예컨대, 지난 2017년 특허법원의 판결에 따르면 "신규 화합물을 이용한 의약발명의 완성에서 약리 효과실험을 전담하는 연구원은 선행물질의 문제점을 극복할 수 있는 약물의 합성에 있어서 아이디어 내지 새로운 해결책을 제시하였거나 실험 결과를 해석하는 등 적극적인 역할을 하지 않았으므로 실질적 기여를 인정하기에 부족하다"로 판시한 바 있다.38

국제 연구그룹에서는 더욱 적극적으로 유전자 정보나 건강 데이터를 사용하고 공유할 권리를 인정하고 있다. 대표적으로, 'Global Alliance for Genomics and Health'에서 개발한 '유전자 및 건강과 관련된 데이터의 책임있는 공유를 위한 프레임워크(Framework for Responsible Sharing of Genomic and Health-Related Data, 이하 프레임워크)'에서는 인간의 유전자 및 건강과 관련된 데이터를 책임있게 공유하기 위한 지침을 제공한다.39 이 때, 대

35 대법원 2008.12.24. 선고 2007후265 판결.
36 저작권법. 제2조 제16호. 법률 제15823호. 2019.4.17. 시행.
37 심미랑, 심현주, 김송이. 기술 및 환경변화에 따른 지식재산 제도 개선방안 — 4차 산업혁명을 중심으로. 2018. 12. 특허청&한국지식재산연구원. 11 − 1430000 − 001653 − 01.
38 특허법원 2017.6.30. 선고 2017나1049 판결

상이 되는 데이터는 개인의 건강과 관련된 데이터뿐 아니라 건강을 예측할 수 있는 데이터도 포함된다. 특히 이 프레임워크는 1948년에 제정된 세계인권선언 제27조에 따른다. 제27조는 모든 사람이 "과학의 발전과 그 혜택을 공유"할 권리(자유롭고도 책임있게 과학 연구에 임하는 것을 포함)를 보장하는 동시에 "(어떤 사람이) 저자로써 어떠한 과학 … 결과물로부터 발생하는 도덕적, 물질적 이익을 보호"받을 권리를 보장한다."

제5절 | 시사점 및 결론

지금까지의 내용을 종합할 때, 의약품의 지적재산권에 관련된 국제정책은 보건의료의 혁신이 강화됨에 따라 '특허의 적용·전달'에서 '특허의 생산'으로 변화하였다. 공중보건과 지적재산권에 대한 분석은 트립스 협정 및 도하 선언을 통한 협정의 재해석에 대한 국제사회의 요구, 국제적으로 건강권에 대한 인식의 고취를 통하여 시작되었다. 그리하여 초기의 관점은 HIV/AIDS 등 세계적인 감염병에 대응하여 제약업계가 개발한 의약품 등의 '특허의 적용·전달'에 의미를 부여함으로써 주로 가격에 따른 의약품의 접근성에 초점을 맞추었다. 그렇지만 그 이후 WHO에서의 논의는 주로 재정 및 인센티브 모델 연구 및 이를 국제적으로 실효성을 갖춘 국제 연구·개발 협약까지 '특허의 생산'에 대한 국제 인프라의 개선에 맞춰졌다. 즉, 기존의 연구가 진행되면서 특허의 활용에 따른 가격 접근성 면이 아니라 특허 그 자체의 가치를 세계 공동체적으로 부여하는 방안에 대한 작업이 점차 확산되었다고 볼 수 있다.

도하 선언 이후 보다 유연한 지적재산권 체계의 확립을 위하여 개발된 연구·개발 전략들은 재정적인 어려움과 국제사회의 첨예한 입장 차에 의하여 매우 치열하게 논의됐다. 지적재산권 체계의 변화를 위하여 WHO는 다양한 노력을 기울여왔지만, 국제 합의는 지연되었고, 그 규범적인 영향력 또한 크지 않았다.

최근 국제사회는 '건강할 권리'에 대한 인간의 기본권적 인식을 바탕으로 의료기술에 대한 접근성이 향상될 것을 전망하고 있다. 그리고 의료의 접근성을 향상시키는 주체

---

39 김한나(번역). 유전자 및 건강 관련된 데이터의 책임있는 공유를 위한 프레임워크(Framework for Responsible Sharing of Genomic and Health-Related Data). Global Alliance for Genomics and Health. https://www.ga4gh.org/genomic-data-toolkit/regulatory-ethics-toolkit/framework-for-responsible-sharing-of-genomic-and-health-related-data/

는 정부 및 국제기구에 집중되었던 과거의 거버넌스에서 발전하여 점차 민간으로 확장되어가고 있다. 예를 들어, 도하 선언 당시 개발도상국은 공중보건의 문제로 인해 국가적 차원의 위기 상황이 발생한 경우 정부에게 의약품 특허를 강제실시를 허용하여 접근성을 높였으나, 최근에는 의약품 특허풀과 같은 장치가 제약회사들에게 자발적 실시권 허가를 유도·장려한다.

그럼에도 불구하고 보건의료 분야에서 지적재산권에 대한 논의는 분명한 결과를 끌어내지 못하고 있다는 한계가 있다. 인도 등 일부 국가에서 의약품의 특허성 요건 수준을 높게 규정하여 의약품의 점진적 혁신에 대해 특허성을 인정하지 않았던 사례에 대해서도, 의료기술의 혁신은 시간적·금전적 고비용 발생 등을 요구하므로 혁신 노력에 대한 인센티브로써 지적재산권 허여는 필수적으로 보는 입장 차가 존재한다. 더 나아가 새롭게 등장하는 혁신적인 의료기술에 대해서는 아직 확실한 지적재산 보호 방안이 확립되지 않았다. 공중보건 증진 및 의료기술의 혁신 촉진을 동시에 추구할 수 있는 균형적이면서도 실질적인 방안에 대한 연구가 지속되어야 할 것이다.

제9장 의료기기 규제와 육성정책

사례 1: 달콘실드 사건과 PIP 스캔들

의료기기에 대한 규제가 만들어지고 주기적으로 강화되게 된 계기를 제공한 두 가지 사례로는 달콘실드 사건과 PIP 스캔들이 있다. 먼저, 1970년대에 발생한 달콘실드(Dalkon shield) 사건은 달콘실드라는 자궁 내에 삽입하는 이식용 의료기기로 인해 발생한 사건이다. 이 기기는 피임기구의 일종으로 1971년부터 판매되기 시작하여 폭발적인 인기를 끌었고 4년 사이에 약 80여개 국가에서 4백만 개 이상이 팔렸다. 그러나 이 제품은 죽음에 이르는 부작용을 유발했고, 미국에서만 13명의 사망자를 냈다. 이 사건을 계기로 미국은 의료기기 개정법(Medical Device Amendments Act of 1976)을 발표하게 되고, 국가가 의료기기의 승인에 대한 권한 등 의료기기의 전반적인 규제에 대한 권한을 갖게 되었다.

한편, 보다 최근인 2010년대에는 세계 3위의 인공 유방 보형물 생산업체인 프랑스의 '폴리 임플란트 프로스시스(PIP)' 사가 비용절약을 위해 공업용 실리콘을 사용해온 것이 드러났다. 이 PIP 제품을 사용한 여성은 65개국 이상에서 약 40만 명이었으며, 프랑스에서만 3만 명의 여성이 피해를 입었다는 것이 밝혀졌다. PIP 사건을 계기로 유럽 내 의료기기의 인증기관(Notified Body)의 품질과 역량을 개선하고, 유럽에서 의료기기의 안전성을 강화해야 할 필요성이 다시 한 번 대두되었다.

사례 2: '손쉽게 질병 검사' 체외진단기기 시장출시 빨라진다

의료기기는 안전성이 확보되어야 하므로 적정한 규제가 필요하지만, 지나치게 엄격한 규제는 신의료기술에 기반한 의료기기의 시장진입을 어렵게 만들 수 있다. 최근 우리나라에서도 안전성이 크게 문제되지 않는 새로운 의료기기에 대해서는 시장진입을 좀 더 빠르게 할 수 있는 길을 열어주고 있는 추세이다. 최근 언론에 보도된 한 사례는 혈액이나 타액, 소변 등으로 손쉽게 몸속 상태를 알아볼 수 있는 체외진단 의료기기의 시장진입 문턱이 낮아진다는 것이다. 보건복지부는 감염병 체외진단기기에 신의료기술평가를 유예해주는 것을 골자로 하는 '체외진단검사의 건강보험 등재절차 개선 시범사업'을 실시하고, 법령 개정을 통해 사업 대상을 체외진단기기 전체로 확대한다는 계획이 알려졌다.

논문 등을 통해 새 의료기술의 안전성과 유효성 등을 검증하는 '신의료기술평가'는 그간 체외진단 업계가 누차 지적해온 대표적 규제다.

식품의약품안전처에서 의료기기 허가를 받으면서 이미 안전성을 상당 부분 인정받았음에도 불구하고 또다시 140~280일이 소요되는 평가 과정을 반복해야 됐기 때문이다. 식약처 허가에서부터 보험급여 등재에 이르기까지 통상 300~400일이 걸리는 출시 준비 기간의 대부분을 차지하는 신의료기술평가에 대해 업계는 상당한 부담을 호소해왔다. 이런 여론을 반영해 정부도 규제 개선에 힘썼다. 지난해 7월 문재인 대통령은 "안전성이 확보되는 의료기기의 경우 보다 신속하게 시장에 진입할 수 있도록 하겠다"며 '의료기기 규제혁신 및 산업육성방안'을 발표했다. 이번 시범사업은 그에 따른 후속조치다.

그동안 체외진단기기가 안전성을 이유로 신의료기술평가에서 탈락한 사례가 없었다는 점도 시범사업 추진에 힘을 실어줬다. 체외진단 기기는 사람에 몸에 직접 접촉하지 않고 몸 밖에서 질병을 진단하기 때문에 상대적으로 안전성이 높은 의료기술로 평가받고 있다. 더욱이 감염병 체외진단검사는 다른 검사에 비해 진단결과가 간단명료하고 관리감독이 쉬워 이번 사업 대상으로 선정됐다.

보건복지부는 "시범사업을 통해 의료기기 시장 진입 절차를 보다 합리적으로 개선하겠다"며 "차제에 관리·감독 체계를 점검해 하반기 예정된 본 사업을 조속히 추진하겠다"고 입장인 것으로 알려졌다.

〈매일경제신문 인터넷 기사(2019.4.1.) 중 일부내용 발췌〉

제1절 | 배경 및 현황

이 절은 의료기기의 규제가 등장하게 된 배경을 설명하기 위해 주요 사건과 의료기기 규제의중요성에 대해서 설명한다. 아울러 우리나라의 의료기기 관련 법률과 관리 현황을 다룬다.

1. 배경

가. 의료기기 규제의 등장 배경

1) 미국의 달콘실드 사건과 의료기기 규제의 등장

의료기기는 앞서의 사례와 같이 사용하는 도중에 사망 또는 인체에 심각한 부작용이 발생할 수도 있기 때문에 관리와 감독의 대상이 되는 한편, 보건의료기술을 진흥시키는 차원에서 연구개발이 장려되고, 시장진입과 관련된 규제 완화가 필요하다고 지적받고 있는 대상이다.

의료기기에 대한 규제는 1938년 미국식품의약국(Food Drug Administration, FDA)에서 식품, 의약품 및 화장품 법이 통과되면서 처음으로 거론되기 시작되었다. 그러나 당시 법으로는 FDA가 불량한 의료기기의 판매 중지 권한만을 가졌으며, 제품이 상업화되는 것을 막을 권리는 없었다. 그래도 당시의 의료기기는 아주 단순하고 제품이 가진 결함이 예측하기 쉬운 것이어서 특별히 문제가 되지 않았다. 하지만 2차 세계 대전 이후 과학기술이 급속히 발전함에 따라 의료기기도 점점 복잡하게 되었다.

이런 가운데 앞의 사례에서 제시한 달콘실드(Dalkon shield) 사건이 발생한다. 이 사건을 계기로 미국은 의료기기 개정법(Medical Device Amendments Act of 1976)을 발표하게 되고, FDA는 의료기기의 승인에 대한 권한 등 의료기기의 전반적인 규제에 대한 권한을 갖게 된다.

1976년 개정된 이 의료기기법이 현재 적용되고 있는 의료기기법의 근간이라고 볼 수 있다. 이 법에서 처음으로 의료기기를 위험도에 따라 3가지의 등급(Class)으로 분류하였으며, 등급에 따라 규제의 정도를 달리했다. 또한 의료기기의 위생, 포장 등부터 라벨의 부착에 관한 사항까지 의료기기가 회사에서 주장하는 성능을 보유하고 있는지 등을 규정하고 있다. 또한 의료기기 등의 제조나 품질관리에 관한 규칙(Good Manufacturing Practice, GMP)에 대한 개념을 담고 있어, 제조사가 적합한 의료기기를 생산할 수 있는지에 대한 규정도 포함하고 있다. 이후로 의료기기의 종류가 많아지고 복잡해짐에 따라 규제법도 개정을 거듭하여 현재에 이르게 되었다.

2) 의료기기 규제의 중요성

의료기기는 일반 공산품과 달리 사람에게 직접 영향을 끼쳐 건강상에 위해를 줄 수 있다. 따라서 모든 나라는 국민이 제품으로 입을 수 있는 피해를 줄이기 위해 의료기기에 대한 성능 및 안전성을 감시·관리한다.

의료기기 규제는 의료기기 제품개발, 국내외 인증 및 인허가, 생산 및 품질관리 등 의료기기 산업 발전에 필요한 '법적, 과학적 규제기준'을 말하며, 의료기기 업체의 인허가, 생산 및 품질관리 관련 업무에 중요한 영향을 미친다.

2. 현황

가. 의료기기법의 연혁

1) 제정

의료기기법은 법률 제6909호로 2003년 5월 29일 제정되었고, 2004년 5월 30일에 시행되었다. 이 법은 의료기기의 제조·수입 및 판매 등에 관한 사항을 규정함으로써 의료기기의 효율적인 관리를 도모하고 나아가 국민보건 향상에 기여함을 목적으로 제정되었다.

2) 전부개정

동법은 2011년 전부개정이 이루어졌다. 개정 이유는 의료기기 산업을 활성화하고 국민보건상 위해를 예방하기 위하여 의료기기의 제조업 등에 관한 허가 또는 신고제도를 개선하고, 의료기기에 대한 임상시험·시험검사 또는 품질관리의 전문성과 신뢰성을 높이기 위하여 임상시험기관, 시험검사기관 또는 품질관리심사기관의 지정제도를 마련하는 한편, 어려운 용어를 쉬운 용어로 바꾸며, 길고 복잡한 문장을 간결하게 하는 등 국민이 법 문장을 이해하기 쉽게 정비하려는 것이었다.

나. 의료기기의 정의 및 관리

1) 의료기기의 정의

의료기기는 의학, 공학 등 다양한 학문이 융합되어 만들어지는 다학제간 응용기술이 필요한 제품으로, 국제의료기기규제당국자포럼(International Medical Device Regulators Forum, IMDRF)에서는 의료기기를 다음과 같은 목적을 위해 인간에게 사용하도록 의도한 것이라고 정의하였다.

- 질병의 진단, 예방, 감시, 치료 또는 완화
- 상해에 대한 진단, 감시, 치료, 경감 또는 보정
- 해부 또는 생리적 과정의 조사, 대체 또는 변경
- 생명지원 또는 유지
- 임신조절
- 의료기기의 멸균, 소독
- 인체로부터 추출된 표본의 시험과 시험에 의해 의료목적을 위한 정보의 제공
- 약리적, 면역적 또는 신진대사적 수단으로 인체 내에 또는 인체 상에 의도한 주요 작용을 달성하지는 않지만 그런 수단으로 그 기능을 도와줄 수 있는 것

의료기기는 위와 같이 다양한 제품군으로 구성되고 있으며, 과학기술의 발전으로 인해 점점 더 복잡해지고 다양화되는 추세이다.

2) 의료기기 등급분류와 지정

현행 의료기기법에서는 식품의약품안전처장이 의료기기의 사용목적과 사용 시 인체에 미치는 잠재적 위해성(危害性) 등의 차이에 따라 체계적·합리적 안전관리를 할 수 있도록 의료기기의 등급을 분류하여 지정하여야 한다고 규정하고 있으며, 의료기기의 등급분류 및 지정에 관한 기준과 절차 등에 관하여 필요한 사항은 총리령으로 정하고 있다.

3) 의료기기위원회

보건복지부장관 또는 식품의약품안전처장의 자문에 응하여 의료기기의 기준규격, 의

료기기의 재심사·재평가, 추적관리대상 의료기기, 의료기기의 등급 분류 및 지정, 의료기기 인증 및 신고 위탁 범위 등, 그 밖에 의료기기에 관한 중요 사항을 조사·심의하기 위하여 식품의약품안전처에 의료기기위원회를 두고 있다.

4) 의료기기취급자의 허가나 신고

의료기기를 업무상 취급하는 제조업자와 수입업자는 식품의약품안전처장의 수입업허가를 받아야 한다. 한편, 의료기기 수리업자는 총리령으로 정하는 바에 따라 식품의약품안전처장에게 수리업신고를 하여야 하며, 의료기기 판매업자 또는 임대업자는 영업소마다 총리령으로 정하는 바에 따라 영업소 소재지의 특별자치시장·특별자치도지사·시장·군수·구청장에게 판매업신고 또는 임대업신고를 하여야 한다.

5) 의료기기의 관리

의료기기법 제29조는 의료기기 중에서 사용 중 부작용 또는 결함이 발생하여 인체에 치명적인 위해를 줄 수 있어 그 소재를 파악해 둘 필요가 있는 의료기기는 별도로 정하여 관리할 수 있다고 명시하고 있다. 이에 해당되는 의료기기는 인체에 1년 이상 삽입되는 의료기기, 생명 유지용 의료기기 중 의료기관 외의 장소에서 사용이 가능한 의료기기 등이다.

추적관리대상 의료기기의 취급자와 사용자는 추적관리대상 의료기기에 대하여 기록을 작성·보존하여야 하며, 그 기록을 총리령으로 정하는 바에 따라 식품의약품안전처장에게 제출하여야 한다.

의료기기취급자는 의료기기를 사용하는 도중에 사망 또는 인체에 심각한 부작용이 발생하였거나 발생할 우려가 있음을 인지한 경우에는 이를 식품의약품안전처장에게 즉시 보고하고 그 기록을 유지하여야 하며, 의료기기의 제조업자 등은 의료기기가 품질불량 등으로 인체에 위해를 끼치거나 끼칠 위험이 있다는 사실을 알게 되었을 때에는 지체 없이 해당 의료기기를 회수하거나 회수에 필요한 조치를 하여야 한다.

동법 제31조의4에서는 의료기기 정보의 수집·조사·가공·이용·제공 및 제31조의3에 따른 의료기기통합정보시스템의 구축·운영 등에 관한 업무를 대통령령으로 정하는 바에 따라 관계 전문기관 또는 단체를 지정("의료기기통합정보센터")하여 위탁할 수 있다고 규정하고 있다.

의료기기취급자는 의료기기 내부나 용기 또는 포장에서 정상적으로 사용된 원재료가 아닌 것으로서 사용 시 위해가 발생할 우려가 있거나 사용하기에 부적합한 물질을 발견한 경우에는 지체 없이 이를 식품의약품안전처장에게 보고하여야 한다.

제2절 │ 의료기기 인허가제도의 개요

이 절은 의료기기의 인허가제도를 구분하고, 의료기기 등급판정과 그에 따른 인허가 절차에 대해 설명한다.

1. 의료기기 인허가제도의 구분

국내 의료기기산업의 인허가제도는 의료기기 전주기 과정에서 이루어지고 있으며 규제는 크게 시판전과 시판후로 구분할 수 있다.

가. 시판 전 규제

시판 전 규제의 주체는 제조자로서 시장진입을 위한 제품의 안전성과 유효성을 평가하는 임상시험, 품목허가 및 신고와 제품을 제조하는 시스템인 GMP(Good Manufacturing Practice) 적합성 인정제도를 통하여 관리되어지고 있다.

나. 시판 후 규제

시판 후 규제는 광고사전심의제도, 부작용 안전성보고, 재평가, 재심사 등의 제도를 통하여 사후관리가 엄격하게 이루어지고 있다.

2. 의료기기 인허가 절차의 흐름

가. 의료기기 등급 판정

　　의료기기에 대한 허가의 흐름은 해당 제품이 의료기기에 속하는지의 여부 확인부터 이루어진다. 의료기기의 정의에 부합하여 의료기기에 해당하는 경우, 의료기기 품목 및 품목별 등급에 관한 규정에 따라 1,2,3,4등급 중에 하나로 분류된다. 기존에 이미 허가받은 제품이라면, 의료기기전자민원창구에서 의료기기의 등급을 확인할 수 있다. 의료기기의 등급이 정해지면, 1등급은 신고, 2등급은 인증 또는 허가, 3,4등급은 허가 절차를 진행하게 된다.

　　또한 아래 표와 같이 기존의 제품과 얼마나 동등한지의 여부에 따라 심사자료 중 일부 제출이 면제되므로 대상 의료기기의 구분을 잘 파악하는 것이 필요하다.

[표 9-1] 의료기기의 구분

새로운제품	이미 허가·인증 받은 의료기기와 사용목적, 작용원리 또는 원재료, 성능이 동등하지 아니한 의료기기
개량제품	이미 허가·인증 받은 의료기기와 사용목적, 작용원리는 동등하나 원재료 또는 성능이 동등하지 아니한 의료기기
동등제품	이미 허가·인증 받은 의료기기와 사용목적, 작용원리, 원재료 및 성능이 동등한 의료기기

나. 의료기기 등급별 인허가 절차

　　1등급 의료기기는 의료기기 전자민원 창구에 신청하면 신고 즉시 수리되어 신고증이 발급된다. 이러한 신고 등록 업무는 한국의료기기안전정보원(구 의료기기정보기술지원센터)에서 진행하고 있다.

　　2등급 의료기기는 인증 또는 허가 절차를 거치게 된다. 대부분의 2등급 의료기기는 위해도가 낮아 인증 대상에 속하나 아래와 같은 경우에 해당하는 의료기기는 허가 대상이 된다.

　　1. 의약품 또는 의약외품과 조합되거나 복합 구성된 의료기기

2. 식품의약품안전처장(이하 '식약처장'이라 한다.)이 「의료기기 품목 및 품목별 등급에 관한 규정」에 따라 고시한 중분류 품목 중 유헬스케어 의료기기

3. 「의료기기법 제29조」에 따른 추적관리대상 의료기기 중 상시 착용하는 호흡감시기

4. 지속적인 사용으로 인체에 생물학적 영향을 미칠 수 있는 다음 각 목의 의료기기

    가. 매일착용 하드 콘택트렌즈

    나. 매일착용 소프트 콘택트렌즈

5. 식약처장이 「의료기기 품목 및 품목별 등급에 관한 규정」에 따라 고시한 대분류 품목 중 체외진단용 의료기기

인증 대상에 속하는 의료기기는 기존 의료기기와 동일제품일 경우 동일제품입증 공문을 제출하여 인증 절차를 진행하면 된다. 동등공고 제품일 경우 식약처가 지정한 시험검사기관에 성적서를 발급받아 인증 신청을 하면 된다.

그 외에 기술문서 등 심사가 필요한 제품 중에 임상시험자료가 필요 없는 경우는 식약처에서 지정한 기술문서심사기관에서 기술문서 결과통지서를 발급하고 인증 절차를 진행하면 등록이 완료된다. 이러한 인증 절차는 신고와 마찬가지로 한국의료기기안전정보원에서 진행하고 있다.

그러나 2등급 제품일지라도 허가대상에 속하는 의료기기는 임상시험자료가 요구되고, 허가의 결정은 식품의약품안전처에서 결정하게 된다.

3,4등급 의료기기는 허가 절차를 진행하게 된다. 허가절차도 마찬가지로 동일제품인 경우 임상시험자료의 검토 없이 허가를 받을 수 있다. 임상시험자료 검토 대상이 아닌 경우의 의료기기는 기술문서 심사를 진행하게 되고, 임상시험자료 검토 대상인 경우 기술문서와 임상시험자료 검토가 모두 이루어진다. 이러한 검토는 식품의약품안전처에서 처리한다.

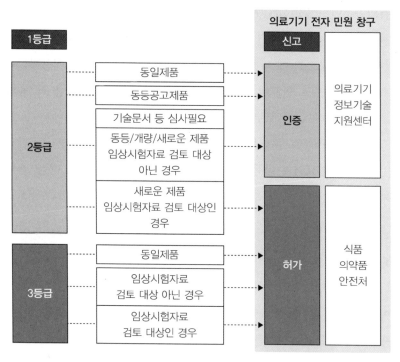

[그림 9-1] 의료기기 등급별 허가와 인증 심사 절차

자료: 서울아산병원 의료기기 개발센터 홈페이지(https://hope.amc.seoul.kr/service/develope)

제3절 | 의료기기 인허가와 임상시험

이 절은 의료기기 임상시험의 개요, 관련 규정, 실시 단계, 실시 기관, 절차 등에 대해 상세하게 설명한다.

1. 의료기기 임상시험의 개요

가. 의료기기 임상시험의 정의

의료기기 임상시험은 시험에 사용되는 의료기기의 안전성과 유효성을 증명하기 위하여 사람을 대상으로 시험하거나 연구하는 것으로 정의된다. 의료기기 임상시험은 개발 단계별, 목적별 등 다양하게 구분할 수 있으며, 임상시험 단계로 나누어보면 시판 전과 시판 후로 나눌 수 있다. 시판 전 단계에서 이루어지는 임상연구는 의료기기의 개발 가능성을 탐색해 볼 목적의 임상시험으로 개념입증 연구, 타당성 연구를 실시할 수 있으며, 품목허가신청 전에 안전성·유효성 입증을 위한 임상자료를 수집할 목적으로 안전성·유효성(성능) 확증연구(품목허가용)를 실시 할 수 있다. 시판 후에는 보험등재 신청용, 재심사용, 마케팅용 등의 임상연구를 생각해 볼 수 있다.

나. 의료기기 임상시험의 구분

탐색 임상시험	의료기기의 초기 안전성 및 유효성 정보 수집, 후속 임상시험의 설계, 평가항목, 평가방법의 근거 제공 등의 목적으로 실시되는 임상시험으로, 소수의 피험자를 대상으로 비교적 단기간에 걸쳐 실시되는 초기 임상시험
연구자 임상시험	임상시험자가 허가되지 않은 의료기기의 안전성 유효성 또는 이미 허가(신고)된 의료기기의 허가(신고)되지 않은 새로운 성능 및 사용목적 등에 대한 안전성 유효성을 연구하기 위하여 의뢰자 없이 독자적으로 수행하는 임상시험
확증 임상시험	임상시험용 의료기기의 구체적 사용목적에 대한 안전성 및 유효성의 확증적 근거를 수집하기 위해 설계 실시되는 임상시험으로 통계적으로 유의한 수의 피험자를 대상으로 실시하는 임상시험(반드시 탐색임상시험이 선행되어야 하는 것은 아님)

식약처 승인 대상 임상시험은 다음과 같이 정의된다.

식약처 승인 대상	1. 허가되지 않은 의료기기의 안전성과 유효성을 증명하기 위하여 사람을 대상으로 시험하거나 연구하는 임상시험 2. 시판중인 의료기기의 허가 외 사용목적(적응증, 적용부위)에 대한 안전성과 유효성을 증명하기 위하여 사람을 대상으로 시험하거나 연구하는 임상시험
식약처 승인 제외 대상	1. 시판중인 의료기기의 허가사항에 대한 임상적 효과관찰 및 이상사례 조사를 위한 시험 2. 시판중인 의료기기의 허가된 성능 및 사용목적등에 대한 안전성유효성 자료의 수집을 목적으로 하는 시험 3. 체외진단용 의료기기에 대한 시험으로서 식품의약품안전처장이 정하는 시험

다. 의료기기 임상시험의 특성

사람의 질병 진단·치료가 목적인 의료기기는 국내 의료기기법상에서 요구하는 사항 및 절차를 준수해야 한다. 기본적으로 의료기기는 품목의 원자재, 구조, 사용목적, 사용방법, 작용원리, 사용 시 주의사항, 시험규격 등이 포함된 의료기기의 성능 및 안전성 등 품질에 관한 기술문서 작성과 기술문서 내 표방한 기기의 성능에 대한 평가를 수행해야 한다. 국내 법상에서 의료기기는 단순 기술문서 대상과 안전성·유효성 심사대상으로 구분하고 있으며, 단순품목허가 대상인 경우가 아닌 안전성·유효성 심사대상인 경우에는 임상시험자료를 필수로 제출해야 한다. 품목 허가 시, 임상시험자료를 필수로 내야 하는 제품군은 기존 허가받은 제품과 다른 새로운 제품이거나 인체 내 삽입 시 위해도가 크게 발생할 가능성이 큰 제품에 한한다. 임상시험의 목적은 개발되어진 제품의 인체 내 사용 시 안전성과 유효성 평가가 목적이며 실제 임상환경에서 사용을 통한 평가가 진행되기에 오랜 시간 및 비용이 많이 들며, 의료기기 개발 전주기 과정에서 가장 높은 단계라고 볼 수 있다.

의료기기 임상시험이 의약품 임상시험과 다른 특징은 대부분 시술이 동반된다는 점이다. 이중눈가림(double-blind), 위약(placebo) 등의 방법을 적용해서 다수의 피험자에게 동시에 시행할 수 있는 의약품 임상시험과 달리 의료기기 임상시험은 시험자의 시술에 대한 숙련도나 시술의 특성이 임상시험의 결과에 큰 영향을 미칠 수 있다. 그리고 많은 피험자에게 동시에 적용하기 어렵기 때문에 의료기기의 안전성과 유효성을 여러 의료기관에서 과학적이고 통계적인 방법으로 입증하는데 많은 제약이 따를 수 있다. 의약품 임상시험에서는 동물을 이용한 전임상시험(pre-clinical study)과 건강한 사람을 대상으로 하는 임상약리시험(Phase 1 study) 등을 통해 임상시험결과의 예측을 높일 수 있으나 의료기기 임상시험은 이러한 예비적인 성격의 시험을 수행하기 어렵다. 또한 환자를 대상으로 직접적으로 시술을 해야 하기 때문에 이중눈가림이나 모의품(Sham device)을 써서 비교하는 임상시험을 하는 것이 불가능한 경우가 많다.

의료기기는 인체와 접촉하고 있는 기간, 침습의 정도, 약품이나 에너지를 환자에게 전달하는지 여부, 환자에게 생물학적 영향을 미치는지 여부 등을 기준으로 해당 의료기기의 위해성을 판단한다. 특히 일정기간 또는 영구적으로 인체에 삽입하거나 최근 개발된 신의료기술로 위험도가 높은 경우이거나 지금까지 사용되지 않았던 새로운 소재로 의료기기를 만들 경우 품목허가 과정 중 임상시험이 반드시 필요하며 해당 임상시험자료를 허가 시 구비서류로 제출해야 한다. 식약처 품목 허가를 받아 현재 시판중인 제품이라 하더라도 최종 허가 당시에 받았던 성능 외의 목적으로 사용을 원하는 경우에도 임상시험 자료제출 대상 제품의 경우 해당 성능에 대한 임상시험이 필요하다.

의료기기 허가를 위해서 반드시 모든 새로운 제품에 대한 임상시험을 필요로 하지는 않는다. 한 회사에서 새로운 제품을 개발했다고 하더라도, 그 제품이 이미 시판 허가된 자사 또는 타사 제품과유사하고, 굳이 임상시험을 통하지 않더라도 다른 시험자료를 통하여 그 제품의 안전성 및 유효성을 입증할 수 있다면 임상시험을 하지 않을 수도 있다. 그럴 경우, 공인시험기관에서의 국제규격에 따른 성능평가를 통해 의료기기의 안전성 및 신뢰성을 확보하게 된다. 의료기기 영역에서 임상시험자료가 요구되는 경우는 식품의약품안전처의 품목허가, 보험급여 등재, 시판 후 조사, 신의료기술평가, 신제품 마케팅 등이 해당된다. 각각의 경우 성공적인 결과를 얻기 위하여 요구되는 임사자료의 범위와 내용은 차이가 있다.

2. 우리나라 의료기기 임상시험 관련 규정

우리나라에서 의료기기 임상시험과 관련된 규정은 의료기기법, 의료기기법시행규칙과 의료기기 임상시험계획 승인에 관한 규정에서 찾아볼 수 있다. 의료기기법 제10조에서 임상시험(변경)계획서 사전 승인, 임상시험용 의료기기 제조시설(GMP) 적합기준, 임상시험기관 지정 및 임상시험기관에서 실시, 피험자 선정 및 동의 등 임상시험자의 준수사항, 임상시험 관련 기록 준수사항 등을 찾아볼 수 있다.

또 의료기기법시행규칙 제20조에서 임상시험계획의 승인 제21조에서 임상시험기관 지정기준 및 절차, 제24조에서 임상시험 실시기준을 다루고 있다.

고시에서는 의료기기 임상시험계획 승인에 관한 규정, 의료기기 임상시험기관 지정에 관한 규정, 의료기기 임상시험 기본문서 관리에 관한 규정이 있다.

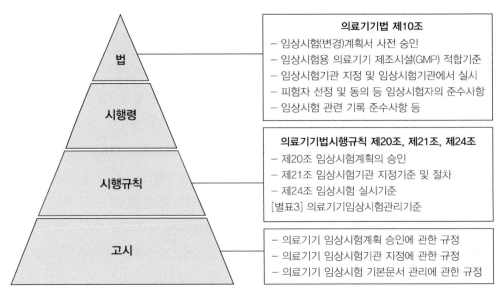

[그림 9-2] 우리나라의 의료기기 관련 법

- 의료기기 임상시험 계획의 승인

의료기기법 제10조는 의료기기 임상시험의 승인에 대해 다음과 같이 규정하고 있다.

- 의료기기로 임상시험을 하려고 하는 경우와 임상시험계획서를 변경하는 경우에 식약처장의 승인을 받은 후 임상시험을 실시하여야 한다.(예외: 시판 중인 의료기기의 허가사항에 대한 임상적 효과를 관찰하는 등 총리령으로 정하는 임상시험의 경우)
- 식약처장은 임상시험에 필요한 시설·인력 및 기구를 갖춘 의료기관을 임상시험기관으로 지정할 수 있다.
- 임상시험을 하려는 자는 반드시 지정된 임상시험기관에서 임상시험을 실시해야 한다.
- 집단시설에 수용 중인 자를 임상시험의 대상자로 선정하지 말아야 한다.임상시험의 특성상 불가피하게 수용자를 그 대상자로 할 수 밖에 없는 경우로서 총리령으로 정하는 기준에 해당하는 경우에는 임상시험의 대상자로 선정할 수 있다.
- 임상시험의 내용과 임상시험 중 시험대상자에게 발생할 수 있는 건강상의 피해와 그에 대한 보상 내용 및 절차 등을 임상시험의 대상자에게 성명하고 그 대상자의 동의를 받아야 한다.

- 지정된 임상시험기관은 임상시험결과보고서를 작성·발급하고 그 임상시험에 관한 기록을 보관해야 한다.
- 식약처는 임상시험이 국민보건위생상 큰 위해를 미치거나 미칠 우려가 있다고 인정되면 임상시험의 변경·취소 또는 그 밖에 필요한 조치를 할 수 있다.

3. 의료기기 임상시험의 실시 단계

임상시험의 실시 단계는 진행 과정에 따라 임상시험 실시 전, 임상시험 실시 중, 임상시험 종료 후로 구분할 수 있으며, 각 진행 과정별로 기업에게 요구되는 활동들은 아래 표의 내용과 같다.

[표 9-2] 의료기기 임상시험 단계별 활동

임상시험 실시 전	• 실시기관 및 시험책임자 선정 • 예산 선정 • 임상시험계획서(protocol) 작성 • 동의서 작성 • 증례기록서(CRF) 작성 • 시험자자료집 준비 • 연구자 모임 • 임상시험심사위원회(IRB) 승인 • 식품의약품안전처(MFDS) 승인 • 기본문서 준비 • 기관 계약
임상시험 실시 중	• 임상시험용 의료기기 입고절차 • 개시모임 • 동의서 취득 • 대상자 등록 • 연구자료 수집 • 임상시험용 의료기기 관리 • 연구비 지급 • 의뢰자 모니터링 • 문서관리 • 임상시험 실시상황 보고

임상시험 종료 후	• 증례기록서 작성 완료 • 자료 처리 및 통계분석 • 결과보고서(CSR) 작성 • 임상시험용 의료기기 처리 • 연구비 정산 및 종료 • 점검(audit) 실시 • 품목허가 신청 • 실사(Inspection) 준비 및 참여 • 문서 보관

4. 의료기기 임상시험의 실시 기관

의료기기 임상시험은 시험책임자의 책임 하에 모든 과정이 임상시험 기간(수개월~수년)동안 임상시험 실시기관(병원)에서 시행되므로 실시기관 및 시험책임자의 선정은 해당 임상시험이 계획 및 규정에 따라 효율적으로 진행된다. 이를 통해 신뢰성 있는 자료를 확보할 수 있다.

의료기기 임상시험의 실시는 모든 병원에서 가능한 것은 아니다. 국내 관련 규정에 따라 식약처로부터 임상시험실시기관으로 지정 받은 기관에서만 임상시험을 실시할 수 있다. 해당 기관은 임상시험을 실시하기에 적절한 시설과 자격을 갖추고 있는지에 대한 식약처의 사전검증 절차에 따라 임상시험관련 시설, 체계 및 인력에 대한 종합적인 평가를 받은 곳으로 전국적으로 161개 기관이 지정되어 있다(2018년 5월 기준). 임상시험을 계획하는 의뢰자는 기관 선정 시 반드시 해당기관의 임상시험 실시기관 지정여부를 확인해야 한다.

5. 의료기기 임상시험의 절차

식약처 허가를 받기 위한 임상시험은 아직 허가 받지 않은 의료기기에 대한 안전성과 유효성을 검증하는 절차이므로 임상시험의 모든 절차는 관련 규정에 따라 사전에 관련 기관의 승인을 받아야 하며, 식품의약품안전처와 임상시험심사위원회가 해당 관리 감독기관이다. 아래의 그림은 일반적으로 진행되는 의료기기 임상시험의 절차를 나타낸 것이다.

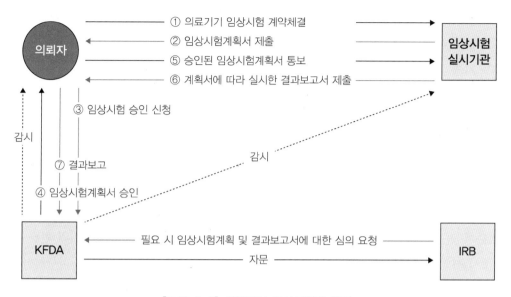

[그림 9-3] 의료기기 임상시험의 절차

자료: 세브란스병원 의료기기임상시험센터(http://mdctc.yuhs.ac/MDCTC/Researcher/MDCTC/MdClinicalTrial Process.aspx?T=4)

가. IRB 승인

IRB는 임상시험에 참여하는 피험자의 '권리·안전·복지'를 보호하기 위해 임상시험기관 내에 독립적으로 설치한 상설위원회로, 의뢰자는 식약처 승인과는 별개로 임상시험계획에 대한 IRB의 승인절차를 밟아야 한다.

사람 대상 임상시험의 경우 품목허가 이후 제품의 임상시험 시 적응증 추가없이 기존 품목 허가 내 사용목적과 동일하게 연구 계획 시, 식약처의 의료기기임상시험계획승인 업무는 면제될 수 있으나 IRB 심의의 경우 면제 경우는 없다. 즉, 사람대상의 임상시험은 모든 계획에 대해 IRB 심의를 거쳐야 한다.

나. 식약처 승인

식약처는 임상시험에 대한 초기승인부터 임상시험이 종료된 뒤 마지막 실태조사까지 전 과정에 걸쳐 임상시험을 관리하고 규제한다.

임상시험계획서 관련문서, 기술문서 관련문서, 제조시설 관련 문서 등 임상시험계획

승인을 위한 신청 자료가 모두 준비되면 식약처 의료기기안전국의 의료기기정책과를 통해 접수를 하게 된다. 정책과는 접수한 임상시험계획승인신청을 품목별 담당부서를 확인하여 기술문서 사항에 대해서는 허가심사부와 연계하여 검토하게 된다.

다. 임상시험 실시기관 연구계약

연구계약은 의뢰자가 공식적으로 실시기관에 임상시험을 의뢰하는 절차로 연구를 개시하기 전 반드시 체결해야 하는 의뢰자와 실시기관장의 의무사항이다. 연구계약은 관련 규정(의료기기임상시험 관리기준 5항)에 따라 의뢰자와 임상시험기관의 장이 문서로써 체결해야 하며 연구비의 규모 및 지급방법, 조기종료 및 시험 중단 시 미사용 연구비의 반납 등 임상시험의 재정에 관한 사항, 업무의 위임 및 분장에 관한 사항 및 의뢰자와 이상시험기관의 장의 의무사항을 포함하여야 한다.

라. 의료기기 임상시험 실시 후 종료 보고

임상시험에서 목표한 피험자를 모집하여 계획한 임상시험 절차 및 검사 등을 모두 실시하고 계획한 모든 자료를 확보했다면 임상시험을 조요하게 된다. 그러나 의뢰자, 연구기관, 환경적 요인에 의해 임상시험이 중도에 중단될 수도 있다. 임상시험이 종료되면 모니텅원이 시험기관에 임상시험 종료방문을 하게 됨으로써 각 임상시험 실시기관에서의 임상시험 업무가 공식적으로 종료되게 된다. 종료방문의 시기는 임상시험 실시기관 및 의뢰자의 내부규정이나 사정에 따라 조절될 수 있으며, 관련 자료가 완전히 정리된 이후 종료방문을 실시하게 된다. 종료방문 시에 모니터요원은 시험책임자, 시험담당자, 연구간호사, 의료기기관리자, IRB 담당자 등을 만나게 된다.

종료방문을 나가기 전에 최소 1~2주 전에 연구진과 방문 일정을 조율하고, 일정이 확정되면, 종료 방문 시 확인해야 할 사항들에 대해 미리 알려주어, 필요한 사항들이 모두 완결될 수 있도록 사전에 준비를 요청해야 한다.

제 4 절 │ 의료기기 신의료기술평가와 보험등재

이 절은 의료기기의 신의료기술 평가 절차 및 의료기기의 보험등재 과정을 다룬다.

1. 신의료기술 평가

의료기술이 발전함에 따라 보건의료체계에서 의료기술평가(health technology assessment, HTA)의 중요성이 강조되고 있다. 새로운 의료기술이 도입되고 확산되기 위해서는 과학적인 증거에 의한 효과가 명시적으로 제시되어야하기 때문이다. 또한, 의료기술평가가 법적으로 권한이 명시적인 경우에는 보다 강력한 도구로서 역할을 한다.

현재, 의료기술평가는 의료비용 증가와 진료 과다·과소·오용 등의 적절한 의료와 효율적인 자원사용을 도모하기 위한 주요한 방법으로 인식되고 있다. 그리고 의료기술평가는 모든 의사결정 단계에서 주요 정보를 제공하기 위해 확산에서 퇴출 까지 전 과정에서 실시가능하며, 의사결정자는 이러한 과정에 참여하여야 한다고 주장한다.

2006년 10월 의료법에 신의료기술 평가제도가 명시화되었으며, 2007년 신의료기술 평가 제도(국민건강보험 요양급여의 기준에 관한 규칙)가 실시되어 신의료기술 신청에 의해 임상적 안전성 및 유효성평가를 실시하고, 임상적 안전성 및 유효성이 있는 경우 신의료기술 요양급여결정 신청을 하여 급여 및 수가를 결정하도록 하고 있다. 이러한 구체적인 과정은 다음과 같다.

가. 임상적 안전성 및 유효성 평가

의료기기 신의료기술의 급여결정은 두 단계의 과정을 거치게 되는데, 우선 한국보건의료연구원에서 임상적 평가를 진행하게 되고, 그 다음 건강보험심사평가원에서 급여결정과 수가산정 과정을 거치게 된다. 재료, 장비 등 의료기기나 의료기기를 포함한 의료행위의 경우, 신의료기술 평가 이전에 반드시 식약처에서 의료기기의 허가를 필수적으로 거쳐야한다.

현재, 신의료기술 평가 절차(약 1년)는 다음과 같다. 첫째, 신의료기술 평가 신청이 접수되면, 해당 기술이 신의료로서 안전성·유효성을 평가할 대상인지를 심의(약 3개월)하

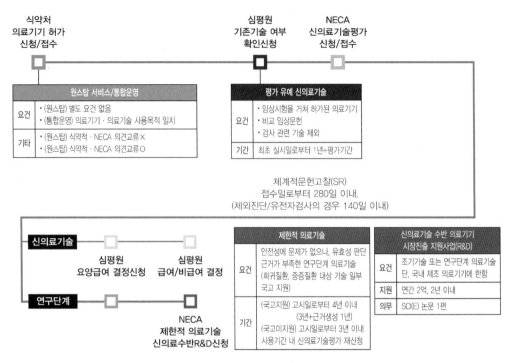

[그림 9-4] 의료기기의 신의료기술평가 절차 및 결과

자료: 한국보건의료연구원, KMES 발표자료, 신의료기술평가의 동향, 2018

며 이 과정에서 유사행위로 판단되면 심평원의 급여결정 절차를 거치게 된다. 둘째, 신의료기술 평가 항목으로 결정되면 평가방법을 정하고 소위원회를 구성하여 실제적인 평가를 실시한다(약 6개월 소요, 의료법: 53-55조 신의료기술평가에 관한 규칙). 셋째, 신의료기술평가위원회에서 소위원회의 검토 안을 토대로 해당 신의료기술의 안전성·유효성을 심의하며 마지막으로, 심의결과는 보건복지부장관 보고를 하고, 최종적으로 신의료기술평가 결과가 공표된다. 평가 소요기간은 2008년 349일에서 2009년 313일, 2010년 250일로 점차 단축되고 있다.

나. 신의료기술평가 세부절차

신의료기술평가는 신의료기술평가사업본부 홈페이지를 통해 신청할 수 있다. 기업이 신의료기술평가를 신청하게 되면 신청서를 검토하게 되는데, 이 때 전문가 자문을 무작위로 선정하게 된다. 또한 필요시 학회에 의견을 요청하기도 한다. 그리고 신의료기술평가

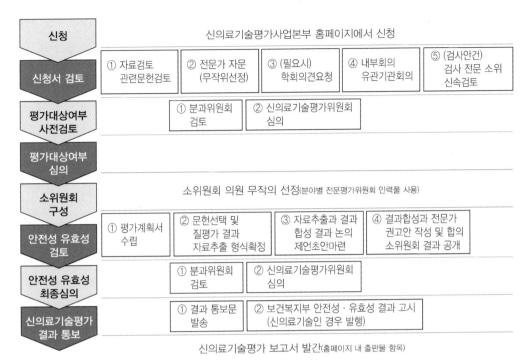

[그림 9-5] 신의료기술평가 세부절차

자료: 한국보건의료연구원. 신의료기술평가제도 소개, 2018(https://www.khidi.or.kr/fileDownload?titleId=331555
&fileId=2&fileDownType=C&paramMenuId=MENU01552)

위원회에서 평가대상여부를 사전검토하고, 심의를 진행하는데 이때까지 약 90정도 소요
된다. 평가대상에 오르게 되면 소위원회를 무작위로 선정하여 구성하게 되고, 안전성과
유효성을 검토하기 시작한다. 검토하는 방식은 체계적문헌고찰 방법을 이용하게 되며, 전
문가와의 합의를 통해 진행하게 된다. 안전성·유효성 최종심의는 분과위원회에서 검토하
게 되며, 신의료기술평가위원회에서 심의가 이루어진다. 이후 결과가 나오면 결과 통보문
이 발송되고 보건복지부에 안전성·유효성 결과가 고시된다. 결과 통보까지의 기간은 법정
평가기간인 280일(2015.5월 개정)이며, 체외진단검사, 유전자 검사는 140일(2016.5월 개정)이다.

다. 신의료기술평가 통합운영

신의료기술평가가 280일이 소요되어 의료기기 기업에 부담을 준다는 지적이 계속
됨에 따라, 식약처와 한국보건의료연구원, 건강보험심사평가원 세 기관에서 이루어지는

심사를 동시에 진행하는 '통합심사 전담팀'을 운영하는 방안을 마련했다. 2018년 8월 3일부터 운영을 하고 있으며, 의료기기 허가, 신의료기술평가, 요양급여대상 여부 확인을 동시에 검토하게 된다.

통합심사의 대상이 되는 의료기기는 다음과 같다.

- 의료기기허가와 신의료기술평가가 모두 필요한 경우
- 범용목적의 의료기기는 대상에서 제외
- 의료기기 허가를 목적으로 하는 경우만 해당(신고 및 인증 제외)
- 검사기기의 경우, 평가대상인 경우 대부분 통합운영대상

이로써 시장진입 기간이 80−140일로 단축될 것으로 예상하고 있다. 진행 절차도 여러 기관이 아닌 식약처 한 기관으로 일원화 되어 기업이 받는 혼란을 최소화 하였다. 각 기관은 보건복지부를 통해서 자료를 공유하고, 협의를 진행하게 된다.

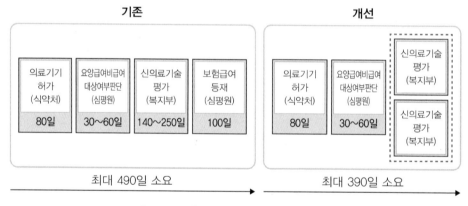

[그림 9−6] 신의료기술평가 세부절차

자료: 보건복지부, 보도자료, 의료기기 인허가 규제, 전면 개편한다!, 2018(http://www.mohw.go.kr/react/al/sal0
301vw.jsp?PAR_MENU_ID=04&MENU_ID=0403&CONT_SEQ=345445&page=1)

2. 의료기기의 보험등재

가. 건강보험에서의 의료기기 구분

건강보험법에서의 의료기기는 크게 세 가지로 구분된다. 의료장비, 치료재료와 가정용의료기기이다. 이 구분에 따라서 보험을 받는 방식에 차이가 있다. 보통의 의료장비들은 수가책정시 보험급여가 책정되어 별도산정이 이루어지지 않는다. 하지만 치료재료는 소모품의 개념이 크기 때문에 별도산정이 이루어진다. 다만 예외로 주사나 붕대 같은 치료재료는 의료행위에 수가가 책정되어 별도산정이 불가하다. 별도산정이 이루어지는 치료재료는 심사 이후 보험급여 또는 비급여로 결정된다. 마지막으로 가정용의료기기는 보험등재가 이루어지지 않는다.

나. 급여결정 과정

건강보험심사평가원은 신의료기술등의 안전성·유효성 확인, 급여결정 및 수가결정 등의 업무를 진행한다. 법적규정을 살펴보면 신의료기술 안전성·유효성이 평가 완료 건에 대해 요양급여결정신청(국민건강보험법, 국민건강보험 요양급여의 기준에 관한 규칙 제10조제2항1호)을 하며 이때 제출되는 자료는 안전성·유효성평가 등의 평가결과, 비용효과 자료, 국내외 실시현황, 소요 재료 및 장비 등(식약청 평가 결과), 국내외 연구 논문 등이다.

행위·치료재료 등의 결정 및 조정기준(제14조)에서 신의료기술의 안전성 및 유효성을 확인(제10조)하며 경제성(대체가능성, 비용효과성) 및 급여 적정성 평가(보험급여원리, 건강보험재정상태)는 전문평가위원회의 평가를 거쳐 급여 여부를 결정하고 결정한 기술은 상대가치점수 또는 치료재료의 상한금액을 정하여 고시한다(제11조). 상대가치점수는 산출근거 및 내역에 관한 자료를 제출하여야 한다.

기존 의료기술에 대해서 상대가치점수 등의 조정 등(제12조)은 고시된 요양급여대상의 상대가치점수·상한금액, 요양급여대상·비급여대상의 조정신청을 할 수 있으며 또한, 직권결정 및 조정(제13조) 등이 법적으로 규정되어 있다.

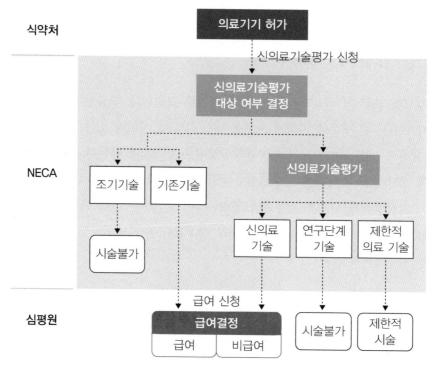

[그림 9-7] 의료기기 허가, 신의료기술평가, 건강보험 급여 결정의 흐름

자료: 한국보건의료연구원, https://www.neca.re.kr/

제5절 ┃ 의료기기 규제와 육성 정책의 최근 동향

1. 미국

미국 식품의약국(FDA)도 규제 개혁을 진행하기 위해 산업과 의학 분야의 전문가를 영입하는 등 활발한 활동을 보였다. 그 중 가장 큰 주목을 받는 규제 개혁 플랜은 2017년에 발표한, 규제의 개념을 '기기' 중심에서 '기업(제조사)' 중심으로 바라보는 '디지털 헬스 이노베이션 액션 플랜'이다. 현재까지 규제는 개별 제품에 따라 적용되었다. 판매 자격은 제품 개별에 부여가 되고, 규제 절차도 제품에 따라 이루어져왔는데, 이 플랜은 제품이 아닌 기업에 규제와 자격제도를 부여하여 해당 기업이 판매하는 제품은 인증을 받은 제품과 같이 취급되는 것이다. 이 같은 완화정책이 거론되는 배경은 인력부족의 문제와 연

관이 깊다. 세계적으로도 디지털 헬스케어 및 의료 혁신 전담의 인력이 부족한데, 이러한 전문가들은 대부분 기업에 속해있고, 규제 당국에 속해있는 경우 드물다. 이러한 상황에서 정부가 혁신 기술의 가치와 필요성을 산정하기 쉽지 않고, 보수적인 규제방법이 일부 환자들의 기술 혁신 기술 혜택을 적시에 받을 수 없게 된다는 문제가 있었다. 따라서 FDA는 규제를 완화하여 혁신 기술의 시장진입을 보다 완화하여, 환자와 소비자들이 자신의 건강에 대한 결정권을 가지도록 한다고 발표했다. 또한 전통적인 의료 환경에서는 관리하기 어려웠던, 질병의 예방, 조기 진단, 만성질환 관리 등을 software-based 기술을 이용하여 관리할 수 있게 되었으며, 이러한 의료기기의 심사 기준은 기존의 방식으로는 적합하지 않다는 것을 근거로 들었다.

2. 유럽

반대로 유럽은 의료기기 규제 완화를 적극적으로 검토하지 않는 방향이다. 기존의 유럽 의료기기 규제 양상은 미국과는 다르게 의무의 효력을 가진 규제(Regulation)가 아닌 지침(Directive)형식으로 이루어지고, 규제를 당국이 아닌 제 3자 심사기관인 Team-NB (Notified Body Operations)가 의료기기를 규제 및 관리, 감독하고 있는 실정이었다. 그러나 과거 가짜 체내 이식용 실리콘 등이 유통되어 많은 피해자가 속출하자 제도의 허점이 문제되기 시작했고, 유럽연합은 의료기기에 대한 안전성을 강화하려는 모습을 보인다. 그 첫 번째로 기존의 의료기기 지침(Medical Device Directive)와 체외진단용 의료기기 지침(In Vitro Diagnostic Medical Device Directive)가 각각 2020년, 2022년까지 규제(Regulation)로 바꾸어 강제 적용될 예정이다. 또한 환자에게 이식된 의료기기 정보를 담은 이식카드 (Implant Card)를 도입하고 다 기관 임상 시험 승인을 위한 EU 내 조정 절차를 포함한 임상 증거에 대한 규제를 강화하는 등의 안을 내어 규제가 더 엄격해 질 것을 내비쳤다. 또한 불량 의료기기들의 유통을 막기 위한 제조업체의 사후 시장 감시 강화, 시장 감시 분야에서 EU 국가 간 조정 매커니즘 개선 등이 새로운 규정 내에 포함되어 있다.

3. 중국

중국 CFDA는 의료기기의 등록 및 갱신과 관련된 문서와 임상시험신청서류와 관련된 일부 요건들을 수정하여 규정을 간소화 하는 추세다. 이번에 발표한 서류 요건을 간소화하는 수정으로 인해 의료기기제조업체는 더 이상 의료기기갱신을 위해 분석보고서를 제출하지 않아도 되며, 최초로 등록된 인증서에 기재된 후속활동에 대한 보고서만 제출하면 된다. 또한 기존에는 외국제조업체가 임상시험 적용시 자국의 승인을 증명해야 했는데, 이 요구사항을 삭제하여 서류 절차가 간소화되었다.

또한 중국규제기관이 계속해서 일부 의료기기를 임상시험면제 목록에 추가하는 모습을 보이고 있다. 이전에 중국식품의약청으로 알려진 중국의 국립의학제품관리국 (National Medical Products Administration, NMPA)은 중국의 임상시험 요구사항에서 면제된 제품 목록에 몇 가지 의료기기 및 IVD제품 유형을 추가했다. NMPA에 따르면, 규제기관은 임상면제목록에 84개의 의료기기 제품유형과 277개의 IVD 제품 유형을 추가했다. 현재 NMPA는 중국의 임상시험 요구사항에서 855개의 의료기기 유형과 393개의 IVD 유형을 면제하고 있다. 이 최신 추가사항은 2018년에 두 번째로 NMPA가 임상면제목록을 확대한 것이며, 이와 같은 임상시험 적용 및 기타 의료기기 규제요구사항 완화와 관련한 조치로 인해 NMPA는 해외의료기기 및 IVD 제조업체의 중국시장 진입제한을 완화하려고 하고 있음을 알 수 있다.

4. 한국

지금까지 한국 정부는 혁신·첨단 의료기기 산업을 미래형 신산업으로 보고 육성하기 위해 투자해왔다. 그러나 연구개발 투자의 규모도 늘리고 규제기간을 단축하는 등의 노력을 했지만 의료기기 산업의 빠른 기술변화에 따라가지 못한다는 지적은 계속 이어져왔다.

보건복지부는 2015년 융·복합 신개발 의료기기 신속제품화를 위한 「범부처 협력 사업」을 추진하기로 하였고, 의료기기 R&D 기획부터 시장출시까지 신속제품화를 위한 맞춤형 기술 지원을 위한 범부처 협력 사업을 발표했다. 이 사업에서 발표한 안은 다음과 같다.

- 국제협력을 통한 역량강화 및 규제조화 기반 마련 및 의료기기 규제조화협력을 위한 국제활동을 활발히 진행
- 국제의료기기규제당국자포럼(IMDRF) 정식회원국으로 미국, 유럽, 캐나다 등 회원국과의 교류를 확대하고 국제공통허가심사 서류, 환자맞춤형의료기기 등 IMDRF 실무그룹활동을 통해 의료기기 국제 규제 조화활동을 선도
- 아시아에서 선도적인 규제조화를 이끌기 위해 중국 CFDA 등 아시아 국가와의 교류를 확대하고 아시아의료기기규제조화회의(AHWP)의 기술위원회(TC) 의장활동을 수임하면서 AHWP 활동 강화
- 허가·심사 선진화 의료기기 허가·심사를 위한 제출자료 요건 및 항목별 예시를 담은 가이드라인 등을 발간하여 국제 조화된 허가·심사 기준 제시
- 품목별 허가·심사 가이드라인 등을 발간하여 의료기기 제조(수입)허가신청 시 민원 업무의 효율성 증가 및 공정성, 예측성 제고
- 심사 전문성 강화를 위한 임상전문가 협력 프로그램 운영 및 민원사례분석 회의 운영을 통한 심사자 일관성 제고
- 맞춤형 업체 교육 및 신속 허가 지원 기술의 빠른 변화와 첨단 융·복합 기술의 발달에 따라 개발되는 유헬스케어 의료기기의 신속제품화를 지원하기 위하여 업체 맞춤형 방문 교육 실시
- 신개발 의료기기 등 허가도우미1를 운영하고 선제적인 지원을 통해 신개발의료기기의 신속한 시장진입 지원
- 국민 눈높이를 고려한 생활 밀착형 의료기기 안전정보 제공 사회취약 계층 및 청소년이 많이 사용하는 의료기기의 경우 꼼꼼한 안전관리와 관심이 요구됨에 따라 생활 밀착형 의료기기 안전사용 정보 제공 강화
- 체외진단용 의료기기 규제조화를 통한 허가·심사 선진화 체외진단용 의료기기의 위해도에 따른 등급별 제출자료를 차등화 및 자료 제출기준 명확화
- 체외진단용 시약 가이드라인을 발간하여 미래지향적 심사체계 마련
- 또한 신속하게 변화하는 의료기기의 산업발전에 따라 선진화 된 허가·심사 체계를 마련하기 위해 범부처 협력과 국제협력을 강화

---

1 신개발의료기기의 제품 개발 초기부터 허가 과정까지 요구되는 기술적 정보 및 행정적 절차 등에 대하여 선제적으로 지원하여 신속제품화를 지원하는 제도

- 신속제품화 허가 지원이 필요한 범부처 지원과제를 선정하고 허가 및 맞춤형 교육을 확대
- IEC/ISO 등 국제표준의 선도를 위해 '산·학·관 협력체계'를 마련하고 기술위원회 활동을 확대
- IMDRF 활동을 통해 회원국간 협력네트워크 강화 및 의료기기 국제규제조화 선도
- AHWP 활동을 통해 타국가 협력 네트워크 구축 및 의료기기 규제의 국제 조화를 추진
- AHWP 의장 활동을 통해 타국가 협력 네트워크 구축 및 의료기기 규제의 국제 조화를 추진3D 프린팅기반 의료기기와 같은 신개발의료기기의 개발에 대비하여 미래의료환경에 대응할 수 있는 심사체계를 구축하고, 의료기기 산업발전 및 국민건강 증진에 기여할 수 있도록 노력 등을 추진하려 계획

위와 같은 노력 외에도, 2015년 5월에는 신의료기술평가 기간이 1년에서 280일로 단축되었고, 동년 9월에는 허가 단계에서 환자대상 비교 임상시험 자료를 확인한 경우, 선시장진입 후 재평가 실시를 하기로 하였다. 2016년 5월에는 체외진단·유전자 검사분야 평가기간을 추가로 280일에서 140일로 단축시키기로 하였으며, 핵심원리, 분석물질 변경 등 검증이 꼭 필요한 것 중심으로 신의료기술평가 대상을 축소하는 것을 계획하였다. 같은 해 7월에는 의료기기 허가·신의료기술평가 동시 진행을 통한 기간 단축 또한 도모하였다.

그러나 규제개선 과정에서 정보 부족과 참여 제한에 따른 불확실성이 발생했으며, 이를 해결하기 위해 기관별 상담창구를 운영하여 해소하려고 했다. 하지만 기관간의 정보가 분산되어, 통합된 정보를 얻기 힘들었고, 이 같은 이유로 기업의 혼란은 가중되었고 규제 개선에 대한 효과와는 별개로 여전히 기업은 어려움을 토로했다.

이 때문에 정부는 2018년에 총체적인 규제개선을 발표하였다. 추진과제 내용은 의료기기 시장진입 전주기 통합 상담 실시('19년 상반기 예정), 규제 진행과정의 전면 개방, 규제기준 결과공개 절차 등 명확화 및 가이드북 개발 등이 있다. 이를 통해 규제기관 간 협업의 부족으로 발생하는 민원을 최소화하고, 각 규제기관 별 중복되는 자료의 요청 등이 줄어들 것으로 예상된다. 또한 신의료기술평가와 보험등재심사를 동시에 진행하여 심의 절차가 간소화 될 것으로 예상된다. 또한 안전성 우려가 적은 의료기술(의료기기)은 '선 진

입 후 평가'방식의 포괄적 네거티브 규제를 발표해 의료기기산업에서의 규제가 대폭 완화되어 갈 것임 보여주었다.

일부 의료기술(예: 희귀난치성 질환의 치료, 첨단기술을 활용한 의료기술)은 임상적 근거가 마련되어 있지 않으며, 근거 축적에 어려움이 있다. 그러나 사회적 요구도가 높은 의료기술의 도입이 요구되고 있기 때문에 새로운 신의료기술평가가 필요한 상황이다. 그래서 의료기술의 가치를 반영하여 평가하는 '가치기반 신의료기술평가'에 대한 연구가 진행되고 있다. 가치기반 신의료기술평가의 도입을 위해 첨단의료기술을 선정하여 우선적으로 평가 적용해보는 안이 제시되었고, AI, 3D 프린터, 로봇 등을 활용한 첨단 의료기술을 선정하여 19년도에 본 사업 시행을 예정하고 있다.

또한 기존에 신의료기술평가 절차에서, 신청 이후 전문가 자문, 신의료기술평가 위원회 소위원회를 거치는 과정을 전문가 자문을 구성하는 과정을 축소하고 신속하게 심층 평가 할 수 있도록 개선하는 안이 발표된 상황이다.

최근 국민들의 건강 증진에 대한 관심과 활발한 의료기기의 개발로 인해 의료기기산업은 미래 먹거리 산업으로 주목받게 되었다. 이러한 의료기기산업이 성장하는 과정에서 우리나라 정부도 본격적으로 의료기기 규제에 관심을 갖게 되었다. 정부는 의료기기 규제를 검토하고, 의료기기안전정보원(식약처 산하), 의료기기산업학과(보건복지부 지원), 의료기기 규제과학전문가(regulatory affairs, RA) 자격증. 의료기기 인허가 가이드라인을 활발히 출간하는 등 다양한 지원을 하고 있다.

또한 식약처는 미래 지향적 허가심사 체계를 마련하여 신개발 의료기기 심사의 전문성을 강화하고, 국민 보건 향상 및 안전 확보와 의료기기산업 육성을 위하여 신속하고 적극적으로 시장 환경에 대처하기 위해 다양한 사업을 진행하고 있다.

여러 나라들이 의료기기 규제를 제정 및 보완하고 있으며, 의료기기의 안전성·유효성을 엄격히 살피고 있다. 그러나 한편으론 의료기기 제조업체들의 시장 진입을 저해하지 않기 위해 규제 절차를 간소화하는 등의 노력을 보이고 있는 상황이다.

제3편

보건의료 이용에서의 법·윤리

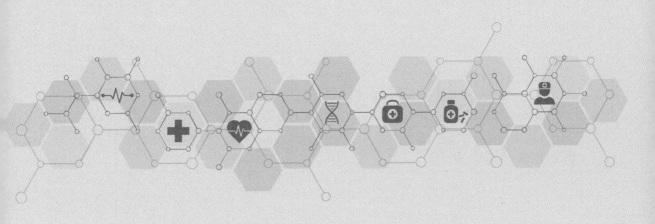

제10장   인공임신중절제도

제11장   근로자 건강과 산업보건

제12장   노인과 통합의료복지

제13장   장애인보건

제14장   생의말기 돌봄

제10장 　인공임신중절제도

사례

낙태는 죄 아니다…66년의 굴레 벗다[1]

　헌법재판소가 낙태죄에 대해 '헌법불합치' 결정을 내렸다. 2012년 합헌 결정 이후 7년 만의 반전이다. 헌법불합치 결정은 위헌이지만 바로 해당 조항이 무효가 될 경우 사회적 혼란이 올 수 있어 일시적으로 법을 존속시키는 결정이다. 이로써 1953년 형법 제정 이후 처벌돼 온 여성의 낙태는 66년 만에 범죄의 굴레를 벗게 됐다. 헌재는 11일 오후 낙태한 여성을 처벌하는 형법 269조 1항과 낙태를 도운 의사를 처벌하는 형법 207조 1항에 대한 위헌법률 심판에서 재판관 7대2 의견으로 2020년 12월 31일까지 법률을 개정하라는 헌법불합치 결정을 내렸다.

　헌재는 임신 초기의 낙태까지 처벌하는 것이 여성의 자기결정권을 과도하게 침해한다고 판단했다. 헌재는 "여성은 임신 유지로 인한 신체적·심리적 부담, 출산 과정의 신체적 고통·위험을 감내하도록 강제당할 뿐만 아니라 광범위한 사회적·경제적 고통까지도 강제당한다"며 "과잉금지 원칙을 위반했다"고 설명했다. "모든 낙태가 범죄행위로 규율되면서 수술 과정의 사고에 대해 법적 구제를 받기 어렵고, 비싼 수술비 때문에 미성년자나 저소득층 여성들이 적절한 시기에 수술을 받기가 쉽지 않다"고도 지적했다. 현실에서 낙태죄로 처벌받는 사례가 거의 없어 사문화된 점과 낙태가 헤어진 상대 남성의 복수의 수단, 가사·민사 분쟁의 압박 수단 등으로 악용된다는 점도 언급했다.

　9명의 재판관 중 유남석·서기석·이선애·이영진 재판관이 헌법불합치 의견을, 이석태·이은애·김기영 재판관은 '단순 위헌' 의견을 냈다. 조용호·이종석 재판관은 합헌 의견이었다. 앞서 헌재는 2012년 4대4(재판관 1명 공석)로 합헌을 결정했다. 위헌정족수 6명에 2명이 모자랐다.

　여성계는 이날 결정을 환영했다. 한국여성단체연합은 "여성의 존엄성, 자기결정권을 침해하고 삶을 억압하던 낙태죄를 폐지하기 위해 고군분투했던 여성들 모두의 승리"라고 밝혔다. 종교계는 반발했다. 한국천주교주교회의는 "낙태는 태중의 무고한 생명을 직접 죽이는 죄며 어떤 이유로도

1　중앙일보 2019. 4. 12 기사. 낙태는 죄 아니다−66년의 굴레 벗다. https://news.joins.com/article/23438839 2021. 1. 4. 접속.

정당화될 수 없다는 가톨릭 교회의 가르침에는 변함이 없다"며 비판했다.

1/2 헌법불합치 결정이 나왔지만 당장 낙태 시술이 허용되는 건 아니다. 낙태 허용 주수, 건강 보험 적용 등 넘어야 할 산이 많다. 현행 모자보건법은 예외적으로 임신 6개월(24주)까지 낙태를 허용한다. 헌재는 이날 '임신 초기'를 22주 내외로 봤다.

박사라·이수정 기자 park.sara@joongang.co.kr

제1절 ∣ 배경 및 현황

1. 입법연혁[2]

형법에서 낙태라 함은 태아를 자연분만 시기에 앞서서 인위적으로 모체 밖으로 배출하거나 모체 안에서 살해하는 행위[3]를 말하며, 모자보건법에서 인공임신중절수술이라 함은 태아가 모체 밖에서는 생명을 유지할 수 없는 시기에 태아와 그 부속물을 인공적으로 모체 밖으로 배출시키는 수술을 말한다.[4] 그러므로 형법에서 낙태는 태아가 생존 가능한 시점에서 인공적인 태아배출행위도 포함한다는 점에서 모자보건법이 규정하고 있는 인공임신중절수술보다는 넓은 개념이 된다.

1953년 9월 18일 법률 제293호로 제정된 형법 제269조는 제1항은 여성의 자기낙태를 처벌하였고, 제2항은 부녀의 촉탁 또는 승낙을 받아 낙태한 자를 제1항과 동일한 형으로 처벌하고, 제3항은 제2항의 죄를 범하여 부녀를 치상하거나 치사한 경우를 가중처벌하였다. 같은 법 제270조 제1항은 의사 등의 업무상동의낙태를 처벌하고, 제2항은 부녀의 촉탁 또는 승낙 없이 낙태하게 한 자를 처벌하고, 제3항은 가중 처벌을 두며, 모두 처벌의 예외사유를 규정하지 않았다. 1995년 12월 29일 법률 제5047호로 개정되면서 일부 자구의 수정이 있었으나, 실질적인 조문의 내용에는 변화가 없이 현재에 이르고 있다.

1973년 2월 8일 법률 제2514호로 제정된 모자보건법은 인공임신중절수술의 허용한계를 규정하여 인공임신중절수술은 임신한 날로부터 28주일 내에 가능하다고 규정하였

---

2 최종 편집 단계에서는 아직 모자보건법과 형법의 관련 조항 개정이 완결되지 않았으며 본 원고는 2019년의 시점의 법률을 반영한 것이다.

3 대법원 2005. 4. 15., 선고, 2003도2780, 판결

4 모자보건법 제2조(정의) 제6항

다. 2009년에는 인공임신중절수술 허용기간을 임신 28주일 이내에서 임신 24주일 이내로 변경하고, 허용범위를 일부 축소하였다.

2. 논의의 배경 및 필요성

우리 사회에서 낙태 논의는 항상 논쟁의 중심이었다. 2017년 11월 '낙태죄 폐지'를 요구하는 국민청원에 23만명이 서명하였고, 청와대는 11월 26일에 이에 대한 답변을 한 바 있다. 청와대는 "내년(2018년)에 임신중절 실태 조사를 실시, 현황과 사유에 대해 정확히 밝히고, 그 결과를 토대로 관련 논의가 한 단계 진전될 것"이라는 취지를 밝혔다.5 뿐만 아니라 태아의 생명권은 매우 소중한 권리이지만 처벌 강화 위주 정책으로 임신중절 음성화 야기, 불법 시술 양산 및 고비용 시술비 부담, 해외 원정 시술, 위험 시술 등의 부작용이 계속 발생하고 있다고 지적하면서, "현행 법제는 모든 법적 책임을 여성에게만 묻고 국가와 남성의 책임은 완전히 빠져있다"며 "여성의 자기결정권 외에 불법 임신중절 수술 과정에서 여성의 생명권, 여성의 건강권 침해 가능성 역시 함께 논의돼야 한다"고 밝혔다. 이어 청와대는 2018년에는 "실태조사 재개와 헌재 위헌 심판 진행으로 사회적 논의가 이어질 것이라는 전망과 함께 입법부에서도 함께 고민할 것"이라며 "자연유산 유도약의 합법화 여부도 이런 사회적, 법적 논의 결과에 따라 결정될 것으로 기대한다"고 말했다.6

청와대의 언급에 따라서 2019년 2월 14일에는 보건사회연구원이 인공임신중절 실태조사(2018년)를 실시하여, 주요결과 발표하였다. 이 조사는 2011년 이후 7년 만에 이뤄진 「인공임신중절 실태조사」로서 온라인 조사방식을 활용하여 인공임신중절 실태를 파악하고, 여성의 관련 경험에 대한 이해를 위해 보건복지부의 연구용역을 위탁받아 한국보건사회연구원에서 진행됐다. 조사 대상은 만 15세 이상 44세 이하 여성 1만 명으로 이전 조사(2011년)보다 그 규모를 확대하여 조사 결과의 대표성을 확보하고 정확성을 높이고자 하였다.

2018년에는 5년 8개월 만에 '낙태죄 위헌'과 관련한 헌법재판소의 공개변론이 있었다. 본 공개변론은 헌법재판소가 인공임신중절 시술을 받은 임부와 그를 도운 의사를 형사 처벌하는 것이 헌법에 어긋나는지 다시 판단하기 위한 목적으로 진행된 변론이다.

---

5   노컷뉴스, 靑, '낙태죄' 국민청원에 답⋯"임신중절 현황 파악부터", 2017.11.26. https://www.nocutnews.co. kr/news/4883030
6   자세한 실태조사 결과는 본 글의 마지막에 첨부되어 있는 참고자료에서 확인 가능

2019년 3월 17일에는 국가인권위원회(이하 '인권위')가 낙태죄는 여성의 기본권을 침해하는 것으로, 위헌이라는 의견을 헌법재판소에 제출하였다. 인권위 제4차 전원위원회에서는 헌재 위헌법률심판 의견 제출 건과 관련해 인공임신중절 처벌은 여성의 자기 결정권, 건강권·생명권, 재생산권 등을 침해하는 것이라는 의견을 결정했다.[7]

그 결과 2019년 4월 11일에는 헌법재판소가 66년 만에 형법의 '낙태죄'는 '헌법불합치'라는 결정을 내렸고, 형법의 낙태죄 조항은 2020년 12월 31일까지 관련법을 개정하도록 주문하였고, 만약 그 때까지 개정안을 반영하지 않으면 사실상 낙태죄는 효력을 상실하게 된다.[8]

이와 같이 우리 사회에서 낙태 논의는 다양한 사회적 합의의 필요성을 제기하며 현재까지 진행되어 왔다. 이에 본문에서는 낙태와 인공임신중절수술과 관련된 입법례와 판례를 살펴보고 논의를 정리하고자 한다. 본문에서는 낙태와 인공임신중절수술 용어가 혼용하여 사용하고 있는데, 형법 등 법률 조항에서 표현하는 용어를 살리는 경우는 낙태를 모자보건법 등 허용사유와 관련된 보건의료행위를 강조할 때는 인공임신중절수술을 사용한다.

제 2 절 | 주요국가 인공임신중절 관련 입법례

인공임신중절에 대한 관심은 1950년대로 거슬러 올라간다. 당시 모성사망에 대한 관심이 높아지고 여성의 출산에 대한 자율권이 확산되기 시작하면서 '인공임신중절의 자유화'를 요구하는 바람이 일기 시작하였다. 이러한 '자유화'의 물결은 1950년에 소련과 동유럽에서 시작하여 약 10여 년의 간격을 두고 유럽과 북미로 퍼져나가게 되었다.[9] 반면, 아일랜드와 말타는 인공임신중절에 대해 엄격하게 규제하고 있기 때문에 해당 국가에서 인공임신중절을 원하는 여성은 대부분 인공임신중절을 허용하는 국가로 '인공임신중절 여행'을 떠났다.

---

7 인권위원회, 낙태를 형사처벌하는 것은 여성의 기본권 침해, 2019.03.18. 자세한 의견서 내용은 본 글의 마지막에 첨부되어 있는 참고자료에서 확인 가능

8 헌법재판소 결정 2017헌바127 형법 제269조 제1항등 위헌소원

9 이희훈, 영국·미국·독일·프랑스의 낙태 규제 입법과 판례에 대한 비교법적 고찰, 일감법학 제27호, 2014, 703-738

이후 1971년경 미국과 유럽 각국의 페미니스트들은 임부의 인공임신중절 행위를 처벌하는 법 규정의 폐지를 강하게 요구하면서 1970년대에 미국과 프랑스 및 독일 등 전 세계적으로 각국의 법원에서 임부의 인공임신중절 행위를 허용하는 입법의 합헌성 여부에 대한 심사가 이루어지기 시작하였다.

2018년 5월 27일, 아일랜드에서는 '국민투표'로 인공임신중절을 허용하기로 결정한 바 있다. 인구의 88%가 가톨릭교도인 아일랜드에서 인공임신중절을 금지하는 헌법 조항을 35년 만에 폐지하기로 했다. 이로써 아일랜드에서는 태어나지 않은 생명의 권리를 산모의 권리와 동등하게 인정해온 수정헌법 제8조는 폐지되고, 임신 12주 이하는 인공임신중절이 제한 없이 허용되었다.[10]

1. 미국

미국은 1840년 메인 주에서 임신기간 임부의 인공임신중절 행위를 처벌한 이래 1887년에는 거의 모든 주에서 임부의 인공임신중절 행위를 처벌하는 규정을 두게 되었다.[11] 이로 인하여 불법인 인공임신중절이 미국 전역에서 성행하게 되면서 사회문제화 되었고, 1960년 말 미국의 일부 주에서는 임부의 생명을 구하기 한 경우, 강간이나 근친상간에 의한 임신, 태아가 기형인 경우 등에는 임부의 인공임신중절을 허용하는 규정을 두게 되었다.

미국은 1821년에 코네티컷 주에서 처음으로 태동 이후의 인공임신중절행위를 처벌하는 규정을 처음으로 입법화하였고, 이어서 일리노이 주와 뉴욕 주 및 기타 25개 주에서 같은 내용의 처벌규정을 두었다. 그러나 미국에서 태동 시점에 대한 다양한 의문이 제기되면서, 1840년 미국의 메인 주에서는 태동 여부와 관계없이 임부의 인공임신중절행위를 처벌하는 규정을 두기도 하였다. 이후 1887년에는 미국의 모든 주에서 임부의 인공임신중절행위를 처벌하는 규정을 두게 되었는데, 이 규정으로 인하여 불법적인 인공임신중절 행위가 미국 전역에서 성행하게 되었다. 이후 1960년 말경에 미국의 일부 주에서 보건의학적 사유와 윤리학적 사유 등 인공임신중절을 허용하는 규정을 두었다. 즉, 임부의 생명

---

10 http://www.hani.co.kr/arti/international/europe/846438.html#csidx0eaa85b73c47a81a122efa8953f97c5
11 김광재, 낙태 문제에 관한 비교법적 연구−세계 각국의 입법례와 판례를 중심으로, 인권과정의 2018.05, 217−242

을 구하거나 태아가 출산 후 생명에 위협을 받는 기형아인 경우와 강간이나 근친상간에 의한 임신은 인공임신중절을 허용하였다.[12] 그 이후 1973년에 미국 연방법원이 판결한 'Roe v. Wade 사건'[13]은 임부의 인공임신중절의 권리를 헌법 상 프라이버시권으로 보게 되는 계기를 마련하였다. 이로써 미국에서 임신 제1삼분기 내 임부의 인공임신중절은 합법화되었다. 한편 2003년 10월 21일에 연방상원은 '5개월 이상의 태아를 인공임신중절시키는 소위 '부분출산 낙태 금지법(Partial-Birth Abortion Ban Act)' 법안을 통과시켰다. 부분출산은 임신 중기와 후기 중에 유도분만을 거쳐 태아를 유산시키는 행위를 말한다.[14] 2007년 4월 18일에는 미국 연방대법원이 '부분출산 낙태금지법은 합헌'이라는 결정을 내려, 로 대 웨이드 결정 이후 미국 여성들의 인공임신중절 자유권이 당초 판결 34년 만에 처음으로 제약당한 사례라고 그 의미를 높이 평가하고 있다.[15] 2006년 7월, 미국 사우스다코타(South Dakota) 주에서는 미국의 50개 주 중 최초로 전면적으로 임부의 인공임신중절을 금지하는 "낙태금지법"을 제정하였다.

현재 미국 50개주의 인공임신중절 규정을 정리하면 다음과 같다.[16]

- 의사와 병원의 요건: 미국 내 42개 중에서 인공임신중절은 자격있는 의사(licensed physician)가 인공임신중절수술이 가능하다. 19개 주는 특정 시점 이후에 인공임신중절수술을 할 수 있다. 그리고 19개는 지정된 시점 이후에 두 번째 의사(second physician)의 참여가 필요하다.
- 인공임신중절 가능 시점: 43개 주는 임신 중 특정한 시점 이후에는 일반적으로 임부의 건강 또는 생명을 보호할 필요가 있을 때를 제외하고 인공임신중절을 금지한다.
- 부분출산 인공임신중절: 20개 주는 인공임신중절 방식에 한 제한으로써 이른바 '부분출산 낙태(Partial-Birth Abortion)'를 금지하고 있다
- 공적 자금: 16개 주는 메디케이드 가입자를 위해 의학적으로 필요한 인공임신중절 비용을 주에서 자금을 지불합니다. 반면 33개주와 콜럼비아 특별구는 연방기금을 사용할 수 있는 여성의 생명이 위험하거나 강간이나 근친상간으로 임신된 경우를 제외하고 주 예산 사용을 금지합니다.

---

12 이인영, 미국에서의 낙태 규범과 범죄와의 상관관계 분석 연구에 한 고찰, 형사법연구 24(4), 2012, pp.281-282
13 김광재, 낙태 문제에 관한 비교법적 연구-세계 각국의 입법례와 판례를 중심으로, 인권과정의 2018.05, 217-242
14 미주 중앙일보 '부분 출산 낙태는 살인' 2003.10.21. http://www.koreadaily.com/news/read.asp?art_id=250107
15 법률신문 오피니언, 김정훈 변호사 [최신미국판례] 여성의 낙태권과 국가의 태아생명보호의무간 충돌 해결점, 2001.05.07. https://www.lawtimes.co.kr/Legal-Opinion/Legal-Opinion-View?serial=27938
16 https://www.guttmacher.org/state-policy/explore/overview-abortion-laws 마지막 방문 2019.03.09

- 사 보험의 보장: 11개 주에서는 민간 보험의 인공임신중절 적용 범위를 제한하고 있으며, 임신 기간 중 여성의 생명이 위태로운 경우에만 보험을 지급한다.
- 거절: 45개 주는 개업의(individual health care providers)가 인공임신중절수술 참여를 거부할 수 있다. 하는 것을 거절하는 것을 허용한다. 42개 주는 기관이 인공임신중절수술을 거부하는 것을 허용한다. 16개 주는 민간이나 종교기관이 인공임신중절수술을 거부하는 것을 제한한다.
- 상담(counseling)의 제공: 18개 주에서 5개 주는 인공임신중절과 유방암의 연관성, 13개 주는 태아가 고통을 느낄 수 있는 능력, 8개 주는 여성에 대한 장기적인 정신건강 결과에 대해 적어도 1가지에 대한 정보를 포함하는 인공임신중절 상담을 제공하고 있다.
- 숙려 기간: 27개 주는 인공임신중절을 원하는 여성이 상담을 받은 24시간의 숙려시간을 둔다. 이들 주 중 14개 주는 인공임신중절수술을 받기 위해 2군데 병원을 방문하도록 요구하고 있다.
- 부모 참여: 37개 주는 미성년자의 인공임신중절 결정에 부모의 참여를 요구한다. 26개 주는 한 명 또는 두 명의 부모가 인공임신중절 결정 과정에 동의하도록 요구하는 반면, 11개 주는 한 명 또는 두 명의 부모에게 모두 통보해야 한다.

2. 영국[17]

영국은 1958년에 대대적인 인공임신중절 행위에 대해 실태조사를 시행한 바 있다. 영국에서 합법적으로 인공임신중절을 시행할 수 있는 의료기관인 국가서비스병원(National Service Hospitals)에서 시술된 인공임신중절은 약 1천 6백건이고, 이외의 의료기관에서 시술된 인공임신중절은 약 1만 건에 이르는 것으로 조사되었다. 실태조사 결과 영국 내에서 시행되는 인공임신중절이 의학적으로 안전성을 보장받지 못한 불법적이고 음성적인 방법으로 인공임신중절이 시행되고 있음이 밝혀졌다. 이후 1966년에는 이러한 불법적 인공임신중절로 인하여 인공임신중절을 한 여성이 각종 감염으로 인한 합병증으로 불임이나 영국적인 신체 및 정신적 문제로 인해 여성의 사망률을 증가하는 등 의학적으로 안전하지 못한 인공임신중절의 부작용 문제가 사회적으로 대두되었다. 이에 영국 정부는 일정한 조건을 갖춘 경우에는 인공임신중절을 허용하는 법률을 제정하기로 결의하게 된다. 그 결과 영국 의회에서 1967년에 '낙태법(Abortion act of 1967)'이 제정하여 시행하였다.[18]

---

17 이희훈, 영국·미국·독일·프랑스의 낙태 규제 입법과 판례에 대한 비교법적 고찰, 일감법학 제27호, 703-738, 2014
18 정진주, "유럽 각국의 낙태 접근과 여성건강", 페미니즘연구 제10권 1호, 한국여성연구소, 2010, 128-133쪽.

영국 낙태법 제87장

(a) 임부의 수태기간이 24주 이내이어야 하고, 임신의 지속이 임부가 낙태하는 것보다 임부(자신)이나 임부의 가정 내 자녀의 신체적 또는 정신적인 건강을 더 크게 해칠 위험성이 존재할 때

(b) 임부의 낙태로 인하여 임부의 신체적 또는 정신적인 건강 에 중한 영구적인 손상을 주는 것을 예방해 줄 필요성이 있을 때

(c) 임신의 지속이 임신을 끝내는 것보다 임부의 삶에 더 큰 위험을 포함하고 있을 때

(d) 만약 아기가 태어난다면 마치 심각한 신체장애자 와 같이 신체적 또는 정신적 이상(Abnormality)으로 인하여 고통 받을 실질적 위험이 있을 때

이후 영국에서는 1990년에 '인간수정 및 배아법(Human Fertilization and Embryology Act of 1990)'이 시행되었다. 해당 법률의 주요 내용을 살펴보면 "2명의 의사가 임신 24주의 범위 내에서 임신을 지속할 때 임신부나 태어나 있는 자녀 또는 가족의 신체적 또는 정신적 건강을 해칠 위험성이 크다고 의사가 진단할 때, 임신의 지속이 여성의 생명이 나 정신적 건강에 미칠 위험성이 더 커질 경우라고 의사가 진단할 때, 태아가 신체적 또는 정신적 이상(Abnormality) 병증으로 인하여 여러 심각한 장애를 가지고 태어날 위험성이 크다고 의사가 진단할 경우에는 각각 낙태를 합법적으로 할 수 있다."라고 규정하고 있다. 만약 "임신부가 16세 미만이거나 보호자의 보호 중에 있는 미성년자인 경우에는 원칙적으로 그 미성년자인 임부의 부모나 보호자의 동의를 받아야 한다. 다만, 미성년자인 임부의 경우에도 의사가 임신의 지속이 임부의 신체적 또는 정신적 건강을 해칠 위험성이 매우 높다고 의사가 진단할 때에는 그 미성년자인 임부의 부모나 보호자의 동의 없이 낙태를 할 수 있다."라고 규정하였다.

영국 북아일랜드에서는 2016년 3월에 인공임신중절에 대한 엄격한 법을 완화하는 가이드라인이 공표되었다.19 북아일랜드는 법에 따라 허용되는 임신중절 요건이 매우 제한적(산모의 목숨을 구하기 위한 경우, 임신한 여성의 정신 또는 신체 건강에 영구적인 중증 위험을 야기할 경우)이며, 동시에 불법 인공임신중절에 대해 가혹한 형사처벌을 하는 지역으로 유엔 인권이사회(UN's human rights committee)의 비난을 받은 바 있다. 이에 아일랜드 보건부(Department of Health)는 인공임신중절 법률을 개정하지 않았지만, 법률을 좀 더 폭넓게 해석할 수 있는 가이드라인을 배포하였다. 가이드라인에는 임부가 인공임신중절을 요청

---

19 국가생명윤리정책원, 영국 북아일랜드에서 낙태에 대한 엄격한 법을 완화하는 가이드라인이 공표됨 [3월 29일], 2016.03.29. http://www.nibp.kr/xe/news2/57296

하는 경우 의사의 판단이 중요시한다. 이전 가이드라인은 정신의학 평가를 우선으로 하여 해당 의학적 평가가 의료기록으로 남는 것에 대해 공정하지 않다는 주장이 계속되었다. 또한 용어도 기존 '어머니'와 '아기'에서 '여성'과 '태아'로 변경되었고, 여성의 건강 상 치료가 필요하고, 해당 치료가 태아에게 영향을 미치는 경우에는 여성이 우선권을 가지도 록 조치하였다. 그럼에도 불구하고 가이드라인이 가지는 문제는 있다. 예를 들어, 의료진 은 법적으로 인공임신중절 행위에 대해 보고해야 하지만, 가이드라인은 환자 기밀 유지를 이유로 보고하지 않는 것을 허용하고 있다. 또한 가이드라인이 북아일랜드에서 낙태약이 유통되고 있다는 것을 인정하고 있으면서도, 낙태약으로 인한 문제 등을 다루지 않고 있 다는 점도 지적받는 사항이다. 법률은 인공임신중절에 대해 1명의 의사만 서명해도 되지 만, 가이드라인은 2명의 의사가 서명을 하도록 한 것도 문제점으로 제기되고 있다.

3. 프랑스

프랑스에서는 공중보건법전(Code de la santé publique)에서 정한 특정 조건을 충족하 면 임신중절수술을 받을 수 있다.[20] 공중보건법전에 따라 임부는 임신 12주내에 본인의 요청으로 인한 인공임신중절, 또는 의학적 적응사유로서 인공임신중절(Interruption médicale de grossesse: IMG)을 할 수 있다. 인공임신중절을 하고자 하는 임부는 병원에서 의사와 인 공임신중절에 관한 상담을 한 후, 의료확인서(certificat médical)를 발급받아야 한다. 상담내 용에는 인공임신중절의 방법, 위험, 잠재적인 부작용 등에 대한 설명과 정보가 포함된다. 만약 인공임신중절수술을 요청받은 의사가 해당 정보를 인공임신중절을 요청하는 여성에 게 전달하지 않을 때는 처벌을 받게 된다. 그리고 임부가 성인이라면 인공임신중절 상담 과정에서 심리학 상담도 받아야 한다. 상담 이후 1주일 동안 숙려기간을 거친 후 인공임 신중절수술이 가능하다. 2012년부터 인공임신중절 수술을 한 경우 그 비용은 전액 환불 받을 수 있다. 단, 임부가 미성년자이면 부모의 동의는 필요 없지만 성년자가 동행해야 수술이 가능하다.

한편 임부가 임신을 지속하는 것이 심각한 위험을 야기시킨다고 2명의 의사가 판단 하거나, 태아가 출산 후 치료 불가능한 위험한 상태로 고통 받을 가능성이 높다면 임신

---

20 전영, 프랑스에서의 임신중절에 관한 연구, 헌법재판소 헌법재판연구원, pp.34-35

기간과 관계없이 인공임신중절수술이 가능하다. 그러나 이와 같이 의학적인 적응 사유가 아닌 이유로 임신 12주가 지난 후에 인공임신중절수술을 하거나 의사가 아닌 사람이 수술행위를 한 경우, 또는 정해진 의료기관이 아닌 곳에서 수술을 한 경우는 2년의 금고와 30,000 유로의 벌금에 처하도록 하고 있다. 프랑스 형법 제223-10조에서는 "임부 본인의 동의를 얻지 않고 임부로 하여금 낙태를 하게 한 자는 5년의 금고형과 75,000유로의 벌금형에 처한다."라고 임부 비동의 인공임신중절수술을 규정하고 있다.

[표 10-1] 프랑스의 임신중절 관련 법률 개정내용[21]

연도	내용
1920	임신중절 선동과 산아제한 선전을 처벌
1923	낙태를 경범재판소에서 처벌하고 형을 가중시킴
1942	비쉬정부 하에서 낙태를 국가안전에 반하는 범죄로 규정
1967	피임약 합법화
1975	10주 이내 임신중절중절 수술 한시적으로 합법화(5년)
1979	10주 이내 임신중절중절 수술 영구적으로 합법화
1982	임신중절중절 비용 보상
1988	낙태약 판매(RU 486) 허용
1990	최고행정법원은 『1975년 임신중절법』이 유럽인권협약에 반하지 않는다고 판결(Décision du Conseil d'État n°111417)
1991	콘돔 및 피임약 광고 허용
1993	낙태방해죄 창설(Loi Neiertz)
2001	임신 12주까지 임신중절 허용. 지역 의료센터 이외의 곳에서 이루어지는 임신중절 합법화 (Loi Aubry)
2004	산부인과 의사 및 일반의사에게 5주 미만의 낙태약 처방 허용
2013	임신중절 수술비용 100% 보상(입원비용 포함)
2014	진정한 남녀평등법에서 임신중절 수술을 받을 수 있는 조건인 '곤경에 처한 상황에 놓여있는' 문구 삭제
2016	보건시스템현대화에 관한 법률—7일의 숙고기간 삭제, 치료비 환급, 의료기간 내에서 조산사는 IVG 시행 혹은 IVG 약물 투여 가능
2017	임신중절 디지털 방해죄 헌법재판소 합헌결정

---

21 전영, 프랑스에서의 임신중절에 관한 연구, 헌법재판연구원, 2018

4. 독일[22]

독일 형법은 제218조에서 낙태 처벌규정을 두고, 제218조a에서 처벌면제사유를 규정하고 있다.[23] 우선 임부가 낙태를 요청하고 시술 3일 이전에 상담사실증명서의 제시로써 시술의사에게 상담사실을 입증하고 임신 12주 미만의 기간 내에 의사에 의해 시술된 경우 낙태죄의 구성요건해당성이 배제된다(제1항). 또 임부의 동의하에 의사가 시술한 낙태는 임부의 현재와 장래 생활관계를 고려한 의사의 진단에 의할 때 임부 생명에 대한 위험 또는 임부의 육체적·정신적 건강상태에 대한 중대한 훼손 위험을 방어하기에 적절하고 다른 기대 가능한 방법으로 그 위험을 방어할 수 없었다고 판단되는 경우 위법하지 않다(제2항). 그리고 의사의 진단에 의할 때 임부에 게 아동간음·강간·준강간행위가 범해졌고 그 로 인한 임신으로 인정할 만한 유력한 근거가 있다고 판단되는 경우로서 임신 12주를 경과하지 않고 임부의 동의 하에 의사에 의 해 시술된 낙태도 위법하지 않다(제3항). 나아가 임신 22주 미만의 시기에 의사와의 상 담 후에 의사에 의하여 시술된 낙태의 경우 임부에 대하여 형을 면제하고, 법원은 임부가 낙태시술 당시 특별한 곤궁에 처해있었던 경우 형을 면제할 수 있다(제4항).

제218조 c(임신중단 시 의사의 의무위반)는 의사가 임부에게 낙태를 요청한 사유에 대해 설명할 기회를 요청하지 않으면 의사는 의무위반이 된다. 또한 낙태의 의미, 과정과 결과, 위험과 부작용, 정신적·신체적 영향에 대해서 임부와 의학적 상담을 하지 않고 낙태를 시행한 의사 역시 의무위반으로 정의하고 있다. 따라서 반드시 낙태 시술 전에 의학적 상담이 선행되도록 함으로써 임부가 낙태에 관한 알권리를 보장하고 있다. 이러한 낙태 관련 상담은 독일 형법 제219조에 따라 진행된다.

형법 제219조에 따르면 낙태의 의학적 상담의 취지와 방향은 '태아 생명 보호'에 기여하는 것을 상담의 목적으로 두고 있다. 낙태를 요청하는 임부의 사회경제적 상황이 다양하겠지만, 이들로 하여금 지금 당장 어려운 상황을 벗어나기 위해 임시방편으로 임신을 종료하는 것이 아니라, 임신을 지속하도록 임부를 격려한다. 이를 통해 임부가 태아와 함께 하는 삶의 중요성을 인식하도록 상담의 방향을 설정하고 있다. 궁극적으로 독일에서

---

22 이희훈, 영국·미국·독일·프랑스의 낙태 규제 입법과 판례에 대한 비교법적 고찰, 일감법학 제27호, 703－738, 2014

23 도규업, 낙태죄에 대한 외국 입법례와 시사점, 이슈와 논점, 제1458호, 2018.05.01

인공임신중절의 상담제도는 임부의 현재와 장래 생활관계를 충분히 고려하여 책임에 기반하여 인공임신중절을 결정하도록 하는 기능을 가진다. 그래서 인공임신중절을 하기 위한 상담은 임신갈등상담소(Pregnancy Conflict Counseling Agency)에서 전문가를 통해 지원하며, 인공임신중절은 의사가 시행하도록 하고 있다.

5. 소결

앞서 살펴본 바와 같이 주요 국가에서는 임부의 임신기간 동안 특정 시기에는 인공임신중절을 허용하고 있다. 그 내용을 요약하면 다음과 같다.

첫째, 인공임신중절 허용 기한을 두고 있으며, 허용사유에 따라 허용기한을 달리한다.
둘째, 임부의 요청으로 인공임신중절수술을 시행하기 전 인공임신중절과 관련된 상담을 시행하고, 상담확인서를 발급한다.
셋째, 상담 종료 후 일정 기간 숙려기간을 두고 있으며, 이후 상담확인서를 정해진 의료기관에 제출한 후 인공임신중절수술을 받을 수 있다.
넷째, 법에 따른 정해진 절차를 따르지 않을 경우에는 처벌 조항을 두고 있다.

제3절 | 주요국가 인공임신중절 관련 정책

각 국가에서는 인공임신중절과 관련된 법률에 따라서 관련 정책을 구축하여 시행하고 있다. 일반적으로 인공임신중절 허용사유와 기간규제 등의 방법으로 정책을 구현하고 있는데, 이하에서는 OECD 국가를 중심으로 인공임신중절 관련 정책 현황을 살펴보고자 한다.

1. 국가별 인공임신중절 허용사유별 현황

OECD 회원국에서 시행되는 인공임신중절수술 허용사유는 크게 7가지로 나누어 살퍼볼 수 있다. 구체적으로 살펴보면, 임부의 생명, 임부의 신체적 건강, 임부의 정신적 건강, 강간 근친상간, 태아 이상, 사회경제적 및 본인 요청으로 구분할 수 있다. OECD 회원국의 현황을 살펴보면 다음과 같다.

[표 10-2] OECD회원국의 인공임신중절 허용 사유별 현황[24]

국가명	임부의 생명	임부의 신체적 건강	임부의 정신적 건강	강간, 근친 상간	태아 이상	사회 경제적	본인 요청
그리스	○	○	○	○	○	○	○
네덜란드	○	○	○	○	○	○	○
노르웨이	○	○	○	○	○	○	○
뉴질랜드	○	○	○	○	○	X	X
덴마크	○	○	○	○	○	○	○
독일	○	○	○	○	○	○	○
룩셈부르크	○	○	○	○	○	○	X
멕시코	○	○	○	○	○	○	○
미국	○	○	○	○	○	○	○
벨기에	○	○	○	○	○	○	○
스웨덴	○	○	○	○	○	○	○
스위스	○	○	○	○	○	○	○
스페인	○	○	○	○	○	○	○
슬로바키아	○	○	○	○	○	○	○
슬로베니아	○	○	○	○	○	○	○
아이슬란드	○	○	○	○	○	○	X
아일랜드	○	X	X	X	X	X	X
에스토니아	○	○	○	○	○	○	○
영국	○	○	○	X	○	○	○
오스트리아	○	○	○	○	○	○	○
이스라엘						X	X
이탈리아	○	○	○	○	○	○	○
일본	○	○	X	○	X	○	X
체코	○	○	○	○	○	○	○
칠레	X	X	X	X	X	X	X

---

24 김동식·김영택·이수연, 피임과 낙태 정책에 대한 쟁점과 과제: 여성의 재생산권과 건강권을 중심으로, 한국여성정책연구원, 2014

국가명	임부의 생명	임부의 신체적 건강	임부의 정신적 건강	강간, 근친 상간	태아 이상	사회 경제적	본인 요청
캐나다	○	○	○	○	○	○	○
터키	○	○	○	○	○	○	○
포르투갈	○	○	○	○	○	○	○
폴란드	○	○	○	○	○	X	X
프랑스	○	○	○	○	○	○	○
핀란드	○	○	○	○	○	○	X
한국	○	○	○	○	△	X	X
헝가리	○	○	○	○	○	○	○
호주	○	○	○	○	○	○	○
해당국가 및 전체 퍼센트(%) (△는 제외)	33개국 (97.1)	32개국 (94.1)	31개국 (91.2)	31개국 (91.2)	30개국 (90.9)	28개국 (82.4)	23개국 (67.6)

OECD 회원국 이외 7가지 사유를 허용하는 국가들을 지역별로 살펴보면, 아시아에서는 중국, 몽골, 카자흐스탄, 캄보디아, 베트남, 방글라데시 등이 있고, 아프리카 국가에는 남아프리카 공화국과 튀니지 등이 있으며, 남아메리카에는 가이아나와 프랑스령 기아나 등이 있다.

우리나라와 같이 사회경제적 사유 및 본인 요청을 낙태 허용 사유로 포함하지 않는 국가들도 있는데, 아프리카 지역에는 알제리, 나미비아, 보츠와나, 짐바브웨, 탄자니아, 남아메리카 지역에는 콜롬비아 등이 대표적인 국가들이다.

2. 인공임신중절 허용규제 방식

위에서 살펴보았듯이 OECD 회원국마다 인공임신중절 허용사유를 인정하는 범위가 다소 차이가 있지만, 실제 인공임신중절 허용방식에 살펴보면 좀 더 다양한 측면이 있다. 일반적으로 허용 방식은 임신 주수에 대한 기한규제와 사유규제로 구분되는데, 전자는 허용사유에 따라 인공임신중절 허용 주수를 달리하는 것을 의미한다면, 후자는 특정 사유에 상관없이 허용주수를 동일하게 적용하는 것으로 정의된다.

대체로 OECD 회원국들은 기한규제와 사유규제를 혼합하여 유연하게 인공임신중절 허용 기간을 정하고 있다. 예를 들면, 노르웨이는 임신 12주 이내의 경우 7가지 인공임신중절을 모두 허용하고 있다. 그러나 "의학적 사유, 유전적 사유, 강간 및 근친상간, 미성년자의 경우 그 이후에도 인공임신중절을 허용하고 있는데 이는 기한규제와 사유규제를 혼합하여 규정하고 있다." 노르웨이와 같이 기한규제와 사유규제를 혼합하는 국가들에는 뉴질랜드, 덴마크, 독일, 벨기에, 스웨덴, 스페인, 슬로바키아, 영국, 오스트리아, 이탈리아, 터키, 폴란드, 프랑스, 핀란드, 헝가리, 호주 등이 있다.

그리스는 임부의 생명, 신체적 및 정신적 건강 및 본인요청의 경우 12주 이내로 허용하고 있고, 강간 및 근친상간의 경우 19주 이내, 태아 이상의 경우는 24주 이내로 허용하는 등 사유규제를 적용하고 있다. 이러한 유형의 국가들에는 체코와 포르투갈이 있다. 우리나라를 비롯한 멕시코, 미국, 슬로베니아, 아이슬란드, 아일랜드, 에스토니아, 일본은 기한규제 방식을 사용하고 있다.

한편, 아일랜드는 임부의 생명이 위험할 경우 낙태수술은 할 수 있지만 이와 관련된 법률은 제정되어 있지 않다. 네덜란드는 법적 제한은 없으나, 13주 이후에는 승인된 기관에서만 시술 가능하다.

[표 10-3] OECD 회원국의 낙태 허용규제 방식 현황[25]

국가명	낙태 허용규제 방식	낙태 허용 주수
그리스	사유규제	• 임부의 생명, 신체적 및 정신적 건강 및 본인요청: 12주 이내 • 강간 및 근친상간: 19주 이내 • 태아이상: 24주 이내
네덜란드	법적 제한 없음	단, 13주 이후에는 승인된 기관에서만 시행
노르웨이	기한규제 + 사유규제	• 12주 이내 　- 그 이후는 의학적 사유, 유전적 사유, 강간 근친상간의 경우, 미성년자인 경우 가능
뉴질랜드	기한규제 + 사유규제	20주 이내. 단, 의학적 사유의 경우 20주 이후도 가능
덴마크	기한규제 + 사유규제	• 12주 이내. 　- 단, 신체적, 정신적 건강의 사유는 그 이후도 가능

---

[25] 김동식·김영택·이수연, 피임과 낙태 정책에 대한 쟁점과 과제: 여성의 재생산권과 건강권을 중심으로, 한국여성정책연구원, 2014

국가명	낙태 허용규제 방식	낙태 허용 주수
독일	기한규제 + 사유규제	착상 12주 이내(임신 14주). 그 이후는 의학적 사유만 가능
멕시코	기한규제	12주 이내
미국	기한규제	24주 이내
벨기에	기한규제 + 사유규제	• 12주 이내 – 단, 여성의 건강과 태아이상일 경우 그 이후도 가능
스웨덴	기한규제 + 사유규제	• 18주 까지 – 그 이후부터는 보건복지청의 승인을 받아야 함. 이런 경우는 22주까지만 가능
스페인	기한규제 + 사유규제	• 임신 14주 이내 – 의료적 사유와 태아이상일 경우 22주까지 가능
슬로바키아	기한규제 + 사유규제	• 12주 이내 – 단, 여성의 건강상의 사유는 기간제한 없음.
슬로베니아	기한규제	10주 이내
아이슬란드	기한규제	16주 이내
아일랜드	기한규제	24주 이내
에스토니아	기한규제	12주 이내
영국	기한규제 + 사유규제	24주 이내(24주 이후의 경우 의학적 사유, 태아이상만 가능)
오스트리아	기한규제 + 사유규제	• 임신 3개월 이내 – 그 이후의 경우, 산모의 생명에 신체적, 정신적 위협, 산모가 미성년자인 경우 24주까지 가능
이탈리아	기한규제 + 사유규제	• 90일 이내 – 이후의 경우 의학적 사유, 태아이상의 경우만 해당됨
일본	기한규제	24주 이내
체코	사유규제	• 16주 이내: 임부가 루벨라에 감염될 경우 • 26주 이내: 유전적인 문제가 있는 경우 • 12주 이내: 태아이상 또는 임부생명의 문제가 있는 경우를 제외하고 가능 • 24주 이내: 태아이상 혹은 임부 생명의 문제와 직결된 경우(26주까지도 가능)
터키	기한규제 + 사유규제	• 10주 이내 – 단, 임부 생명과 건강, 태아이상의 경우는 그 이후에도 가능

국가명	낙태 허용규제 방식	낙태 허용 주수
포르투갈	사유규제	• 임부의 신체적 정신적 건강, 강간 및 근친상간인 경우: 12주 이내 • 태아이상: 16주 이내
폴란드	기한규제 + 사유규제	• 12주 이내(단, 임부 생명의 위험이나 건강에 문제가 있는 경우는 그 이후에도 가능) • 태아에 영향을 미칠 수 있는 유전적 문제의 경우 태아가 밖으로 나왔을 때 생존가능하지 않은 시기에만 가능
프랑스	기한규제 + 사유규제	• 12주 이내 – 그 이후의 경우는 산모의 생명, 신체적 건강, 태아 이상의 경우만 해당됨
핀란드	기한규제 + 사유규제	• 12주 이내 – 그 이후는 전국의료법문제위원회의 승인이 있어야 함
한국	기한규제	24주 이내
헝가리	기한규제 + 사유규제	• 12주 이내 – 그 이후는 임부가 시술을 할 수 없을 정도의 건강상의 문제가 있는 경우 18주 이내, 태아가 기형일 확률이 50% 이상이면 20주까지(확인처리 지연으로 24주까지) 시술 가능
호주	기한규제 + 사유규제	• 20주 이내 – 그 이후는 의학적 사유만 해당되며 2명의 의사로부터 승인 필요

3. 전문가 승인 및 상담제도

인공임신중절 수술을 시행하기 위해서는 해당 사유가 법에서 허용하는 범위에 속하는지, 해당 사유에 따라 수술을 하는 것이 적절한지 등에 대해 확인하고 최종적으로 승인하는 절차가 필요하다. OECD 회원국들은 전문가 승인제도를 통해 이러한 역할을 수행하도록 하고 있다.

전문가 승인은 일반적으로 2명의 의사를 통해 이루어진다. 2명의 의사는 시술의(performing physician)와 확인의/진술의(statement-giving physician)이다. 이 때 반드시 1명은 인공임신중절수술 관련 전문의여야 한다(뉴질랜드, 덴마크 등). 그러나 응급상황에서는 달라질 수 있다. 예를 들어, 룩셈부르크는 확인의 1명이 인공임신중절수술을 승인할 수 있다. 그러나 임부의 생명이 위험하거나 태아의 이상으로 인해 인공임신중절수술을 해야 하는 경우 의사 2명이 인공임신중절수술을 승인해야 한다. 스위스와 영국은 보통 시술 시에는

2명의 승인위원회를 구성하고 있지만, 응급 상황 시에는 1명의 의사가 승인하여 인공임신중절수술이 가능하다.

이렇게 전문의의 수와 구성에 따라 인공임신중절 승인 절차를 마련한 국가들도 있는 반면, 인공임신중절수술 허용사유에 따라 전문의의 수와 구성을 다르게 적용하는 국가도 있다. 예를 들어, 핀란드는 의학적, 사회경제적 및 강간 근친상간 등 윤리적 사유에 대해서는 일반적으로 의사 2인에 의해 승인 가능하다. 하지만 인공임신중절수술 희망자가 17세 이하의 미성년이거나, 40세 이상인 자 혹은 4명의 자녀를 둔 경우는 시술의 1명이 승인하면 인공임신중절수술이 가능하다. 한편, 태아 이상으로 인한 인공임신중절 허용사유는 주립의학위원회에서 관리한다. 아일랜드의 경우는 보건의학적 사유로서 임부의 생명, 신체적 건강 사유에 대해서는 의사 2명의 승인이 필요하지만, 임부의 정신과적 건강 사유로 인한 인공임신중절수술은 의사 1명이 추가되어 총 3명이 수술을 승인하여야 한다. 이 때 2명은 정신과 전문의여야 한다.

이와 반대로 전문의가 아닌 사회복지사 등과 같이 비의료인이 인공임신중절 승인하는 국가도 있다. 이탈리아는 1명의 의사와 1명의 사회복지사, 총 2명의 전문가 승인위원회를 구성한다. 헝가리는 보통의 사유에서 의사 1명이 인공임신중절수술 승인을 내리지만, 사회경제적 사유에 대해서는 의사의 확인 이후, 가족상담사의 추가 승인이 필요한 절차를 갖추고 있다.

[표 10-4] OECD 회원국의 낙태 관련 전문가 승인 제도[26]

국가명	전문가승인
노르웨이	의사 2인
뉴질랜드	의사 2인 - 단, 1인은 반드시 산부인과 의사
덴마크	의사 2인 - 단, 1인은 반드시 산부인과 의사
독일	의사 2인(확인의, 시술의/진술의) - 단 사회경제적 적응 사유는 확인의가 반드시 승인해야 함
룩셈부르크	확인의 - 단, 생명의 위협, 신체적 건강, 태아 이상은 2명의 의사

---

26 김동식·김영택·이수연, 피임과 낙태 정책에 대한 쟁점과 과제: 여성의 재생산권과 건강권을 중심으로, 한국여성정책연구원, 2014

국가명	전문가승인
멕시코	확인의 – 단, 응급상황 시 예외
벨기에	의사 2인 – 단, 의학적 사유의 경우 의사 3명으로 구성된 위원회 구성
스웨덴	의사 2인: 의학적 사유 – 단, 18주 이후의 경우 법률구조위원회(법률가, 정신과 의사, 산부인과 의사, 사회 복지사, 보건복지 공무원 등으로 구성)
스위스	의사 2인(확인의, 시술의) – 단, 응급의 경우 의사 1인으로부터 승인 가능
스페인	(산과)전문의 1인: 임부의 생명, 신체적 및 정신적 건강 사유 시술의 1인, 전문의 2인: 태아 이상 사유 – 전문의는 산부인과 또는 산전 진단 및 소아과 관련 전문의
슬로베니아	산부인과, 일반의사, 내과전문의, 사회복지사, 심리사로 구성된 위원회
아이슬란드	의사 2인
아일랜드	의사 2인: 임부의 생명 및 신체적 건강 사유 의사 3인(정신과 2인, 산부인과 1인): 임부의 정신적 건강 사유
영국	의사 2인 – 단, 응급상황 시 의사 1인
이스라엘	의사 2인과 사회복지사 1인으로 구성된 위원회
이탈리아	의사 1인과 사회복지사 1인으로 구성된 위원회
일본	의사 2인
캐나다	의사 확인(진단) 후 낙태심사위원회(최소 의사 3인으로 구성)에 낙태 허가 신청
터키	의사 2인: 임부의 생명 및 태아 이상 – 산부인과 의사의 supervision을 통해 시술 가능
포르투갈	확인의 1인
폴란드	의사 2인(반드시 산부인과 의사 1인): 경제적 사유 의사2인: 임부 생명 및 건강 위험, 태아 이상 사유 검사 1인: 강간 및 근친상간 사유
프랑스	의사 2인
핀란드	의사 2인: 의학적/사회경제적 및 강간/근친상간 등의 사유 시술의 1인: 17세 이하의 미성년자, 40세 이상인자, 4명의 자녀가 있는 자 주립의학위원회: 태아 이상
한국	의사 1인(확인과 시술 모두 관할)
헝가리	의사 1인 – 단, 사회경제적 사유인 경우 가족상담사 1인의 추가 승인
호주	의사 2인

위에서 언급하였듯이, 상당수의 OECD 회원국들은 인공임신중절 시술을 결정하기 전에 의학적 상담과 사회적 상담을 병행하고 있음을 할 수 있다. 이들 중 네덜란드, 독일, 벨기에, 슬로바키아, 이탈리아, 폴란드, 프랑스는 상담을 의무화하고 있는 대표적인 국가들이다. 그리고 이들 국가들은 상담 이후 시술까지 대기기간을 두어 인공임신중절에 대해 신중히 결정하도록 돕고 있다.

간략히 살펴보면, 네덜란드는 인공임신중절 시술 전과 시술 후로 구분하여 상담을 제공하고 있는데, 먼저 시술 전에는 임부의 책임 있는 결정을 돕기 위해 신체적, 정신적, 사회적 측면에서 상담서비스를 제공하고 있다. 상담 이후 의무적 대기기간은 6일이며, 시술 후에는 의료적 케어는 기본으로 하면서, 원치 않은 임신을 예방하기 위한 관련 정보도 제공한다. 독일은 의학적 상담 이전에 사회적 상담을 먼저 받도록 하여 임부의 현재와 장래 생활관계를 고려하며, 대기 기간은 3일 이후 최종 승인을 하고 있다. 벨기에는 인공임신중절을 신중히 결정하도록 현재의 국가의 사회지원책을 충분히 알려주고, 원치 않는 임신을 피하기 위한 피임법 관련 정보도 제공하고 있다.

[표 10–5] OECD 회원국 중 의학적 의무 상담제도 현황[27]

국가명	의무	상담목적 혹은 내용	시술대기 기간
네덜란드	○	시술전: 임부의 책임 있는 결정을 돕기 위해 신체적, 정신적, 사회적 측면에서 상담 – 정신적 상담이 필요할 경우 전문 상담사 연계 시술후: 원치 않은 임신에 대한 정보 제공	6일
독일	○	상담의사로부터 임부의 현재와 장래 생활관계를 우선 상담하고, 의학적 상담 진행, 최종 결정에 고려	3일
벨기에	○	사회적 지원책 및 피임법 관련 설명	6일
슬로바키아	○	낙태시술절차와 피임방법에 대한 설명	2일
이탈리아	○	임부가 임신을 지속하도록 하되, 최종적으로는 스스로 결정하도록 임부가 갖는 부담을 덜기 위한 사회적인 도움을 제공	7일
폴란드	○	피임방법에 대한 설명, 임부동의서 작성	3일
프랑스	○	임부 자신과 장래의 모성에 대한 의학적 위험 설명	8일

---

27 김동식·김영택·이수연, 피임과 낙태 정책에 대한 쟁점과 과제: 여성의 재생산권과 건강권을 중심으로, 한국여성정책연구원, 2014

4. 인공임신중절수술의 보고체계

앞서 인공임신중절수술 시 안전장치로서 전문가 승인제도에 대해 살펴보았는데, 이러한 승인과정 내에서의 보고체계 역시 중요한 부분이라 할 수 있다. 대표적인 국가로서 네덜란드를 보면, 시술의는 인공임신중절시술 현황과 관련 내용 등에 대해 병원장에게 매월 보고해야 하고, 병원장은 관련 내용을 분기마다 국가 감독기관에 보고하는 체계를 가지고 있다. 국가 감독기관은 여러 병원들로부터 취합된 인공임신중절 관련 통계자료로 재생산하고, 이를 통해 법규 준수 및 관련 정책지원 방안의 근거로 활용한다. 일본도 시술의가 매달 시술관련 자료를 취합하여, 해당 지역 정부에 보고하고, 이를 중앙정부에서 취합하여 국가 통계자료로 발표하고 있다. 미국 역시 질병관리본부(CDC)에서 인공임신중절 보고체계를 구축하여, 국가단위에서 정보를 공유하고, 이를 활용하고 있다.

전반적으로 시술의 혹은 시술의가 포함된 위원회에서 보고를 하는데, 보고 기간에서의 차이는 있지만 보통 2주에서 4주 이내에 보고하는 국가들이 많은데, 스위스와 같이 시술의가 24시간 이내 관계관청에 신고하는 것을 의무로 하는 곳도 있다.

[표 10-6] OECD 회원국의 인공임신중절수술 보고 체계[28]

국가명	감시체계
네덜란드	시술의는 매월 병원장에게 보고 병원장 3개월 마다 취합된 내용 국가 감독기관에 보고 - 이를 통해 관련 통계 생산 및 법규 준수 여부 점검
뉴질랜드	전문가 승인 절차의 적절한 진행 여부를 감독위원회가 관리
미국	CDC 주관의 낙태 보고체계 구축을 통해 국가단위 정보 공유
스위스	시술의는 24시간 이내에 관계관청에 신고 의무
영국	시술의는 시술 후 14일 이내 영국 보건부에 신고
이탈리아	임신 90일 이후 낙태할 경우, 시술의는 관련 기록물 및 증명자료를 병원장에게 보고
일본	시술의는 매달 시술관련 자료를 취합, 해당 지역정부에 보고 - 관련 내용은 매년 정부기관에 의해 통계자료로 발표
폴란드	상담확인서(낙태허용 사유확인) 교부 및 낙태기록 등 신고
호주	시술의는 낙태 후 14일 이내 보건부에 신고

---
28 김동식·김영택·이수연, 피임과 낙태 정책에 대한 쟁점과 과제: 여성의 재생산권과 건강권을 중심으로, 한국여성정책연구원, 2014

OECD 회원국의 상당수는 법률 상 허용하는 사유인 경우, 인공임신중절에 관한 의료서비스 및 시술에 필요한 비용을 지원하고 있다. 이를 테면, 그리스, 스위스, 영국 등은 해당 국가의 건강(의료)보험 제도를 통해 무료 혹은 부분 지원을 해 주는 경우가 가장 많았다. 이스라엘, 프랑스 등의 국가들은 18세 미만의 미성년, 저소득층에 대해서는 전액 지원을, 일반 여성은 부분 지원을 하는 등 사회경제적 계층별 차등 정책을 추진하는 국가들도 있다. 또한, 뉴질랜드와 멕시코 등은 국가에서 승인한 의료기관이나 공중보건센터(public health center)에서 낙태 시술을 할 경우, 비용을 지원해 주는 국가들도 있다.

[표 10-7] OECD 회원국 중 낙태 관련 의료서비스 및 비용 지원 현황29

국가명	의료 서비스 및 비용 지원
그리스	National Health Care에서 무료 지원
네덜란드	건강보험(예외적 의료비 지원기금(Exceptional medical expenses fund)
노르웨이	무료
뉴질랜드	Public hospital에서는 무료 시술
덴마크	의료보험 처리
독일	의학적 사유는 무료 강간의 경우 시민건강보조공사 또는 법정건강보험에서 전액 부담 요청의 경우, 시민건강보조공사 및 법정건강보험에서 일부 부담 - 단, 빈곤층은 추가적인 비용 모두 부담
멕시코	Public health center에서는 무료 시술
미국	의학적 및 경제학적 사유에만 지원 - 단, 주(stste)마다 다르며, 대략 50% 지원
스웨덴	의료보험 처리
스위스	의료 보험 처리. 단, 일부 비용 지원
스페인	승인 받은 혹은 public health center에서 지원
슬로바키아	의학적 사유의 경우만 전액 지원
에스토니아	의학적 사유만 일부 지원
영국	의료보험 처리(전액)
오스트리아	의학적 사유는 의료보험에서, 경제적 사유는 사회복지부에서 부담

---

29 김동식·김영택·이수연, 피임과 낙태 정책에 대한 쟁점과 과제: 여성의 재생산권과 건강권을 중심으로, 한국여성정책연구원, 2014

국가명	의료 서비스 및 비용 지원
이스라엘	미성년자이거나 의학적 사유인 경우 사회보험에서 무료 시술
체코	의학적 및 경제적 사유에만 무료 시술
캐나다	의료보험 처리
폴란드	의학적 경우에만 지원
프랑스	18세 미만 혹은 빈곤 여성인 경우 전액 지원 - 일반여성은 시술비 80% 환급, 민간보험이 차액 지급
핀란드	의료보험에서 전액 지원 - 단, 입원비는 개인 부담
헝가리	사회보험 적용 대상자는 무료 - 이외 의학적 사유는 무료, 다른 경우는 낙태심사위원회에서 정한 일정금액을 부담 해야 의료보험 처리
호주	의료보험 처리

5. 소결

OECD 회원국은 인공임신중절수술을 허용하는 범위가 다소 차이가 있지만 허용사유와 기간규제 등의 방법으로 인공임신중절 정책을 구현하고 있다.

첫째, 인공임신중절수술의 허용사유는 크게 7가지로 나누어 살펴볼 수 있다.

둘째, 인공임신중절 허용규제 방식은 임신 주수를 달리하는 기한규제와 특정사유에 상관없이 허용주수를 동일하게 적용하는 사유규제로 구성된다.

셋째, 인공임신중절수술의 허용사유의 타당성과 적절성을 판단하기 위해 전문가승인 및 상담제도를 운영하고 있다. 상담 후에는 대기기간을 두어 인공임신중절을 신중히 결정하도록 돕고 있다.

넷째, 인공임신중절 시행에 대한 보고체계를 구축하여 정보를 공유하고 이를 활용하고 있다.

제4절 ㅣ 우리나라 인공임신중절

이와 같이 형법 제27장 낙태의 죄에서 낙태를 전면금지하면서도 한편으로, 모자보건법을 통하여 일정한 의학적·우생학적·윤리적 적용사유 등이 있는 경우 형법상의 낙태죄의 적용을 배제함으로써 인공임신중절을 일부 허용하고 있다. 즉, 인공임신중절과 관련하여 우리 법 체계는 낙태죄를 규정한 형법과 위법성 조각사유를 규정한 모자보건법으로 이원화되어 있다.

형법에서는 '낙태(落胎)'라는 용어를 사용하고, 모자보건법에서는 '인공임신중절수술'이라는 용어를 사용한다. 낙태는 다른 말로 유산(流産)이라고도 하며 이는 자연분만기에 앞서서 자궁 내의 태아나 배가 자연적 혹은 인위적으로 모체 밖으로 배출 혹은 모체 내에서 사망한 것을 의미한다.30 한편 인공임신중절수술은 태아가 모체 밖에서는 생명을 유지할 수 없는 시기에 태아와 그 부속물을 인공적으로 모체 밖으로 배출시키는 수술을 말한다.31

법원은 형법상 '낙태'에 대해 "태아를 자연분만기에 앞서서 인공으로 모체 밖으로 배출하거나 모체 안에서 살해하는 행위"라고 정의한다(법원 2005. 4. 15. 선고 2003도2780 결정). 형법과 달리 모자보건법은 '인공임신'이라는 용어를 사용 한다. 모자보건법 제2조 제7호는 '인공임신수술'이란 "태아가 모체 밖에서는 생명을 유지할 수 없는 시기에 태아와 그 부속물을 인공으로 모체 밖으로 배출시키는 수술을 말한다"라고 정의하고 있고, 제14조에서는 일정한 정당화사유가 있는 경우 인공임신수술을 허용하고 있다. 아래에서는 형법과 모자보건법에 대해 살펴보고자 한다.

1. 형법

1953년 9월 18일 법률 제293호로 제정된 형법 제269조 제1항은 "부녀가 약물 기타 방법으로 낙태한 때에는 1년 이하의 징역 또는 1만 환 이하의 벌금에 처한다."라고 하여 임신한 여성의 자기낙태를 처벌하였다. 같은 조 제2항은 부녀의 촉탁 또는 승낙을 받아

---

30 https://ko.wikipedia.org/wiki/낙태
31 모자보건법 제2조(정의)

낙태하게 한 자를 제1항과 동일한 형으로 처벌하고, 제3항은 제2항의 죄를 범하여 부녀를 치상하거나 치사한 경우를 가중 처벌하였다. 같은 법 제270조 제1항은 "의사, 한의사, 조산원, 약제사 또는 약종상이 부녀의 촉탁 또는 승낙을 받아 낙태하게 한 때에는 2년 이하의 징역에 처한다."라고 하여 의사 등의 업무상동의낙태를 처벌하였다. 같은 조 제2항은 부녀의 촉탁 또는 승낙 없이 한 자를 처벌하고, 제3항은 제1항 또는 제2항의 죄를 범하여 부녀를 치상하거나 치사한 경우를 가중 처벌하였다. 위 규정들은 모두 처벌의 예외사유를 규정하지 아니하였다.

1995년 12월 29일 법률 제5057호로 형법이 개정되면서, 형법 제269조 제1항이 "1만환 이하의 벌금"은 "200만원 이하의 벌금"으로, 제270조 제1항의 "조산원"은 "조산사"로 각각 변경되고, 일부 자구의 수정이 있었으나, 실질적인 조문의 내용에는 변화가 없이 현재에 이르고 있다.

현재 형법을 구체적으로 살펴보면, 형법에서는 인공임신중절수술을 '낙태죄'로 규정하고 있으며, 2개의 조문과 7개의 항을 두고 있다. 형법 제269조(낙태)와 제270조(의사 등의 낙태, 부동의낙태)는 낙태죄의 법정형을 엄격하게 규정하고 있으며 내용은 다음과 같다.

제27장 낙태의 죄

제269조(낙태) ① 부녀가 약물 기타 방법으로 낙태한 때에는 1년 이하의 징역 또는 200만원 이하의 벌금에 처한다.

② 부녀의 촉탁 또는 승낙을 받아 낙태하게 한 자도 제1항의 형과 같다.

③ 제2항의 죄를 범하여 부녀를 상해에 이르게 한때에는 3년 이하의 징역에 처한다. 사망에 이르게 한때에는 7년 이하의 징역에 처한다.

제270조(의사 등의 낙태, 부동의낙태)

① 의사, 한의사, 조산사, 약제사 또는 약종상이 부녀의 촉탁 또는 승낙을 받아 낙태하게 한 때에는 2년 이하의 징역에 처한다.

② 부녀의 촉탁 또는 승낙없이 낙태하게 한 자는 3년 이하의 징역에 처한다.

③ 제1항 또는 제2항의 죄를 범하여 부녀를 상해에 이르게 한때에는 5년 이하의 징역에 처한다. 사망 에 이르게 한때에는 10년 이하의 징역에 처한다.

④ 전 3항의 경우에는 7년 이하의 자격정지를 병과한다.

낙태의 사전적 의미는 태아를 그 생명의 터인 모체로부터 분리하는 것이다. 따라서 낙태의 죄는 태아를 자연분만기에 앞서 인으로 모체 밖으로 배출하거나 또는 태아를 모체 안에서 살해하는 것을 내용으로 하는 범죄라고 파악하는 것이 통설의 입장이다.[32] 그러나 낙태의 죄는 태아의 생명을 보호하기 위하여 규정된 구성요건인데, 의학의 발달은 단순하게 태아를 자연분만기에 앞서 인으로 모체 밖으로 배출한 행위를 모두 구성요건 행위인 낙태로 평가할 수 없도록 하였다.

이러한 현행 형법상의 낙태죄 규정에 대하여 대체로 세 가지 입법론적 지적이 있다.[33] 첫째, 업무상 동의낙태죄의 법정형이 동의낙태죄의 법정형보다 더 무거운 것은 부당하다는 비판이 있다. 그 논거로는 의료 업무에 종사하여 의료적인 지식을 가진 자가 행하는 낙태행위를 비의료인의 행위보다 중하게 처벌하는 것은 합당하지 않다는 것을 들고 있다. 둘째, 부동의 낙태죄의 형이 폭행죄보다 무거우나 그 결과적 가중법의 부동의 낙태치사상죄의 형은 폭행치사상죄에 비하여 오히려 가볍기 때문에 형의 균형이 맞지 않다는 주장이 있다. 마지막으로 현행법 규정 자체가 지닌 문제점을 지적한 것은 아니지만 개정방향에 대한 의견으로 일정한 범위 내에서 낙태를 주장해야 한다는 주장이 있다.

2. 모자보건법

모자보건법은 1973년에 모성의 생명과 건강을 보호하고 건전한 자녀의 출산과 양육을 도모함으로써 국민의 보건향상에 기여하기 위해 제정되었다.[34] 1973년 2월 8일 법률 제2514호로 제정된 모자보건법은 인공임신중절수술의 허용한계를 규정하였다. 국민의 보건향상을 위해 첫째, 국가 또는 지방자치단체는 영유아의 건전한 발육을 도모하기 위하여 모성 및 영유아에 대한 질병 및 사고의 예방, 질병의 조기발견 및 치료 등에 관하여 적절한 조치를 하도록 한다. 둘째, 인공임신중절수술의 허용한계를 정한다. 셋째, 가족계획요원의 소요 경비등에 대한 국고보조를 할 수 있도록 하기 위함이다. 2009년에는 모자보건법 전문개정이 시행되었다. 특히, 인공임신중절수술 허용기한이 28주에서 24주로 단축하

---

32 이정원, 낙태죄의 구조와 문제점-독일형법에서의 낙태죄 규제와의 비교를 중심으로, 법제연구 54, 193-216

33 김영곤, 낙태규정에 관한 입법론적 고찰, 석사학위논문, 연세대학교 보건대학원 2006

34 국가법령정보센터, 모자보건법 제정 이유 http://www.law.go.kr/LSW/lsRvsRsnListP.do?lsId=000183&chrClsCd=010202&lsRvsGubun=all

였다.35 또한 허용사유 중 인공임신중절수술을 할 수 있는 유전성 정신분열증 등 우생학적 또는 유전학적 질환 중 치료가 가능하거나 의학적 근거가 불분명한 질환 등을 삭제하여 인공임신중절수술의 허용범위를 일부 축소하였다.

　　모자보건법은 형법상 낙태죄에 대하여 인공임신중절수술 행위에 대한 '위법성 조각 규정'을 두고 있으며, 동법 제14조는 인공임신중절 허용사유를 들고 있다. 인공임신중절의 허용사유는 의학적, 우생학적, 윤리적으로 인정되어야 한다. 구체적으로 의학적 허용사유는 유전학적 정신장애나 신체질환이 있는 경우, 임신의 지속이 보건의학적 이유로 모체의 건강을 심각하게 해치고 있거나 해칠 우려가 있는 경우, 본인이나 배우자가 대통령령으로 정하는 전염성 질환이 있는 경우이다. 인공임신중절수술을 할 수 있는 전염성 질환은 풍진, 톡소플라즈마증 및 그 밖에 의학적으로 태아에 미치는 위험성이 높은 전염성 질환이다. 우생학적 허용사유는 연골무형성증, 낭성섬유증 및 그 밖의 유전성 질환으로서 그 질환이 태아에 미치는 위험성이 높은 질환인 경우이다. 마지막으로 윤리학적 허용사유는 강간 또는 준강간(準强姦)에 의하여 임신된 경우, 법률상 혼인할 수 없는 혈족 또는 인척 간에 임신된 경우이다.

　　위와 같이 법에서 정하는 일정한 사유가 있는 경우에 '본인과 배우자의 동의'가 있고, 의사가 인공임신중절수술을 시행하도록 하고 있다.

모자보건법

제14조(인공임신중절수술의 허용한계) ① 의사는 다음 각 호의 어느 하나에 해당되는 경우에만 본인과 배우자(사실상의 혼인관계에 있는 사람을 포함한다. 이하 같다)의 동의를 받아 인공임신중절수술을 할 수 있다.

1. 본인이나 배우자가 대통령령으로 정하는 우생학적(優生學的) 또는 유전학적 정신장애나 신체질환이 있는 경우
2. 본인이나 배우자가 대통령령으로 정하는 전염성 질환이 있는 경우
3. 강간 또는 준강간(準强姦)에 의하여 임신된 경우
4. 법률상 혼인할 수 없는 혈족 또는 인척 간에 임신된 경우
5. 임신의 지속이 보건의학적 이유로 모체의 건강을 심각하게 해치고 있거나 해칠 우려가 있는 경우
② 제1항의 경우에 배우자의 사망·실종·행방불명, 그 밖에 부득이한 사유로 동의를 받을 수 없으면 본인의 동의만으로 그 수술을 할 수 있다.

35　보건복지부 보도자료, 낙태허용주수 단축 및 산후조리원 3층 이상 개설금지, 2009.04.03

③ 제1항의 경우 본인이나 배우자가 심신장애로 의사표시를 할 수 없을 때에는 그 친권자나 후견인의 동의로, 친권자나 후견인이 없을 때에는 부양의무자의 동의로 각각 그 동의를 갈음할 수 있다.

모자보건법 시행규칙

제15조(인공임신중절수술의 허용한계) ① 법 제14조에 따른 인공임신중절수술은 임신 24주일 이내인 사람만 할 수 있다.

② 법 제14조제1항제1호에 따라 인공임신중절수술을 할 수 있는 우생학적 또는 유전학적 정신장애나 신체질환은 연골무형성증, 낭성섬유증 및 그 밖의 유전성 질환으로서 그 질환이 태아에 미치는 위험성이 높은 질환으로 한다.

③ 법 제14조제1항제2호에 따라 인공임신중절수술을 할 수 있는 전염성 질환은 풍진, 톡소플라즈마증 및 그 밖에 의학적으로 태아에 미치는 위험성이 높은 전염성 질환으로 한다.

3. 우리나라 낙태 관련 판례

가. 헌법재판소의 판단: 2010헌바402, 판결 2012.8.23.

1) 사건의 개요

청구인은 조산사로서 2009. 2.경부터 부산에서 'ㅇㅇ조산원'이라는 상호로 조산원을 운영하는 자인바, '2010. 1. 28. 위 조산원에서 임부로부터 임신 6주된 태아를 낙태시켜 달라는 촉탁을 받고, 진공기를 임부의 자궁 안에 넣어 위 태아를 모체 밖으로 인위적으로 배출하는 방법으로 낙태하게 하였다.'는 등의 공소사실로 기소되어 재판을 받던 중(부산지방법원 2010고단2425), 처벌의 근거가 되는 형법 제270조 제1항에 대하여 위헌법률심판제청신청(부산지방법원2010초기2480)을 하였으나, 2010. 9. 14. 기각되었다. 이에 청구인은 2010. 10. 17. 형법 제270조 제1항이 헌법에 위반된다며 이 사건 헌법소원심판을 청구하였다.

2) 청구인의 주장 요지

가. 임부의 자기낙태를 금지하고 처벌하는 형법 제269조 제1항(이하 '자기낙태죄 조항'이라 한다)은 출산을 원하지 않는 여성에게 출산을 강요하는 것이어서(특히 임신 초기의 낙태일 경우 가치형량의 불균형이 너무 심각하다), 임부의 인간으로서의 존엄과 가치, 행복추구권,

사생활의 자유 등 기본권을 침해하여 위헌이다. 이와 같이 자기낙태죄 조항이 위헌이므로, 조산사의 낙태행위를 무조건 금지하고 처벌하는 이 사건 법률조항 또한 같은 이유로 위헌이다.

나. 이 사건 법률조항은 법정형으로 2년 이하의 징역형만 규정하고 있어 과잉처벌에 해당한다.

3) 판시사항

가. 부녀가 약물 기타 방법으로 낙태한 때에는 1년 이하의 징역 또는 200만 원 이하의 벌금에 처하도록 규정한 형법(1995. 12. 29. 법률 제5057호로 개정된 것) 제269조 제1항(이하 '자기낙태죄 조항'이라 한다)이 위헌이라고 판단되면, 조산사 등이 부녀의 촉탁 또는 승낙을 받아 낙태하게 한 때에는 2년 이하의 징역에 처하도록 규정한 형법(1995. 12. 29. 법률 제5057호로 개정된 것) 제270조 제1항 중 '조산사'에 관한 부분(이하 '이 사건 법률조항'이라 한다)도 위헌이 되는 관계에 있는지 여부(적극)

나. 자기낙태죄 조항이 임부의 자기결정권을 침해하여 헌법에 위반되는지 여부(소극)

다. 이 사건 법률조항이 책임과 형벌 간의 비례원칙에 위배되는지 여부(소극)

라. 이 사건 법률조항이 형벌체계상의 균형에 반하여 평등원칙에 위배되는지 여부(소극)

4) 결정요지

가. 이 사건 법률조항과 자기낙태죄는 대향범이고, 이 사건은 낙태하는 임부를 도와주는 조산사의 낙태를 처벌하는 것이 위헌인지 여부가 문제되는 사안이므로, 자기낙태를 처벌하는 것이 위헌이라고 판단되는 경우에는 동일한 목표를 실현하기 위해 임부의 동의를 받아 낙태시술을 한 조산사를 형사처벌하는 이 사건 법률조항도 당연히 위헌이 되는 관계에 있다고 봄이 상당하다.

나. 인간의 생명은 고귀하고, 이 세상에서 무엇과도 바꿀 수 없는 존엄한 인간 존재의 근원이며, 이러한 생명에 대한 권리는 기본권 중의 기본권이다. 태아가 비록 그 생명의 유지를 위하여 모(母)에게 의존해야 하지만, 그 자체로 모(母)와 별개의 생명체이고 특별한 사정이 없는 한 인간으로 성장할 가능성이 크므로 태아에게도 생명권이 인정되어야

하며, 태아가 독자적 생존능력을 갖추었는지 여부를 그에 대한 낙태 허용의 판단 기준으로 삼을 수는 없다. 한편, 낙태를 처벌하지 않거나 형벌보다 가벼운 제재를 가하게 된다면 현재보다도 훨씬 더 낙태가 만연하게 되어 자기낙태죄 조항의 입법목적을 달성할 수 없게 될 것이고, 성교육과 피임법의 보편적 상용, 임부에 대한 지원 등은 불법적인 낙태를 방지할 효과적인 수단이 되기에는 부족하다. 나아가 입법자는 일정한 우생학적 또는 유전학적 정신장애나 신체질환이 있는 경우와 같은 예외적인 경우에는 임신 24주 이내의 낙태를 허용하여(모자보건법 제14조, 동법 시행령 제15조), 불가피한 사정이 있는 경우에는 태아의 생명권을 제한할 수 있도록 하고 있다. 나아가 자기낙태죄 조항으로 제한되는 사익인 임부의 자기결정권이 위 조항을 통하여 달성하려는 태아의 생명권 보호라는 공익에 비하여 결코 중하다고 볼 수 없다. 따라서 자기낙태죄 조항이 임신 초기의 낙태나 사회적·경제적 사유에 의한 낙태를 허용하고 있지 아니한 것이 임부의 자기결정권에 대한 과도한 제한이라고 보기 어려우므로, 자기낙태죄 조항은 헌법에 위반되지 아니한다.

다. 이 사건 법률조항은 그 법정형의 상한이 2년 이하의 징역으로 되어 있어 법정형의 상한 자체가 높지 않을 뿐만 아니라, 비교적 죄질이 가벼운 낙태에 대하여는 작량감경이나 법률상 감경을 하지 않아도 선고유예 또는 집행유예 선고의 길이 열려 있으므로, 지나치게 과중한 형벌을 규정하고 있다고 볼 수 없다. 그러므로 이 사건 법률조항은 책임과 형벌 간의 비례원칙에 위배되지 아니한다.

라. 낙태는 행위태양에 관계없이 태아의 생명을 박탈하는 결과를 초래할 위험이 높고, 일반인에 의해서 행해지기는 어려워 대부분 낙태에 관한 지식이 있는 의료업무종사자를 통해 이루어지며, 태아의 생명을 보호해야 하는 업무에 종사하는 자가 태아의 생명을 박탈하는 시술을 한다는 점에서 비난가능성 또한 크다. 나아가 경미한 벌금형은 영리행위를 추구하는 조산사에 대하여는 위하력을 가지기 어렵다는 점들을 고려하여 입법자가 이 사건 법률조항에 대하여 형법상 동의낙태죄(제269조 제2항)와 달리 벌금형을 규정하지 아니한 것이 형벌체계상의 균형에 반하여 헌법상 평등원칙에 위배된다고도 할 수 없다.

나. 헌법재판소의 판단: 2017헌바127 판결 2019.04.11.

1) 사건의 개요

청구인은 69회에 걸쳐 부녀의 촉탁 또는 승낙을 받아 낙태하게 하였다는 공소사실

(업무상승낙낙태) 등으로 기소되었다(광주지방법원 2016고단3266). 청구인은 제1심 재판 계속 중, 주위적으로 형법 제269조 제1항, 제270조 제1항이 헌법에 위반되고, 예비적으로 위 조항들의 낙태 객체를 임신 3개월 이내의 태아까지 포함하여 해석하는 것은 헌법에 위반된다고 주장하면서 위헌법률심판제청신청을 하였으나 2017.1.25. 그 신청이 기각되었다(광주지방법원 2016초기1322). 이에 청구인은 2019.2.8. 위 조항들에 대하여 같은 취지로 이 사건 헌법소원심판을 청구하였다.

2) 청구인의 주장 요지

가. 자기낙태죄 조항

자기낙태죄 조항은 여성이 임신·출산을 할 것인지 여부와 그 시기 등을 결정할 이유를 제약하여 여성의 자기운명결정권을 제한하고, 임신 초기에 안전한 임신중절수술을 받지 못하게 하여 임신한 여성의 건강권을 제한한다. 또한 원치 않은 임신의 유지와 출산을 강제하여 임신한 여성의 생물학적, 정신적 건강을 훼손함으로써 신체의 완전성에 관한 권리와 모성을 보호받을 권리를 제한하고, 원치 않은 임신 및 출산에 대한 부담을 여성에게만 부과하므로 평등권을 제한한다.

태아는 그 생존과 성장을 전적으로 모체에 의존하므로, 태아가 모와 별개의 생명체로서 모와 동등한 수준의 생명이라고 볼 수 없다. 따라서 태아는 생명권의 주체가 될 수 없다. 낙태를 처벌하는지 여부는 임신중단의 결정에 영향을 미치지 못하고, 현실적으로 낙태에 대한 처벌이 거의 이루어지지 않으므로, 자기낙태죄 조항은 태아의 생명, 임신한 여성의 생명과 신체를 보호하기 위한 적절한 수단이 될 수 없다. 임신한 여성의 모든 낙태가 일률적으로 처벌되고 있고, 모자보건법에 규정된 처벌의 예외도 그 범위가 지나치게 좁으므로, 자기낙태죄 조항은 과잉금지원칙에 위반되어 임신한 여성의 자기결정권, 건강권, 신체의 완전성에 관한 권리, 모성을 보호받을 권리, 평등권 등을 침해한다.

나. 의사낙태죄 조항

일반인에 의한 낙태는 의사에 의한 낙태보다 더 위험하고 불법성이 큼에도 불구하고, 동의낙태죄 조항(형법 제269조 제2항)과 달리 징역형 외에 벌금형을 규정하지 아니한 의사낙태죄 조항은 평등원칙에 위반되고, 의사의 직업의 자유를 침해한다.

3) 주 문

형법(1995.12.29. 법률 제5057호)로 개정된 것) 제269조 제1항, 제270조 제1항 중 '의사'에 관한 부분은 모두 헌법에 합치되지 아니한다. 위 조항들은 2020. 12.31.을 시한으로 입법자가 개정할 때까지 계속 적용된다.

4) 결정요지: 헌법불일치

가. 자기낙태죄 조항에 대한 판단

자기낙태죄 조항은 입법목적을 달성하기 위하여 필요한 최소한의 정도를 넘어 임신한 여성의자기결정권을 제한하고 있어 침해의 최소성을 갖추지 못하고 있으며, 법익균형성의 원칙도 위반하였다고 할 것이므로, 과잉금지원칙을 위반하여 임신한 여성의 자기결정권을 침해하는 위헌적인 규정이다.

나. 의사낙태죄 조항에 대한 판단

업무상동의낙태죄와 자기낙태죄는 대향범이므로, 임신한 여성의 자기낙태를 처벌하는 것이 위헌이라고 판단되는 경우에는 동일한 목표를 실현하기 위해 부녀의 촉탁 또는 승낙을 받아 낙태하게 한 의사를 형사처벌하는 의사낙태죄 조항도 당연히 위헌이 되는 관계에 있다.

자기낙태죄 조항은 모자보건법에서 정한 사유에 해당하지 않는다면, 결정가능기간 중에 다양하고 광범위한 사회적·경제적 사유로 인하여 낙태갈등 상황을 겪고 있는 경우까지도 예외없이 임신한 여성에게 임신의 유지 및 출산을 강제하고, 이를 위반하여 낙태한 경우 형사처벌한다는 점에서 위헌이므로, 동일한 목표를 실현하기 위하여 임신한 여성의 촉탁 또는 승낙을 받아 낙태하게 한 의사를 처벌하는 의사낙태죄 조항도 같은 이유에서 위헌이라고 보아야 한다.

4. 소결

우리나라의 인공임신중절 입법례는 형법과 모자보건법이다. 관련 조항은 형법 『제27장 낙태의 죄』와 『모자보건법 제14조(인공임신중절수술의 허용한계)』이다. 이와 같이 낙태죄를 규정한 형법과 위법성 조각사유를 규정한 모자보건법으로 이원화되어 있다.

    헌법재판소의 낙태 판결은 2012년과 2019년에 판단되었다. 2012년 헌법재판소 판결은 낙태죄 조항이 합헌이라는 판단되었다. 반면, 2019년 헌법재판소 판결은 임신한 여성의 자기결정권을 침해하는 위헌적인 규정으로서 헌법불일치로 판단되었다.

제5절 ┃ **결론**

    지금까지 인공임신중절과 관련한 국내외 법제도를 살펴보았다. 인공임신중절 논의는 태아의 생명권과 여성의 몸에 대한 자기결정권이 대립되는 양상으로 흘러왔다. 그러나 이러한 대립된 구도의 논의를 통해서는 어떤 결론에 도달할 수 없다. 그럼에도 불구하고 앞서 많은 국가들 역시 인공임신중절을 둘러싼 다양한 논의의 장에서 사회적 합의를 이끌어 온 결과물로서 인공임신중절 법제도가 탄생하였다.

    2019년 4월 11일에 우리 헌법재판소에서 '2017헌바127 형법 제269조 제1항 등 위헌소원'에서는 2012년 8월 23일에 있었던 재판 결과와는 매우 다른 모습이었다. 2012년 판결은 위헌심판의 대상은 형법 제270조 제1항의 업무상낙태죄의 위헌여부였지만, 자기낙태죄의 위헌여부가 실질적으로 다루어졌다는 점에서 헌법재판소가 형법상의 낙태죄의 위헌여부에 대해 최초로 판단을 내린 역사적인 결정이었다고 말할 수 있다.[36] 한편, 2019년 4월 헌법재판소는 66년만에 형법의 '낙태죄 조항'을 위헌으로 판결하며, 2020년 12월 31일까지 개정된 형법을 주문하였다.

    이제 헌법재판소의 판결문에 따라 우리 사회에서 인공임신중절 논의는 인공임신중절 결정 가능 기간의 결정, 태아의 생명보호와 여성의 자기결정권 실현의 최적화된 해법의 마련, 일정한 시기까지는 사회적·경제적 사유에 대한 확인 요구 여부를 포함한 결정가능 기간, 사회적 경제적 사유의 조합, 일정한 절차적 요건(상담요건이나 숙려기간 등) 추가 여부를 판단하여 2020년 12월 31일까지 완료되어야 하는 숙제를 안고 있다.

    이러한 상황에서 주요 국가의 인공임신중절 법제도는 우리 사회에 선례를 제공할 수 있을 것이다. 뿐만 아니라 형법의 낙태죄 개정은 인공임신중절이라는 주제의 특수성으로

---

36 정철, 헌법재판소의 낙태결정(2010헌바402)에 대한 헌법적 검토, 헌법학연구 제19권 제2호, 한국헌법학회, 2013, pp.324−325

법학자 뿐 아니라 윤리학자, 사회학자 등이 함께 참여하는 학제적 연구를 통하여 사회적 합의를 이끌어 나간다면, 우리 사회에 적합한 새로운 형태의 개정 조항을 기대할 수 있을 것이다.

생|각|해| 봅|시|다.

❶ 우리사회에서 인공임신중절 논의에서 가장 첨예한 대립이 되고 있는 가치가 무엇인지 함께 생각해보자.

❷ 「사건 2017헌바127 형법 제269조 제1항 등 위헌소원」은 '헌법불일치'로 판결된 이유가 무엇인지 함께 생각해보자.

제11장 근로자 건강과 산업보건

제1절 | 근로기준법

사례 1[1]

고용노동부 서울남부지청 소속 권모 과장(57)이 뇌출혈로 쓰러진 지 3개월 만에 숨을 거뒀다. 과로로 숨진 보건복지부 사무관과 조류인플루엔자(AI) 방역관에 이어 또다시 비보가 전해지면서 공직사회는 술렁이고 있다.

7일 고용부에 따르면 권 과장은 작년 12월 이후 의식불명 상태로 투병하다가 지난 3일 사망했다. 1981년 입사한 그는 36년간 고용부에서 근무했다. 작년에 과장(5급)으로 승진한 뒤 서울 강서구와 영등포구 등의 근로감독을 관리하는 업무를 맡았다. 관할구역이 넓고 노사 대립이 많은 지역이라 야근과 휴일 근무가 잦았던 것으로 알려졌다.

특히 작년 12월엔 권 과장의 업무 스트레스가 극도로 심했다는 게 주변 동료들의 설명이다. 관할구역에 있는 김포공항 환경미화원의 성희롱 사건이 터지면서 국회로부터 자료 제출 요구가 빗발쳤기 때문이다. 서울남부지청 관계자는 "권 과장은 한 국회의원 보좌관과 7~8분가량 통화한 뒤 그 자리에서 쓰러졌다"며 "책상을 정리하다 보니 수첩에 국회 보좌관이 요구한 자료 목록이 적혀 있었다"고 말했다. 유가족은 공무원연금공단에 업무상 스트레스로 인한 공무상 요양으로 재해 신청을 했다.

공무원들의 잇따른 과로사 소식에 관가는 침울한 분위기다. 지난 1월 세 자녀를 둔 복지부 김모 사무관(35)은 정부세종청사 계단에서 쓰러진 채 발견됐다. 야근과 주말 근무로 인한 과로사인 것으로 전해졌다. 작년 12월엔 경북 성주군청 공무원 정모씨(40)가 AI 방역 업무를 하다가 숨졌다.

〈한국경제 인터넷 기사(2017.3.7.) 중 일부 발췌〉

---

1 "잇단 과로사…공직사회 '술렁'" 한국경제 인터넷 기사(2017.03.07.) https://www.hankyung.com/article/2017030712801?nv=o

최근 1년간 부산국제영화제가 기간제 노동자(스태프) 176명에게 지급하지 않은 수당 등 임금체불 규모가 5억원이 넘는 것으로 드러났다. 또한 취업규칙 위반, 야간·휴일·연장근로 제한 위반 등 노동법 위반 사실도 나타났다.

김영주 더불어민주당 의원이 고용노동부에서 받은 자료를 보면 부산국제영화제가 재직 중인 스태프 31명에게 1억5000여만원, 퇴직한 스태프 145명에게 3억7000여만원 등 스태프 총 176명의 야간·연장·휴일 근로수당 5억2580여만원을 지급하지 않았다.

노동부가 지난해 11월19일부터 3일간 국내 주요 영화제 6곳을 수시감독한 결과다. 6곳 영화제 전체 임금체불 규모가 5억9600만원이었는데 이 중 부산국제영화제 스태프 임금체불 규모가 88%를 차지했다.

부천국제판타스틱영화제는 72명에게 5400만원, DMZ 국제다큐영화제는 31명에게 900만원, 제천국제음악영화제는 23명에게 500만원, 전주국제영화제 조직위원회는 80명에게 300만원, 서울국제여성영화제는 1명에게 13만원을 각각 지급하지 않았다.

노동부는 부산국제영화제에서 18세 이상 여성스태프 11명에게 동의 없이 야간·휴일 근로를 실시했고 영화제를 전·후로 스태프 31명의 연장근로가 주 12시간을 초과하는 등 근로기준법을 위반한 사실도 적발했다.

또한 노동부는 나머지 5개 영화제에서도 임금대장 미작성(전주국제영화제 조직위원회), 성희롱예방교육 미실시(부천국제판타스틱영화제·제천국제음악영화제) 등 근로기준법 위반 사실을 확인했고, 서울국제영화제와 DMZ국제다큐영화제에는 기간제 노동자 근로조건 서면명시 위반 등으로 과태료를 각각 60만원·210만원 부과했다.

〈미디어오늘 인터넷 기사(2019.3.21.) 중 일부 발췌〉

위의 두 사례는 근무시간 초과와 임금체불에 관한 내용이다. 근로기준법이 1953년 도입된 이후 여러 차례 재개정이 있었지만, 법 취지에 대한 이해 부족과 고의적인 법위반 은 지속되어 왔다.

1. 근로기준법의 도입 배경

인간은 국가와 사회를 유지하기 위해 '법'이라는 규범을 만들어 사회를 유지해왔지 만, 노동법은 1802년 영국의 공장법을 기준으로 할 경우에도 불과 200여년의 짧은 역사

---

2 "부산국제영화제 스태프 체불 5억원 넘어" 미디어오늘 인터넷 기사(2019.03.21.) http://www.mediatoday. co.kr/?mod=news&act=articleView&idxno=147436#csidx0021f623c01517190bb7edb7451785b

를 가지고 있다. 근대 사회에서 노동과 관련된 계약들은 관계자들 사이에서의 자유로운 합의에 따라 이루어 졌고, 이러한 합의는 법의 영역 외곽에 있었다. 도시화로 인해 노동을 제공하는 사람은 증가하여 노동의 가치는 떨어졌고, 산업화로 촉발된 자본주의의 가속화는 자본을 노동에 비해 상대적으로 우위에 두었다. 이런 상황에서 여러 문제점이 드러났다. 취약한 근로자는 궁핍해졌고, 이러한 격차가 사회 근간을 위협할 정도에 이르자, 이에 대한 대응책으로 형성된 법이 노동법이다.

서양의 노동법은 근대 사회를 직접 겪으면서 얻어진 역사적 산물이었지만, 우리나라는 그렇지 않았다. 1948년 국가 수립 이전까지 서양사회처럼 단계적 시행착오를 겪으며 점진적으로 근대시민사회를 형성할 사회적 토대가 마련되지 않았기 때문에 이를 기반으로 하는 노동법 역시 만들어지지 못했다. 미군정을 거쳐 남한 단독으로 자유민주주의, 자본주의를 기반으로 하는 국가를 수립하면서 서양의 법과 제도를 간접적으로 수용하였고, 노동법 또한 이 과정을 거쳐 제정되고 시행되었다. 1953년 노동입법은 그 사회적 또는 경제적 기능면에서 근대화의 부정적 결과로서 시민법의 폐해를 수정·보완하는 사회법이 아니라 오히려 적극적 근대화를 위한 법, 즉 향후에 도래할 시민사회의 경제적 기반을 마련하고, 이를 통해 근대시민국가로 발돋움하기 위한 법적 조치였다고 볼 수 있다.3

가. 우리나라 근로기준법의 도입

근로기준법은 근로조건의 최저한도를 설정함으로써 근로자의 생존권과 존엄성을 보장하고, 근로계약과 관련하여 노·사가 대등함을 보장하기 위한 법률이다. 우리나라 노동법 중 가장 중요한 법 중 하나이다. 근로기준법은 1953년 제정된 이후 몇 차례 개정을 거치면서, 그 보호대상과 정도가 때로는 확장되고 때로는 축소되었고, 우리나라 근로자들의 권리를 보장하는 가장 기본적인 법률로 기능해왔다. 근로기준법 제정 이전부터 1953년 근로기준법이 제정되기까지 시대적 배경에 대해서 살펴보고자 한다.

1) 일제강점기의 노동

19세기 후반 서구와 일본의 자본이 개항을 통해 우리나라에 침투되기 시작했으며,

---

3 강희원, "근로기준법의 법체계적 위상의 재정립", 『노동법연구』, 제40호(서울대학교 노동법연구회, 2016), 87-160면

이 시기에 광산, 부두 등에서 임금을 받고 자신의 노동력을 제공하는 형태의 자본주의적 임금근로자가 태동하였다. 또한 일제는 본국으로 식량, 원료를 원활히 공급하기 위해 식민지인 우리나라를 이용하면서 공장근로자는 지속적으로 증가하였다. 1911년부터 일본은 자국에서 노동보호법을 제정하여 근로자를 보호하고자 하였지만, 식민지였던 한국에는 이를 적용하지 않았다. 또 근로자모집취체규칙(1918년), 임금통제령(1938년), 근로보국협력령(1941년)등을 실시하였지만 이는 근로관계에 대한 보호법규가 아닌 노동력 수탈을 목적으로 하는 성격을 가진 단속법령이었다.4

　　결국 일제강점기의 근로관계에 관한 규정은 형식상 의용민법의 고용 규정을 따랐는데 모두 임의적 성격의 규정이기 때문에 민법에 의해 근로관계가 규율되었다고 보기에는 어렵다. 그리고 식민지 사회에서 사용자와 근로자 사이의 계약 관계는 시민법의 원리에 따른 자유의사에 기한 대등한 당사자로서의 지위를 가지기가 현실적으로 어려웠기 때문에 일제강점기의 임금노동을 근대적 임금 노동으로 보기에는 무리가 있다.

2) 미군정 시기의 노동

　　1945년 해방 후 미군정 시기로부터 근로기준제도가 출발되었지만, 임금노동의 현실은 크게 달라지 않았다. 오히려 해방직후 일본경제로부터 갑자기 분리되자 많은 공장이 조업을 중단하거나 단축하여 일자리가 한정되었으며, 많은 해외 동포들이 귀국하면서 실업문제가 커다란 사회문제로 대두되었다. 미군정 시기에 제정된 노동보호법은 일반노동 임금에 관한 법령(군정법령 제14호), 노동문제에 관한 공공정책 및 노동부설치에 관한 법령(군정법령 제97호), 아동노동법규(군정법령 제102호), 최고 노동시간에 관한법령(군정법령 제121호) 등 이다. 위 법령들은 미국 법령을 모방하였기에 실효성이 낮은 한계가 있었으나, 우리나라 최초의 노동법이라는 의미가 있다.

3) 전쟁시기의 노동과 근로기준법

　　근로기준법은 한국전쟁이 끝나기도 전인 1953년에 피난처인 부산에서 제정되었다. 1948년 제헌헌법 제17조가 근로의 권리와 의무, 근로조건법정주의, 여자와 소년의 근로에 대한 특별한 보호를 규정함으로 노동관계법 제정의 근거가 되었다.

4　한권탁, "1953년 근로기준법의 노동 정책적 의의", 『경희법학』, 제52권 제2호(경희법학연구소, 2017), 443면.

제정 당시 사회·경제적으로는 전쟁으로 인한 실업, 물가상승으로 인한 빈곤으로 적지 않은 노동문제가 발생했으며, 정치적으로도 전쟁 중에 군수공장에서 물자 생산에 큰 역할을 담당하던 근로자 세력을 포섭하기 위한 이념적 조치로서 근로기준법의 제정은 필수적이었다. 즉 전쟁에서 승리하기 위해 근로자들의 생존권 보장 및 법적 보호를 위해 근로기준법의 제정이 반드시 필요했던 것이다.

나. 근로기준법의 제정 경위와 입법정신

1) 제정 경위

근로기준법은 노동조합법, 노동쟁의 조정법, 노동위원회법과 함께 소위 노동4법이라 일컫는데 그 중 가장 마지막으로 1953년 제정 공포 되었다. 근로자의 인간다운 삶을 보장하려는 근로기준법이 가장 늦게 제정된 데에는 그만큼 당시 우리나라의 경제적 사정이나 노사실태가 열악했다는 점을 보여준다.

근로기준법은 1947년의 일본 노동기준법을 상당 부분 참고하여 제정되었다. 하지만 일부는 우리나라의 노동현실은 고려하였고, 미국의 단체협약 규정을 참고하기도 하였다. 그리고 1953년 4월 국회 회의록을 보면 당시 입법을 주도하였던 사회보건위원회가 노동현장을 방문하여 노동자의 의견을 듣고 이를 근로기준법 원안에 반영하여 작성을 했음을 알 수 있다.[5]

2) 입법정신

근로기준법은 헌법의 '인간 존엄성의 이념'을 받아 인간으로서 근로자의 존엄성 확보를 이 법이 추구해야 할 기본적 이념이자 가치로 삼았다.

(1) 근로자의 지위향상과 생활보장

근로기준법 원안의 제안이유를 보면, 한국의 부흥재건에 필요한 국민의 왕성한 근로의욕의 환기는 근로자의 지위향상과 생활보장이 급선무인데도 불구하고 헌법상 보장된 근로자의 권리가 입법 불비로 인하여 특히 근로조건에 관한 기준이 없으므로 "노동조합이 유명무실할 뿐만 아니라 노동운동 자체가 정확한 목표를 잃고 불순한 방향으로 나아

---

5 이흥재, "근로기준법 제정심의의 주요쟁점", 서울대학교 法學/50(3), 2009., 89-127, 서울대학교 법학연구소

갈 염려"가 있기 때문에, "근로기준에 관한 법을 제정함으로써 노동 도덕을 그 정상적인 궤도에 오르게 하고 노자 쌍방이 각각 그 목표를 명백히" 함으로써 근로자뿐만 아니라 국민 전체 경제의 향상에 기여할 것이라고 그 입법취지를 밝혔다.[6] 김용우 사회보건원장은 첫 심사보고에서 "기준법을 제외하고는 과거에 통과 된 세 가지의 법률을 충분히 활용할 수 없느니 만치 이 기준법의 제정은 불가피 한 법률"로서 "근로자가 인간적 생활을 하기에 최저한도의 필요한 기준을 구상해서 이 법안에 제정한 것"이라고 간추려 그 입법정신을 밝혔다.[7]

근로기준법 제1조는 법의 목적을 "이 법은 헌법에 따라 근로조건의 기준을 정함으로써 근로자의 기본적 생활을 보장, 향상시키며 … "라고 규정하고 있다.

(2) 노동의 상품화 방지

김용택 사회부 차관은 헌법 제17조의 입법정신을 실천에 옮겨 "하루속히 멸공 전쟁을 완수하고 남북통일을 하루 속히 해가지고 우리나라가 다 같이 잘 살자고 하는 공존공영하자고 하는 정신"이 근로기준법의 입법정신이라고 하면서, 이 법안은 "우리가 가장 존엄하다고 생각하는 인간의 노동력을 상품과 같이 취급을 해가지고 노동력을 제공하려고 하는 사람의 약점을 포착해서 이것을 짓밟고 이를 헐하게 사려고 하는 부당한 기업주나 애국심이 적은 자본가의 착취를 방지" 함으로써 노자협조정신과 전력증강정신을 더욱 앙양시키는 데 필요한 것이라고 역설하였다.[8]

(3) 근로자와 사용자의 동등한 지위

근로기준법 제4조는 "근로조건은 근로자와 사용자가 동등한 지위에서 자유의사에 따라 결정하여야 한다."라고 규정하고 있다. 이것은 기업과 근로자간 사회적 권력의 비대칭적 상황 하 초래될 수 있는 결과를 시정하여 실질적으로 노사가 서로 평등한 관계를 확립하고 근로관계에 관한 사항을 대등한 입장에서 결정해야 한다는 점을 규정한다.

우리나라가 서양의 노동법에 대한 기본이치와 개념, 노동법적 제도를 받아들여 근로기준법을 제정한지는 긴 시간이 되지 않았지만, 우리나라는 현재 가장 빠른 기간 내에 자유민주주의와 자본주의를 발전시킨 나라 중에 하나로 평가받고 있다. 그러한 발전에는 모

---

6 국회속기록 제15회 제20호, 2면
7 국회속기록 제15회 제20호, 13면
8 국회속기록 제15회 제20호, 16면

방입법이라는 스스로의 과소평가에도 불구하고 근로기준법이 법적 도구로써 큰 몫을 하였다고 볼 수 있다.

2. 주요 이슈 및 윤리적 논쟁

가. 근로시간

근로시간은 근로기준법 관련해서 가장 큰 이슈가 되는 현안이다. 특히 실 근로시간에 대한 내용은 다양한 시각에서 논의가 이루어져 왔다. 근로시간 단축에 관련된 구체적인 쟁점을 살펴보면 아래와 같다.

첫째, 연장근로시간에 휴일근로시간을 포함하여 1주당 최대 근로시간이 52시간을 분명하게 하는 문제. 이전 노동부 해석에 따라 1주일을 토요일과 일요일을 제외한 5일로 간주하여 법정 근로 시간을 최대 68시간 까지 가능하도록 하여 논란이 있었다. 이에 따라 1주를 7일로 분명히 하여 주당 근무시간을 최대 52시간으로 제한하였다. 둘째, 휴일근로와 연장근로 가산수당의 중복할증에 대한 문제. 셋째, 유연근로 시간제에 대한 문제. 세부적으로는 탄력적 근로시간제도와 재량근로제도가 해당된다. 현재 도입 또는 시행하고 있는 제도를 연착륙시키기 위한 내용이다. 넷째, 근로시간과 휴게시간의 특례제도로 인한 장시간근로에 대한 문제. 구체적으로 특례제도에 해당하는 업종의 축소와 특례유지 업종에 대한 최소휴식시간제·연장근로 상한제 등의 내용이다. 다섯째, 포괄임금제 금지에 대한 문제. 포괄임금제는 임금에 각종 수당을 포함하여 고정금액을 지급하는 문제를 유발한다. 이는 포괄임금제에 들어가는 연장근로 가산수당을 제대로 지급받지 못할 수 있기 때문에 근로시간과 밀접한 관계에 있다. 여섯째, 연소자의 근로시간 단축에 대한 문제이다.[9]

제20대국회에서 가결된 의안에서는 최대 가능 근로시간(연소자 근로시간도 포함), 중복할증, 특례제도 축소에 대하여 명시하고 있다. 1주당 최대 근로시간이 휴일근로 포함 52시간이고 연소자의 경우에는 1주간 근로시간 한도를 35시간으로 축소함을 분명히 하였다. 휴일 근로에 대해서는 시간 이내인 경우 통상임금의 50%를 더하여 지급하고, 8시간을 넘는 경우는 통상임금의 100%를 더하여 지급하는 것으로 규정하였다. 근로시간특례업

---

9 한인상, "휴일근로 관련 쟁점 분석 및 동향", 『노동리뷰』 제113권, 2014, 46−60.

종을 26개에서 5개로 축소하며 근로시간특례가 유지되는 업종은 근로일간 11시간의 연속 휴식시간을 부여하였다.

개정된 법안에 대한 부작용을 최소화하기 위하여 탄력적 근로시간제도와 재량근로제 도에 대한 논의가 이루어지고 있으며 노사 또는 정치권에서 첨예하게 대립하고 있다. 재 량근로제도로 인한 가산수당 지급 의무 면제와 탄력적 근로시간제도로 인한 1주당 최장 64시간 노동이 가능할 수 있기 때문이다.[10]

단축된 근로시간으로 인한 임금 감소 문제가 떠오르면서 포괄임금제는 더 주목받고 있다. 최근에는 연장근로가 많은 게임업계의 포괄임금제 폐지에 대한 움직임이 일어나고 있으며 사회적인 합의가 이루어지는 과정으로 보인다.

나. 임금 관련

임금 관련한 근로기준법의 주요 이슈는 통상임금의 산정기준의 명확한 설정과 임금 체불 감소가 있다.

최저임금 인상과 함께 최저임금법 개정안이 공포되면서, 최저임금 산입범위의 확대 에 따른 통상임금 산정기준에 대한 논란이 있었다. 상여금과 복리후생비의 최저임금 산입 비율은 2024년까지 점차적으로 낮아질 예정이다. 통상임금은 최저임금과 더불어 시간 외 근로 가산수당 산정의 기초가 되기 때문에 명확한 설정은 주요한 쟁점이다.

근로자에게 정당한 임금을 지불하는 것이 당연함에도 불구하고, 상습적인 임금체불 사례가 많고 임금을 통화가 아닌 것으로 지불하는 등의 사회적 문제가 있다. 임금체불을 방지하기 위하여 다양한 입법 조치가 있으나 좀 더 실효성 있는 제도에 대한 다양한 법 률안이 제시되고 있다. 첫째, 악의적 또는 상습적인 체불 사업주에게 배상 또는 부가금 을 지우는 방안이다. 둘째, 임금체불에 대한 형사처벌 강화가 있다. 셋째, 악의적 또는 상습적 체불 사용자에 대한 공개 대상을 확대하는 방안이다. 넷째, 임금명세서 지급의무 를 부과 또는 임금명세서에 근로시간, 임금항목, 항목별 계산법, 지급시기 등의 상세한 명시를 통하여 임금에 대한 분쟁을 예방하는 방안이다. 다섯째, 통화 이외의 임금지불에 대해 금지하는 방안이다. 여섯째, 도급이 한 차례 행하여지는 경우 근로자에게 임금을 지급하지 못하면 도급인이 그 수급인과 연대하여 임금 지급의 책임을 명확히 규정하는

---

10 한인상, "근로기준법 개정의 주요 내용과 쟁점", 『의정연구』 제52권, 2017, 217-226.

방안이다.[11]

임금은 근로자 뿐 아니라 근로자의 가족의 생계에 필수적인 요소이기 때문에 임금체불은 큰 범죄라는 사회적 인식 변화가 필요하며 이는 제도 개선과 더불어 빈틈없는 근로감독도 이루어져야 한다.

다. 육아휴직 관련

육아휴직제도는 여성과 남성근로자 모두가 출산휴가와 출산 이후 자녀를 양육하기 위한 육아휴가와 이에 따른 소득 보장 등을 포함한다. 최근 저출산 문제가 대두되면서 육아휴직제도 강화에 대한 목소리가 더욱 커지고 있지만, 육아휴직제도의 본질적인 목적은 단순한 출산율 증가가 아닌 일과 가정의 양립이다. 이와 관련된 쟁점들은 아래와 같다.

첫째, 여성 근로자의 건강과 모성을 보호하기 위해 현행 90일의 여성 출산휴가기간을 확대하는 방안이다. 경제협력개발기구(OECD)가 2015년 발표한 34개 회원국의 평균 출산휴가 기간은 17.7주였지만, 우리나라의 경우 12.9주에 불과하였다. 또한 국제노동기구(ILO)는 여성 출산휴가기간을 128일(18주) 이상으로 유지하도록 권고하고 있다. 둘째, 배우자 출산휴가는 남성 근로자의 부성권 보호 및 일과 가정의 양립을 위해 중요하다. 현행 마련된 제도는 있으나 실효성 확보를 위한 배우자출산휴가 기간 확대와 낮은 육아휴직급으로 인해 경제적 유인동기도 부족한 편이다. 북유럽 국가에서 실시하는 '아버지할당제'의 도입과 육아휴직의 소득 대체율 향상에 대한 법률안이 제시되고 있다. 셋째, 육아휴직제도에 따른 해고의 불안은 여전히 남아있다. 현행법은 산전 또는 산후의 여성이 육아휴직을 이용하는 경우 휴업한 기간과 그 후 30일 동안은 해고하지 못하도록 되어 있는데 이 기간을 더 확대하고 육아휴직을 이유로 하는 해고를 못하도록 하는 방안이 있다.[12]

2017년 기준으로 고용노동부의 통계내용에 따른 육아휴직의 사용현황을 살펴보면, 여성근로자가 78,080명이고 남성근로자는 12,043명으로 여성 비율이 높다. 또한 2008년을 기준으로 355명에 불과했던 남성근로자가 약 34배로 육아휴직 사용률이 높아진 것을 확인 할 수 있으며 이런 추세는 계속 이어질 것으로 예측된다. 실효성 있는 제도를 바탕으로 근로자의 활발한 육아휴직제도가 사용이 필요하다.[13]

---

11 이달휴, "최저임금법상 문제점과 해결방향", 『노동법논총』 제41권, 2017, 191-219.

12 윤지영, "육아휴직제도의 현황 및 문제점", 『사회보장법연구』 제7권 제2호, 2018, 139-164.

13 고용노동부, "출산 및 육아휴직 현황", http://www.index.go.kr/potal/main/EachDtlPageDetail.do?idx_cd=

라. 해고 관련

해고에 대한 내용을 다루는 법률안은 경영상해고의 요건 강화와 부당해고 구제제도의 실효성 확보로 나누어 볼 수 있다.

과거 경영상해고는 4가지 요건('긴박한 경영상의 이유', '해고회피의 노력', '해고 대상자 선정과 관련된 합리적이고 공정한 해고기준 설정과 적용', '근로자 대표와 성실한 협의')을 만족할 경우에 가능하도록 하였다. 이러한 기준은 시간이 지나면서 점차 완화되는 경향을 보임에 따라 사용자에 의한 해고가 남용되면서 사회적 갈등이 증가되었다. 이에 관련된 쟁점은 구체적으로 4가지로 나누어 볼 수 있다. 첫째, 구체적인 긴박한 경영상 필요의 판단 기준과 범위의 제시. 둘째, 구체적인 해고회피노력을 제시하고 이에 대한 노력을 다한 이후에 경영상해고를 진행하는 것. 셋째, 사회적 관점을 고려한 경영상해고 대상자 선정 기준의 입법화이다. 넷째, 경영상해고에 대한 근로자 대표와의 성실한 협의를 하도록 그 과정을 강화하는 것이다. 다섯째, 경영상해고에 대한 고용노동부의 행정적 통제를 강화하고 우선재고용의무 조항을 강화하는 것이다. 예를 들어, 경영상해고를 진행하기 전에 해고회피계획과 전직지원계획 등을 미리 행정부에 알리도록 하는 것이다. 또한 우선재고용의무 기간 확대와 재고용에 대한 업무 확대 등이 있다.14 15

부당해고 구제제도의 실효성 확보를 위한 법률안들도 발의되었다. 사용자가 부당한 해고를 한 경우 근로자는 노동위원회에 구제신청을 하여, 노동위원회에서 부당 해고로 판단하게 되면 사용자에 대하여 구제명령을 행할 수 있다. 이는 정당한 이유 없이 해고 하지 못하도록 규정한 현행법 제23조에 근거한다. 그러나 사용자가 구제명령을 이행하지 않는 경우가 있다. 이를 방지하기 위해 이행강제금제도가 있다. 구제제도의 실효성을 높이기 위해 이행강제금의 상향 또는 부과 기한의 삭제에 대한 법률안과 임금보상명령에 있어서는 지연이자제도 등의 내용이 발의되었다. 또한 근로자가 원직복직을 하더라도 사용자에 의한 부당한 인사조치 받지 않도록 형사처벌을 통해 억제하고자 하는 방안도 있다.16

1504 (2019/2/2)

14 박은정, "경영상 해고에 관한 대법원 판례 분석과 평가", 『노동법학』 제53호, 2015, 111−151.
15 한인상, "근로기준법 개정의 주요 내용과 쟁점", 『의정연구』 제52권, 2017, 217−226.
16 한인상, "근로기준법상 이행강제금제도의 입법효과 및 개선방안", 『노동법논총』 제37권, 2016, 311−349.

마. 비정규직 보호 관련

우리사회는 외환위기 이후, 비용절감과 경영효율화를 내세워 노동시장의 유연화가 급격하게 진행되면서 비정규직 규모(2017년 하반기 기준으로 임금근로자의 32.9%)가 커지고 이에 따른 근로자들의 고용불안 심화와 열악한 근로조건이 문제되고 있다.[17]

비정규직 근로자들은 사용자의 책임 회피, 노동 3권(단결권·단체교섭권·단체행동권)의 제한, 차별, 해고 남용 등의 이슈가 있다. 이러한 비정규직 문제는 청소년과 외국인을 포함한 사회취약계층의 다수에게 일어나고 있으며 사회양극화가 심화되는 악순환을 초래하고 있다.

이에 대한 개선방향은 4가지로 볼 수 있다. 첫째, 비정규직 노동에서 문제가 되는 고용불안을 해소하는 것이다. 예를 들어, 비정규직 근로자의 정규직 전환 또는 사업양도 및 도급사업 변경 시 근로관계 이전과 고용 승계 원칙을 명문화 하는 방안 등이 있다. 둘째, 고용안정은 보장 되지만 근로조건의 차별을 받는 무기 계약직에게 임금, 승진, 복지 등 주요 근로조건의 개선에 대한 권리를 부여하는 것이다. 셋째, 사업주의 위험하고 부당한 업무지시에 비정규직 근로자를 보호하는 방안이다. 생명과 안전과 관련된 업무를 포함한 모든 업종에 대하여 광범위한 간접고용이 증가되면서 왜곡된 노동형태의 모습을 보이고 있고, 이는 소위 '위험의 외주화'라고 불리고 있다. 넷째, 비정규직 근로자가 부당해고를 당한 경우 구제절차의 개선이다. 예컨대, 기간제 근로자가 부당해고를 당하여 구제신청한 후 계약기간이 만료되어 복직이 어려운 경우에도 노동위원회가 구제명령을 하도록 하여 사용자가 해고기간에 제공할 수 있었을 근로에 대한 임금 상당액을 지급하는 내용이 있다.[18][19]

바. 휴식권 관련

현행법은 휴가는 법률로 정하는 근로자의 권리로써, 근로자에게 특정 한도 내에서 휴가를 주어 근로자가 건강하고 문화적인 삶을 누릴 수 있도록 하고 있다. 또한 업무종료 시각 이후에는 사용자로부터 업무지시를 받지 않을 권리가 있으며, 일정 수준 이상 일을

---

17 고용노동부, "비정규직 교용동향", http://www.index.go.kr/potal/main/EachDtlPageDetail.do?idx_cd=2477 (2019/2/2)

18 김성률 오호철, "비정규직 근로자의 고용상 문제점과 개선방안에 대한 연구", 『법이론실무연구』 제5권 제2호 , 2017, 59−80.

19 변성영, "비정규직 차별시정제도의 실무상 쟁점들", 『한국노사관계학회 학술대회』, 2018, 343−359.

한 경우 근로자에게 일정한 휴게시간을 보장하도록 하고 있다.

　　근로자의 휴식권을 개선하기 위하여 크게 4가지 부분에서 법률안이 발안되었다. 첫째, 장기연속휴가를 위해 일정기간 이상의 연차휴가에 대한 일괄사용 원칙을 규정하였다. 예를 들어, 연차유급휴가를 10일 이상 사용할 수 있는 일괄사용원칙의 도입이다. 국제노동기구(ILO) 연차유급휴가협약 제132호에 의하면 연차가 단기 휴식으로 얻을 수 없는 여가로 활용되기 위해 '중단되지 않는 2주일의 휴가'를 보장 하도록 규정하고 있다. 하지만 우리사회에서는 연차휴가의 사용은 직장 상사와 동료의 갈등을 야기할 수 있다. 이로 인해 연차소진율도 낮고 불연속적 최소휴식에 그치고 있다. 둘째, 근로자의 연차 유급휴가에 대한 사유를 기재하지 않음으로써 자유로운 사용권을 보장을 명확히 하는 방안이다. 현행법은 근로자가 휴가를 사용하는 것에 대하여 그 사용목적에 관해서 제한하지 않음에도 일부 사업자는 근로자의 휴가 청구에 대한 사유를 기록하도록 하고 있다. 셋째, 정보통신기기 등을 통하여 퇴근 이후 사용자의 지시를 받는 새로운 근로부담으로부터의 근로자의 보호이다. 이를 위하여 근로시간을 구체적으로 명시하고, 퇴근 후 사용자가 업무에 관한 지시를 내리는 경우 연장근로로 보고 가산임금을 지급하는 규정이다. 넷째, 사용자에게 근로자가 충분하게 쉴 수 있는 휴게시설을 갖추도록 그 기준을 구체적으로 명시하는 방안이다. 일부 사례의 경우 마땅한 휴게시설이 없어서 소음 또는 유해한 물질 등으로 근로자의 건강이 위협받고 있다.[20] [21] [22]

사. 직장 내 괴롭힘 관련

　　최근 직장 내 괴롭힘으로 근로자가 사망에 이르는 사고가 발생하면서 이로 인한 문제가 이슈화 되었다. 직장 내 괴롭힘은 근로자의 신체적·정신적 건강을 악화하고, 사회적으로 막대한 비용부담을 초래하고 있다. 이를 방지하기 위해 직장 내 괴롭힘의 기준을 명확화하고 이를 법적으로 금지하는 법률안과 직장 내 괴롭힘이 발생 시 조치에 대한 법률안이 발안되었다.[23]

20　이승길 이주호, "스마트기기를 활용한 근로와 근로시간의 쟁점 및 개선방안－퇴근 후 카톡금지법을 중심으로", 『노동법논총』 제38권, 2016, 145－180.

21　강성태, "근로기준법상 휴식 제도의 개정", 『노동법연구』, 제41호, 2016, 97－136.

22　장우찬, "연차휴가 개선방안의 실효성에 관한 연구－사용 촉진에 대한 기여를 중심으로", 『노동법학』, 제61호, 2017, 179－206.

23　서유정 박윤희, "국내외 직장 괴롭힘 관련 법령 및 정책 분석－우리나라 직장 괴롭힘 대응에 대한 시사점",

아. 근로기준법에 대한 전망

　　근로기준법은 생산 3요소인 토지, 자본, 노동 중 상대적으로 취약할 수밖에 없는 노동을 보호하기 위한 법이다. 가치는 수요 공급에 의해 좌우되는데, 노동의 가치는 수요 공급에 따라 형성되는 일반적인 가치와 다른 측면이 많다. 거래되는 상품으로서의 가치 이외에도, 사람으로서 누려야 하는 기본적인 인권의 문제와 시장에서 물건을 소비하는 소비자로서의 문제 등이 동시에 거론된다. 국가가 성장하는 시기에서 노동의 문제는 무시되는 측면이 많으나, 국가 성장률이 정체가 되고, 출생률이 급감하는 현 시점에서는 노동의 문제는 무시하기 어렵다. 근로기준법의 경우 이러한 사회적인 흐름에 따라 강화될 가능성이 매우 높다. 근로시간의 경우 단순히 생산 시간의 문제뿐만 아니라, 여가 시간에 대한 문제로 전환된다. 자본의 흐름과 내수 시장 활성화를 위한 측면에서도 여가는 중요할 수밖에 없다. 육아의 문제도 마찬가지로 단순히 노동시장에서 만의 문제는 아니다. 육아의 문제가 해결되지 않고서는 출생률을 올리기는 어렵다. 근로기준법에 대한 시각의 변화는 결국 이루어질 수밖에 없고, 이는 좀 더 다양한 측면에서의 보호가 늘어 날 수밖에 없다.

제 2 절 | **산업안전보건법**

사례 1[24]

　　현대제철 당진공장에서 50대 외주 노동자가 컨베이어벨트에 끼여 숨지는 사고가 발생했다. 앞서 당진공장은 지난 2007년부터 약 10년간 작업 중 사고로 노동자 33명이 숨진 바 있는 '만성 산업재해 사업장'으로 악명이 높았다.

　　여기에다 1년여 전인 2017년 12월에는 고용노동부의 근로감독도 받아 340건의 위반사항이 적발되기도 했지만 사고가 또다시 일어난 것이다.

　　현대제철은 21일, "원료 이송시설에서 컨베이어벨트를 정비하던 직원이 20일 사망하는 안타까운 사고가 발생했다"며 "고인과 유가족께 깊은 애도를 표한다"고 밝혔다.

　　이어 "무엇보다 소중한 인명이 희생된 점에 저희 모든 임직원은 말할 수 없는 슬픔에 고개 숙

『비서사무경영연구』 제26권 제1호 , 2017, 181－201.

24　"33명의 죽음, 잊었나…되풀이 되는 현대제철 사고" 노컷뉴스 인터넷 기사(2019.02.21.) https://www.nocut news.co.kr/news/5107763

여 고인의 명복을 빈다"며 "현대제철은 관계기관의 조사에 적극 협조하고 다시는 이러한 사고가 발생하지 않도록 대책 마련, 안전점검을 최우선으로 하겠다"고 밝혔다.

우선 경찰과 소방, 정부 당국에 따르면 전날 오후 5시 29분쯤, 당진제철소에서 A(51)씨가 철광석을 이송하는 컨베이어벨트 뒷면 고무를 교체하는 작업 중 인근 컨베이어벨트에 끼여 숨졌다.

'4인 1조 근무'로 A씨와 함께 작업하던 동료는 "A씨가 고무 교체작업을 하다가 공구를 가지러 간다고 했지만 이후 보이지 않아서 찾아보니 숨져 있었다"고 진술한 것으로 알려졌다. 당국은 "A씨가 작업용 자재를 가져오는 과정에서 컨베이어를 밟고 내려오던 중 옆에 있는 컨베이어벨트와 풀리 사이에 협착한 것으로 추정한다"고 설명했다.

이번 현대제철 사고는 앞서 지난해 충남 태안 화력발전소에서 컨베이어벨트를 점검하다 숨진 故 김용균 씨의 사고와 유사하다는 점도 있지만 '산업재해가 현대제철에서 만성적으로 일어나고 있다'는 점에서 비판의 강도가 높아지고 있다.

현대제철 당진공장은 지난 2007부터 2017년 말까지 작업 중 사고로 노동자 33명이 숨졌다. 이번 사고까지 합쳐 34명의 노동자가 사망했다.

지난 2013년 5월에는 전로 제강공장에서 보수작업을 하던 하청업체 직원 5명이 아르곤 가스에 질식해 숨졌고 같은 해 11월에도 가스 누출로 1명이 사망했다.

이어 같은 해와 2014년에도 추락 사고가 잇따랐고 최근인 2016년 11월에는 하청업체 소속 30대 노동자가 컨베이어벨트에 끼여 숨졌다. 2017년 12월에도 20대 노동자가 정기보수 작업 중 기계가 갑자기 작동해 사망했다.

〈노컷뉴스 인터넷 기사(2019.2.21.) 중 일부 발췌〉

사례 2[25]

콜센터 노동자, 금융 노동자, 병원 노동자 등 '감정노동자'라 불리는 고객응대근로자들을 위한 개정 산업안전보건법이 지난 10월 시행됐다. 이들뿐만 아니라 다양한 직무의 직장인들도 5명 중 4명은 자신을 감정노동자라 생각하고 있었다.

사람인(대표 김용환)이 직장인 629명을 대상으로 '감정노동'에 대해 조사한 결과, 77.7%가 직장에서 감정노동을 하고 있다고 답했다.

직무별로는 '서비스(87.7%)' 분야가 1위에 올랐다. 다음은 △구매·자재(82.8%) △광고·홍보(81.8%) △인사·총무(78.4%) 등의 순이었다. 대내외적으로 대면 업무가 많은 직무가 주를 이뤘다.

이들에게 주로 언제 감정노동을 한다고 느끼는지 묻자 '화가 나거나 서운하더라도 감정을 숨겨야 할 때(66.1%, 복수응답)'를 1위로 꼽았다. 부하직원의 입장이거나 고객 또는 고객사를 상대하는 상황일 때 상처 받는 말을 듣더라도 표현을 하지 않고 삼켜야 하는 경우가 많기 때문.

---

25 "직장인 77.7% "나도 감정노동자"" 프라임경제 인터넷 기사(2018.12.07.) http://www.newsprime.co.kr/news/article.html?no=439093

이밖에 △상대의 기분에 맞춰줘야 할 때(64.8%) △항상 친절해야 할 때(40.1%) △폭언에 아무 대응을 못 할 때(30.7%) 등이 있었다.

빈도는 '자주 겪는다(38.4%)'와 '늘 겪는다(38.4%)'가 나란히 상위에 올라 일상 속에서 감정노동을 겪고 있는 것으로 파악됐다. '가끔 겪는다'는 응답은 23.1%였다.

감정노동을 주로 하게 되는 상대는 '상사(75.5%, 복수응답)'라는 응답이 압도적이었다. 이어 △고객(35.2%) △동료(27.8%) △고객사 등 협력업체(25.2%) △경영진(23.1%) 등의 순이었다.

자신의 감정을 숨기면서 감정노동을 하고 있는 이유로는 '상황이 악화되는 것을 막기위해(58.9%, 복수응답)'가 가장 많았다.

이어 △참는 것 밖에 할 수 없어서(44.6%) △솔직하게 표현하면 평가 등에서 불이익을 받을 것 같아서(38.4%) △불필요한 오해를 사고 싶지 않아서(31.5%) △회사에서 제시하는 업무 지침 또는 매뉴얼에 따라서(9.4%) △업무에 집중하기 위해서(6.1%) 등의 순이었다.

이들 중 65.2%는 감정노동으로부터 벗어나기 위해 노력하고 있지만, '이직 또는 퇴사 준비(65.8%, 복수응답)'를 하고 있는 이들이 가장 많아 근본적인 해결이라기 보다는 조직으로부터 탈피하는 방법을 찾고 있었다.

이외에도 △감정노동 겪게 하는 상대와 대화 등 관계 회복 시도(18.2%) △심리상담 등 병원 또는 기관의 도움을 받음(10.7%) △직무 또는 부서를 바꾸거나 바꿀 계획(9.4%) 등이 있었다.

〈프라임경제 인터넷 기사(2018.12.7.) 중〉

위의 두 사례는 하도급 관련하여 발생한 사고와 감정노동에 대한 내용이다. 산업안전보건법은 1953년 도입된 근로기준법을 바탕으로 1981년 도입이 되었다. 산업 발달에 따라 산업안전보건에 관한 패러다임은 계속 변화해 왔다. 하지만 그렇다고 하여 1, 2차 산업에서 문제 되었던 산업안전보건 문제가 완전히 해결 된 것은 아니다.

1. 산업안전보건법의 도입 배경

생명과 건강은 모든 사람의 가장 근본적, 기초적 권리이다. 따라서 일을 하면서 노출될 수 있는 여러 형태의 위험으로부터 근로자를 보호하는 것이 노동법의 과제이다. 산업안전보건법은 산업재해가 발생하기 전 예방을 목적으로 만들어진 법이다.

산업안전에 대한 법률근거는 1953년 제정된 근로기준법에서부터 다루고 있었다. 사회보장의 총괄적 근거를 마련해야 한다는 당시의 사회적 분위기 때문에 근로자를 보호함과 동시에 사회보장의 의미에서 산업안전보건부분을 포함시킨 것이지만, 노동법규내에서 산업안전보건의 중요성은 그리 부각 되지는 못하였다. 이후 우리나라는 고도의 경제성장기를 겪으면서 산업의 확장과 발전에 따라 산업재해가 급격히 증가하여 새로운 독립법의 제정 필요성이 요구되었다. 그리하여 근로기준법에서 분리된 산업안전보건에 관한 독립된 산업안전보건법은 1981년 11월 29일 국회에 제안 및 심의를 거쳐 12월 18일 국회 본회를 통과하고, 12월 31일 법률 제3532호로 공포됨으로 탄생하였다.

가. 우리나라의 산업안전보건법의 도입

1) 일제강점기의 산업안전보건

산업안전보건법은 1981년에 제정되었지만 조선 말기에도 부두노동자와 광산노동자들은 임금 뿐 만 아니라 열악한 작업 조건 개선을 위하여 투쟁하고 나아가 단체를 조직하여 집단적 행동에 나섰다.26 이들의 공동 행동은 임금 뿐 만 아니라 당시의 열악한 작업장의 개선을 통해 안전과 육체적 억압을 줄이고자 하는 인간의 원초적 입장에서 발생한 것이라 볼 수 있다.

일제강점기 시대에는 단순히 노동조건개선만을 위한 투쟁이 아니라, 본질적으로 일본제국주의에 항거하는 애국운동과 연결되어 많은 파업들이 발생했다. 임금 이외에 작업장 안전에 대한 구체적인 언급은 없었지만 작업장 내에서의 인간적인 대우에 대한 요구가 높아지게 되었다. 이것은 근로자의 권리 보호 속에 최소한 인간다운 삶을 영위하기를 원하는 산업안전과 예방에 관한 첫 걸음이라 볼 수 있다.

일본은 세계 대공황으로 촉발된 경제 위기를 맞이하면서, 조선에 대한 수탈을 적극적으로 시행 하면서 이전의 단순한 원료 공급지로부터 병참기지로 재편하여 대륙 진출을 위한 발판으로 삼고자 하였다. 당시 전쟁이 확대하고 있던 일본은 산업의 군사화와 급속한 성장을 한국의 노동자에게 강요하고 있었다. 공장노동자들은 가혹할 정도의 민족차별적인 저임금을 받았으며, 작업장 안전도 열악한 형태였다. 이후 일제가 전쟁을 태평양으로 확대시키면서 강제로 노동자들을 징용하였다. 이들의 노동조건은 참혹하고 비참한 노예노동이었으므로 안전보건의 의미 역시 전혀 담보되지 않았다.

---

26 김윤환, 「한국노동운동사」, 일조각, 1982, 29~32면

2) 해방 후 사회와 산업안전보건

1945년 일본제국주의가 연합국에 무조건 항복함으로써 우리나라는 일제의 압제에서 해방되었다. 동년 9월 미군정이 실시되기까지 다양한 정치단체가 결성되었으나 독립국가 수립으로 이끌 강력한 세력은 형성하지 못하였고, 정치적으로나 경제적으로나 모두 혼란스러운 상황이었다. 이 당시 많은 공장은 운영을 중단하여 실업자가 늘었고, 해외에서 돌아온 동포는 증가하는 상황 가운데 실질임금은 떨어지고, 근로자들은 유리한 근로조건을 주장하기 어려운 상황이었다.27 이것은 노동조합의 결성과 노동쟁의의 폭발을 촉진하여, 사회적으로 근로자 안전을 위한 법률이 필요함을 인지하게 되었다. 이런 사회적 감정을 헤아려 미군정은 일부 안전보건에 관한 법령을 만들었다.

1946년 미군정은 '아동노동법규'와 '최고노동시간에 관한 법령'을 공포하였다. 아동노동법규는 14세 미만 아동이 취업하지 못하도록 하였고 16세 미만과 18세 미만 아동의 고용 역시 제한적으로 허용하였다. 최고노동시간에 관한 법령은 근로자의 노동시간을 하루 8시간 주당 48시간으로 정하고 이를 초과할 경우 기본 급료에서 15%이상의 임금을 지급할 것을 규정하였다.28

우리나라의 산업안전보건에 관한 법은 1953년 제정된 근로기준법으로부터 태동되었는데, 이 법은 사업장의 작업환경에 대하여 지켜야할 기준을 설정하고 안전 관리자 및 보건관리자를 두도록 하였다. 그리고 산업재해를 예방하기 위해 사업주가 강제적으로 법을 준수하도록 하였으며 1981년 산업안전보건법이 등장하기까지 약 28년간 시행되었다.

한국전쟁 전후의 사업장은 근로자들의 임금 외에 근로조건도 매우 열악하였다. 근로기준법의 규정에도 불구하고 대부분의 기업체가 하루 평균 10시간 이상의 장시간 노동을 강요하였으며, 시간외근무수당도 제대로 지급하지 않았다. 근로자들은 노동력의 상대적 과잉공급 상황에서, 그리고 정치적으로 민주주의적 법질서가 존중되지 못하는 독재정권 하에서, 열악하고 낮은 수준의 노동환경을 감수하였다. 그 후 경제개발이 급속히 진행되고 산업 현장에서 재해자가 속출하면서 사업주의 일방적 노동조건을 근로자의 주장과 함께 합의를 이루어야 한다는 인식이 나타나 마침내 1981년 산업안전보건법이 비로소 등장하게 되었다.

---

27 김윤환, 「한국노동운동사」, 일조각, 1982, 29~32면
28 노동부, 「산업안전보건법 제·개정 발자취」, 노동부, 2003.11. 3면.

나. 산업안전보건법 제정

산업안전보건법 제정 이전 우리나라는 1953년 제정된 "근로기준법" 제6장에 근거하여 안전보건을 규정하고 있었다. 1960년대는 제도적으로 산업재해예방을 위한 발판이 구축되었다. 1961년에 근로보건관리규칙 제정되었으며 1년 뒤 근로안전관리규칙이 뒤이어 제정됨에 따라 안전보건 관리업무의 구체적인 명문화가 이루어졌다. 이로 인해 우리나라 보건관리제도는 처음으로 기반을 마련하였으며 이를 시작점으로 법적인 "산업보건"이 한 단계 올라서는 원동력이 되었다. 또한 1963년 3월 광산보안법이, 동년 11월 산업재해보상보험법이 제정되었다.

1980년대 들어 우리경제가 급격히 성장하면서 사업장 설비의 대형화, 고속화 및 건설현장의 대규모화 등에 따라 중대재해가 크게 증가하였고, 다양한 유해물질의 사용 등으로 새로운 직업성 질병이 증가하였다. 이런 급속한 변화에 정부는 산업안전보건 대책을 추진하였으며, 안전보건 분야를 기존 근로기준법에서 분리된 독립법으로 새롭게 제정하고자 하였다.

1) 산업안전보건법의 제정 입법 취지

산업안전보건법이 만들어진 근본적 이유는 효과적으로 산업재해를 예방하는 데 있다.

1960년대 이후 정부주도의 급속한 산업화과정이 진행되었으나, 체계화된 예방정책은 수립되지 못하였고, 1970년대 이후 중화학공업이 발달하면서, 위험한 기계를 사용하게 되고, 다양한 분야에서 새로운 공법이 적용되면서 과거에 비교하여 광범위한 산업재해 피해가 나타났다. 특히 여러 분야에서 대량의 유해물을 사용하고, 산업에 따라 작업환경 역시 다양하여 이전에 겪지 못한 새로운 직업병들이 출현하였다. 이는 근로자의 생명과 건강에 위협이 될 뿐만 아니라 사용자 역시 큰 경제적 타격을 받게 되었다.

따라서 이에 효과적으로 대응하기 위해 체계적이고 포괄적인 산업안전보건 관리가 요구 되었다. 즉 적절한 안전보건관리를 위해 위험방지기준을 정하고, 사업장에서의 안전보건관리체제를 분명히 함과 동시에 사업주와 전문단체의 활동을 촉진함으로써 근로자의 안전을 확실하게 하는 입법이 필요하였다.[29] 이러한 까닭에 산업안전보건법은 아래와 같은 내용으로 만들어졌다.

---

29 노상헌, "산업안전보건법의 제정과 법적 쟁점", 『사회법연구』, 제14호(한국사회법학회, 2010), 63－89면

① 산업재해예방을 위한 사업주 및 근로자의 기본적 의무를 명시하고,

② 노동부에 산업안전보건정책심의위원회를 두어 산업재해예방에 관한 주요정책을 심의 조정하도록 하며,

③ 유해위험성이 있는 사업에는 안전보건관리책임자와 안전 관리자 및 보건관리자를 선임하게 하고 안전보건위원회를 설치하도록 하며 안전보건관계자 및 근로자에 대한 안전보건교육을 실시하도록 하고,

④ 작업환경이 인체에 해로운 작업장에 대하여는 작업환경을 측정 기록하고, 근로자에 대한 건강진단을 실시하여,

⑤ 산업재해 예방시설의 종류와 설치, 운영방법 및 정부의 지원육성방안을 정하고 산재예방에 관한 과학기술의 진흥과 연구개발을 추진하여 그 성과를 보급 할 수 있도록 하는 것이다.[30]

2. 주요 이슈 및 윤리적 논쟁

가. 도급산업 관련

도급은 당자사와 수급인이 어떤 일을 완료할 것을 정하고, 도급인이 그 일의 결과에 대하여 보수를 지급할 것을 약정함으로써 성립하는 민법상의 고용이나 위임과 같은 노무공급계약의 일종이다. 하지만 수급인이 자율적으로 노무를 제공하되 일의 완성을 목적으로 하므로 고용이나 위임과는 구별되는 특징이 있다.

일을 완성하기 위해 수급인은 일정한 노무를 공급하지만 그 과정에서의 노무제공은 고려되지 않는다. 도급은 일의 완성이 목적이기 때문에, 일만 완성할 수 있다면 일 자체는 반드시 수급인 스스로 하지 않아도 된다. 하도급은 수급인이 도급계약 당사자 이외에도 그 일을 다시 제3자에게 도급받은 범위 내에서 위임하는 2차 계약관계를 말한다. 이렇게 되면 도급과 하도급은 근로자를 직접 고용하지 않을 수 있다.[31]

도급인의 책임인정 기준은 도급인의 지배관리권이 미치는 범위의 규정을 바탕으로 고려해 볼 수 있다. 인적, 장소적, 물질적 3가지 요소가 도급인의 지배관리권에 영향을 줄 수

---

30 산업안전보건법(법률 제3532호, 1981.12.31, 제정) '신규제정이유' 참조.
31 오상호, "산업안전보건법상 도급인 사업주의 책임 인정기준과 유형", 「노동법포럼」 제23호, 2018, 181－216

있다. 인적 요소는 공동작업 여부에 따라 구분할 수 있고, 장소적 요소는 같은 장소와 다른 장소로 구분할 수 있다. 판례에 따르면 같은 장소의 범위에는 시간적 동일성을 포함하는 개념은 아니라고 되어있다.32 33 물질적 요소와 관련해서는 장소와 무관하게 도급인에게 유해 또는 위험 작업에 대하여 정보제공의무와 그에 대한 확인 의무를 부과하고 있다.34

산업안전보건의 관점에서 도급계약을 살펴보면, 도급인은 일의 과정에서 생기는 위험에 대한 책임을 온전히 부담하지 않는다. 외환위기 사태 이후 비용 절감 효과를 얻기 위한 사업구조와 기업조직의 변화로 사업장에서 영위하는 사업의 일부를 제3자에게 도급하는 경우가 빈번해졌다. 도급인은 직접 고용하지 않은 하도급 근로자의 고용이나 안전문제에 관심을 갖지 않았고, 결과적으로 하도급 근로자의 안전문제가 대두되면서 '위험의 외주화'라는 사회적 이슈가 붉어졌다. 결국 이를 방지하기 위해 도급인 사업주의 책임 범위를 확대하는 법안이 발의되었다.

2018년 12월에 공포된 산업안전보건법 개정 법률안을 살펴보면 유해 또는 위험한 작업의 도급금지와 도급인의 산업재해 예방을 위한 책임을 강화하고 있다. 유해성 또는 위험성이 매우 높은 작업은 원칙적으로 사업주 자신이 해당 작업에 대한 도급을 금지하되, 일시적이고 간헐적으로 작업하는 등의 경우에만 도급을 허용한다. 또한 도급인이 안전조치 및 보건조치를 하는 장소는 도급인이 제공하거나 지정한 장소로 확대되었으며, 고용노동부령으로 정하는 설비에 대한 작업 등을 수행하는 수급인에게 관련 안전과 보건 정보를 제공하지 않은 경우 수급인은 도급 작업에 대한 계약 이행 자체에 따른 책임을 지지 않을 수 있다.

하도급 관계에서 수급인은 도급인에게 종속되어 있으며 부족한 재해 예방능력으로 실질적인 안전보건조치를 행할 능력이 떨어지기 때문에 도급인 사업주에게 안전보건조치의 책임을 부과하자는 사회적 합의가 이루어지고 있다.

나. 환경 관련

IPCC(The intergovernmental panel on climate change)의 내용에 따르면 세계 평균기온은 산업화 이전 대비 약 $1.5°C$ 상승하였다.35 이러한 지구 온난화로 인하여 세계 곳곳에 이상

---

32 서울남부지법 2015.5.22. 선고. 2014노1201 판결
33 대법원 2016.3.24. 선고 2015도8621 판결
34 산업안전보건법 제29조 제5항

기상 현상이 증가하였다. 기상재해가 속출함에 따라 인적, 물적 재난피해를 겪고 있다.[36]

특히 야외에서 일하는 근로자들에게 기상재해는 더욱더 직접적이고 위협적인 요소이다. 고용노동부에 따르면 최근 4년(2014-2017)간 폭염으로 인한 온열질환(열사병, 열경련, 열탈진 등) 재해자는 35명이고 이 중 4명이 사망하였다. 온열질환은 건설업 종사 근로자에서 65.7%로 가장 많았고, 청소와 경비등 실외작업 빈도가 높은 직종에서 주로 나타났다.[37]

또한 산업안전보건공단 보고서에 의하면, 겨울철 산업재해의 대표적 기후요인은 폭설과 한파라고 한다.[38] 이외에도 최근에 황사와 미세먼지 발생 빈도가 증가함에 따라 근로자의 건강보호에 대한 관심이 커지고 있다.

이러한 폭염, 한파, 황사, 미세먼지 등의 기상재해로 인하여 실외에서 작업하는 근로자의 건강장해가 우려됨에 따라 적절한 휴식을 취할 수 있도록 하고, 필요시 호흡용 보호구 등의 지급을 제안되었다. 더불어 기상재해로 인해 중지된 작업으로 인한 근로자의 임금 감소에 대하여 보조 할 수 있는 내용도 제안되었다.

다. 산업재해 발생건수 관련

고용노동부의 산업재해 미보고 적발 현황을 살펴보면, 은폐 적발 건수는 2014년 726건, 2015년 736건, 2016년 1338건으로 증가했다.[39]

산업재해가 발생하면 정부의 지도와 감독의 대상이 되고, 입찰 참가자격 사전 심사제도의 감점과 보험료율 할증 등에 의한 불이익을 받을 수 있다. 또한 산업재해 발생 은폐로 인한 처벌이 미비하고 정부 단속이 잘 이루어지지 않기 때문에 산업재해 은폐는 꾸준히 증가하는 것으로 추정되고 있다.

도급인과 수급인이 같은 장소에서 작업을 하고 있어도, 둘을 통합하여 산업재해 현황을 공표하지 않았다. 이에 대하여 산업재해 발생건수에 도급인과 수급인을 모두 포함하여 공표하도록 하는 안이 제안되었고, 이는 2017년에 가결되었다.

35 IPCC, "Special repoart", https://www.ipcc.ch/sr15/ (2019/2/16)
36 오재호, 「지구온난화에 따른 한국에서 자연재해 발생 전망」, 「충북대학교 국가위기관리연구소 학술세미나」, 2007, 69-82
37 고용노동부, "폭염, 물,그늘,휴식으로 노동자를 지켜주세요", http://www.moel.go.kr/news/enews/report/enewsView.do?news_seq=9051, (2019/2/16)
38 한국산업안전보건공단 연구원, "날씨와 산업재해", http://www.kosha.or.kr/kosha/report/pressreleases.do?mode=view&boardNo=507&articleNo=336367&attachNo=, (2019/2/16)
39 안전정보, "Special repoart", https://www.ipcc.ch/sr15/ (2019/2/16)

또한, 2017년 개정안에 따르면, 산업재해 은폐 행위에 대한 형사처벌 규정이 신설되는 등 사실을 은폐하는 행위에 대한 제재가 강화되었다. 이 외에도 고용노동부장관은 안전관리전문기관, 보건관리전문기관, 지정검사기관 및 안전·보건진단기관에 대하여 평가하고 그 결과를 공개 가능 하도록 하였다.

라. 건설기계관리 관련

과거에는 전문 임대업체나 건설회사의 직영을 중심으로 타워크레인을 포함한 중기가 운영되었다. 하지만 외환위기를 거치며 영세한 장비 임대업체들이 많이 생겨나게 되었다. 장비 임대사업과 별도로 설치·해체업, 사후서비스업 등이 업무별로 다단계 하도급화 되었다. 또한 장비 등은 노후화되었고 관리체계도 열악해져 갔다.

최근 타워크레인을 포함한 동력으로 작동하는 기계와 기구를 사용하는 산업현장에서 사고가 연이어 일어났다. 이에 대해서 건설기계의 안전관리 강화와 사업주의 책임과 관리감독 강화에 대한 의안이 발의되었다. 또한 타워크레인을 포함한 위험한 건설기계로 작업을 할 때 신호유도자를 지정하고 신호유도자로 하여금 확성기·경보기·무선통신기 등 장비를 사용하여 사고를 예방하고자 하는 의안도 발의되었다.

마. 감정노동 관련

감정노동은 고객을 직업상 대할 때 자신의 감정과 일치하지 않는 상황이 생기더라도 직장에서 요구하는 감정과 표현을 고객에게 보여주는 고객응대노동을 말한다.

감정노동의 구성요소는 4가지(감정노동 빈도, 감정노동 주의성, 감정노동 다양성, 감정부조화)이다. 감정 부조화란 근로자가 실제 느끼는 감정과 조직에서 요구하는 감정표현규범이 충돌할 때 경험하는 것으로 이로 인해 소진이 발생하고 직무만족도가 감소한다. 감정노동으로 인해 우울, 적응장애, 정신적 탈진 상태에 빠질 수 있고, 신체적으로 고혈압, 심혈관질환 등의 질병에 이환될 수 있다고 알려져 있다. 또한 낮은 직무만족도 때문에 생산성이 감소하고 이직의 원인이 된다.[40]

감정노동자는 약 560만~740만 명으로 전체 임금노동자(1800만명)의 약 31−41% 수준으로 추정된다. 감정노동자의 피해는 2013년 대한항공 라면 상무 사건, 2014년 땅콩 회

---

[40] 한국산업안전보건공단, "감정노동평가 지침", 「KOSHA GUIDE H−163−2014」, 2014

항, 2014년 압구정 경비원 자살, 2015년 백화점 점원의 무릎 사과, 2017년 통신사 콜센터에서 고등학교 실습하던 학생 자살 등으로 사회적 이슈화가 되었다.[41] 감정노동자들은 감정노동 스트레스에 대응하는 방법으로 개인적 치료, 체념, 이직 및 퇴사 등으로 개별적인 경우가 많았다.[42]

감정노동자의 건강권 보장을 위하여 일시적 업무 중단, 사업주의 불리한 처우 금지, 벌금 상향조정 등이 산업안전보건법 개정안으로 명시되었다.

바. 화학물질 관리 관련

생산기술이 빠르게 변함에 따라 산업현장에서는 새로운 화학물질이 생산공정에 활발히 사용되고 있다. 2011년 산업안전보건연구원이 발표한 2005년부터 2009년까지의 화학제품제조 사업장의 영업비밀 적용실태를 살펴보면, 총 83,832개 화학물질 중에 45.5%(38,151개)가 영업비밀로 적용되었다.[43] 특정 화학물질이 영업비밀로 보호할 만큼 인정되면 물질안전보건자료 작성의 예외가 될 수 있기 때문에, 근로자의 질병 발생 시 업무연관성 여부에 대하여 규명하기 어렵다. 또한 근로자가 사용하는 화학물질에 대하여 잘 알지 못하고 사용하는 과정에서 건강에 위협을 받을 수 있다.

화학물질에 대한 근로자의 알 권리와 안전 강화를 담은 의안들이 발안되었다. 영업비밀 물질을 미리 승인받도록 하고, 승인을 심의하는 과정에서 공개적인 위원회를 거치는 방법. 처벌 강화에 대한 내용을 담고 있다.

사. 석면 관련

2017년 방학기간 동안 전국 학교의 석면제거 공사 이후, 석면잔재물 잔류로 인한 학부모들의 민원에 따라 석면 제거작업을 실시한 학교에 대해서 조사를 시행하였다. 석면제거 공사를 시행한 1,226개 학교에 대해서 410개 학교에서 잔류석면 검출을 확인하였다. 석면은 발암물질로 10년−40년의 잠복기를 거친 후에 폐암이나 악성 중피종을 유발하는 것으로 알려져 있다.

41 김혜란, "감정노동자의 직무 스트레스와 사업주 역할", 「KiRi고령화리뷰」 제24호, 2018, 17−19
42 한국노동사회연구소, "한국 사회 감정노동 실태와 개선방향 연구", 「경제사회발전노사정위원회」 2014
43 이종한 이권섭 박진우 한규남, "사업장 MSDS 영업비밀 적용실태 및 제도 개선방안에 관한 연구", 「한국산업위생학회지」 제21권 제3호, 2011, 128−138

석면 해체업체에 잔재물 조사 및 제거 의무화와 학교 및 대규모 재건축 현장은 해체와 제거 신고 시 감독관의 현장실사 의무화하는 내용이 개정되었다.

현재 교육부는 2027년까지 대상건물 총 3308만3000㎡에 대해 석면해체와 제거작업을 실시할 계획이기 때문에 사회적 관심이 크다.

제3절 | 산업재해보상보험법

사례 144

사회가 다변화하고 기술 발달로 새로운 노동 형태가 확산되면서 노동자도 아니고, 개인 사업자도 아닌 새로운 유형의 특수형태근로종사(특고 노동자)가 55만여명에 이르는 것으로 처음으로 파악됐다. 보험설계사나 학습지교사 같은 전통적 의미의 특고 노동자는 산재보험이라도 적용 받지만 주로 방과 후 강사나 문화센터 강사, 플랫폼 노동자(디지털 플랫폼을 통해 건당 보수를 받는 음식배달, 퀵서비스 등의 종사자) 등 '신(新) 특고 노동자'는 이마저도 제외돼 보호가 시급한 것으로 보인다.

24일 고용노동부와 한국노동연구원이 공동 조사한 '특수형태 근로종사자의 규모 추정' 보고서에 따르면, 기존의 특고 노동자보다 종속성이 약하지만 1인 자영업자나 프리랜서로 보기 어려운 신 특고 노동자는 55만335명이다. 기존에 학계에서는 △점포가 없음 △보수를 주로 회사가 정함 △업무지시를 일부라도 받음 △출·퇴근 시간이 일부라도 정해져 있음 등 4가지 조건을 만족해야 특고노동자로 봤다. 하지만 신 특고 노동자는 이 중 1가지 이상 해당하지 않더라도, 노동자와 개인사업자에 모두 해당되지 않는다고 간주되는 유형이다. 국제노동기구(ILO)는 이들을 '하이브리드 유형'이라고 칭한다.

5년째 초등학교에서 방과 후 강사로 컴퓨터 과목을 가르치는 임아영(30대·가명)씨의 사례를 보자. 임씨는 매년 12월이면 각 학교를 찾아 다니며 면접을 봐야 한다. 방과 후 강사는 대개 1년 단위로 수업 계약이 이뤄지기 때문이다. 임씨가 받는 강사료는 자녀를 맡기는 학부모들이 지불하지만, 강의 계약은 학교와 한다. 최근 들어서는 학교가 전문 강사 위탁업체에 방과 후 수업을 위탁 운영해 학교가 아닌 업체와 계약을 맺는 경우가 더 많다. 임씨는 현재 총 4개 수업을 진행하는데 1개는 학교와 직접 계약, 3개는 위탁 계약을 했다. 임씨는 "학교 입장에선 방과 후 학교 수업 자체가 정규수업이 아닌 가욋일이다 보니 행정 편의를 명분으로 위탁업체를 쓰는 경우가 점점 늘고 있다"고 말했다.

---

44 "55만명 新특수고용 노동자, 산재 혜택조차 못받아 여건 최악" 한국일보 인터넷 기사(2019.03.25.) http://www.hankookilbo.com/News/Read/201903221941311863?did＝NA&dtype＝&dtypecode＝&prnewsid＝

강의 계약 형태는 달라도 방과 후 강사에 대한 업무지시는 학교가 직·간접적으로 한다. 학교와 직접 계약한 경우는 각 학교의 방과 후 담당 부장 교사가 주로 사회관계망서비스(SNS) 단체 채팅방을 통해 하지만, 위탁업체와 계약한 경우는 위탁업체의 실장이나 코디네이터가 학교 측의 지시(시간표 수정·수업일지 작성 등)를 전달하고 수업 과정에 관여하는 식이다.

〈한국일보 인터넷 기사(2019.3.25.) 중 일부 발췌〉

사례 2[45]

고객센터 상담원으로 일하다 스스로 목숨을 끊은 이문수(당시 29살)씨가 사망 전에 쓴 유서다. "이 내용은 비단 이 회사(엘지유플러스 (LGU⁺)고객센터)뿐 아니라 많은 인터넷 고객센터에 해당할 겁니다. …이 회사의 정규 근무시간은 오전 9시~오후 6시입니다. 하지만 상담원들의 평균 퇴근 시간은 오후 7시30분~8시. 늦게는 밤 10시에 퇴근하는 경우도 있습니다. 고객센터에 단순 문의하는 고객들에게 070 인터넷전화, IPTV(인터넷 티브이), 맘카(홈 CCTV) 등의 상품 판매를 강요하고, 목표 건수를 채우지 못하면 퇴근을 못합니다. …'SAVE'라는 부서는 고객들한테는 해지 부서이지만 내부에서는 해지 방어 부서입니다. 상담사들이 해지를 많이 했을 경우 토요일에 강제출근을 시키지만, 추가근무수당은 역시 지급되지 않습니다."

이는 2014년 10월20일 스스로 목숨을 끊은 고 이문수(당시 29살)씨가 남긴 유서에 적힌 내용이다. 이씨는 이날 저녁 9시께 전북 익산의 한 도로에 주차된 차 운전석에서 숨진 채 발견됐다. 이씨는 2010년 엘지유플러스의 하청업체인 씨에스원파트너 전주센터로 입사했다. 이듬해 2011년 엘비휴넷으로 고용승계가 이뤄졌다. 이씨가 팀장 상담원으로 일하던 부서는 특수상담실 민원팀이었다. 서비스 해지, 장애, 요금 등 일반 상담원이 해결하지 못한 민원을 넘겨받아 처리하는 팀이다. 하지만 실상은 고객이 서비스를 해지하게 못하게 말리거나 다른 서비스에 재가입하도록 유도하는 최종 방어선이었다.

이씨가 극단적 선택을 하기 반년 전인 2014년 4월23일, 서비스에 불만을 품은 한 고객을 응대했다. 이날 이씨가 고객과 통화한 시간은 6시간에 이른다. 고객은 스피커폰으로 해놓은 채 제 일을 하면서 전화를 끊지 않았다. 다음날 이씨는 고객에게 다시 전화를 걸었다. 하지만 고객은 '방문해 사과해라, 내 앞에서 무릎 꿇어라' 등 폭언을 퍼부었다. '퇴사할 계획이 있다'는 이씨의 말에 '퇴사할 생각으로 자신에게 불친절하게 응대했다'며 고객은 더 거세게 항의했다.

고객의 폭언에도 회사는 고객 편이었다. 이씨는 두 차례나 고객이 사는 대구까지 찾아갔다. 하지만 고객은 이씨를 만나주지 않았다. 이후에도 고객은 고객센터에 전화해 '너 퇴사해라, 나는 네가 퇴사했는지 안 했는지도 알 수 있다' 등의 폭언을 계속했다. 결국 이씨는 같은 달 30일 회사를

45 "상담원 이문수 자살이 아니라 산재였다" 한겨레21 인터넷 기사(2019.01.04.) http://h21.hani.co.kr/arti/society/society_general/46425.html

스스로 그만뒀다. 같은 해 9월23일 경제적인 이유로 회사로 돌아간 지 한 달도 안 돼 이씨는 시간외근무수당 미지급, 과도한 해지 방어 경쟁 등 상담원들의 노동환경을 고발한 유서를 남기고 세상을 떠났다.

이씨의 일기장에는 이씨가 느낀 괴로운 감정이 고스란히 적혀 있었다. "내 인격은 없는 것 같다. 내 편도 없다. 너무 외롭다. …치욕적인 하루다. 자존심 몽땅 다 버렸다. 난 혼자다. 주위에 아무도 없다."(2014년 4월23일) "이 회사를 그만둔다면 과연 앞으로 어떻게 살아갈 것인지? …내일 출근이 두렵다. 어떤 비난과 결과가 기다리고 있을까."(2014년 4월27일)

이씨의 죽음이 업무상 질병에 따른 사망으로 인정받으면서 상담원들의 산재 인정 폭이 예전보다는 넓어질 것으로 기대된다. 전국사무금융서비스노동조합이 2015년 12월부터 2016년 12월까지 금융권 고객센터에서 일하는 상담원 245명에게 방문·온라인 설문조사를 벌인 결과, 업무 중 고객에게 성희롱 발언이나 폭언을 들은 적 있는 상담원은 전체 응답자의 85.2%를 차지했다. 이씨가 죽은 지 여러 해가 지났는데도 여전히 많은 고객센터 상담원들이 폭언 등에 노출돼 있는 것이다.

뒤늦게 관련 법도 바뀌고 있다. 지난해 10월 시행한 산업안전보건법(산안법) 개정안에는 사업자는 고객의 폭언, 폭행 등으로 신체적·정신적 고통을 호소하는 고객 응대 노동자들의 건강 장해를 예방하기 위해 일시적 업무 중단 또는 전환 등 필요한 조처를 해야 한다는 내용을 담고 있다. 지난해 12월 국회 본회의를 통과한 산업재해보상보험법(산재법) 개정안에도 업무상 질병 인정 기준에 고객의 폭언 등 정신적 스트레스로 생긴 질병을 추가해 업무상 재해를 폭넓게 인정할 수 있도록 했다.

〈한겨레21 인터넷 기사(2019.1.04.) 중 일부 발췌〉

위의 두 사례는 특수형태근로자 종사자와 업무상 정신적 스트레스와 관련한 내용이다. 산업재해보상보험법은 일종의 사회보험법으로 근로자의 업무상 재해를 보상하기 위하여 1963년 도입되었다. 다양한 노동형태의 출현과 업무상 재해에 대한 해석의 확대로 인해 보상 범위가 점점 확대 되고 있지만, 아직도 문턱은 높다. 또한 역설적인 도덕적 해이 문제는 계속 지적되고 있다.

1. 산업재해보상보험법의 도입 배경

산업재해보상보험(産業災害補償保險)은 산업화 진행과 더불어 생기는 산업재해 근로자를 보호하기 위하여 마련된 일종의 사회보험이다. 세계 최초의 사회보험법(1883년)과 산재보험법(1884년)은 독일에서 제정되었다.

우리나라에서의 업무상 재해에 대한 보상제도는 일제 강점기 조선광업회가 근로자의 업무 중 발생한 재해에 대한 부조의무를 도입한 것을 그 출발점으로 볼 수도 있다. 하지만 적용대상이 일부 광업근로자에 국한되며, 상호부조에 의한 미약한 제도에 불과하고, 당시 노동운동에 대한 당근의 하나로 볼 수도 있어 우리나라 산재보험의 시작으로 보기 어렵다는 시각도 있다.

1948년 정부수립과 함께 제정된 헌법에서 근로자의 권리를 보장함에 따라 결성된 노동조합이 근로자의 재해보상문제를 단체협약을 통해 처리하고자 하였으나, 이는 법령으로 규정하는 것이 아니었으므로 노동조합에 소속되지 못한 근로자는 여전히 재해보상의 사각지대에 놓일 수 밖에 없었다. 이를 극복하고자 1953년에 제정된 근로기준법에서는 재해보상의 개별 사용자 책임을 규정하여 비로소 재해보상이 노동조합 가입여부와 관계없이 전체 근로자에게 적용 되었지만, 도산 등 사업주가 보상능력이 없을 경우 법의 목적이 실현될 수 없었다. 이에 보험의 원리에 입각한 사회보장제도로서의 산업재해보상보험법(이하 '산재보험법')의 도입이 논의되었고, 1963년 산재보험법이 만들어짐에 따라 사회보장제도의 한 방편으로 산업재해보상보험(이하 '산재보험') 제도가 도입, 시행되었다.[46]

가. 우리나라의 산업재해보상보험법의 도입

1) 일제강점기 산업재해보상보험법

일제강점기에 일본에서는 각종 노동보호 법규를 실시하여 자국의 일본인 근로자를 보호하였으나, 한국인에게는 적용되지 않았다. 기본적으로 한국인 근로자는 일본인에 비하여 차별적 처우를 받았다.[47] 따라서 한국 근로자의 업무상 재해 발생 시 구제조치는 일본인 사용자의 구휼, 부조에 의존할 수 밖에 없었다.[48]

조선광업령에서 조선총독은 당시 주요 산업이자 재해발생률이 높았던 광업종사 노동자에 대하여는 법령상 부조조치의 근거를 두었지만, 이 외의 대부분의 한국인 근로자에 대한 부조제도는 극히 미약한 실정이었다. 동령은 1938년 개정되어 50인 이상의 광부를

46 하상락, 『한국사회복지사론』, 박영사, 1998, 101－102면
47 노동청, 「노동행정 10년사」, 1973, 250면
48 노동부, 「산재보험 40년사 1964~2004」, 2004, 4－5면

상시 고용하는 광산에 대하여 광업권자가 광부의 업무상 상병 또는 사망 시 부조할 것을 정하는 등,[49] 부조제도에 관한 세부 내용을 추가 도입하였고, 이에 근거하여 '조선광부노무부조규칙'이 제정되었다. 그 외 선원에 관한 '조선민사령에 의한 상법' 제725조에 해원 부조규정이 있었다. 또한 근로자가 업무상 재해를 당했을 시 이에 대한 손해배상제도로서 '조선민사령에 의한 민법' 제709조의 불법행위제도가 있었지만, 이는 근로자가 입증을 책임져야 하는 사업주 과실책임주의이므로, 재판 청구 시에는 근로자가 비용을 부담해야 하고, 사업주의 과실을 입증해야 하기 때문에 실질적으로 민법상의 손해배상제도는 실효성이 없었다. 근로기준법의 제정되면서 조선광부노무부조규칙은 폐지되었고, 일제강점기는 직접적으로 산재보험제도의 발전에 영향을 주지는 못한 것으로 생각된다.[50]

2) 해방 후 사회와 산업재해보상보험법

해방 이후 1945년 9월 미군정청 상공부 광공국 노무과가 설치되어 노동행정을 담당하였다. 한편 미군정은 1946년 7월 23일 군정법률 제97호 '노동문제에 관한 공공정책 공포 및 노동부설치'를 제정하여, 고용주와 노동조합 간 고용조건을 명시한 협정을 권장 하여 노동재해보상 문제를 포함하되 기본적으로 단체협약을 통한 처리를 장려하였다. 경성전기주식회사 대 대한노총 총연맹경전노동조합의 단체협약은 위 조항을 바탕으로 체결된 대표적인 재해보상 사례이다.

산업현장에서 노동재해는 계속해서 발생하였으나, 이에 대한 제도적 대책이 마련되지 못했을 뿐 아니라 단체협약이 된 경우에도 사업주가 제대로 지불할 능력이 없는 경우, 적절한 보상을 받지 못했다. 이에 대한 해결책으로 부산 부두 하역노동자를 대상으로 각 출금 선납주의를 기반으로 하는 후생협약이 체결되었지만 이는 예외적 일부 사례이며, 대부분의 근로자들은 여전히 제대로 된 재해보상을 받지 못하는 처지였다.

1953년 제정, 공포된 근로기준법의 적용대상은 모든 사업 또는 사업장으로, 제8장에 재해보상에 관한 규정에 의해 업무상 발생하는 근로자의 부상 또는 질병에 대하여 사용자가 의무적으로 보상하게 하였다. 근로자의 재해에 대해 사용주가 책임을 지는 고용주책임주의, 사용자의의 과실 여부와 무관하게 책임이 부여되는 무과실책임주의가 법률로 도입되었다. 동법에서는 요양보상, 휴업보상, 장해보상, 유족보상, 장사비 및 일시보상의 6

---

49 손준규, "한국의 복지정책 결정과정에 대한 연구: 행정부 내 정책결정과정을 중심으로", 1981, 52면

50 우명숙, "한국의 복지제도 발전에서 산재보험 도입의 의의", 「한국사회학」, 제41집 3호, 2007, 175면

가지 급여를 규정하고, 보상청구권의 양도, 압류금지, 다른 손해배상과의 관계 등을 비교적 상세히 규정하였다.

하지만 근로기준법 제정 당시는 한국전쟁 중으로 계엄이 발동되어 있던 시기라 위와 같은 고용주책임주의를 현실적으로 시행하기에는 제약이 있었다. 전쟁 이후에 많은 공장이 운영을 중단하고, 사업주가 임금을 제대로 지불할 수 없었으므로 근로자, 노동조합, 사용자 모두 근로기준법상의 근로자 재해보상에 관하여 인지하거나 이를 시행할 여력이 없었다.

한편 동법 시행령에서는 상시근로자 16인 이상의 사업장(시행령 제1조)으로 적용대상을 국한하고, 근로기준법의 기준이 준수되는지 감독하여야 할 근로감독관에 관한 규정이 법제정 후 8년이 지난 1961년에야 제정되어 법령과 현실이 상당한 괴리가 있었음을 보여준다.[51]

나. 산업재해보상보험법 제정 경위와 입법정신

1) 제정 경위

1953년 제정된 근로기준법에서 산업재해에 대한 고용주책임주의를 도입하였지만 현실적 제약에 따른 문제점이 꾸준히 지적되었다.

당시 재해 발생률이 높음에도 불구하고, 근로자의 무지 및 높은 실업률로 인하여 근로자의 입지가 불리한 상태에서 근로자 스스로의 법적 권리 행사가 쉽지 않았으며, 사용자 역시 이러한 점을 악용하는 경우가 지적되었다. 또 재해보상 의지가 있더라도 도산이나 재정악화 같이 불가피하게 사용자가 재해 보상을 할 수 없는 경우도 문제로 지적되었다.

한편 각 사업장에서의 근로기준법 준수여부를 감독해야 할 근로감독관이 각 시도마다 고작 2~4명만 배치되었으며, 이들이 관할 지역 내 16명 이상의 전 사업장을 감독해야 했으므로 이들이 제대로 사업장 전체를 파악하기는 어려웠다.

이와 같은 현실적 어려움에 근로자를 보호하는 동시에 사업주의 위험부담을 분산시키기 위해근로기준법에 의한 재해보상제도를 산재보험제도로 발전시켜야 한다는 주장이 대두되었다. 산재보험의 기본 원리와 장점은 업무상 재해가 발생할 경우 개별적으로 사용자와 시비를 가릴 필요 없이 근로자가 직접 보상신청을 하여 바로 보상을 받을 수 있

---

51 김재희, "산업재해보상보험법 제정사", 법학논총/29(2), 2016., 55−97, 국민대학교 법학연구소

고, 사용자도 상시 비교적 소액의 보험금으로 큰 재해사건이 발생하여 예상치 못한 일시보상금의 지출로 인한 재정적 타격을 받을 위험을 분산시킬 수 있다는데 있다. 국가는 빠르고 공정한 보상을 실시하여 국가 노동력을 보존하고, 사용자는 재해를 은폐 할 이유가 없어져 정확한 자료를 파악하여 재해방지책을 수립할 수 있다는 점 등이 열거되었다.

그렇지만, 산재보험제도의 도입으로 인하여 경제발전에 영향을 줄 정도로까지 막대한 재원을 투자할 수는 없으며, 따라서 발족 당시부터 전 적용대상과 전 위험사고를 포괄하는 완전한 제도를 구비할 수는 없고, 경제적, 사회적 발전에 따라, 그리고 산재보험제도의 기술적 경험의 축적에 바탕 하여 점진적으로 적용범위를 확대하여 발전하여야 할 것이라고 하여, 당시의 여건 하에서의 본질적 한계가 있음을 알 수 있다.

2) 산업재해보상보험법의 제정 입법 취지

산업재해보상보험법은 1963년 제정되고 1964년 1월1일 자로 시행되었다. 본 법률은 총 6장 37개 조항, 부칙 3개 조항으로 구성되어 있으며 사회보장에 관한 법률에 의하여 산업재해보상보험사업을 행함으로써 근로자의 업무상의 재해를 신속하고 공정하게 보상하고자함(제1조)을 목적으로 제정되었다.

제정 당시 산재보험법을 구성하는 기본 원칙은 다음과 같다.

① 책임보험: 근로기준법의 재해보상규정은 근대적인 사업주 무과실책임주의를 도입하고, 보상급부는 요양에 필요한 의료비를 제외하고는 피재자 소득에 따라 균등한 비율이 적용되도록 하였다. 이러한 내용으로 사용자가 직접 근로자에게 보상하는 직선적 보험개념을 도입하여 정부가 관여하는 책임보험으로 의무가입화한 것에 의의를 둘 수 있다.

② 2요건주의: 근로기준법에서는 업무상 재해의 '업무상'의 구체적 범위가 정해져 있지 않은데, 산재보험법에서는 우리나라 많은 기업이 영세함을 고려하여 업무수행성과 업무기인성 두 가지 모두를 충족되어야만 업무상의 재해로 인정되는 2요건주의를 채택하였다. 그러나 1982년 개정한 산재보험법에서 업무상 재해를 업무상 사유에 의한 것으로 정의하여 2요건주의를 수정하였다.

③ 실적주의: 동일한 보험료율이 일괄적으로 모든 가입자에게 적용되는 것은 아니며, 각 사업장의 재해발생률에 따라 특정 보험료율을 적용하는 개별실적요율

(experience rate, 경험요율)을 도입하였다.

④ 독립채산제: 보험사업의 소요경비가 주로 보험료 수입에 의존하므로, 원활히 운영하기 위하여 별도의 독립채산제를 채택하였다.

⑤ 적용규정의 이원화: 재해율이 높은 광업, 제조업, 건설사업 및 전기, 가스업 등에 대하여는 강제가입을 원칙으로 하는 한편, 위험도가 낮은 금융, 보험업 등 서비스업에 대하여는 사업주가 자율적으로 선택하거나 과반수 이상의 직원들이 요구할 경우 임의 가입하도록 사업적용 대상을 이원화 하였다. 그러나 이 또한 현재는 대부분 적용사업장을 의무가입하도록 하고, 일부 예외적으로 임의가입을 허용하고 있다.

이상에서 살펴본 바와 같이 산재보험법 제정 당시 우리나라의 경제체제는 아직 1차 산업 중심으로 사회적, 경제적 여건 등을 고려해보면 산재보험 등 사회보장제도를 도입하기는 시기상조로 생각될 수 있음에도 불구하고 산재보험을 전격적으로 도입한 이유는 당시 군사정권의 정치적 이득을 위해 경제성장 정책에 더하여 사회복지 정책을 택한 것이 그 연유가 된 것이라고 평가되고 있다. 그 결과, 당시 우리사회는 사회, 경제적 여건이 충분히 성숙되지 못한 상태에서 정부가 일방적으로 법제정을 주도하였으며, 당시 정부의 최우선과제인 경제성장 일변도의 정책을 해하지 않을 것을 전제로 한 한정적인 범위 내에서 기능하도록 규정되었다는 한계를 지닌다.

그렇지만 민간사회보장 전문가들이 사회보장심의위원회에 참여해 정치가들을 적극적으로 설득하여 사회보장제도로서의 산재보험을 도입하도록 함에 따라 개별고용주책임주의에서 보험제도로의 전환을 이끌었고, 이에 보험의 적용을 받는 근로자의 총 인원수와 대상범위가 늘어나고, 재해보상 보험급여지급액 역시 늘어남에 따라 점진적으로 근로자 보호가 강화되어 갔다는 점은 어느 정도 인정될 수 있을 것이다.[52]

---

52 김재희, "산업재해보상보험법 제정사", 『법학논총』, 제29권 제2호(국민대학교 법학연구소, 2016), 55-97면

2. 주요 이슈 및 윤리적 논쟁

가. 산업재해보상보험의 적용 대상 확대

2000년 이후 산업재해보상보험의 적용대상 확대 관련하여 구체적으로 언급이 된 대상은 특수형태종사근로자, 학생연구원, 태아, 학생연구원, 영세사업자의 동거 친족 등이다.

특수형태근로종사자란 '계약의 형식에 관계없이 근로자와 유사하게 노무를 제공함에도 근로기준법 등이 적용되지 근로자로 산재보험을 비롯하여 4대 사회보험이 적용되지 않았다. 그러나 2008년 개정된 산재보험법에서 특수형태근로종사자를 근로기준법에 적용되지는 않지만 업무상의 재해로부터 보호할 필요가 있는 자로서 대통령령으로 정하는 직종에 종사하는 자'라고 정의하고, 이들에 대한 산재보험 가입을 허용하였다. 다만 2가지 단서조항이 있는데, 주로 하나의 사업에 그 운영에 필요한 노무를 상식적으로 제공하고 보수를 받아 생활할 것과 노무를 제공함에 있어서 타인을 사용하지 아니할 것이다.[53]

해당법의 대통령령으로 정하는 직종은 현재 9가지로 보험설계사, 우체국보험업자, 건설기계 운전사, 학습지 교사, 골프장 캐디, 배송업무자, 대출 모집자, 신용카드 모집자, 대리운전 업무자가 해당된다.

하지만 퀵서비스기사나 예술인 같은 경우는 복수의 사업주에게 노동력을 제공하는 자들은 산업재해보상보험법에 포함되지 아니한다. 복수의 사업주에게 노동력을 제공한다는 사실만으로 노동관계법상 근로자성을 부인할 수는 어렵다. 하지만 사용자 책임을 사업주에게 어떻게 부과할 것인가라는 문제 때문에 산업재해보상보험법의 대상자로 포함시키지 못하고 있다. 앞으로 시대는 더욱 많은 새로운 고용형태에서 일하는 자들로 인해 여러 문제가 야기될 것이다.[54][55] 더 다양한 특수형태근로종사자를 포함할 수 있는 방법에 대해서 고민해야 할 것이다. 또 다른 문제로는 기존의 9개 직종에 포함되는 특수형태근로자의 저조한 산업재해보상보험법 가입률이다. 이는 사용자가 산업재해보상보험법의 적용제외 신청을 유도 또는 강요하거나, 보험료에 대한 경제적 부담으로 특수형태근로종사자

---

53 산업재해보상보험법 제125조 제1항

54 윤애림, "복수의 사업주에게 노동력을 제공하는 자에 대한 산재보험 적용 방안", 「노동법연구」 제34호, 2013, 289-319

55 오종은, "산재보험 사각지대 해소를 위한 연구: 퀵서비스종사자를 중심으로", 「사회보장연구」 제27권 제4호, 2011, 111-135

가 제외 신청을 하는 것으로 추측된다.56 57 산업재해보상보험법의 적용 제외에 대한 제한의 필요성이 논의될 필요가 있다.

제주의료원에서 근무하던 간호사 중 2009년에 임신한 15명의 간호사중 6명만이 정상 아이를 출산하였고, 4명은 선천성 심장질환, 5명은 유산된 일이 발생하였다. 이 아이들에 대해 산재보험급여가 지급되어야 하는지 여부가 현재 대법원에 계류 중이다. 태아는 출생하기까지 어머니의 신체에 연결되어 생존한다. 따라서 정서적 또는 육체적으로 건강한 어머니가 없이는 태아의 건강을 장담할 수 없다. 국가는 여성근로자의 임신과 출산에 대한 적극적인 관심과 배려를 법과 제도로 구현해야 할 의무가 있다. 여성의 임신과 출산은 개인적인 것이면서도 사회적인 것이기 때문이다. 임신 중에 시행된 교대근무, 업무상 과로와 스트레스, 태아와 임산부에게 해로운 물질 취급 등의 유해요소에 노출로 인한 태아의 건강 손상에 대해서 산업재해보상보험법 적용이 검토되고 있다.58 59 60

학생연구원이 연구과정에서 재해를 당하는 경우, 근로자로 인정받지 못하여 산업재해보상보험의 적용 대상에서 제외되고 「연구실 안전환경 조성에 관한 법률」에 따라 산재보상수준에 크게 못 미치는 수준의 보상을 받고 있다. 하지만 많은 학생연구원들은 일반 연구자와 유사하게 연구 활동에 임하고 있다. 이들에 대해 산업재해보상보험의 적용이 필요하다는 의견이 있다.

현행법은 대통령령으로 정하는 중·소기업 사업주에 대하여 근로복지공단의 승인을 받아 산업재해보상보험에 가입할 수 있도록 특례를 두고 있다. 그러나 해당 사업장에서 무급으로 노무를 제공하는 사업주의 가족 등 친족이 업무상 재해를 당하는 경우 이를 보호할 수 있는 규정이 없다. 친족의 업무상 재해로 인한 비용지출로 경영난과 생계의 위험이 발생할 수 있다. 2019년 중소기업 사업주의 무급가족종사자에 대한 산재보험 가입이 추진되고 있다.

현행 법 규정에 의하면 해외파견자의 경우 근로복지공단의 승인을 받아야 국내가입 사업장의 근로자로 인정됨으로써 산업재해보상보험 적용대상이 될 수 있다.61 사업주가

---

56 윤애림, "산재보험법의 특수형태근로종사자 특례제도의 문제점과 대안", 「노동법연구」 제33호, 2012, 47−91
57 장우찬, "산재보험법상 특수형태근로종사자 적용 특례 조항의 비판적 검토", 「노동정책연구」 제14권 제1호, 2014, 155−185
58 박귀천, "모의 업무에 기인한 태아의 건강손상에 대한 책임", 「법학논집」 제22권 제2호, 2017, 141−175
59 김은경, "태아의 피보험적격 인정여부에 관한 보험법적 논의", 「한국보험학회지」 제112호, 2017, 1−35
60 양승엽, "업무상 원인으로 인한 장애아 출산과 산재보험의 적용 범위", 「노동법학」 제59호, 2016, 161−165
61 산업재해보상보험법 제122조 제1항

해외파견 근로자에 대하여 산업재해보상보험법을 가입하지 않은 경우에도 법의 적용을 받도록 하여 산업재해로부터 해외파견근로자를 보다 두텁게 보호하려는 논의가 진행 중에 있다.

또한 건설업자가 아닌 자가 시행한 총공사비 2000만원 이하의 공사에 대해서는 산재보험법 적용 대상에서 제외되었었지만, 2018년 7월부터는 이 조항을 삭제하여 2000만원 이하의 공사에 대해서도 적용하고 있다.

나. 업무상 재해 연관성 입증 완화와 절차 투명화

산업재해를 입은 근로자는 보상을 받기 위해서는 업무상 재해 입증을 해야 한다. 이러한 과정에서 산업재해 발생 원인과 업무와의 연관성을 입증하기 위해서는 사업주가 보유하고 있는 재해자의 업무 내용, 근무조건 및 사업장 작업환경 등에 대한 자료가 필요하다.62 현행법에는 사업주의 조력 규정을 두고 있으나 협조사항이 불명확하고 협조 거부에 대한 제재규정이 없어 사업주가 협조하지 않을 경우, 산업재해 증명 자료를 확보하기가 어려운 실정이다. 또한 경제적, 정보적 측면에서 상대적 약자인 근로자에게 많은 시간과 비용을 들여 산업재해 입증하도록 그 책임을 부담시키고 있다.63 더불어 공단이나 질병판정위원회가 시행하는 자문은 비공개로 이루어져 산업재해 입은 근로자가 그 과정을 알기가 쉽지 않은 상황이다.

현대 산업사회에서는 직장 내 유해요인이 다양화됨에 따라 업무상 재해의 원인 또한 복잡다양하게 나타나고 있으며, 특히 업무상 질병의 경우 업무상의 사고에 비해 업무와 발병 사이의 인과관계를 입증하기가 어렵다. 관련 법령에서 열거하여 업무상 질병의 인정 기준에 관하여 규정하였지만, 새로운 작업환경과 유해물질 등에 의한 재해를 반영하지 못하는 한계가 있다.64

산업재해에 대한 업무상 재해 연관성 입증 완화에 관한 방법으로 3가지 안이 논의되고 있다. 첫째, 영업상 비밀에 대한 내용을 포함하여 사업주에게 자료제공의 법적 의무를 지우는 것이다. 둘째, 저임금 근로자 등 취약계층에 해당하는 근로자가 업무상 재해를 입증하는 과정에서 공인노무사의 조력을 받을 수 있도록 하고, 필요한 비용의 일부를 지원

62 오윤식, "업무상 재해 요건과 증명책임", 「저스티스」 제140호, 2014, 365-392
63 조재호, "업무상 질병에서의 인과관계 입증책임", 「사회보장법연구」 제2권 제1호, 2013, 159-183
64 노병호 정용진, "업무상 질병 인정기준의 개선방안", 「법학논고」 제45권, 2014, 481-512

하도록 배려하는 것이다. 셋째, 업무상질병인정기준이 다양한 변화를 반영할 수 있도록, 인정기준을 확대하는 것이다.

산업재해를 판정하는 절차 투명화에 관한 사항으로는 크게 2가지 안이 제시되고 있다. 첫째, 역학조사와 산업재해보상보험재심사위원회 구성 위원 등 절차에 민간인 단체 또는 산업재해를 입증해야 하는 근로자의 참여를 확대 하는 것이다. 둘째, 근로복지공단의 상임임원과 직원은 그 직무 외에 영리를 목적으로 하는 업무에 종사하지 못하도록 겸직제한 규정을 두고 있으나 이를 위반하였을 경우 법적 제재를 강화시키는 것이다.

다. 산업재해보상보험의 업무상 재해 범위 확대

제20대 국회에서 산업재해보상보험의 업무상 재해 범위 확대 관련하여 3가지가 구체적 언급이 되었다. 구체적으로 언급된 사항은 통상적 출퇴근 중 발생한 사고의 산업재해 인정, 업무상 정신적 스트레스로 인한 업무상 질병 인정, 성폭력과 성희롱에 의한 업무상 재해 인정이다. 이 중에서 통상적 출퇴근 중에 발생한 사고의 산업재해 인정과 업무상 정신적 스트레스로 인한 업무상 질병 인정은 제20대 국회에서 가결되었다.

과거에는 출퇴근 중 발생한 사고의 업무상 재해인정과 관련하여 사업주가 제공한 교통수단이나 그에 준하는 교통수단을 이용하는 등 사업주의 지배관리 하에서 발생한 사고만을 업무상 재해로 인정하였다. 그러나 2018년부터 통상적인 경로와 방법으로 출퇴근 하던 중 발생한 사고에 대하여 업무상 재해로 인정하면서 업무상 재해 범위를 확대하였다.

2016년 산업재해현황을 살펴보면, 총 181,312건의 산업재해 중에서 업무상질병은 7,876명으로 4.3%이었다.[65] 또한 2014년 근로복지공단의 업무상질병판정위원회의 판정결과를 보면 업무상 질병에 기인하여 인정된 비율은 9%이고 직무 스트레스를 원인으로 하는 것은 1%밖에 되지 않았다. 직무스트레스로 인한 근로자의 신체와 정신의 침해가 단순한 문제가 아니라 신체적 증상이나 질병으로 발전할 가능성이 있다는 사회적 인식이 자리 잡은 지 오래되었고, 이와 관련한 판례[66][67]와 연구[68]가 있다는 사실을 비추어 볼 때

---

65 고용노동부, "2016년 산업재해현황", http://kosis.kr/statisticsList/statisticsListIndex.do?menuId=M_01_01&vwcd=MT_ZTITLE&parmTabId=M_01_01&parentId=D2.1;118_11806.2;#SelectStatsBoxDiv", (2019/2/24)

66 대법원 2011.6.9. 선고 2011두3944 판결

67 대법원 2008.2.28. 선고 2006두17956 판결

68 채희태 방강수, "감정노동에 관한 제도적 규율의 문제점과 개선방안", 「법학논총」 제34권 제3호, 235–261

사회적 이슈화가 많이 되었음을 알 수 있다. 2019년 7월 시행예정인 산재보험법에는 제37조 제2항 다목에 직장 내 괴롭힘, 고객의 폭언 등으로 인한 업무상 정신적 스트레스가 원인이 되어 발병한 질병을 업무상 질병으로 명시하였다.

　　최근 미투(Me Too) 운동과 함께 성폭력, 성희롱 피해자 보호와 지원에 대한 사회적 관심이 높아졌다. 하지만 여전히 직장 내 성폭력, 성희롱 피해자의 후유증은 제대로 치료받지 못하고 있으며 스트레스, 우울증, 불면증 등 정신적 피해를 호소하고 있는 근로자들이 있다. 직장 내 성희롱과 성폭력으로 인한 산업재해 신청과 승인 건수는 매년 증가하는 추세이다. 그럼에도 불구하고 산업재해판정과 관련한 구체적인 기준은 마련되어 있지 않고, 성희롱과 성폭력의 정신적 피해에 대해서 산업재해보상보험법 시행령 상의 정신질환 인정기준을 근거로 산업재해 여부를 판정하고 있다. 업무상 재해에 직장 내 성희롱과 성폭력을 포함시켜 직접적인 법적 근거를 마련하자는 안이 제안되었다.

라. 산업재해보상보험급여 신청 시 불이익 방지

　　산업재해보상보험 신청시 불이익을 방지하고자 하는 내용이 추가되었다. 산업재해보상보험법 제111조의2 와 제127조제2항에 그 내용이 포함되었다. 제111조의2의 내용은 "사업주는 근로자가 보험급여를 신청한 것을 이유로 근로자를 해고하거나 그 밖에 근로자에게 불이익한 처우를 하여서는 아니 된다."라는 내용이고, 제127조제2항의 내용은 "제111조의2를 위반한 사업주에게 2년 이하의 징역 또는 2천만원 이하의 벌금에 처한다."는 내용이다.

마. 유족급여 관련

　　2018년 개정한 산재보험법에 따르면 유족보상연금의 수급 대상인 자녀의 범위를 19세 미만인 자녀에서 만25세 미만인 자녀로 확대하였다. 이는 통상적으로 만25세까지는 실질적인 경제활동을 시작하기 어렵고, 학업이나 취업 준비를 필요로 하기 때문에 이를 현실적으로 반영한 결과이다.

바. 산업재해보상보험의 부정수급 방지

2010년부터 2018년 상반기까지 부정수급은 모두 2,351건으로 적발 금액은 2,939억 원이었다. 산재급여 부정수급 적발 건수는 매년 200건 가량 발생하는 것으로 나타났다. 부정수급에 관여한 브로커들이 장해등급을 올리기 위해 로비를 하는 것으로 알려져 있다. 이러한 브로커를 처벌하고 있으나, 주변에서 보험급여를 받도록 시키거나 도와준 자에 대한 처벌은 제대로 규정되어 있지 않았다.

이와 관련하여 부정수급자 명단공개 근거 마련과 공무원이 아닌 산업재해보상보험재심사위원회 위원에 대하여 형법상 뇌물죄를 적용할 때에는 공무원으로 보도록 하는 내용이 논의되고 있다.

사. 산재급여 신청 수급권 소멸시효 연장

과거 산업재해보상보험 수급권 소멸시효가 3년으로 되어 있어, 산재발생 후 3년이 지나면 보험보상 청구가 불가능한 실정이었다. 이와 관련하여 장해급여, 유족급여, 장의비, 진폐보상연금 및 진폐유족연금의 수급권 소멸시효를 5년으로 확대하는 안이 논의되고 있다.

제12장　노인과 통합의료복지

제1절 | 노인보건의료와 법적 근거

1. 고령화 사회에서 노인과 노화

가. 노인의 기준

　　의료 혹은 사회복지 대상자, 연금수급자 등 법에서 노인을 분류하는 연령 기준은 일반적으로 60세 혹은 65세이며 개별 법률의 입법 목적에 따라 다르게 정한다. 고령화가 빠른 일본은 1973년에 노인복지법을 제정하여 70세 이상을 법의 적용대상인 노인으로 정의하였으며, 2006년 후기고령자의료제도를 도입하면서 법의 대상이 되는 노인을 75세로 하였다.1 과거에 비해 노인의 신체기능상태가 향상되고 있으며, 고령화 사회에서 노인 인구를 위한 의료요양 서비스 제공에 충당되는 사회적인 비용부담이 증가하고 있음을 고려하여 법적으로 보건의료 및 요양복지의 수혜 대상이 되는 노인의 연령기준을 지속적으로 재평가할 필요가 있다.

나. 노화의 개념

　　노화는 질병이나 사고에 의한 것이 아니라 시간이 흐름에 따라 생체 구조와 기능이 쇠퇴하는 현상이다.2 같은 나이의 노인이 반드시 생물학적 노화가 같은 것은 아니다. 또한 한 개체에서 세포와 장기 조직별로 노화의 진행이 다를 수 있다. 따라서 노화에 대한

1　문성현. (2013). 일본 후기고령자의료제도의 정책과정과 향후 과제. 경영컨설팅연구, 13(1), 489－509. 491면.
2　국립국어원 표준국어대사전 표제어 '노화'

일치된 정의를 내리기 어려우나 여러 이론을 통해 이끌어 낼 수 있는 것은 신체의 항상성을 유지할 수 있는 적응력이 떨어져 기능 상실이 진행되는 것으로 이해할 수 있다.[3] 노화의 진행 정도에 따라 외부 자극에 저항력이 떨어져 각종 만성질환 등 질병에 취약해진다. 그러므로 노인보건의료법은 노화가 진행된 환자를 효과적으로 치료하고 만성질환의 체계적 관리가 가능하도록 설계되어야 할 필요가 있다.

다. 노인보건의료

노화의 진행 정도에 따라 노인건강관리를 위해서는 의료, 간호, 요양 서비스가 필요하다. 생체의 구조와 기능이 쇠퇴한 정도에 따라 각 서비스도 달라지며, 만성질환 및 장애의 유무도 고려해야한다. 세계보건기구는 노인이 겪는 건강 측면의 특징을 움직임, 감각, 인지, 면역, 피부, 성 기능의 감퇴라고 했다.[4] 본 장은 노인을 대상으로 하는 건강관리를 아울러 '노인보건의료'라 하고 특히 기능 감퇴를 고려한 서비스 요구가 높은 재활, 만성질환 관리, 요양, 치매관리를 중점으로 다루고자 한다. 결국에는 노인을 대상으로 의료, 요양, 복지의 통합 서비스가 요구되는 바 이를 제안하며 마무리한다.

2. 노인보건의료의 법적 근거

가. 노인보건의료법의 이념과 목표

1) 노인보건의료법의 이념

노인보건의료법은 노인의 법적 지위와 관련하여 노인은 인권의 주체로서 인간 본연의 삶을 향유하며, 가족과 지역사회에서 활동하는 구성원으로 더불어 살아갈 수 있도록 국가와 지역사회가 보장해야 한다는 근원적 가치와 법이념을 가진다. 노인의 행복한 삶은 사회 전체의 통합에 기여하며 궁극적으로 개인, 가족과 지역사회가 호혜적이고 결속된 공동체로서 존속하고 발전하는 기초를 형성한다.

---

3 Holliday, R. (1997). Understanding ageing. Philosophical Transactions of the Royal Society of London B: Biological Sciences, 352(1363), 1793–1797. p.1794, 1796

4 World Health Organization. (2015). World report on ageing and health. World Health Organization.

2) 노인보건의료법의 목표

노인보건의료법은 개인, 가족, 지역사회의 삶을 동시에 향상시키기 위한 공동체의 규범적 합의이며 노인보건의료와 관련한 법제도는 이와 같은 합의를 구현하고 실천하는 것을 목표로 한다. 고령화 사회에서 노인과 가족이 겪는 사회적 위험은 전통적인 가족제도와 개별 의료계약에 의해 충분하게 보호될 수 없다. 따라서 국가는 노쇠하고 병약한 개인을 법적으로 보호해야 하는 임무를 직접 혹은 간접적으로 부담한다. 노인보건의료의 목표는 질병이 없는 상태를 지향하는 것이 아니라 신체적·인지적 기능을 최선의 상태로 유지하면서 삶의 질을 높이는 것을 목표로 한다.

나. 노인보건의료법의 헌법적 기초

1) 사회국가원리와 사회적 기본권

우리 헌법 제10조는 인간의 존엄과 가치 및 행복추구권을 선언하고 있고, 제34조에서 인간다운 생활을 할 권리, 국가의 사회보장·사회복지 증진 의무, 노인과 청소년의 복지향상 의무, 신체장애자 및 질병·노령 기타의 사유로 생활능력이 없는 국민에 대한 국가의 보호의무에 대하여 규정하고 있다. 이러한 헌법규정은 노인보건의료법이 추구해야 하는 입법 이념과 기본방침의 좌표가 된다. 입법자는 헌법 제34조 제1항, 동조 제4항, 동조 제5항을 구체화하는 다양한 법률을 제정하여 노인을 보호해야 하는 국가의 임무를 수행한다. 입법자가 사회적 기본권을 구체화하는 법률을 제정함에 있어서는 입법재량을 가지므로 동시대의 실존적인 조건을 고려하여 국가의 적정한 임무 수행 방법과 제도를 마련하게 된다. 다만 이때에도 최소한의 노인인권을 보장하기 위한 사항은 필수적으로 갖추어야 한다.

2) 인간다운 생활을 할 권리주체로서의 노인

인간다운 생활을 할 권리의 주체는 모든 '국민'이며 노인을 포함한다. 노인의 기본권이라는 측면에서 헌법 제34조 제1항의 인간다운 생활을 할 권리는 국가에게 사회적 약자인 노인의 인간다운 생활을 보장하기 위한 최소한의 물질적 수요만이 아니라 정신생활의 안정을 회복하는 기능을 하는 문화적 여건을 조성할 의무를 부과한다. 한편 노령으로 인해 생활능력이 부족한 개인은 동 규정에 따라, 인간의 생존에 필요한 최소한의 물질적 급부를 국가에게 청구할 수 있는 권리를 가진다.

다. 노인보건의료법을 통한 제도적 구현

1) 노년기 삶의 자유와 존엄을 향유하기 위한 통합 서비스

보건의료의 향유 주체로서 노인은 필요와 상황에 따라 적절하게 선택할 수 있는 보건의료 및 요양복지 서비스를 지역사회 자원으로부터 통합적으로 제공받을 때 실질적인 삶의 자유를 누릴 수 있다. 그러므로 보건의료 및 요양복지 서비스 정책을 마련하는 주체인 국가는 공급 주체인 개별 기관별로 분절된 서비스를 제공하는 것이 아니라 지역사회 전체의 자원으로부터 통합 서비스가 제공될 수 있도록 체계를 조성하는 것이 바람직하다.

2) 국가의 노인 환자 보호의무의 이행

우리 헌법은 노인을 포함한 사회적 약자를 보호하는 사회국가원리를 선언하고 있다. 그리고 사회적 기본권으로서 노인의 권리를 보장하고 있다. 이러한 권리가 실질적으로 구현되기 위해서는 보건의료서비스 및 사회서비스 전달 체계가 이를 뒷받침해야 한다. 정책 입안자와 입법자는 가능한 최선의 노력을 다하여 노인보건의료서비스를 구체화하는 법률이 헌법에 합치하도록 하여야 한다. 즉 노령으로 인해 신체적·사회적·경제적 능력이 저하된 노인의 경우 사회국가원리의 보호대상인 사회적 약자에 해당되며 국가는 이들을 특별히 보호하고, 각종 노인과 관련 사회문제를 해결하기 위해 여러 제도와 조치를 마련해야 한다.

3) 지역사회공동체 내 공존을 위한 제도

일반적으로 보건의료 서비스는 개인주의적인 법원리와 공동체주의적인 법원리에 동시에 기초한다. 다시 말하면 보건의료는 개인에게 제공되는 개별적 서비스이면서 동시에 공동체 내에서 구조화된 보건의료 전달체계에 기초하여 제공되는 집합적인 구조로서의 성질을 가진다. 이와 같은 노인보건의료의 이원적인 법원리는 노인을 위한 보건의료와 요양복지의 통합적 제공체계를 설계하고 지역사회 공동체 내에서 공존을 위한 제도를 마련하고 실천하는 데에 있어서도 이념적 기초가 된다.

3. 노인보건의료법제 개관

　　노인보건의료에 관한 법적 기초는 헌법에서부터 출발한다. 헌법 제10조뿐만 아니라 제34조 제1항, 동조 제4항, 동조 제5항 등으로부터 노인 보호에 관한 국가적 임무를 도출할 수 있으며, 이를 구체화하기 위하여 다양한 법률들이 제정되어 있다. 그럼에도 불구하고 의료와 고령화 사회 환경의 변화에 따라 보건의료정책은 점차 수요자 요구에 부응하는 방식으로 변화가 불가피하여 노인보건의료법제는 여전히 추가 법제정과 개정이 필요한 분야이다.

　　전체 노인보건의료를 크게 급성기·만성기 의료와 장기요양으로 구분하여 살펴보고 마지막으로 통합 서비스 측면에서 다루어 보고자 한다.

　　급성기 노인의료와 재활에 대해서 별도의 국내법규가 존재하지 않는다. 다만 「장애인 건강권 및 의료접근성 보장에 관한 법률」에 따라 재활의료기관 지정제도를 실시하고 있으며, 재활치료에 대한 수가에 대해서는 「국민건강보험법」 및 하위법령을 통해 규율하고 있다. 한편, 노인 재활환자의 이용이 많은 요양병원에 대해 일당정액수가제를 적용하고 있으며, 그밖에 전문 재활에 대해서는 별도로 행위별 수가를 적용한다.

　　만성기 보건의료에 관한 법규로는 「보건의료기본법」, 「암관리법」, 「치매관리법」, 「정신건강증진 및 정신질환자 복지서비스 지원에 관한 법률」, 「노인복지법」, 「지역보건법」, 「국민건강보험법」 「국민건강증진법」 및 「의료법」 등에서 관련 규정을 찾을 수 있다. 특히 「정신건강증진 및 정신질환자 복지서비스 지원에 관한 법률」에서는 정신건강증진사업 등에 대해 규정하고 있다. 한편, 「노인복지법」에서는 65세 이상의 노인에 대하여 건강진단과 보건교육을 실시할 수 있도록 규정하고 있다. 「지역보건법」에서는 보건소의 업무로서 취약계층의 건강유지 및 증진, 지역주민에 대한 진료, 건강검진 및 만성질환 등 질병관리를 포함한 지역보건의료서비스를 규정하고 있다(동법 제11조 제5호 참조). 「국민건강보험법」에서는 질병의 조기 발견과 예방을 위한 건강검진에 대해 규정하고 있으며(제52조) 동법 시행령에서는 건강보험공단 만성질환관리에 관한 업무 수행 가능하도록 규정하고 있다. 또한 동법에서는 의원에서의 고혈압과 당뇨병 관리에 대해 요양급여비용을 가산지급 등을 통해 일차의료에서의 만성질환 관리 강화를 도모하고 있으며, 「의료법」에서 요양병원에 대한 규제사항을 담고 있다. 2011년 「치매관리법」이 제정되어 2012년 2월 5일부터 시행되었으며, 치매관리종합계획, 치매연구 및 검진사업 등에 대해 규정하고 있다.

노인장기요양에 대해서는 2007년 「노인장기요양보험법」이라는 단일법이 제정되어 2008년 7월 1일부터 시행되었으며, 수급권자 및 급여 내용, 이용 절차 등에 관한 사항을 정하고 있다.

마지막으로, 노인통합의료복지에 대해서는 별도의 국내법규가 존재하지 않는다. 다만 「의료법」상 의료기관과 「노인복지법」상 노인복지시설, 「노인장기요양보험법」에 따른 요양시설 등 노인요양 및 의료 등을 담당하는 개별 주체에 의한 분절적 서비스를 넘어서서 지역사회 기반의 노인보건의료복지 통합서비스 제공에 관한 별도의 법체계를 구축할 필요가 있겠다.

제 2 절 | 노인 환자의 특징과 재활

1. 노인 환자의 특징

노인의 경우 기존의 의료 서비스로는 만족할 만한 결과를 거두지 못하는 경우가 많다. 이는 기존의 서비스가 노인의 특성을 충분히 고려하지 않았기 때문이다. 이에 수요자 요구에 부응하는 서비스 전달을 위해 정책과 관련법제의 변화가 필요하다. 노인 환자의 요구를 반영하기 위해 이들의 특징을 알아보고 이에 기반을 두고 법정책이 마련되어야 할 것이다.

노인 환자의 특징
1. 환자의 병력이 복잡한 경우가 많다.
2. 증상이 비전형적인 경우가 많다.
3. 공존 질환으로 판단이 혼란스러울 수 있다.
4. 여러 가지 약을 복용하고 있는 경우가 흔하고 증상, 진단, 치료의 주요 요인이 된다.
5. 인지 능력의 저하에 대한 인식이 중요하다.
6. 검사 결과의 정상치가 다를 수 있다.
7. 기능 저하가 있을 것을 예상하여야 한다.
8. 사회적 지지체계가 노인 환자에게 부적절하고, 보호자가 필요하다.
9. 원래의 기능 정도를 아는 것이 새로운 증상을 평가하는데 필요하다.
10. 건강의 문제를 평가하면서 다른 정신 사회적 문제에 대한 평가가 중요하다.

---

2. 노인재활법제

가. 노인재활 개관

재활의료의 대상자에는 뇌성마비, 근육병, 신경병과 같은 선천적 질환이나 뇌졸중, 척수손상 등 후천적 질환에 의한 경우뿐만 아니라 특별한 질병과 사고가 없어도 노화로 인한 생리학적인 변화 때문에 장애를 갖게 되는 노인도 포함된다.[5] 더구나 급속한 고령화에 따라 노인환자의 재활서비스에 대한 수요 역시 앞으로 더욱 증대될 것이므로 노인 재활의료에 관한 법제와 문제에 대해 살펴볼 필요가 있다.

재활은 크게 급성기 재활, 아급성기 재활, 만성기 재활의 3단계 재활의료전달체계로 구분할 수 있다. 급성기 재활은 종합병원급 이상의 요양기관에서 응급치료, 수술, 중환자 치료 후 발생하는 영구적 장애 및 일시적 중증의 기능 감소에 대하여 같은 요양기관에서 급성기 치료와 거의 동시나 직후부터 제공되는 것을 의미한다. 반면, 아급성기 재활은 급성기 재활치료에도 불구하고 지속적인 장해나 신체기능이 심하게 저하된 환자군을 대상으로 재활전문병원에서 제공하는 장기간 집중적인 입원 재활치료를 의미한다. 마지막으로, 만성기 재활은 급성기와 아급성기 재활치료에도 불구하고 24시간 계속 체위변경이 필요하고, 호흡곤란 및 연하곤란 등이 동반되어 당장 가정으로 퇴원하기 어렵거나, 신체 기능의 호전 가능성이 미미하고 재활치료의 내용이 단순한 경우에 신체상태 유지 및 장기적인 합병증 방지를 위한 보존적인 치료가 제공되는 재활치료를 의미한다.[6]

재활의 개념을 이와 같이 이해한다면, 그 대상자를 한정하여 '노인재활'에 주목할 필요가 있다. 노인재활에서는 특히 '노화'라는 생리학적 특성을 고려하여 적정한 재활치료를 통해 노인환자의 급격한 기능저하를 방지하는 것이 중요하게 다루어진다.

일반적으로 노인재활 대상자는 다음과 같은 두 부류로 구분할 수 있다. 첫째가 장애가 생긴 노인환자들이며, 둘째가 노인이 된 장애인들이다. 따라서 관련 법제에 있어서도 장애인에 관한 법률, 노인의료 및 요양에 관한 법률이 노인 재활에 있어서도 적용된다. 이 책에서 장애인 재활에 관해서는 장애인 의료에 관한 별도의 장에서 다루고 있으므로 여기서는 가급적 노인환자의 재활에 적용되는 특유의 내용에 대해 살펴보도록 하겠다.

---

5 권범선, "재활의료 공급체계와 전달시스템", 「J Korean Med Assoc」 제60권 제11호, 대한의사협회, 2017, 860면.
6 조강희, "재활의료서비스의 이상적인 전달체계", 「J Korean Med Assoc」 제60권 제11호, 대한의사협회, 2017, 886-887면.

나. 노인재활의료의 제공주체와 인력

국내 재활의료기관은 재활의학과가 개설된 상급종합병원과 종합병원, 전문재활병원인 산재보험 재활병원과 권역별 재활병원, 재활의학과의원과 요양병원 등으로 구분할 수 있다. 상급종합병원과 종합병원에서는 초기 급성기 재활환자를 대상으로 폐렴과 같은 동반 합병증의 치료와 함께 시술 위주의 진료 및 조기 집중재활치료가 이루어지고, 재활병원에서는 장기목표 설정과 함께 기능 회복을 위한 통합 집중재활치료가 이루어진다. 한편, 재활의학과의원과 요양병원에서는 만성기 환자를 대상으로 기능 유지를 위한 보존적 재활치료와 외래 재활치료를 시행하고 있다.[7]

재활의료기관에서는 간호사, 물리치료사, 작업치료사, 언어재활사, 사회복지사 등의 전문가들이 팀접근 방식으로 포괄적이고 전인적인 재활의료 서비스를 제공하고 있다.[8] 노인 재활에 있어서도 포괄적인 평가 및 접근, 다양한 전문인에 의한 팀 접근이 원칙이다. 노인은 신체 장애의 유무와 관계없이 노화로 인해 일상생활에 있어서 신체 기능이 감소되어 있으며, 활동에 제약이 많아 가족 등 타인의 도움을 필요로 하는 경우가 많다. 또한 입원에 있어서도 노인은 다른 연령층에 비해 입원 빈도가 높고 입원 기간도 길다. 따라서 노인재활에 있어서는 노인의 신체 기능, 일상에서의 독립성 정도 및 가족 등에게 미치는 영향력을 고려하여 포괄적인 재활치료가 더욱 요구된다.

현행 법제와 의료전달체계에서는 노인재활을 전담하는 별도의 의료기관은 존재하지 않는다. 다만, 「장애인 건강권 및 의료접근성 보장에 관한 법률」에 따라 병원급 의료기관 중에서 시설 및 인력요건 등을 갖춘 병원은 재활의료기관으로 지정받을 수 있다. 동법 시행규칙에 따르면, 재활의료기관은 「의료법」상 의료기관 인증을 받은 의료기관으로서 회복시기의 재활환자 치료를 주로 수행하는 기관이어야 한다. 또한 재활의학과 전문의를 3명 이상 두고, 간호사·물리치료사·작업치료사 및 사회복지사를 두어야 한다. 그밖에 시설 기준 및 필수장비에 관한 기준, 입원환자 구성 비율 등에 대한 요건을 충족해야 재활의료기관으로 지정받을 수 있다(동법 시행규칙 별표 2).

그밖에 고령자가 주된 환자층을 이루는 요양병원의 경우 노인환자의 기능상 장애에 따른 재활치료가 이루어지고 있다. 재활치료에 대한 수가에 대해서는 「국민건강보험법」

---

7 권범선, 앞의 글, 860면.
8 권범선, 앞의 글, 860면.

및 고시를 포함한 하위 법령에서 구체적으로 규율하고 있으며, 재활치료 대상자의 연령에 따른 특유한 수가가 마련되어 있는 것은 아니다. 다만, 요양병원에 적용되는 수가제도는 「국민건강보험법 시행령」에 따라 일당정액수가제를 기본으로 하되 서비스 질을 유지하기 위해 일부 항목에 대해 행위별 수가가 보완적으로 적용되고 있는바,9 단순재활치료는 일당정액수가에 포함된다. 반면, 전문재활치료는 일당정액수가 항목에서 제외되어 행위별 수가가 적용된다.

다. 문제점 및 개선과제

재활환자에게 있어서 아급성기는 기능이 회복되는 시기로서 재활치료의 효율이 높다. 질환의 경중에 따른 차이는 있으나 뇌, 척수 등 중추신경계 질환의 손상의 경우 대개 수술, 처치 후 6개월 이내, 최대 1년까지 집중재활을 제대로 할 경우 손상 이전 기능의 80~90% 수준까지 회복이 가능하기 때문에 이 회복시기의 재활치료가 삶의 질과 진료비 지출감소에 큰 영향을 미친다.10 따라서 이 시기에는 지속적인 의료자원 투입과 체계적이고 집중적인 치료가 필요함에도 불구하고 아급성기 재활치료에 대한 인프라가 부족한 실정이다. 아급성기 재활의료기관인 전문재활병원 수가 부족하여 환자에게 필요한 재활의료 전달체계의 공급이 이루어지고 있지 않다는 문제점이 지적되기도 한다.11 「의료법」상 재활전문병원과 「장애인 복지법」을 근거로 장애인 재활치료를 위해 권역별로 설립된 재활병원이 있으나, 둘 다 회복시기에 적절한 재활치료 인프라로서 운영규모나 수가, 운영체계 등에서 미흡하다는 평가를 받는다.12

적절한 노인 재활을 위해서는 기본적으로 재활 의료에 대한 안정적인 공급체계가 갖추어져야 한다. 특히 회복기 재활치료를 강화하기 위해서는 기존 요양병원 중 재활치료 비중이 높은 병원에 대해서는 재활전문병원 등으로 전환하거나 별도 재활병동을 운영하는 등 유연한 접근이 요청된다. 뿐만 아니라 기능 유지라는 노인 재활의 특수성을 고려하

---

9   요양병원 일당정액제에서는 환자의 ADL 점수 및 환자 상태에 따라 환자를 의료최고도, 의료고도, 의료중도, 의료경도, 문제행동군, 인지장애군, 신체기능저하군 등 7개의 그룹으로 나눠 의료수가를 정하고, 입원 1일당 정액수가를 지급한다. 다만, 의사인력의 확보수준 및 간호인력의 확보수준에 따른 입원료 차등제를 적용하여 수가를 산정하며, 약사, 임상병리사, 물리치료사 등 필요인력 확보에 따른 별도의 보상제가 적용된다.

10   신명희, "현행 재활의료전달체계와 개선방향", 「HIRA」 제11권 제5호, 2017, 8면.

11   호승희 외, 「재활의료 전달체계 및 정책 개선방안 연구」, 국립재활원, 2017, 1면.

12   신명희, 앞의 글, 9면.

여 재활의료 전달체계의 정립을 추진해야 한다.

제3절 ┃ 노인 만성질환과 장기요양

1. 노인 만성질환

가. 노인 만성질환 개요

　　65세 이상 노인 1만73명을 대상으로 보건복지부와 한국보건사회연구원이 실시한 '2017년 노인실태조사'에 따르면 전체 대상자 중 51%는 3개 이상의 만성질환을 갖고 생활하고 있으며, 2개의 만성질환을 가진 노인 비율도 22.0%에 이르는 것으로 나타났다.[13] 이는 고령화가 급속화되면서 노인 인구의 만성질환 유병률도 심각해지고 중복 만성질환 현상이 두드러지고 있음을 의미한다. 따라서 만성질환 환자를 포함한 만성기 노인 환자에 대한 특별한 관심과 보건의료 관리체계를 수립할 필요가 있다.

　　만성질환이란 급성질환에 비해 유병기간이 길고 병의 진행이 느린 질환으로서 1) 질병 자체가 영구적인 것 2) 후유증으로 불능을 동반하는 것 3) 회복 불가능한 병리적 병변을 가지는 질병 4) 재활에 특수한 훈련을 요하는 질병 5) 또는 장기간에 걸친 감독, 관찰 및 치료를 요하는 질병이나 기능장애의 다섯 가지 중 한 가지 이상의 특성을 갖는 손상을 의미한다.[14]

　　만성기 노인 의료는 주로 병의원에서의 외래 서비스를 통해 이루어지고, 공공영역에서는 지역 보건소 등을 중심으로 만성질환관리사업이 이루어지고 있다. 한편 우리나라는 급성기 노인 환자를 위한 별도의 의료전달체계를 두고 있지는 않지만[15] 아급성기 및 만성기 노인환자에 있어서 입원을 통한 재활치료는 요양병원을 중심으로 이루어지고 있다. 요양병원은 「의료법」상 의료기관으로서 입원을 원하는 자는 별도의 제한없이 입원할 수 있으며, 국민건강보험법에 따른 요양급여가 제공된다.

---

[13] 이윤경, "노인의 건강과 돌봄", 『보건복지포럼』 2018(10), 2018, 21면 참조.

[14] Thomas C. Timmreck, Dictionary of health services management, 2nd ed. 2011.; <https://www.ncbi.nlm.nih.gov/mesh/68002908> 검색일: 2019.2.22.

[15] 미국의 경우 급성기 노인 환자 진료를 위한 노인 급성기 병상(Acute Care For Elders Units, ACE units)을 운영하고 메디케어를 통해 급여가 제공되는 것과 비교된다.

따라서 아래에서는 공공 보건의료사업을 통해 이루어지는 만성기 노인 보건의료서비스와 환자 사적 차원의 만성기 의료 목적 외래·입원에 관한 법령을 검토하도록 한다.

나. 공공 보건의료사업 등을 통한 만성질환 관리

만성질환 관리에 관한 법령을 살펴보면, 「보건의료기본법」 제41조에서는 암, 고혈압 등을 만성질환의 예시로 들고 만성질환의 예방과 관리에 관한 국가의 책무를 규정하고 있다. 그 밖에 「암관리법」에서 암의 예방과 진료 및 연구 등에 관한 사항을 규정하고 있다. 특히 재가암환자 관리사업으로 재가암환자에 대한 통증관리, 완화의료, 간호 및 상담 서비스 등을 위한 가정방문사업 및 교육프로그램 등을 시행하도록 규정하고 있으며(동법 제12조), 암환자에 대한 의료비 지원에 대해 규정하고 있다(동법 제13조).

또한, 「정신건강증진 및 정신질환자 복지서비스 지원에 관한 법률」에서는 정신건강 증진 등에 관한 국가계획 및 지역계획에 생애주기와 성별에 따른 정신건강증진사업을 포함시키도록 규정하고 있으며(동법 제7조 제3항) 보건복지부장관, 시·도지사 및 시장·군수·구청장은 정신질환의 원활한 치료와 만성화 방지를 위하여 정신건강복지센터, 정신건강 증진시설 및 의료기관을 연계한 정신건강상 문제의 조기발견 체계를 구축하도록 규정하고 있다(제11조).

한편, 「노인복지법」에서는 65세 이상의 노인에 대하여 건강진단과 보건교육을 실시할 수 있도록 규정하고 있다. 이에 따른 건강진단은 2년에 1회 이상 국·공립병원, 보건소 및 그밖에 요양기관 등 대상자의 상태에 따라 1차 및 2차로 구분되어 실시된다(「노인복지법」 제27조 및 동법 시행령 제20조). 「구강보건법」에서는 「노인복지법」상 건강진단과 보건교육에 구강검진 및 교육을 포함시키도록 하고 있으며, 재가복지서비스 및 시설서비스 이용자들에 대해서도 구강보건사업을 실시하도록 규정하고 있다.

급속한 고령화와 의료비 증가로 만성질환 관리가 중요한 보건의료정책으로 강조되면서 정부는 제4차 국민건강증진종합계획(Health Plan 2020, 2016~2020)에서 노인건강을 위한 사업의 하나로 만성질환 관리를 제시하였다.16 이에 따라 보건복지부, 질병관리본부, 광역자치단체 및 지역 보건소 등 공공 영역에서는 만성질환 관리 계획을 수립하고 구체적인 사업을 실시하고 있다. 관련 법령을 살펴보면, 「지역보건법」에서는 노인을 포함한 취

---

16 보건복지부/한국건강증진개발원, 제4차 국민건강증진종합계획(2016-2010), 2015.12, 415면.

약계층의 건강유지 및 증진, 지역주민에 대한 진료, 건강검진 및 만성질환 등 질병관리를 포함한 지역보건의료서비스를 지역보건소의 업무 중 하나로 규정하고 있다(동법 제11조 제5호 참조). 이에 따라 각 지역보건소에는 지역 특수성에 맞는 서비스를 개발하여 제공하기도 한다.

만성질환 관리에 있어서는 그 특성상 사후적 치료보다 사전예방이 무엇보다 중요하다. 「국민건강보험법」에서는 질병의 조기 발견과 예방을 위한 건강검진에 대해 규정하고 있다(동법 제52조). 보건복지부고시인 「건강검진 실시기준」(보건복지부고시 제2018−264호)에 따른다. 건강검진은 일반건강검진, 구강검진, 의료급여 생애전환기 검진으로 구분되며 각 검진항목은 다음과 같다.

구분	검진항목
일반 건강검진	총콜레스테롤
	트리글리세라이드
	LDL 콜레스테롤
	B형간염 표면항원/표면항체
	골밀도 검사
	생활습관평가
	노인신체기능검사
구강검진	치면 세균막검사
의료급여 생애전환기 검진	골밀도검사
	인지기능장애검사
	정신건강검사(우울증)
	생활습관평가
	노인신체기능검사

한편, 국민건강보험공단에서도 유질환자를 대상으로 건강지원사업과 건강검진 사후관리 프로그램을 실시하고 있다. 2017년 「국민건강보험법 시행령」 개정으로 공단은 고혈압·당뇨 등 주요 만성질환에 대한 정보 제공 및 건강관리 지원에 관한 업무를 수행할 수 있게 되었다(동시행령 제9조의2).

다. 외래 및 입원치료를 통한 만성질환관리

만성질환 등을 가진 노인은 공적 보건의료사업을 통해 국가나 지방자치단체 등이 제공하는 예방 및 관리서비스 프로그램을 이용하는 외에도 병의원급 의료기관의 외래 서비스를 통해 만성질환을 관리하고 있다. 「국민건강보험법」에서는 의원에서의 고혈압과 당뇨병 관리에 대해 요양급여비용을 가산지급하고 있다(국민건강보험법 제47조 제5항, 시행규칙 제18조, 「만성질환관리에 관한 규정」 참조).

반면, 만성기 노인환자에 대한 입원서비스는 주로 요양병원에서 이루어지고 있다. 요양병원은 「의료법」상 병원급 의료기관으로서, 주로 입원환자를 대상으로 한다. 법령상 요양병원은 노인성 질환자, 만성질환자 및 수술 후 회복기에 있는 입원환자에 대한 의료서비스를 담당한다(「의료법 시행규칙」 제36조 제1항). 그런데 현행법상 요양병원 입원제한이 사실상 없어 입원이 필요하지 않는 환자들까지 요양병원을 이용하는 경우가 많다.

요양병원은 장기 입원이 필요한 환자를 대상으로 의료행위를 하기 위한 요양병상을 30개 이상 갖출 것이 요구되며(「의료법」 제3조의2) 의사 및 간호사 등 의료인에 관한 정원 기준을 준수해야 한다(「의료법 시행규칙」 제38조 및 별표 5). 요양병원에는 의사와 한의사가 함께 배치되며, 간호사 인력의 3분의2를 간호조무사로 대체할 수 있다는 점에 특징이 있다. 그 밖에 「의료법」에서는 요양병원 입원환자의 특성을 반영하여 환자의 이동편의 및 응급상황 대비, 위생 등에 관한 규정을 두고 있으며, 환자 결박 등에 의한 인권침해를 방지하기 위한 금지 규정을 두고 있다. 다만, 요양병원은 신체거동이 불편하거나 간병서비스가 반드시 필요한 노인환자들이 주를 이룸에도 불구하고 요양전담 인력에 대한 법적 기준은 마련되어 있지 않다.[17]

라. 치매관리법

1) 법제정 이유

급속한 고령화에 따라 치매환자의 수 역시 가파르게 증가하고 있다. 보건복지부 실태조사에 따르면 치매관리법이 시행된 2012년 치매 유병률은 9.08%로 52만 명 이상 치매 노인이 있었으며 그 수는 2030년에110만 명 이상으로 추산된다.[18] "치매"란 퇴행성 뇌질

---

17 이는 요양시설의 경우 사회복지사, 물리치료사 등에 대한 자격기준을 정하고 있는 것과 비교된다.
18 보건복지부. (2011) 치매노인실태조사 보고서

환 또는 뇌혈관계 질환 등으로 인하여 기억력, 언어능력, 지남력(指南力), 판단력 및 수행 능력 등의 기능이 저하됨으로써 일상생활에서 지장을 초래하는 후천적인 다발성 장애를 말한다(치매관리법 제2조의 1). 논리와 인지 기능의 저하는 환자 개인의 신체에만 영향을 미치는 것이 아니라 타인과의 상호작용에 더 큰 영향을 주게 된다. 다시 말하면 치매는 환자 본인은 물론, 가족 및 주변인과의 관계에 심각한 영향을 미치는 특징이 있다.

　　이러한 치매환자의 증가 추세에도 불구하고 의료 인프라가 부족한 현실을 고려할 때 치매환자들이 진단에서부터 치료·요양에 이르는 전 과정에서 체계적이고 전문적인 의료 서비스를 제공할 수 있는 전문 의료기관의 확충이 요구되고 있는바, 지역사회를 기반으로 한 치매안심병원을 지정하고 치매안심센터를 설치하기 위한 근거를 마련할 필요가 있었다. 뿐만 아니라 치매가 환자는 물론 가족에게 심각한 영향을 미치고 그 증상을 감당하기 어렵다는 점에서 "치매관리"의 정의에 치매환자에 대한 보호·지원을 명시함으로써 치매 환자에 대한 국가의 보호·지원 책무를 강화할 필요가 있다. 더불어 각 지방자치단체에서 치매 등 노인성 질병에 대한 진료사업을 수행하기 위하여 공립요양병원을 설치·운영하고 있으나, 지방자치단체별 조례로 상이하게 규율되고 있으므로 국가 차원의 일관성 있는 의료행정을 도모하기 위하여 공립요양병원의 설치·운영 근거를 법률에 마련할 필요가 있었다. 이러한 이유로 2011년 치매관리법이 제정 2012년부터 시행 중에 있다.

2) 법의 구성

　　제 1장 총칙에서 법의 목적, 용어의 정의, 국가 등의 의무, 다른 법률과의 관계, 치매극복의 날 지정을 다루고 있다. 특히 "치매관리"의 정의를 기존 "치매의 예방과 진료·요양 및 조사·연구 등"에서 "치매의 예방과 치매환자에 대한 보호·지원 및 치매에 관한 조사·연구 등"으로 확대하였다(제2조 제3호).

　　제 2장에서 치매관리종합계획의 수립 및 시행을 다룬다. 보건복지부장관은 종합계획 수립 및 치매관리에 관한 중요 사항을 심의하기 위하여 보건복지부장관 소속으로 국가치매관리위원회를 두도록 했다.

　　제 3장은 치매연구사업 등을 위한 근거 조항이다. 특히 지방자치단체의 공립요양병원 설치·운영 및 운영 위탁의 근거를 마련하는 한편, 운영 위탁기간은 5년으로 하되, 계약을 5년 단위로 갱신할 수 있도록 했다(제16조의 4). 또한 치매 관련 의료서비스를 전문적이고 체계적으로 제공하기 위하여 필요한 인력·시설 및 장비를 갖춘 의료기관을 치매안

심병원으로 지정하고, 치매전문병동의 설치·운영 및 시설·인력·장비 확충에 소요되는 경비를 지원할 수 있도록 했다(제16조의 4). 시·군·구의 관할 보건소에 치매예방과 치매환자 및 그 가족에 대한 종합적인 지원을 위하여 치매안심센터를 설치하고, 국가와 지방자치단체는 설치·운영에 소요되는 비용을 지원할 수 있도록 하였다(제16조의 4). 이는 예방까지 아우르는 종합관리가 지역 기반으로 이루어지게 하는 조치이다.

마지막으로 제4장의 보칙과 제5장의 벌칙 조항으로 구성되었다.

3) 요양병원 치매환자 삶의 질 향상

한국에서는 전통적으로 치매노인 상당수가 요양시설이나 요양병원에 보내지지 않고, 가족에 의해 돌봄이 이루어져 왔다. 이러한 현상은 한국인들이 가족윤리의 근간이 되고 있는 '효'(孝)라는 사회적 가치규범을 따랐기 때문으로 보인다. 그러나 부양 인구의 비율이 노인 인구의 증가속도를 따라잡지 못하고 급격히 고령화가 진행되면서 요양시설과 병원에서 치매환자에 대한 사회적 돌봄과 입원이 증가했다. 특히 요양병원 입원환자 중에서 치매환자가 가장 큰 비중을 차지한다. 치매관리법에 따라 치매환자에 대한 보호와 지원을 위해 치매관리종합계획을 5년마다 수립해야하는데, 요양병원 치매환자 관리를 위해 다음 연구 결과를 참고하고자 한다.

요양병원에서 근무하는 의료인 6명을 대상으로 심층면담 분석한 연구결과에 따르면[19] 치매환자 삶의 질 저해요인은 첫째, 의료기술의 발전과 치매에 대한 이해의 폭이 확대되어 다양한 치료요법을 통해 치매문제증상이 개선될 수 있는 치료환경이 가능해졌음에도 불구하고 치매환자를 치료 대상자로 보기보다는 복지적 접근 대상자로 보는 정책기조이다. 둘째, 대중의 인식 부족이다. 치매와 알츠하이머병을 동일시하여 모든 치매가 치료 불가능하다고 믿는 것, 주위에 알리기 꺼려하는 보호자 인식, 모든 치매환자가 새로운 관계 형성을 두려워 할 것이라는 생각 등이 대표적 개념이었다. 셋째 요양병원 치료 환경 문제가 치매환자의 삶의 질을 떨어뜨린다. 구체적으로 요양병원 인력의 양적·질적 문제, 시설문제, 수가문제가 있다. 인력 문제는 비약물 요법을 위한 전문 인력 부족, 문제행동군 관리인력 부족, 간호·돌봄 제공자의 태도 문제가 대표적이다. 시설문제는 치매환자의 특성을 고려하지 않고 급성기 질환자와 동일한 시설 기준을 적용하는 것이다. 더불어 배

---

19 백상숙(2015) 요양병원 치매환자 삶의 질 향상 연구 −의료인 심층면담 중심으로− 연세대학교 보건대학원 석사논문.

회·폭력성 등의 문제행동군 환자를 관리할 수 있는 시설환경 미비의 개선이 필요하다. 세 번째, 요양병원 수가와 관련하여 간병부담이 큰 치매환자의 간병비와 비약물 요법에 대해 급여 지급이 안되는 부분이 문제가 된다. 또한 문제행동군 환자를 치료 후 인지장애 군으로 분류가 되면 수가만 떨어지고 병원 평가에는 직접 반영이 없어 적극적인 치료를 저해하고 있다.

요양병원 치매환자의 삶의 질 향상을 위해 치매관련 정책 마련 시 임상현장의 치매전문 의료인으로부터 의견을 수렴해야한다. 더불어 보건의료 및 복지 정책의 유기적 연계가 필요하다. 두 번째로 대중의 인식 개선을 위해 치매관리법에서 도입한 치매극복의 날 등 홍보 사업을 확대하고 다각화해야한다. 세 번째로 병원 내 인력의 양적·질적 개선을 위해 병원 사용자 중심으로 인력 인증기준을 개선하고 치매전문 인력 양성을 위한 교육제도의 개선이 필요하다. 네 번째 시설환경 개선을 위해 치매환자 중심으로 병원 시설 인증기준의 마련이 필요하다. 나아가 문제행동군 치매환자 관리병동 등을 제도화하는 방안이 제시되었다. 마지막으로 수가체계 개선을 위해 간병비와 비약물 요법의 급여화와 함께 치매환자의 사회복귀율을 병원평가에 반영하여 병원의 치료 및 재활 역량을 강화해야한다.

4) 치매환자의 가족간병인 지원 서비스

동법에 따라 보건복지부장관은 치매의 예방과 진료기술의 발전을 위하여 치매 연구·개발 사업(이하 "치매연구사업"이라 한다)을 시행한다. 치매연구사업에는 치매환자의 관리에 관한 표준지침의 연구와 치매 관련 의료 및 복지서비스에 관한 연구, 그 밖에 보건복지부령으로 정하는 사업이 포함된다. 구체적으로 예방과 조기발견 치료를 위한 치매검진사업, 치매환자의 가족지원 사업, 중앙 및 광역 치매센터의 설치 및 치매안심병원의 지정이 있다. 이 가운데 치매환자 가족간병인의 지원은 턱없이 부족하여 개선이 요구된다.

돌봄위탁서비스(Respite Services)란 가족과 친지 등 비직업적으로 환자에게 돌봄을 제공하는 자에게 일시적인 휴가를 주기위해 환자를 위탁받아 돌봐주는 서비스이다. 직업 훈련을 받은 요양보호사 등이 가정을 방문하거나, 돌봄 전문기관에 환자를 위탁하는 방식 등으로 운영된다. 영국, 호주, 유럽 등 고령화 진입이 빨랐던 선진국은 질환으로 돌봄이 필요한 노인의 가족이 신청할 수 있는 돌봄위탁서비스를 국가 제도화 하고 있다. 우리나라의 경우 돌봄을 일시적으로 위탁할 수 있는 치매가족 휴가지원서비스를 운영하여 치매노인 가족의 수발부담을 낮추는 사업을 운영하고 있다. 다만 신청 대상자가 전국가구 기준 중위

소득 160% 미만으로 한정되며 연간 6일 범위내로 이용할 수 있어서20 충분하지 않다.

서울신문은 [간병살인 154人의 고백] 이라는 제목으로 탐사기획기사를 보도했다 (2018-09-02). 최근 10여 년간 법원 판결문을 분석한 보도에 따르면 2006년부터 2018년 까지 간병 부담으로 인한 존속살인피해자(114명), 동반자살 사망자(89명), 간병인 자살자 (10명) 등 총 213명이 목숨을 잃었다. 드러나지 않는 사건과 미수를 포함하면 그 수치는 더 높다. 일본의 경우 간병 스트레스에 따른 범죄를 분류하여 통계를 집계하고 있는데 연 평균 46건(2007~2014년 총 371건)의 간병 스트레스 살인사건(미수 포함)이 발생하고 있다. 간병 스트레스로 인한 사건의 대부분인 노인성 질환자를 장기간 돌보면서 발생하고 있으 며 그 가운데 치매환자 간병인의 부담이 가장 높다.

마. 문제점 및 개선과제

만성질환 관리에 있어서는 무엇보다 일차의료를 강화하는 것이 필요하다. 그런데 한 국의 의료전달체계에서는 일차의료는 약화되거나 그 경계가 불분명하다는 문제점이 지속 적으로 제기된다. 한 예로, 상급병원종합병원에서 2001년부터 2012년 사이에 외래진료가 차지하는 비용은 지속적으로 증가하고 있는 반면(9.9%→17.7%), 같은 기간 의원의 외래 진료비는 그 비중이 감소하고 있는 것으로(74.6%→56.4%) 보고되었다.21 지역별 사업을 통해 일차 공공의료에서의 만성질환 관리를 담당하고 있는 보건소조차 취약계층 대상 방 문서비스 위주로 되어 있어 일차의료에서의 일반적인 만성질환 관리로 평가하기에는 부 족하다. 심뇌혈관 질환 및 암 질환 등이 말기 전단계에 이르기 전에 조기 진단 및 개입과 예방활동이 요청되는바, 이를 위해서는 일차 의료에서의 만성질환 관리체계가 강화되어 야 한다.

또한 요양병원은 노인을 주된 대상으로 하여 실질적으로 만성질환 관리의 많은 부분 을 담당하고 있으나, 병원별로 중점과목이 상이하여 기관별 편차가 심하고 의료적 기능 약화로 인한 서비스 질 관리가 이루어지고 있지 않다. 종합적이고 체계적인 만성질환 예 방 및 관리체계가 요구되며, 이를 위해서는 만성질환관리법 제정 등 입법적인 차원에서의 노력도 필요하다.

---

20 http://www.socialservice.or.kr/user/htmlEditor/rssi/view2.do?p_sn=23
21 정영호 외, 『효과적인 만성질환 관리방안 연구』, 한국보건사회연구원, 2013, 13면.

한편, 노인의 경우 복합만성질환 유병률이 높고 이러한 경우 재입원률은 물론 생존기간이 짧으며 복잡한 의약품 처방으로 인해 의약품 복용관리가 더욱 어려워질 수 있다.[22] 이러한 점에서 복합만성질환 유병률이 높은 노인의 만성질환 관리는 전체 유질환자의 만성질환 관리를 넘어 보다 섬세한 관리가 요구된다고 할 것이다. 노년기에는 복합질환 및 신체 기능 저하 등 다양한 요인이 건강에 영향을 주기 때문에 개별 질병의 치료 관리와 함께 통합적으로 노인의 건강 수준을 평가하고 관리하는 것이 필요하다.[23]

나아가 요양병원에 대해서는 기능재정립을 통해 근본적으로 의료적 기능을 강화할 필요성도 제기된다. 2016년을 기준으로, 보건의료기관 수는 총 8만 9,919개소 중 요양병원은 총 1,428개소에 이른다. 요양병원은 전체 의료기관 중 요양병원이 차지하는 비율과 증가추세에 비하여, 질적 측면에서 보면 의료기관으로서 의료서비스 제공에 있어서는 그 기능이 약화되어 있다. 요양병원은 원래 아급성 및 만성기 환자를 대상으로 환자의 기능회복 및 기능유지를 담당도록 외어 있으나, 사실상 입원을 제한하는 법적 기준이 없어 입원제한이 없어 의료목적보다는 요양을 필요로 하는 사람들이 요양병원에 입원하는 경우가 많다. 이러한 입원환자의 비중이 증가하고 재원일수가 길어지면서 요양병원은 의료적 기능보다는 요양의 비중이 더욱 커지고 있는 것이 현실이다.

또한 요양병원의 일당정액제도는 요양병원의 입원환자의 특성에 적합한 별도의 지불방식이 필요하다는 인식에 기초한 것이지만, 지나치게 낮은 수가로 인해 요양병원의 의료적 기능을 저하시키는 요인으로 지적되기도 한다. 요양병원의 아급성 및 만성기 기능을 강화하기 위해서는 요양병원 시설과 인력에 관한 의료법 개정과 함께 요양병원의 수가제도를 합리화할 필요가 있다.

2. 노인장기요양보험제도

가. 개관

'장기요양(Long-term Care)'은 장기에 걸쳐 생활의 많은 측면에서 도움이 필요한 사람

---

[22] Nobili et al., "Multiple diseases and polyharm", *Journal of Comorbidity*, 2011.; 정영호 외, 위의 글, 13면에서 재인용.

[23] 박은자, "노년기 건강 수준과 정책과제", 『보건복지포럼』 2016(10), 2016, 68면.

들을 돌보는 것으로, 가족이나 친구 또는 저숙련 간병인이나 간호사 등이 목욕, 옷입기, 취침이나 기상 보조와 같은 일상생활 활동을 도와주는 것이 전형적인 모습이다.24 국가별로 구체적인 개념 설명에 있어서 약간의 차이는 있지만, OECD에서는 "고령으로 인한 치매 등 노인성질환 및 장애로 거동이 불가능하여 보호가 필요한 노인에 대한 제반 공식적·비공식적 지원을 의미하며, 이는 재가 및 시설에서 행해지는 의료보호(medical care), 요양보호 (nursing care), 그리고 가사원조 및 수발 등의 사회적 보호(social care)를 모두 포괄하는 개념"이라고 정의하고 있다.25

고령화가 급속히 진행되면서 장기요양에 대한 공적 보장체계가 강화되고 있다. 노인 장기요양보험제도가 도입되기 전 기존「노인복지법」체계 하에서는 주로 저소득층을 대상으로 노인복지시설(노인의료복지시설, 재가노인복지시설)에서 요양서비스를 제공하였다. 그러나 급속한 고령화 및 가족부양 기능의 약화와 더불어 기존「노인복지법」상의 요양서비스의 한계가 드러나면서 사회보험방식에 의한 장기요양서비스에 대한 논의가 대두되었다. 노인의료비의 급격한 증가는 그동안 국민건강보험의 재정을 악화시키는 요인으로 지적되었다. 이에 2000년 7월 정부는 노인의료비 절감 방안의 하나로 2001년 5월 노인요양보험제도의 도입을 발표하였다.26 이는 국가 전체 재정의 합리적 운영 측면에서 노인에 대한 의료보장 비용과 장기요양보장 비용을 합리적으로 구분하고 적절히 조절할 필요성에 기인한 것이다.27

「노인장기요양보험법」상 노인장기요양서비스는 사회보험 방식으로 장기요양이라는 대인적 현물적 복지서비스를 제공하며, 수급자와 서비스 제공자 간의 별도의 이용계약이 체결되어야 한다는 점을 기본적인 특징으로 한다.28

---

24 OECD, "Help Wanted? Providing and Paying for Long-Term Care: Chapter 1 Long-term Care: Growing Sector, Multifaceted Systems", 2011, p.39. available at <http://www.oecd.org/els/health-systems/47884520. pdf> 검색일: 2019.2.15

25 이광재, 『노인장기요양보험제도의 정책과정의 이해』, 공동체, 2010, 38면에서 재인용.

26 보건복지부가 2001. 5. 발표한「국민건강보험재정 안정 및 의약분업정착 종합대책」으로서 지속가능한 건강보험제도 구축을 위한 계획은 포괄수가제 확대, 총액예산제 시범사업 실시, 재정 안정 후 민간 의료보험 역할 확대, 노인요양보험 도입, 공공보건의료기관의 확충, 의료공급 적정화 등을 포함하고 있다.

27 이광재, 앞의 책, 81-83면.

28 박정연, 『복지서비스의 민간공급에 관한 공법적 규율-노인요양서비스를 중심으로』, 박사학위논문, 고려대학교 일반대학원, 2016, 27면.

나. 다른 법제와의 관계

노인장기요양보험은 사회보험방식을 기본으로 하여 부가적으로 국고지원이 이루어진다. 이는 조세방식을 취할 경우의 재정적 부담을 덜어주는 한편, 부족한 재원을 국가가 지원해 줌으로써 재정적 안정성을 도모하는 재원조달 방식에 해당한다.29 이와 같이 사회보험방식이라는 점에서 건강보험제도와 동일하지만, 재정적 측면에서 건강보험제도와 분리되어 있다. 그러나 양자는 모두 보험자 및 운영자가 국민건강보험공단으로 동일하며 노인장기요양보험의 재원인 보험료는 건강보험료와 함께 징수된다.

노인장기요양보험제도는 장기요양이 필요한 65세 이상 노인 및 노인성질환을 가진 국민을 그 대상으로 하여 상대적으로 보편적 서비스에 해당한다. 이는 장기요양보험제도가 도입되기 전 「노인복지법」에서의 요양서비스가 저소득층 위주의 선별적 서비스였던 것과 비교된다. 또한, 노인장기요양보험제도는 수급자 측에서 서비스 종류 및 제공기관을 선택하여 서비스 계약을 통해 이용할 수 있게 함으로써 서비스 이용자의 선택권과 자기결정권이 보다 보장되고 있다.

「노인장기요양보험법」이 도입되면서 종래 노인요양에 대해 규율하던 「노인복지법」은 노인장기요양보험에 대한 보충적 성격을 가지게 되었다. 따라서 장기요양보험가입자라 하더라도 수급조건을 충족하지 못하는 경우에는 여전히 「노인복지법」에 따른 요양서비스를 받을 수 있다. 또한 노인장기요양보험법은 의존적 상태에 있는 노인의 신체활동 및 가사활동 등 신체기능보호에 중점을 두고 있는 반면, 「노인복지법」은 신체보호기능 외에 노인에 대한 종합적 보호의 차원에서 신체활동지원과 예방적 사업, 사회안전망구축사업 및 긴급지원 등에 대해서도 규정하고 있다.30

또한 「노인복지법」상 요양서비스는 노인의 질환을 예방하거나 조기에 발견하고 적절한 치료·요양을 제공하기 위한 사전예방적 서비스로서의 성격을 가지는 반면, 노인장기요양보험은 기본적으로 노인에 대한 사후적 보호에 목적을 둔다. 또한 「노인복지법」상 요양서비스는 국가 및 지방자치단체가 관리운영책임을 지는 반면, 노인장기요양보험법상 서비스는 국민건강보험공단에 관리운영책임이 주어진다는 점 등에서 차이가 있다.31 양

---

29 박정연, "장기요양기관의 지위에 관한 행정법적 고찰", 「법학논총」 제34집, 숭실대학교 법학연구소, 2017, 228면.
30 고준기, "노인장기요양보험법의 문제점과 개선방안", 「동아법학」 제57호, 동아대학교 법학연구소, 2012, 292면.
31 장봉석, "노인장기요양보험 시행 이후 노인복지법의 역할에 관한 소고", 「법학연구」 제32집, 전북대학교 법

제도의 구체적인 차이를 그림으로 보면 다음과 같다.

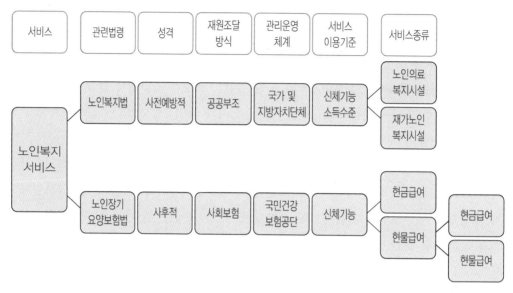

[그림 12-1] 「노인복지법」과 노인장기요양보험법의 비교32

다. 수급권자

「노인장기요양보험법」에서는 '노인장기요양'에 대하여 "고령이나 치매, 중풍 등 노인성질병으로 인하여 6개월 이상 혼자서 일상생활을 수행하기 어려운 노인 등의 가정을 장기요양요원이 방문하여 식사, 목욕, 가사지원 및 간호서비스 등을 제공하거나, 요양시설에 입소하도록 하여 전문서비스를 제공함으로써 노후생활의 안정과 가족의 부담을 덜어주기 위한 서비스"라고 규정하고 있다(동법 제1조 및 제2조). 따라서 장기간 혼자서 일상생활을 하기 어려운 노인이나 노인성 질환자를 서비스 대상자로 한다.

노인장기요양보험의 가입자는 국민건강보험의 가입자로서(동법 제7조 제3항) 법률상 가입이 강제되어 있다. 이에 따라 의료급여 대상자 및 국가유공자 등 의료보호 대상자를 제외한 소득이 있는 전체 대부분의 국민이 연령과 무관하게 장기요양보험의 당연가입자가 된다. 장기요양보험가입자 또는 그 피부양자, 의료급여 수급권자는 장기요양보험 수급

학연구소, 2011, 406-407면.
32 장봉석, 위의 글, 407면.

권자로서 장기요양인정 신청을 할 수 있다(동법 제12조).

라. 장기요양 인정 및 급여이용 절차

장기요양수급권자는 국민건강보험공단에 장기요양인정을 신청하면 공단에서는 장기요양인정 신청에 대한 방문조사 등의 절차를 거쳐 등급판정위원회에서 등급판정을 하여 장기요양인정서를 발급하게 된다.

등급판정 결과 1~5등급 및 인지지원 등급 판정을 받은 자만이 실제로 장기요양급여의 수급자가 될 수 있다(동법 시행령 제7조 제1항). 장기요양 수급자는 장기요양인정서에 적힌 장기요양등급과 인정기간, 급여 종류 및 내용에 따라 장기요양기관을 선택하여 계약을 체결한 후 장기요양급여를 이용할 수 있게 된다.33 장기요양기관에서는 표준장기요양 이용계획서와 계약 내용을 반영하여 세부급여제공 계획을 수립하고 급여를 제공한다.

마. 급여 내용

장기요양급여는 월 한도액 범위에서 제공되며 수급자는 재가장기요양 급여비용의 15%를, 시설장기요양 급여비용의 20%를 본인이 부담하여야 한다(동법 제40조 제1항). 다만, 기초생활보장수급권자는 본인부담금이 없고, 그 외에 의료급여 수급권자는 본인부담금의 50%를 경감받는다(동법 제40조 제3항).

장기요양급여는 크게 재가급여와 시설급여로 구분되며, 재가급여 우선원칙이 적용된다(동법 제3조 제2항).

시설급여란 장기요양시설에 장기간 입소하여 신체활동 지원 및 심신기능의 유지·향상을 위한 교육·훈련 등을 제공받는 장기요양급여를 말한다(동법 제23조 제1항).

반면, 재가급여란 수급자가 자신의 가정이나 자신이 머무르는 곳에서 방문요양, 방문목욕 등의 서비스를 받게 되는 것으로 동법 제23조 제1항 제1호에서 규정하고 있으며 다음과 같다.

---

33 반면, 의료급여 수급권자는 서비스 제공기관과의 별도로 서비스 이용 계약을 체결하는 것이 아니고 관할 지자체장에게 장기요양급여를 신청하고, 이에 따라 지자체장은 장기요양기관 입소·이용의뢰서를 장기요양기관의 장에게 송부하는 방식으로 서비스 제공이 이루어진다.

종류	내용
① 방문요양	장기요양요원이 수급자의 가정 등을 방문하여 신체활동 및 가사활동 등을 지원하는 장기요양급여
② 방문목욕	장기요양요원이 목욕설비를 갖춘 장비를 이용하여 수급자의 가정 등을 방문하여 목욕을 제공하는 장기요양급여
③ 방문간호	장기요양요원인 간호사 등이 의사, 한의사 또는 치과의사의 지시서(방문간호지시서)에 따라 수급자의 가정 등을 방문하여 간호, 진료의 보조, 요양에 관한 상담 또는 구강위생 등을 제공하는 장기요양급여
④ 주야간보호	수급자를 하루 중 일정한 시간 동안 장기요양기관에 보호하여 신체활동 지원 및 심신기능의 유지·향상을 위한 교육·훈련 등을 제공하는 장기요양급여
⑤ 단기보호	수급자를 보건복지부령으로 정하는 범위 안에서 일정 기간 동안 장기요양기관에 보호하여 신체활동 지원 및 심신기능의 유지·향상을 위한 교육·훈련 등을 제공하는 장기요양급여
⑥ 기타재가급여	수급자의 일상생활이나 신체활동 지원 및 인지기능의 유지·향상에 필요한 용구를 제공하거나 가정을 방문하여 재활에 관한 지원 등을 제공하는 장기요양급여로서 대통령령으로 정하는 것

급여제공의 구체적인 기준은 「장기요양급여 제공기준 및 급여비용 산정방법 등에 관한 고시」로 정해지며, 신체활동지원, 가사활동지원, 개인활동지원, 정서지원, 방문목욕, 치매관리지원, 응급서비스, 기능평가 및 훈련, 시설환경관리 및 간호처치 등의 서비스가 이루어진다.

바. 재정

노인장기요양서비스의 경우 「노인장기요양보험법」에 따라 사회보험에 의한 지불보상방식을 채택하고 있다. 장기요양보험의 주요 재원은 가입자로부터 징수한 보험료이다. 보험료는 국민건강보험료에 장기요양보험료율을 곱하여 산정하며, 국민건강보험료와 통합하여 징수한다. 다만, 공단은 장기요양보험료와 건강보험료를 구분하여 고지하고, 통합 징수한 장기요양보험료와 건강보험료는 각각의 독립회계로 관리한다(동법 제8조).

보험료 외에도 국가와 지방자치단체는 일부 재정적 부담을 지고 있다. 즉, 국가는 매년 예산의 범위에서 당해 연도 장기요양보험료 예상수입액의 20%에 상당하는 금액을 공단에 지원하며(동법 제58조 제1항, 의료급여수급권자의 급여비용이나 의사소견서 발급비용, 방문간호지시서 발급비용 등에 대해서는 국가와 지방자치단체가 관련 법령에 따라 그 비용을 부담한다(동법 제58조 제2항 및 동법 시행령 제28조).

이와 같이 마련된 재원을 바탕으로 이용자는 장기요양기관의 이용에 따른 비용을 보험급여의 형태로 지원받는데, 서비스를 제공한 기관은 국민건강보험공단에 대하여 공단부담금을 사후 청구하게 된다. 한편, 이용자는 공단부담금을 제외한 자신의 본인부담금과 비급여항목에 대한 비용을 서비스 제공자에게 지급하게 된다. 노인장기요양서비스에 대한 본인부담분은 재가서비스의 경우는 재가장기요양급여비용의 15%, 시설서비스의 경우는 시설장기요양급여비용의 20%이다(동법 제40조 제1항).

사. 문제점과 개선과제

노인장기요양보험제도에 대해서는 무엇보다 기존 서비스 체계와의 중복성과 비체계성에 대한 비판이 제기된다. 「노인장기요양보험법」 제정 과정에서 종래 「노인복지법」상 서비스와의 관계가 체계적으로 정리되지 않아 서비스 및 수급자의 중복이 발생하고 있다는 것이다.[34] 예컨대, '장기요양급여수급자'는 본래 「노인장기요양보험법」상 수급자이기 때문에 이를 「노인복지법 시행규칙」에 다시 규정할 필요가 없으며, 이를 규정하고 있는 것은 법체계적으로 부적절하다. 또한 「노인복지법」과 「노인장기요양보험법」 간에 개념과 목적의 차이가 제대로 반영되지 않은 결과 급여내용에 있어서도 혼란이 발생한다. 예컨대, 방문요양서비스 뿐 아니라 주야간보호, 단기보호, 방문목욕, 방문간호 등에서도 「노인복지법」상 재가노인복지서비스와 「노인장기요양보험법」상 재가급여의 서비스 항목이 중복되어 있다.[35]

공적 노인요양서비스가 크게 「노인복지법」과 「노인장기요양보험법」을 중심으로 재원조달방식, 서비스 전달체계 및 관리운영 등에서 달라지므로, 양자를 중심으로 그 목적과 기능에 따라 노인요양서비스 전달체계를 정리해야 한다. 「노인복지법」과 「노인장기요양보험법」은 큰 틀에서는 사전예방적 돌봄과 사후적 돌봄이라는 이원적 체계를 가지므로, 이러

---

[34] 장봉석/박정연, "노인돌봄체계의 개선방안에 관한 고찰", 「법학연구」 제58집, 전북대학교 법학연구소, 2018, 105면.

[35] 「노인복지법」상 방문요양서비스는 ① 신체활동지원서비스 ② 가사활동지원서비스 ③ 개인활동지원서비스 ④ 정서지원서비스를 그 내용으로 한다. 이는 「노인장기요양보험법」상 재가급여 중 방문요양서비스에 해당하는 ① 신체활동지원 ② 가사활동지원 ③ 개인활동지원 ④ 정서지원 ⑤ 시설환경관리 등과 내용상 큰 차이가 없는 것으로 보인다. 장봉석/박정연, 위의 글, 2018, 106면.

한 이원적 체계를 기준으로 수급자 및 급여내용 등을 통합·조정하는 것이 필요하다.36

한편, 의료적 필요가 없이 단지 일상생활에서의 의존적 상태로 인해 단지 돌봄만이 필요한 노인들이 요양병원에 입원하는 사회적 입원이 증가하고 있는 것은 노인장기요양급여의 수급요건 이 엄격하다는 것뿐만 아니라 노인장기요양급여의 보장성이 충분하지 않다는 데에도 그 원인이 있다. 따라서 장기적으로 노인장기요양보험제도의 보장성을 확대하는 방안이 모색되어야 한다. 그밖에 의료와 요양 간 연계의 관점에서 입원·입소 이후에도 욕구에 따라 병원과 요양시설이용 전환이 원활히 이루어질 수 있도록 법제적 개선이 요구된다.

제4절 | 노인통합의료복지

1. 노인의료와 요양복지의 통합적 제공

가. 노인통합의료복지의 의의

노인을 위한 의료서비스의 제공과 요양복지서비스의 제공이 복합적으로 이루어지는 과정 및 형태를 노인통합의료복지라고 한다. 노인의 취약한 상태를 고려하여 노인보건의료가 효과적으로 전달될 수 있는 체계를 마련하기 위해 서비스 수혜자인 노인이 거주하는 곳을 중심으로 의료서비스와 사회서비스를 통합하여 제공하는 방식을 의미한다. '통합'이라는 용어에 대해 아직까지 합의된 정의는 없으며, '통합서비스'의 제공 주체와 서비스 영역에 따라 의미하는 바가 다를 수 있다. 예를 들어 이용자 중심의 통합의료서비스 모형은 서비스 이용자 입장에서의 통합을 뜻하며 의료서비스와 사회서비스를 결합한 목표 상태의 설정, 의료서비스와 사회서비스를 연결한 서비스 예약 단계의 도입, 방문해야 할 의료기관과 요양기관의 최소화, 의료서비스기관과 요양복지서비스기관 사이의 조정 및 의료 담당자와 요양복지 담당자 사이의 원활한 의사소통을 통하여 최적으로 설계된(코디네이트된) 서비스가 제공되는 것을 의미한다.

---

36 장봉석/박정연, 위의 글, 112−113면.

나. 노인통합의료복지의 필요성

현재 노인을 대상으로 하는 보건의료시스템의 문제점은 신체적·인지적 기능의 쇠퇴를 겪는 노인 환자들이 의료적 필요뿐만 아니라 요양 및 돌봄을 필요로 하는 복합적 욕구를 가지고 있다는 고유한 특성을 고려하지 못하고 서비스 제공기관을 중심으로 분절적이고 개별적인 서비스가 제공된다는 데 있다. 따라서 노인을 위한 보건의료체계가 노인의 복합적 요구를 충족시키기 위해서는 노인의 특성을 포괄적으로 평가하여, 노인 환자를 중심으로 의료서비스와 요양복지서비스를 통합하여 제공하는 것이 필요하다.

2. 지역사회 노인통합의료복지의 제도적 목표와 제공 원칙

가. 지역사회 노인통합의료복지의 제도적 목표

세계보건기구(WHO)는 노인 건강의 주요 이슈 중 하나로 노인이 살고 있는 집이나 생활하고 있는 거주 지역에서 노년을 보내는 '생활 속의 노년(ageing in place)'을 꼽는다. 노인은 지역사회 내에서 거주할 때 유대감, 안정성, 친밀감을 유지하고 정체성과 자율성을 회복할 수 있다. 노인들을 위한 지역사회 중심의 통합적 의료복지서비스는 노인이 신체기능을 유지하며 지역사회에서 독립적으로 살아갈 수 있도록 노인 스스로를 포함한 지역사회의 자원을 활용하여 보건·의료 서비스와 사회서비스를 제공하는 것이며, 따라서 건강한 노후를 위해서는 지역사회의 역할이 필수적이다. Plochg와 Klazinga에 따르면 지역사회 기반의 통합 케어(community-based integrated care)란 '지역사회 기반'과 '통합 케어'의 두 개념을 조합한 것으로서, 지역사회 내에서 보건의료기능과 사회서비스를 통합하여 제공하는 것을 목표로 한다(Plochg, Klazinga, 2002, p. 94).

지역사회를 기반으로 하는 노인통합보건의료는 이용자인 노인을 중심으로 접근하는 노인 친화적 서비스의 개념과도 연결된다. 노인을 대상으로 서비스를 제공할 때는 신체기능과 인지기능이 쇠퇴한 상태에서 돌봄서비스를 필요로 하는 노인 환자의 특성을 고려하여 서비스 이용 단계의 최소화, 서비스 이용을 위한 이동 범위의 최소화, 노인에 대한 이해도가 높은 인력(보건의료인력과 요양복지서비스인력)이 투입되도록 서비스 제공 체계를 마련하는 것이 필요하다. 또한 '생활 속의 노년'을 실현하기 위한 지역사회 기반 서비스의 개념을 설정하고 가능한 한 노인이 거주해 온 지역에서 재가서비스를 이용하거나, 생활근거지 인근의 요양시설을 이용하면서 독립성과 자율성을 최대한 유지하고 생활할 수 있도록 지역사회 인프라를 활용하여 서비스를 제공할 수 있도록 하는 것이 바람직하다.37

나. 지역사회 노인통합의료복지의 제공 원칙

지역사회 기반의 노인 친화적 통합의료요양복지 제공 체계를 설계함에 있어서 고려해야 하는 주요 원칙은 첫째, 공공의 리더십과 거버넌스를 강화하고, 둘째, 서비스 설계를 위한 단일한 의사소통 창구를 마련하여 코디네이션 정보를 제공하며, 셋째, 의료·요양·복지를 아우르는 다학제적 접근방법을 적용하고, 넷째, 돌봄 제공자(공식, 비공식 모두)를 위한 서비스 제공을 동시에 고려하고, 다섯째, 환자와 보호자의 참여를 통해 상호 신뢰 쌓기를 유념하는 것 등이다. 무엇보다 이 모든 것이 제공자 또는 정책 결정자 관점이 아닌 이용자 관점에서 이루어져야 한다.

지역사회 기반 노인 친화적 통합의료복지서비스 제공을 위한 필수 구성 요소는 첫째, 서비스의 연계·조정·통합을 위한 다학제 케어 디자이너팀의 구축, 둘째, 효과적이고 효율적인 서비스 제공을 위한 단일 플랫폼 구축, 셋째, 서비스 제공자의 적극적 참여를 위한 재정적 지원, 넷째, 환자와 보호자의 참여 방안이다.38

3. 노인통합의료복지의 제공 사례

외국의 지역사회 기반 노인통합의료복지서비스의 제공 사례는 대표적으로 호주와 일본에서 이루어지고 있다. 호주는 지역사회기반 급성기−급성기 직후 케어 서비스(CAPAC)를 제공하고 있다. CAPAC는 다학제적 접근과 환자 중심적 접근을 원칙으로, 환자의 여정 단계에 따라 통합적으로 노인 재활서비스를 제공하고 있다. 일본은 지역포괄관리시스템을 통해 주거·의료·개호·예방·생활 서비스 등 고령자가 살아가는 데 필요한 다양한 서비스를 유기적으로 연계하고 지역포괄관리센터가 조정기관으로서의 역할을 담당하고 있다.

---

37 서제희 외, 지역사회 기반 노인 친화적 통합의료서비스 제공모형−재활의료서비스를 중심으로, 한국보건사회연구원 연구보고서, 2017.
38 서제희 2017.

장성 요양병원 화재사고: 요양병원에서 노인 환자의 안전과 존엄

그동안 요양병원에 대해서는 「의료법」상 시설 안전기준이 미약하여 환자들의 안전과 존엄문제가 지속적으로 거론되었다. 이에 대한 사회적 관심과 일련의 제도적 개선이 이루어지게 된 계기가 바로 '장성 요양병원 화재사건'이다.

2014년 5월 전남 장성에 있는 요양병원에서 화재가 발생하여 입원환자와 간호조무사 등 22명이 사망하는 참사가 발생하였다. 당시 화재진압에는 30분이 채 걸리지 않았으나, 화재 당시 간호조무사 1명만 근무하고 있어 거동이 불편한 고령의 환자들을 제때 대피시키지 못하였고, 창문을 열 사람이 없어 환자들이 유독가스에 질식사한 것이 피해를 키운 것으로 알려졌다.[39] 사고 이후, 요양병원의 환자안전 강화를 위해 화재안전시설 및 인력기준을 강화해야 한다는 여론이 형성되었으며[40] 한편으로는 요양병원이 간병인력에 대한 비용을 떠안은 채 적은 인력으로 많은 환자를 돌봐야하기 때문에 질 낮은 간병 문제를 키울 수밖에 없었다는 점이 지적되기도 하였다.[41]

이 화재사고는 우리나라 요양병원의 전반적 실태 개선 방안을 마련하기 위한 논의를 촉발시켰다. 정부는 전체 요양병원에 대한 안전점검 실태조사를 진행하는 한편, 「화재예방, 소방시설 설치·유지 및 안전관리에 관한 법률 시행령」을 개정하여 요양병원 건축허가 시 미리 소방본부장 또는 소방서장의 동의를 받도록 하고, 요양병원 소방시설 기준에 스프링클러 설치를 의무화하였다. 또한 「의료법 시행규칙」을 개정하여, 의료인 외의 시설 안전관리를 담당하는 당직근무자를 두도록 하고, 요양병원의 출입구가 화재 등 비상시에 자동으로 열릴 수 있도록 하며, 연평균 1일 입원환자 80명까지는 2명의 의료인을 배치하도록 의료인 수를 확대하였다.

그러나 이 사건 이후 「의료법」에서 요양병원 시설 및 안전기준을 보다 강화하였음에도 불구하고, 환자의 안전 보장과 존엄케어는 여전히 불충분한 것이 현실이다. 따라서 근본적인 개선을 위해서는 환자들의 안전 확보를 위한 구체적인 관리체계가 마련되어야 하고, 요양병원 환자의 특성을 고려하여 간병인력의 확충과 서비스 질의 제도적 개선이 이루어져야 할 것이다.[42]

---

39 2014. 5. 28. 경향신문 "[장성 요양병원 화재] 순식간에 병실 덮친 유독가스, 환자들 피신할 틈도 없었다" <http://news.khan.co.kr/kh_news/khan_art_view.html?artid=201405282145155&code=940202>

40 2017. 3. 3. 라포르시안 "부산 요양병원 건물서 화재…3년전 장성 요양병원 참사 악몽 떠올라" <http://www.rapportian.com/news/articleView.html?idxno=102288>

41 2017. 3. 31. 의협신문 "장성요양병원 화재 참사 원인 '간병인' 부재" <http://www.doctorsnews.co.kr/news/articleView.html?idxno=116163>

42 명순구 외, 요양병원 간병비 급여화 방안 연구, 고려대 보건의료법정책연구센터, 2018, 29면.

죽어야 끝나는 간병인의 고통: 국가 치매관리, 간병인 지원

'치매 관리' 이대론 안된다…가족해체·살인·인권침해까지

(전국종합=연합뉴스) 2017-06-07

치매 환자 가족의 잇따른 '비극'

지난달 12일 경기도 의정부시의 한 아파트에서 80대 노모와 50대 아들이 숨진 채로 발견됐다. 6년간 치매를 앓아온 노모를 모시고 살아온 아들이 연탄불을 피워놓고 극단적인 선택을 한 것이었다.

2015년 7월 부산의 한 아파트에서는 치매 증상을 보이던 70대 남성이 아내를 목 졸라 살해하고 투신해 숨진 채로 발견됐다.

2013년 경북 청송에서는 치매 아내를 4년간 간병해온 80대 남성이 아내를 승용차에 태운 뒤 저수지로 뛰어들어 함께 숨지기도 했다. 아내가 요양원에 가지 않겠다고 버티자 자신이 세상을 먼저 떠났을 때 아내가 혼자 남겨지는 상황을 염려하던 끝에 이런 선택을 한 것으로 조사됐다.

보건복지부 산하인 치매상담콜센터(☎1899-9988)에는 하루 평균 350건, 월평균 9천 건의 상담 전화가 걸려온다.

[간병살인 154人의 고백] 간병은 전쟁이다, 죽어야 끝나는
　　　서울신문 탐사기획기사 2018-09-02

[老-老 간병의 고통] 간병살인 판결문 108건 심층 분석

지난 10여년간 국내에서 발생한 '간병살인' 사건의 핵심 키워드다. 피해자 대부분이 노인이었고, 가해자와는 한때 100년 해로를 약속한 사이였다. 병마와 싸우기를 6년 5개월, 자식들의 도움 없이 서로에게 의지하다 한순간 절망과 분노를 견디지 못해 남편은 아내의 목을 졸랐다. 키워드를 따라가다 보면 '노노(老老)간병'으로 귀결된다.

서울신문은 2006년부터 현재까지 발생한 간병살인 사건 판결문 108건을 입수해 심층분석했다. 악순환을 막기 위해 개별 사건의 특수성보다 공통적으로 나타나는 보편성에 주목하고 싶었다. 죽음의 순간은 사건 피해자 모두 제각각이었지만, 죽음에 이르기까지 공통분모는 분명히 존재했다. #피해자 평균 나이 64.2세, #간병기간 6년 5개월, #부부간 살해, #다툼에 따른 우발적 범행, #10명 중 6명 독박간병, #10명 중 4명 목조름.

피해자들이 앓은 질병 가운데 노인성 질환의 비중은 높았다. 치매가 58건(53.7%), 뇌혈관 질환이 16건(14.8%)이었다. 교통사고 후유증이 7건(6.5%), 지체장애가 6건(5.6%)이었다. 피해자의 일상생활 가능 여부를 알아봤더니, 간병인의 도움이 필요한 경우(대소변 못 가림)가 46.3%나 됐고, 전적인 보호가 필요한 경우(식물인간 수준)가 14.8%였다. 스스로 일상생활이 가능한 건 38.%였다. 가해자 35.2%도 우울증 외에 다른 질병을 앓고 있었다. 뇌혈관 질환이 7명(17.9%), 치매가 5명(11.5%), 노환이 5건(12.8%)이었다. 특히 가족 내에 혼자서 환자를 돌봐야 하는 '독박간병'은 64건(59.3%)이나 됐다.

제13장   장애인보건

제1절 | 장애의 개념과 장애등급

2019년 7월 장애등급제가 폐지된 후, 필요한 서비스를 지원하기 위해 개인의 욕구와 환경을 포괄적으로 평가하는 보건복지부표 '종합조사표'가 공개됐다.

하지만 막상 뚜껑을 열어보니 다양한 장애특성이 반영되지 않은 '점수화'에 불과한 것으로 판단된다.

보건복지부는 3일 서울 여의도 이룸센터에서 장애등급제 폐지 추진방향 및 그간의 민관협의체 논의경과에 대해 장애계와 공유하고 의견을 수렴하기 위한 토론회를 개최했다.

■ 장애정도 따라 2단계, 우선 '감면·할인' 적용

'장애등급제 폐지'는 현재 의료적 기준을 적용해 1~6급으로 나눈 총 79개 서비스 방식에서, 장애등급을 대신할 새로운 기준을 마련, 장애인의 욕구와 주거환경 등 종합적으로 고려하겠다는 것이 목적이다.

새로운 기준은 서비스별로 ▲장애정도 활용 ▲종합조사 결과 활용 ▲별도기준 마련으로 분류된다.

먼저 현재 1~6급의 장애등급이 장애 정도에 따라 1~3급, 4~6급 2단계로 나뉜다. 이 등급은 장애재판정 없이 기존 갖고 있던 등급으로 적용되며, 감면·할인 등에 활용된다. 기존 수급자 혜택을 유지하고, 신청 편의성 등을 감안한 것.

예를 들면 '보장구 건강보험 급여'의 경우 기존 뇌병변·지체 1~2급만 대상이었던 욕창예방매트리스 등 급여가, 1~3급으로 확대된다.

---

1 에이블 뉴스 2018년 9월 3일 뉴스, '장애등급제 폐지' 종합조사표 공개: 내년 돌봄지원... 총 37개 지표, 최대 16.84시간, 등급 2단계, 우선 감면·할인 적용... 서비스별 검토, http://www.ablenews.co.kr/News/NewsSpecial/NewsSpecialContent.aspx?CategoryCode=0022&NewsCode=0014201809031600018391991 2021년 1월 3일 접속.

다만 감면할인 서비스의 목적, 성격, 지원방식 등이 다양하므로 각 서비스별 다양한 지원기준을 유연하게 검토할 예정이다.

■ **활동지원 등 '종합조사, 시청각장애 지원 등 '별도기준'**

활동지원, 장애인연금 등 주요 서비스의 경우는 개인의 욕구 환경을 포괄적으로 평가한 종합조사 결과를 활용한다.

우선적으로 내년 7월 활동지원급여, 장애인 보조기기 교부, 장애인 거주시설 이용, 응급안전서비스 등 4개 일상생활 지원 서비스부터, 2020년 이동지원, 2022년 소득·고용지원 서비스 등 단계적으로 나아갈 예정.

그 외 시청각 장애 등 장애상태에 따른 지원이 필요한 서비스를 현행수준의 별도기준을 활용할 계획이다.

전달체계 또한 거동 불편 장애인, 발달장애인 등도 서비스를 쉽게 알고 이용할 수 있는 접근성 높은 맞춤형으로 진행된다.

읍면동의 경우 독거 중증 등 취약가구에 대한 찾아가는 상담 확대, 장애인복지관 발달장애인지원센터 동행상담 실시를 맡는다.

시군구는 읍면동에서 욕구해결이 어려운 복합적 위기가구에 대해 민관협력을 통한 복지자원 연계, 지속적 전문적 사례관리를 실시한다.

1. 장애의 개념

장애에 관한 정의는 장애인복지법과 「장애인차별금지 및 권리구제 등에 관한 법률」에서 규정하고 있다. 장애인복지법에서는 '장애인이란 신체적·정신적 장애로 오랫동안 일상생활이나 사회생활에서 상당한 제약을 받는 자를 말한다.(제2조 제1항)'고 규정하고 있으며, 「장애인차별금지 및 권리구제 등에 관한 법률」에서는 '장애를 함은 신체적·정신적 손상 또는 기능상실이 장기간에 걸쳐 개인의 일상 또는 사회생활에 상당한 제약을 초래하는 상태'로 정의하고 있으며, 장애인은 이러한 장애가 있는 사람이라고 규정하고 있다 (제2조).

장애의 개념, 정의, 범주, 평가기준은 누가 어떤 목적으로 정하느냐에 따라 다르게 규정된다. 이렇게 다른 이유는 그 사회의 여러 여건, 환경, 문화 등에 따라 장애를 바라보는 개념과 시각이 다르기 때문이다. 그 결과 〈표 13-1〉과 같이 각 나라별로 장애인의 정의하고 있는바 역시 차이가 있으며, 〈표 13-2〉와 같이 각 나라에서 장애의 범주로 포함하고 있는바 역시 차이가 있다(2011, 대한의학회, 장애평가기준).

[표 13-1] 국가별 장애인 정의

	장애인의 정의
대한민국	신체적·정신적 장애로 인하여 장기간에 걸쳐 일상생활 또는 사회생활에 상당한 제약을 받는 자(장애인복지법, 2000)
미국	사람의 주요 일상 활동의 한 가지 또는 그 이상에 실질적 제약을 갖는 신체적 혹은 정신적 손상이나 손상의 기록, 또는 그러한 손상이 있는 것으로 간주되는 경우(장애인법; ADA, 1990)
독일	보통에서 벗어난 신체적, 정신적, 심리적 상태에서 기인하는 6개월 이상의 지속적인 기능저하 상태(장애인법)
영국	정상적인 일상생활을 하기 위한 개인의 능력에 지속적이고 장기적으로 불리한 영향을 주는 신체적, 또는 정신적 손상(장애인차별금지법, 1992)
일본	신체장애, 정신박약, 또는 정신장애가 있기 때문에 장기간에 걸쳐 일상생활 또는 사회생활에 상당한 제한을 받는 자(장애인기본법, 1995)
대만	시각장애, 청각 또는 평형기능장애, 음성기능 또는 언어기능장애, 지체장애, 지능장애, 중복장애, 주요기관기능상실자, 안면장애, 식물인간 치매노인, 자폐, 기타 중앙기관이 인정하는 장애인(장애인복지법, 1990)

출처: 2011, 대한의학회, 장애평가기준

[표 13-2] 장애범주의 국제비교

국가	장애 범주
한국	• 신체장애: 지체장애, 시각장애, 청각장애, 언어장애, 뇌병변장애, 안면기형 • 정신장애: 정신지체, 정신장애 • 내부장애: 심장, 신장, 호흡기, 간, 장루와 요루, 간질
미국	• 신체장애: 지체장애, 시각장애, 청각장애, 언어장애, 외형적 추형, 신경계, 근골격계, 감각기관 장애 • 정신장애: 정신질환, 정서장애, 학습장애, 알코올중독 • 내부장애: 생식기, 소화기, 비뇨기, 피부, 혈액, 내분비계, 암, 에이즈
프랑스	• 신체장애: 지체, 시각, 청각, 언어, 기형, 추형(미관장애) • 정신장애: 정신지체, 정신질환, 정서장애 • 내부장애: 심장, 신장, 호흡기, 소화기, 비뇨기, 내분비, 신진대사

국가	장애 범주
스웨덴	• 신체장애: 지체장애, 시각장애, 청각장애, 언어장애 • 정신장애: 정신지체, 정서장애, 학습장애, 약물, 알코올중독 • 내부장애: 폐질환, 심장질환, 알레르기, 당뇨 • 사회적장애: 의사소통에 장애가 있는 외국 이민자, 타인의존, 노동력 감소자
호주	• 신제장애: 지체장애, 시각장애, 청각장애, 언어장애, 안면기형 • 정신장애: 정신지체, 정서장애, 알코올 중독, 약물중독 • 내부장애: 심장, 신장, 호흡기, 당뇨, 암, 에이즈 등
독일	• 신체장애: 지체장애, 시각장애, 청각장애, 언어장애, 안면기형 • 정신장애: 정신질환, 정신지체, 정서장애 • 내부장애: 호흡기, 심장 순환기, 소화기, 비뇨기, 신장, 생식기, 신진대사, 혈관, 피부

출처: 2011, 대한의학회, 장애평가기준

같은 나라와 같은 법령에서도 장애인의 범주는 시기에 따라서 달라지기도 한다. 예를 들어, 1990년의 등록장애인의 종류는 5가지(지체장애인, 시각장애인, 청각장애인, 언어장애인, 정신지체인)이었으나, 2019년 현재는 15가지(지체장애인, 뇌병변장애인, 시각장애인, 청각장애인, 언어장애인, 지적장애인, 자폐성장애인, 정신장애인, 신장장애인, 심장장애인, 호흡기장애인, 간장애인, 안면장애인, 장루요루장애인, 뇌전증장애인(장애인복지법 시행령 [별표 1] 장애인의 종류 및 기준)로 확대 된 것을 볼 수 있다.

2. 장애등급

가. 개요

우리나라는 장애인복지법(시행규칙 [별표 1] 장애인 장애등급표) 상 장애의 종류에 따라 6가지 등급으로 분류하는 장애등급제도를 운영하고 있다.

나. 장애등급 결정과정

장애인의 등록을 신청하려는 사람은 장애인 등록 및 서비스 신청서를 읍·면·동장을 거쳐 특별자치시장·특별자치도지사·시장·군수·구청장(자치구의 구청장을 말하며, 이하 "시장·군수·구청장"이라 한다)에게 제출하도록 규정하고 있다(장애인복지법 시행규칙 제3조 제1항). 등록신청을 받은 시장·군수·구청장은 등록대상자와의 상담을 통하여 그 장애상태가 장애인의 기준에 명백하게 해당되지 아니하는 경우 외에는 지체 없이 장애진단 의뢰서를 장애유형별 해당 전문의가 있는 의료기관에 장애진단을 의뢰하도록 규정하고 있다(장애인복지법 시행규칙 제3조 제2항).[2]

장애진단을 의뢰받은 의료기관은 장애인의 장애상태를 진단한 후 장애진단을 의뢰한 시장·군수·구청장에게 장애진단서를 통보한다(장애인복지법 시행규칙 제3조 제3항). 시장·군수·구청장은 통보받은 진단 결과에 대하여 보다 정밀한 심사가 필요하다고 인정되는 경우에는 국민연금공단에 장애정도에 관한 심사를 의뢰할 수 있다(장애인복지법 시행규칙 제3조 제4항).

장애등급에 관한 심사는 국민연금공단에서 장애등급심사규정(보건복지부고시) 재10조에 따라 심사의 객관성 제고를 위해 원칙적으로 2인 이상의 자문의사가 참여하여 실시한다. 다만, 신장장애 절단장애 등 장애진단서와 진료기록지 및 검사결과만으로 장애상태를 정확히 확인할 수 있는 경우 또는 장애진단 내용이 장애등급판정기준에 명확히 해당하지 아니하는 경우에는 예외로 한다.

심사 결과는 장애등급 결정, 장애등급 제외, 장애등급 결정보류(장애등급판정기준의 치료기간을 준수한 적절한 치료를 받지 않은 경우), 장애등급 확인불가(심사관련 서류의 부족 등으로 장애상태의 확인이 불가능한 경우), 심사반려(심사대상자가 심사서류 제출 등에 협조하지 않아 심사를 진행할 수 없을 경우) 중에서 결정하여 국민연금공단에서 특별자치도지사·시장·군수·구청장에게 통지하여야 한다(장애등급심사규정 제12조).

시장·군수·구청장은 진단 결과나 장애정도에 관한 심사 결과를 통보받은 경우에는 장애등급에 해당하는지를 확인하여 장애인으로 등록하도록 규정하고 있다(장애인복지법 시행규칙 제4조 제1항).

이상의 내용을 정리하면 〈그림 13-1〉[3]과 같다.

---

2 장애유형별 장애진단 전문기관 및 전문의 등에 관해서는 장애등급판정기준(보건복지부고시)에 규정되어 있다.
3 출처: 2018, 보건복지부, 정책-장애인-장애인정책 (URL: http://www.mohw.go.kr/react/policy/index.jsp?PAR_MENU_ID=06&MENU_ID=06370111&PAGE=11&topTitle=장애인등록/장애등급 심사제도)

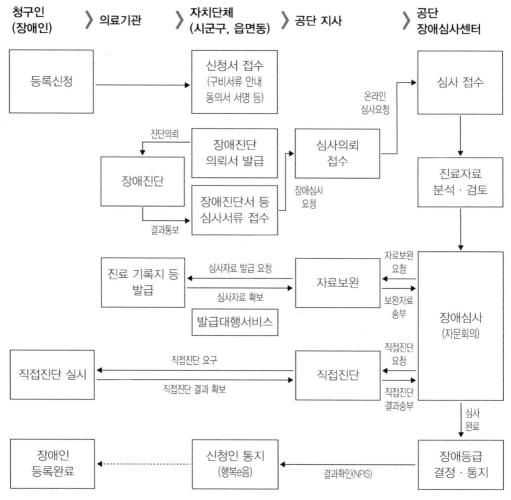

청구인　　　　의료기관　　　자치단체　　　공단 지사　　　공단
(장애인)　　　　　　　　　(시군구, 읍면동)　　　　　　　　장애심사센터

| 등록신청 | → | 신청서 접수
(구비서류 안내
동의서 서명 등) | | 심사 접수 |

장애진단
의뢰 · 진단의뢰

장애진단
의뢰서 발급

장애진단

장애진단서 등
심사서류 접수

결과통보

심사의뢰
접수

온라인
심사요청

장애심사
요청

진료자료
분석 · 검토

진료 기록지 등
발급

심사자료 발급 요청

심사자료 확보

발급대행서비스

자료보완

자료보완
요청

보완자료
송부

직접진단 실시

직접진단 요구

직접진단 결과 확보

직접진단

장애심사
(자문회의)

직접진단
요청

직접진단
결과송부

심사
완료

장애인
등록완료

신청인 통지
(행복e음)

결과확인(NPIS)

장애등급
결정 · 통지

[그림 13-1] 장애등급심사 업무 흐름도

다. 한계

이상에서 살펴본 장애등급제도는 장애인의 의학적 손상에 의한 의학적 판정기준으로만 이루어진다. 이로 인해 실제 장애인 개인의 욕구와 서비스 필요성을 반영하고 있지 못함으로 인하여 생기는 문제가 심각하다고 지적되어 왔으며(김윤태, 2010), 장애인 몸에 점수를 매기는 행위는 그 자체로 차별이며 장애인에 대한 낙인효과가 있다는 지적도 있었다(박경석, 2013).

더불어 장애등급에 따른 일률적 서비스 제공기준은 장애인 개인의 욕구나 환경의 차

이를 반영하지 않는다. 현행 활동지원 제도는 식사, 외출, 신변처리 등 일상생활에서 타인의 도움이 필요한 장애인에게 활동지원 서비스를 제공해야 함에도 불구하고, 장애등급 1−3등급에 해당되는 장애인에게만 신청 자격 기준이 부여된다. 장애인 보조기기 교부는 장애등급에 따라 획일적으로 제공되고 있고, 중증 장애인 거주시설 입소 기준도 장애등급 1, 2급에 한정되어 있다. 또한 장애인연금의 경우에는 근로능력이 없고, 소득이 없거나 빈곤에 처한 장애인에게 지급되어야 함에도 불구하고, 장애등급 1−2급 및 3급 중복장애인만 신청하도록 규정되어 있다(김경란, 2018).

이는 다양화되고 복합적인 장애인의 욕구에 대응함에 있어 장애등급제가 서비스의 연계 기준으로 활용하는 데는 한계가 있다는 지적이다. 즉, 장애등급기준이 장애인복지서비스 제공을 위한 기초자료로서 활용되어야 하나, 현재 의료적 판정을 중심으로 되어 있어, 장애인복지서비스 제공을 위한 기초자료로서의 활용에 한계가 있다는 지적이다(김성희 외, 2012).

라. 개선

이러한 한계에 대한 지적에 따라 2013년 정부는 장애판정체계 기획단을 운영하여 장기적으로 장애등급 폐지를 추진하되 단기적으로 장애등급제 개편을 추진하기로 결정하였다. 그 후 2015년부터 2018년까지 장애등급제 폐지는 국정과제로 채택되어 추진되어 장애등급제 개편모형연구, 모의적용 및 3차에 걸친 시범사업 진행까지 이어져 왔다. 그러한 결과로 기존의 의학적 판정에 의한 서비스 제공기준인 장애등급을 대신하여 장애인 개인의 복지욕구, 사회 환경 등을 고려한 종합판정도구를 단계적으로 개선하며, 2019년 7월부터 장애등급제가 단계적으로 폐지되며, 2022년까지 장애등급을 대신한 종합판정 도구가 단계적으로 마련될 예정이다(김경란, 2018).

장애등급제 개편 사항을 반영하기 위하여 장애인복지법 상 '장애 등급'을 '장애 정도'로 변경하고 맞춤형 서비스 제공을 위한 서비스 지원 종합조사 실시 근거를 마련하는 내용이 시행될 예정이다(장애인복지법 제32조, 제32조의4, 제32조의5 및 제32조의8).[4]

---

[4] 장애인복지법 법률 제15270호, 2017.12.19. 일부개정, 2019.7.1. 시행 예정

제2절 | 장애인보건 관련 법·제도 개선

1. 장애인보건 관련 법률 체계

장애인의 건강이나 의료재활 등 장애인보건에 관한 내용을 다루고 있는 법률은 장애인복지법, 「장애인 차별금지 및 권리구제 등에 관한 법률」, 「장애인 건강권 및 의료접근성 보장에 관한 법률」이 있다. 이하에서는 각 법률에서 다루고 있는 장애인보건에 관한 내용을 살펴보도록 하겠다.

가. 장애인복지법

장애인복지법은 장애인의 인간다운 삶과 권리보장을 위해 국가와 지방자치단체 등의 책임을 명백히 하고, 장애발생 예방과 장애인의 의료·교육·직업재활·생활환경개선 등에 관한 사업을 정하여 장애인복지대책을 종합적으로 추진하며, 장애인의 자립생활·보호 및 수당지급 등에 관하여 필요한 사항을 정하여 장애인의 생활안정에 기여하는 등 장애인의 복지와 사회활동 참여증진을 통하여 사회통합에 이바지함을 목적으로 한다(제1조).

장애인복지법 상에 규정된 장애인보건에 관한 내용으로는 장애의 발생 원인과 예방에 관한 조사 연구 촉진, 모자보건사업의 강화, 장애 원인 질병의 조기 발견과 치료, 장애발생 예방을 위한 필요한 조치 강구 등 장애발생 예방에 관한 국가와 지방자치단체의 역할을 규정하고 있다(제17조). 더불어 장애인이 생활기능을 익히거나 되찾을 수 있도록 필요한 기능치료와 심리치료 등 재활의료를 제공하고 장애인의 장애를 보완할 수 있는 장애인보조기구를 제공하는 등의 필요한 정책을 강구해야 한다고 의료와 재활치료에 관해 규정하고 있다(제18조).

나. 「장애인 차별금지 및 권리구제 등에 관한 법률」

「장애인 차별금지 및 권리구제 등에 관한 법률」은 모든 생활영역에서 장애를 이유로 한 차별을 금지하고 장애를 이유로 차별받은 사람의 권익을 효과적으로 구제함으로써 장애인의 완전한 사회참여와 평등권 실현을 통하여 인간으로서의 존엄과 가치를 구현함을 위해 2007년 제정되었다.5

---

5 「장애인 차별금지 및 권리구제 등에 관한 법률」 법률 제8341호, 2007.4.10. 제정, 2008.4.11. 시행

이 법 제3조 제18호에서는 건강권에 관해 정의하고 있는데, 보건교육, 장애로 인한 후유장애와 질병 예방 및 치료, 영양개선 및 건강생활의 실천 등에 관한 제반 여건의 조성을 통하여 건강한 생활을 할 권리를 말하며, 의료 받을 권리를 포함한다.

이러한 건강권과 관련하여 제31조에서는 건강권에서의 차별 금지에 관한 사항을 규정하고 있다. 보건의료기관 및 보건의료인 등은 장애인에 대한 의료행위에 있어서 장애인을 제한·배제·분리·거부하여서는 아니 된다고 규정하고 있다(제1항). 그리고 장애인의 의료행위와 의학연구 등에 있어 장애인의 성별, 장애의 유형 및 정도, 특성 등을 적극적으로 고려하여야 하며, 의료행위에 있어서는 장애인의 성별 등에 적합한 의료 정보 등의 필요한 사항을 장애인 등에게 제공하여야 한다고 규정하고 있다(제2항). 국가 및 지방자치단체, 그 밖에 특수법인, 학교, 공기업 및 지방공사 등의 공공단체 등을 포함하는 공공기관은 건강과 관련한 교육 과정을 시행함에 있어 필요하다고 판단될 경우 장애인의 성별 등을 반영하는 내용을 포함하도록 규정하고 있다(제3항). 더불어 국가 및 지방자치단체는 선천적·후천적 장애 발생의 예방 및 치료 등을 위하여 필요한 시책을 추진하여야 하며, 보건·의료 시책의 결정과 집행과정에서 장애인의 성별 등을 고려하여야 한다고 규정하고 있다(제4항).

다. 「장애인 건강권 및 의료접근성 보장에 관한 법률」

만성질환 및 각종 사고와 재해 등으로 장애인구가 지속적으로 증가함에 따라 장애인의 보건의료서비스에 대한 수요가 증가하고 있으며 이에 따라 장애의 관리 및 치료와 관련된 사회적 부담도 급증하고 있다. 그러나 앞서 살펴본 장애인복지법 및 「장애인 차별금지 및 권리구제 등에 관한 법률」은 장애인의 보건 문제에 있어 장애인의 복지의 일환으로 장애발생 예방이나 의료와 재활치료에 관한 정책을 국가와 지방자치단체가 강구하도록 규정하고 있는 바, 이로써는 장애인의 건강권을 보장하기에는 역부족으로 제도적 시스템과 인식 확대가 필요한 상황이다.

이러한 필요성이 인정되어 2015년 「장애인 건강권 및 의료접근성 보장에 관한 법률」이 제정되어 장애인의 건강보건관리를 위한 사업 및 지원 등에 관한 사항을 규정하고 있다.6

주요 내용은 다음과 같다. 보건복지부장관은 「장애인복지법」에 따른 장애인정책조정위원회의 심의를 거쳐 장애인 건강보건관리종합계획을 5년마다 수립하고 「국민건강증진

---

6 「장애인 건강권 및 의료접근성 보장에 관한 법률」 법률 제13661호, 2015.12.29. 제정, 2017.12.30. 시행

법」에 따라 국민건강증진종합계획 및 실행계획을 수립·시행함에 있어서 장애인 건강보건 관리종합계획이 포함되도록 하여야 한다(제6조). 국가와 지방자치단체는 장애인의 건강증진 및 질환 예방 등을 위한 장애인 건강검진사업과 장애인의 생애주기별 질환 관리를 위한 장애인 건강관리사업을 시행할 수 있도록 규정했다(제7조 및 제8조). 더불어 장애인의 의료기관등 접근 보장을 위하여 국가와 지방자치단체는 이동편의 및 의료기관등 이용 시 적절한 편의를 제공할 수 있도록 하고, 의료기관등을 직접 이용하기 어려운 장애인을 위하여 방문진료사업을 수행할 수 있도록 규정했다(제9조). 그리고 국가 및 지방자치단체가 중증장애인에 대하여 장애인 건강 주치의 제도를 시행할 수 있도록 규정했다(제16조). 그리고 보건복지부장관은 장애인 건강보건관리사업의 기획 및 장애인 건강보건관리 전달체계의 구축 등의 업무를 수행하는 중앙장애인건강보건의료센터를 지정할 수 있도록 하고, 시·도지사는 장애인의 건강검진, 진료 및 치료 등의 의료서비스 제공 등의 업무를 수행하는 지역장애인건강보건의료센터를 지정할 수 있도록 규정했다(제19조 및 제20조).

2. 장애인보건 관련 문제점 및 해결방안

2017년도 장애인 실태조사를 통하여 추정된 장애인구는 총 267만 명이었으며 이 장애 인구를 바탕으로 추정된 장애출현율은 5.39%였다. 장애발생 원인을 분석해본 결과(〈표 13-3〉) 전체의 88.1%가 후천적 원인에 의해 발생하였으며, 후천적 원인 중 질환으로 인한 장애는 56.0%, 사고로 인한 장애는 32.1%로 나타났다. 또한 장애인구의 만 65세 이상의 비율이 증가하고 있으며(2014년도 43.3%, 2017년도 46.6%, 〈그림 13-2〉), 장애인 1인 가구의 비율도 증가하고 있다(2014년 24.3%, 2017년 26.4%, 〈그림 13-3〉).

[표 13-3] 재가장애인의 장애 발생 원인

(단위: %)

구분	2005년도	2011년도	2011년도	2017년도
선천적 원인	4.0	4.6	4.7	5.1
출산시 원인	0.7	0.9	1.3	1.4
후천적 원인	89.0	90.5	88.9	88.1
(질환)	52.4	55.1	56.2	56.0
(사고)	36.6	35.4	32.7	32.1

구분	2005년도	2011년도	2011년도	2017년도
원인불명	6.3	4.0	5.1	5.4
계	100.0	100.0	100.0	100.0

출처: 2017년 장애인 실태조사

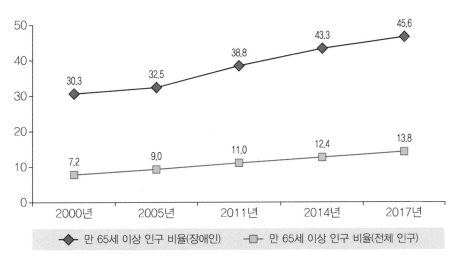

[그림 13-2] 만 65세 이상 비율(장애인 vs 전체 인구)

출처: 2007년 장애인 실태조사

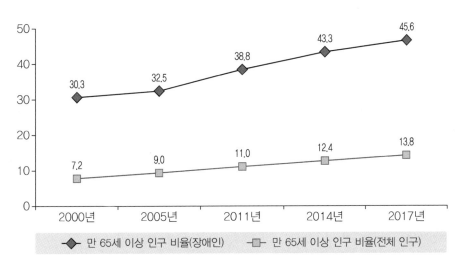

[그림 13-3] 장애인 1인 가구

출처: 2007년 장애인 실태조사

이러한 현상으로 보아 장애의 관리 및 치료와 관련된 사회적 수요가 급증할 것으로 보이나 앞서 살펴본 장애인복지법 상의 장애인 보건과 관련된 규정은 장애인의 건강권을 보장하기에 역부족으로 판단된다.

특히 2017년 장애인 실태조사 결과 만 19세 이상 장애인 중 만성질환을 가지고 있는 비율은 81.1%로 2014년의 77.2% 등과 비교해서 증가한 것으로 나타났으며, 특히 고혈압 및 당뇨병의 유병률이 전체인구에 비해 높게 나타났다. 만 30세 이상의 고혈압 유병률은 장애인구의 경우 46.9%로 전체인구 33.5%에 비해 높게 나타났으며(〈그림 13-4〉), 당뇨병 유병률은 장애인구의 경우 21.9%로 전체인구 13.0%에 비해 높게 나타났다(〈그림 13-5〉).

장애인은 평균 2.2개의 만성질환을 가지고 있는 것으로 나타났다(2017년 장애인 실태조사 결과). 보유한 만성질환은 고혈압(44.8%), 허리 목통증(29.6%), 골관절염(22.6%), 당뇨병 (21.1%) 순이었다. 또한 주관적 건강상태(주관적 건강인지율)는 14.9%가 '좋음 또는 매우 좋음'이라고 응답한 바, 전체 인구의 답변인 31.0%에 비해 훨씬 낮은 것으로 나타났다(〈표 13-4〉).

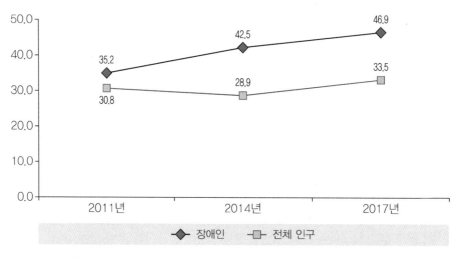

[그림 13-4] 만 30세 이상 고혈압 유병률(장애인 vs 전체인구)

출처: 2007년 장애인 실태조사
자료: 보건복지부, 질병관리본부, 2016 국민건강통계(자료원: 국민건강·영양조사)
주: 전체인구의 2017년은 2016년도 자료임.
  • 고혈압 유병률
    - 국민건강영양조사: 수축기혈압이 140mmHg 이상이거나 이완기혈압이 90mmHg 이상 또는 고혈압 약물을 복용한 분율(만30세이상).
    - 장애인실태조사: 현재 3개월 이상 계속되는 질환(고혈압) 여부에 대해 '예'라고 응답한 경우(만30세이상).

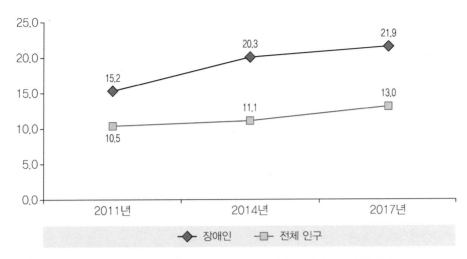

[그림 13-5] 만 30세 이상 당뇨병 유병률(장애인 vs 전체인구)

출처: 2007년 장애인 실태조사
자료: 보건복지부, 질병관리본부, 2016 국민건강통계 (자료원: 국민건강·영양조사)
주: 전체인구의 2017년은 2016년도 자료임.
  • 당뇨병 유병률
    - 국민건강영양조사: 공복혈당이 126mg/dL 이상이거나 의사진단을 받았거나 혈당강하제 복용 또는 인
      슐린 주사를 투여받고 있는 분율(만30세 이상)
    - 장애인실태조사: 현재 3개월 이상 계속되는 질환(당뇨병) 여부에 대해 '예'라고 응답한 경우(만30세 이상).

[표 13-4] 주관적 건강상태(건강인지율)

(단위: %)

		장애인	전체 인구
주관적 건강상태	좋음	14.9	31.0
	보통	33.8	50.6
	나쁨	51.3	18.4
계		100.0	100.0

출처: 2017년 장애인 실태조사
주: 만 19세 이상

　　장애인의 82.3%가 자신의 장애에 대한 치료, 재활, 건강관리를 포함하여 치료를 받
고 있는 것으로 나타났다(2017년 장애인 실태조사 결과, 〈표 13-5〉). 특히 뇌병변 장애, 정신
장애, 내부장애(신장장애, 심장장애, 호흡기 장애, 간장애, 장루 요루장애, 뇌전증장애)의 경우 대부
분 정기적인 병의원 진료를 받고 있는 것으로 나타났다(〈표 13-6〉). 장애인의 정기적 지

속적 진료 이용률은 2011년의 72.4%, 2014년 78.3%, 2017년 82.3%로 과거에 비해 증가하고 있는 바, 이는 고령화 등의 이유가 반영된 것으로 분석되었다.

[표 13-5] 장애인의 치료, 재활, 건강관리 목적의 정기적, 지속적 진료 여부

(단위: %)

구분	2011년도	2014년도	2017년도
지속적 진료 받음	72.4	78.3	82.3
지속적 진료 받고 있지 않음	27.6	21.7	17.7
계	100.0	100.0	100.0

출처: 2017년 장애인 실태조사

[표 13-6] 장애유형별 치료, 재활, 건강관리 목적의 정기적, 지속적 진료 여부

(단위: %)

구분	지체장애	뇌병변장애	시각장애	청각장애	언어장애	지적장애	자폐성장애	정신장애	신장장애	심장장애	호흡기장애	간장애	안면장애	장루요루장애	뇌전증장애	전체
예	81.3	92.2	81.3	78.8	75.3	62.7	71.4	97.8	100.0	100.0	100.0	100.0	75.5	92.2	97.0	82.3
아니오	18.7	7.8	18.7	21.2	24.7	37.3	28.6	2.2	–	–	–	–	24.5	7.8	3.0	17.7
계	100.0	100.0	100.0	100.0	100.0	100.0	100.0	100.0	100.0	100.0	100.0	100.0	100.0	100.0	100.0	100.0

출처: 2017년 장애인 실태조사

장애인이 최근 1년간 병의원에 가고 싶을 때 가지 못한 경험률(이하 미충족 의료율)은 2017년 17.2%로 2014년 19.3%에서 감소하였으나, 전체 인구(8.8%)와 비교할 때 여전히 더 높게 나타났다(2017년 장애인 실태조사 결과, 〈그림 13-6〉). 장애인의 병의원 미충족 의료 경험의 이유로는 경제적 이유(39.3%)가 가장 큰 비중을 차지하였고, 그 다음으로 교통편 불편(25.2%), 시간이 없어서(14.1), 의료기관 방문 시 동행할 사람이 없어서(7.4%), 증상의 가벼움(6.9%), 의사소통의 어려움(2.5%), 의료기관의 장애인 편의시설 미비(1.2%), 어떤 의료기관에 가야할지 몰라서(1.0%) 등으로 확인되었다(〈표 13-7〉). 이러한 답변들은 장애인의 의료서비스 이용에 있어 물리적 접근성 및 인적 지원의 부족함을 시사하고 있다.

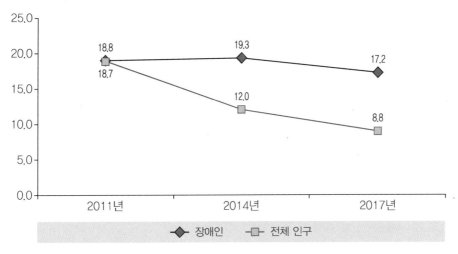

[그림 13-6] 연간 미충족의료율(병의원)

출처: 2007년 장애인 실태조사
자료: 보건복지부, 질병관리본부, 2016 국민건강건강행태 및 만성질환통계 (자료원: 국민건강·영양조사)
주: 전체인구의 2017년은 2016년도 자료임.
 • 연간 미충족의료율
   - 국민건강영양조사: 최근 1년 동안 본인이 병의원(치과 제외)에 가고 싶을 때 가지 못한 분율(만19세이상).
   - 장애인실태조사: 최근 1년 동안 본인이 병의원(치과 제외)에 가고 싶을 때 가지 못한 분율(만19세이상).

[표 13-7] 연간 미충족의료율(병의원)

(단위: %)

구분	2011년도	2014년도	2017년도
미충족 의료 경험 있음	18.8	19.3	17.2
미충족 의료 경험 이유			
(경제적인 이유)	58.2	58.7	39.3
(병의원 등에의 예약 어려움)	2.0	1.9	0.1
(교통편 불편)	19.4	15.5	25.2
(갈 수 있는 시간에 병의원 운영 안 함)	8.4	6.2	– **
(병의원 등에서의 오랜 기다림)	3.9	2.5	0.9
(증상의 가벼움)	4.5	6.4	6.9
(의료기관의 장애인 편의시설 미비)	– *	1.8	1.2
(의사소통의 어려움)	– *	4.3	2.5
(의료진의 장애에 대한 이해 부족)			0.6
(시간이 없어서)			14.1

구분	2011년도	2014년도	2017년도
(의료기관 방문 시 동행 할 사람이 없음)			7.4
(어떤 의료기관에 가야할지 몰라서)			1.0
(기타)	3.6	2.6	0.6
미충족 의료 경험 없음	**81.2**	**80.7**	**82.8**
계	100.0	100.0	100.0

출처: 2017년 장애인 실태조사
주: 만 19세 이상
   .* 2011년 보기문항 없음
   ** 2017년도 보기문항 없음
   (음영) 2017년에 신설 보기문항

    장애인의 재활치료서비스 이용률은 2011년의 23.0%에서 지속적으로 증가하여 2017년에는 26.0%로 나타났다(2017년 장애인 실태조사 결과, 〈표 13-8〉). 2014년과 비교하여 물리치료(22.9%), 언어치료(2.1%), 놀이치료(0.9%)의 이용률이 소폭 상승하였는데, 이는 장애아동에 대한 발달재활서비스의 지속적 확대 등이 영향을 미친 것으로 보여 진다. 연령별 재활치료서비스 이용률에서도 이러한 변화를 확인할 수 있는 바, 2017년 1-19세의 재활치료서비스 이용률은 2014년 대비 6.9% 증가한 69.4%로 나타났다(〈표 13-9〉). 향후 장애인 개인의 욕구 분석을 통하여 재활치료서비스 개발 및 이를 위한 인프라 구축이 진행되어야 할 것이다.

[표 13-8] 재활치료서비스 이용률

(단위: %)

구분	2011년도	2014년도	2017년도
재활치료서비스 이용률	23.0	25.4	26.0
물리치료	20.3	22.4	22.9
작업치료	1.0	1.6	1.5
언어치료	1.5	1.6	2.1
음악치료	0.9	1.0	0.9
놀이치료	0.5	0.7	0.9
미술치료	1.1	1.1	0.9
심리행동치료	1.0	1.0	1.0
기타	1.2	1.1	1.4

출처: 2017년 장애인 실태조사

[표 13-9] 연령별 재활치료서비스 이용률

(단위: %)

구분		2011년도	2014년도	2017년도
연령별 재활치료서비스 이용률	전체	23.0	25.4	26.0
	1~19세	56.0	62.5	69.4
	20~44세	14.7	12.5	15.7
	45~64세	18.2	20.0	18.2
	65세 이상	28.1	31.8	31.4

출처: 2017년 장애인 실태조사

　　장애인복지법 제10조의2에 의거 보건복지부장관은 장애인의 권익과 복지증진을 위하여 관계 중앙행정기관의 장과 협의하여 5년마다 장애인정책종합계획을 수립 시행하도록 규정하고 있다. 이 규정에 의거하여 현재 제5차 장애인정책종합계획(2018-2022)이 시행 중에 있다.

　　제4차 장애인정책종합계획(2013-2017)의 건강 분야의 주요 추진 성과는 다음과 같다. 첫째, 2019년 7월부터 장애등급제를 폐지하도록 장애인복지법 및 「장애인활동 지원에 관한 법률」 등을 개정하였으며, 3차에 걸친(2015년-2017년) 시범사업을 통해 장애등급을 대신하는 서비스 종합판정도구 및 맞춤형 전달체계 모형을 마련하였다. 둘째, 장애인과 비장애인 간의 건강격차 해소 및 의료접근성 격차 해소를 위해 2015년에 「장애인건강권 및 의료접근성 보장에 관한 법률」을 제정하였다. 앞서 살펴본 바와 같이 이 법률의 제정으로 인하여 장애인건강주치의제 도입되었으며, 장애인건강검진기관 및 재활의료기관이 지정되었다.

　　복지 및 건강 분야에 있어 제4차 계획의 한계 및 문제점으로 개인별 욕구를 반영한 맞춤형 지원체계가 부족했으며 발달 장애인의 복지 욕구를 반영한 활동지원 서비스가 부족했다고 분석되었다. 건강문제에 있어서도 재활치료 중심으로만 대응하고 있어 만성질환 장애 관리 등에 대한 다양한 지원이 미흡하다고 분석되었다.

　　제5차 장애인정책종합계획의 건강관련 추진과제로 '재활의료 전달체계 구축 및 접근성 강화'와 '장애인 건강수준 향상을 위한 기반 마련'을 두고 있다(〈그림 13-7〉).

　　먼저 재활의료 전달체계 구축 및 접근성 강화에 관하여 살펴보겠다.

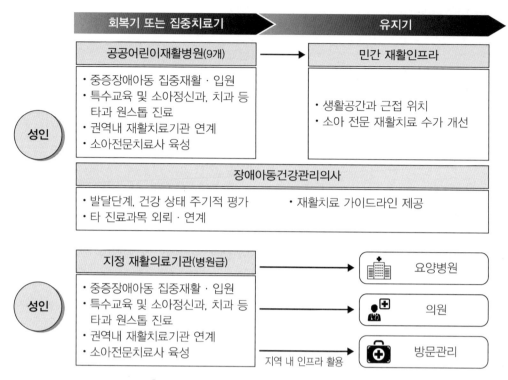

[그림 13-7] 재활의료 전달체계 개편 방향

출처: 제5차 장애인정책종합계획(2018-2022)

어린이 재활치료 전문기관이 수도권에 집중되는 등 공급 부족으로 치료기관을 전전하는 '재활난민' 등 발생하고 있으며, 더불어 재활치료 인프라 확대 요구 증가하고 있다. 이렇듯 공급이 부족한 중증장애아동의 집중재활치료를 확대하기 위하여 권역별 공공 어린이 재활의료기관 건립 및 운영 지원을 2018년부터 시행하고 있다. 더불어 병원 건립 시 특수학교 건립이 연계되도록 하여 장애아동의 치료와 교육이 병행될 수 있는 여건을 조성하는 방향으로 시행하고 있다.

장애아동에 적합한 정기적 평가 및 교육상담 서비스를 제공하는 '장애 아동 건강주치의(장애아동 건강관리의사)' 서비스를 도입하는 시범사업을 2019년부터 시행할 예정이라 한다. 더불어 경증 장애아동 및 장애 청소년이 가까운 곳에서 재활치료를 받을 수 있도록 재활 치료 수가 개선을 통한 민간 소아재활 인프라를 확충할 예정이라 한다.

또 다른 측면으로는 만성질환 증가 등으로 재활 수요는 증가하나, 기능회복시기에 시기적절한 재활치료를 통한 조기 사회복귀 체계는 미흡하다는 문제점이 지적되었다. 이를 해결하기 위하여 수술·처치 후 기능회복 시기에 집중 재활치료 및 조기 사회복귀를 목표로 하는 재활의료기관 지정하는 회복기 재활인프라 확충에 관한 시범사업이 2017년 10월부터 2018년 12월까지 15개소에서 진행되었으며 2019년부터 본 사업이 예정되어 있다. 더불어 회복기 집중재활 이후 보존적 치료 및 기능유지를 위한 재활 여건 개선을 위해 요양병원, 의원, 지역사회 재활서비스 등의 역할을 검토 중에 있다.

다음으로 장애인 건강수준 향상을 위한 기반 마련에 관한 내용을 살펴보려 한다.

장애인은 적절한 조기 진료 및 예방적 건강관리의 어려움으로 건강상태가 열악해지기 쉬우며, 의료비 지출이 크고 증가율도 더 높았다. 장애인 실태조사 결과, 19세 이상 장애인 중 만성질환을 가지고 있는 비율이 2014년 77.2%에서 2017년 81.1%로 증가하였으며, 2014년 평균 1.8개의 만성질환을 보유하고 있었던 반면, 2017년에는 평균 2.2개의 만성질환을 보유하고 있어 이 역시 증가했다. 장애인을 위한 건강관리의사(장애인 건강주치의)의 보건의료서비스 중 필요하다고 생각하는 내용을 확인한 결과 만성질환관리가 전체 33.4%로 가장 많았고, 다음으로는 장애관리(27.6%), 건강상태평가(26.4%)로 나타나 주로 질환 장애관리와 건강평가에 관심이 높은 것을 확인했다(2017년 장애인 실태조사).

제5차 장애인정책종합계획에 따라 장애인 건강주치의 도입을 통한 건강관리 서비스가 강화된다. 지역사회 의원급 의료기관을 중심으로 중증장애인의 만성질환 관리, 주장애 관리 서비스를 제공하는 장애인 건강 주치의는 「장애인 건강권 및 의료접근성 보장에 관한 법률」 제16조에 의거하여 시행되며, 2018년 시범사업을 거쳐 단계적으로 확대될 예정이다. 장애인 건강 주치의는 법률에 따라 중증장애인의 장애 특성에 따른 주장애 관리, 장애 특성을 고려한 만성질환 관리, 일상적인 질환의 예방 및 관리, 진료 및 건강관리를 위한 보건의료기관 등과의 연계, 장애인 건강보건관리사업의 안내를 담당하게 된다(「장애인 건강권 및 의료접근성 보장에 관한 법률 시행령」 제6조 제2항, 〈그림 13-8〉).

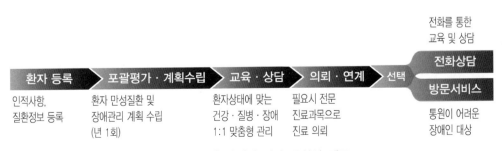

[그림 13-8] 장애인 건강 주치의 제도

또한 장애인 건강검진기관 지정을 통하여 건강검진 접근성을 강화할 예정이다. 「장애인 건강권 및 의료접근성 보장에 관한 법률 시행규칙」 제2조 및 [별표 1]에 근거하여 장애인 건강검진기관으로 지정받기 위해서는 장애인 건강검진에 필요한 인력, 시설 및 장비를 갖추어야 한다. 2018년 기준으로 10개소가 지정되었으며, 2022년 100개소까지 확대 추진을 목표로 한다. 지정된 검진기관에는 장비비, 장애인안전편의관리비 등의 인센티브가 제공된다.

마지막으로 「장애인 건강권 및 의료접근성 보장에 관한 법률」에 근거하여 지역사회 장애인 건강보건관리 지원체계를 구축한다. 중앙장애인보건의료센터와 시도별 지역장애인보건의료센터를 설치하여 지역별 장애인건강 보건관리사업 지원, 교육, 연구, 진료, 재활치료 등에 관한 사항을 수행한다. 중앙장애인보건의료센터는 지역전달체계 총괄·지원, 건강보건통계, 연구, 건강정보 제공 등의 역할을 수행하고(제19조), 지역장애인보건의료센터는 장애인에 대한 건강검진, 진료 및 재활 등의 의료서비스 제공, 해당 지역의 장애인 건강 보건의료 및 재활의료 사업에 대한 지원, 해당 지역의 장애인 관련 의료 종사자에 대한 교육·훈련, 여성장애인의 임신과 출산 시 장애 유형에 맞는 전문의료서비스 제공 등의 업무를 수행한다(제20조).

제14장 생애 말기 돌봄

사례 1

초등학교 교사를 꿈꾸던 아들 유준이는 2013년 교대에 입학했다. 하지만 같은 해 신경 속에 종양이 생기는 희귀병이 찾아왔다. 암 덩어리를 일년에 한 번꼴로 잘라 내야 했다. "차라리 날 데려가 달라"고 기도했다. 아들을 품고 5년간 문이 닳도록 병원을 오갔지만 야속하게도 암은 너무 빠르게 아들을 삼켰다. 이제 눈에 넣어도 아프지 않을 아들을 떠나보내야 한다. 유준이는 투병 기간동안 시를 썼다. 짧은 생애 속 갑작스레 다가온 죽음, 그리고 가족과 친구들에 대한 애정을 적었다. 2017년 크리스마스는 시집을 만들어 엄마에게 선물했다. "선물을 받고 펑펑 울었어요. 오히려유준이는 자기의 죽음을 알면서도 의연하고 담담하게 받아들이더군요. 그게 너무 대단해요."

호스피스에 가겠다고 말한 것도 아들이다. 떠날 시간이란 걸 직감한 듯했다. (중략) 목소리를 잃은 그날도 유준이는 웃었다. 참기 어려운 통증 속에서도 손짓과 입모양으로 늘 어머니와 주변을향해 감사 인사를 전했다.

(중략) "투병 기간 내내 유준이가 고생했는데 마지막 시간이나마 통증을 조절하며 떠날 수 있게된 걸 감사하게 생각하고 있어요. 편안한 이별을 선물해 준 병동 식구들에게 감사해요. 도움을 받았으니 저도 받은 만큼 봉사할 계획이에요."

〈서울신문 인터넷 기사(2019.3.11.)[1] 중 일부내용 발췌〉

사례 2

산산이 부서진 채 '연명'하는 삶

5년 전, 어머니는 폐암 3기 진단을 받았다. (중략) 죽은 아버지를 찾는 등 치매환자와 비슷한행동을 하던 어머니는 경도인지장애 판정도 받았다. 아들은 '암이 뇌로 전이됐구나' 생각했다. 지난 2월 의사의 판단도 다르지 않았다. 병원에선 보다 정밀한 PET-CT를 찍자고 했다. 2월 20일

---

1 "꽃 같은 아들을 이제 떠나보냅니다" 호스피스 병동 르포" 서울신문 인터넷 기사(2019.03.11.) http://www.seoul.co.kr/news/newsView.php?id=20190311500228&wlog_tag3=naver

검사 결과를 본 의사는 아무래도 폐암 말기 같으니 하루 빨리 뇌MRI 검사를 해 최종 판단을 하자고 했다. 어렵게 당일 오후 9시 20분 MRI 촬영 일정을 잡았다. 검사 1시간 전, 평소처럼 집 근처 대학가 주차장에 차를 빼러 갔고 어머니에게 집 앞에서 기다리라고 했다. 5분 뒤, 어머니는 그 자리에 없었다. (중략) 그날 밤, 어머니는 시속 50km로 달리는 마을버스에 치여 산산이 부서진 채로 나타났다.

A씨는 ○○대병원에 요청했다. 어머니는 지난해 8월 17일, 같은 병원에서 임종과정에 접어들 경우 심폐소생술, 인공호흡기 착용 등을 거부한다고 등록했다.

그러니 지금 당장 어머니의 인공호흡기를 제거해달라고 A씨는 병원에 부탁했다. 암 말기의 고통과 교통사고의 고통을 동시에 겪고 있는 어머니는, 사전의향서를 쓴 뒤 친구들에게 전화로 '나는 이거 작성해서 병원에 실려 가도 인공호흡기 같은 것 함부로 못 꽂는다'며 환하게 웃던 어머니가 아니었다.

"제가 병원에 말기암 치료할 수 있냐고 물었더니 못한다고 했다. (중략) 저는 어머니 뜻은, 어머니에게 중요한 것은 빨리 돌아가시는 것이라고 했다. 그래서 ○○대병원 윤리위원회(아래 윤리위)를 열어달라고 요구하고, 병원에도 계속 강력히 얘기했다."

인터뷰 전날(2월 26일) 열린 윤리위 결론은 '연명의료 유지'였다. (이하 생략)

〈오마이뉴스 인터넷 기사(2019.3.13.)[2] 중 일부내용 발췌〉

유준이가 호스피스를 통해 얻은 것은 무엇이었을까? 어머니가 원하는 삶의 마지막 모습은 왜 이루어지지 못했을까? 위의 두 사례는 연명의료결정법 시행 이후 생의 말기에 연명의료결정이 어떻게 이루어지고 있는지를 보여준다.

본 장에서는 생애 말기 돌봄 관련 제도 및 현황 등에 대해 살펴보고자 한다.

---

2 "내 어머니는 살아 있습니까, 죽고 있습니까, 사전의향서 쓴 뒤 교통사고 당한 폐암 말기 환자, 그 아들의 호소" 오마이뉴스 인터넷 기사(2019.03.13.) http://www.ohmynews.com/NWS_Web/View/at_pg.aspx?CNTN_CD=A0002518400&CMPT_CD=P0010&utm_source=naver&utm_medium=newsearch&utm_campaign=naver_news

제1절 | 배경 및 현황

1. 배경

국가의 발전과 소득의 증대로 건강과 관련한 환경이 개선되고 의료에 대한 접근성이 좋아지는 등의 다양한 이유로 평균수명이 늘어나고 우리나라는 급속하게 고령사회로 들어섰다.(〈그림 14-1〉).[3]

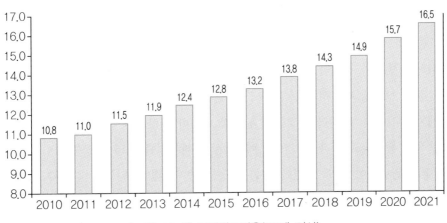

[그림 14-1] 고령인구비율(65세 이상)

인구의 노령화는 다양한 문제들을 수반하지만 그 중에서도 가장 중요한 것은 노화로 인한 건강의 악화일 것이다. 건강의 악화는 결국 죽음으로 이어지고, 이는 누구도 피할 수 없는 자연현상이다. 노년기의 삶이 길어지게 되면서 생애 말기 돌봄의 문제는 더욱 심각해지고 생명을 연장하는 의학기술의 발전으로 임종기의 연명의료결정은 중대한 사회적 문제로 대두되었다.

특히 1997년 보라매병원 환자의 자의퇴원으로 인하여 의료진과 환자 보호자가 법원으로부터 형사 처벌[4]을 받은 후[5]부터 의료현장에서는 연명의료결정을 둘러싸고 환자, 보

---

3 국가통계포털 KOSIS '통계청 장래인구추계' (접근일: 2021.1.20.) http://kosis.kr/
4 대법원 2004.6.24. 선고 2002도995 판결
5 이에 대해 의료계는 의사들에게 무한책임을 강요하는 판결이라고 입장을 밝힘. "'사망예견 환자퇴원 철퇴'에 의료계 반발" 문화일보 인터넷 기사(2004.6.30.) https://news.naver.com/main/read.nhn?mode=LSD&mid=sec&sid1=102&oid=021&aid=0000074075

호자, 의료진 간의 갈등이 빈발하게 되었다.6 이후 인공호흡기의 중단을 둘러싼 세브란스 병원과 김할머니 보호자들의 이견에 대하여 법원이 판결7을 통해 환자의 의사를 존중하여 연명의료중단이 가능하도록 결정되면서 우리나라에서 생애 말기 돌봄과 연명의료 결정에 대한 제도 마련을 위한 논의가 시작되었다. 그러나 생애 말기 돌봄과 삶의 마무리에 대한 문제는 의학적인 문제이기 이전에 문화적·정서적인 문제이기도 하여 제도를 만들어 가는 것은 매우 어려운 일이었다. 우리 국민의 정서와 문화는 환자가 자신의 문제를 결정하기보다 보호자에 의한 결정이 더욱 빈번하고, 환자 질병 상태에 대한 설명도 보호자들에게 주로 행해져 환자 자신은 본인 질병의 상태와 예후에 대해 정확하게 이해하고 인식하지 못하고 임종을 맞는 것이 임상 현장의 부인할 수 없는 현실이었다.8

고령화와 사회적 환경의 변화로 1인가구가 증가되고 있으며, 가족 관계는 빠르게 개인 중심으로 변화하고 있다. 이로 인하여 점차 모든 분야에서 대신할 가족들은 사라지고 있으며 본인 문제에 대해서는 본인 자신의 결정해야 하는 상황이 되어가고 있다. 의료현장도 예외는 아니다. 환자를 간병하며 환자를 대신하여 환자를 위한 의사 결정을 해줄 가족들은 점차 줄어들고 있다. 이러한 상황은 삶의 마무리를 둘러싼 임종기의 돌봄과 연명의료결정과 관련하여 제도 마련에 대한 요구를 증가시켰다. 다양한 경로와 오랜 논의를 통해 결국 2016년 12월 19대 국회 마지막 회기를 통해 '호스피스·완화의료 및 임종기 환자의 연명의료결정을 위한 법률'이 제정되고 2018년 2월 4일 전면 시행되었다. 이로써 보라매병원 사건 후 20여년 만에 우리 사회는 생애 말기 돌봄과 임종기 연명의료결정에 대한 법적 제도를 마련한 것이다.

---

6 "(시론)연명의료 중단 허용의 의미" 뉴스토마토 인터넷 기사(2015.12.21.) http://www.newstomato.com/ReadNews.aspx?no=609962

7 대법원 2009.5.21. 선고 2009다17417 판결

8 이재석, ""호스피스·완화의료 및 임종과정에 있는 환자의 연명의료결정에 관한 법률"에 대한 비판적 고찰", 『법학연구』 제16권 제4호(통권 제64호). 2016, pp.219−245)에서도 유사한 의견을 제시한 바 있음

2. 「호스피스·완화의료 및 임종과정에 있는 환자의 연명의료결정에 관한 법률」

가. 법률 제정 과정[9]

김할머니 사건 이후 대한의사협회, 대한의학회, 대한병원협회는 2009년 특별위원회를 구성하여 '연명치료 중지에 관한 지침(2009.9.[10])'을 제정하였다. 이 지침이 마련되는 과정과 동시에 한국보건의료연구원은 "무의미한 연명치료 중단 논의를 위한 사회적 협의체'의 논의 내용을 무의미한 연명치료 중단을 위한 사회적 합의안 제시[11]'라는 보고서로 발간하였다.

또한 보건복지부는 대법원의 제도 마련 권고를 받아들여 2009년 12월부터 2010년 6월까지 "무의미한 연명치료 중단 논의를 위한 사회적 협의체"를 구성하여 운영하여 논의하였으나 중요 내용에 대한 합의를 이루지 못하여 제도화에는 실패하였다.

한편 18대 국회에서는 '김충환 의원 호스피스·완화의료에 관한 법률안', '신상진 의원 존엄사 법안', '김세연 의원 삶의 마지막 단계에서 자연스러운 죽음을 맞아할 권리에 관한 법률안'과 같은 관련 법률들이 상정되었으나, 상정된 법안의 일부 내용이 「암관리법」 전부개정 법률안으로 병합(2010.5.31. 「암관리법」으로 공포)되거나 통과되지 못해 18대 국회가 끝나면서 자동 폐기(2012.5.29.)되었다.

이후 2012년 7월 구성된 제3기 국가생명윤리심의위원회는 '무의미한 연명치료 중단 제도화 논의를 위한 특별위원회'를 구성하여 한시적으로 운영하기로 결정하였다. 2012년 12월 28일 의료, 법, 종교, 환자단체 대표 등을 포함한 특별위원회를 구성하고 6개월 간 활동하여 '연명의료 결정에 관한 권고(안)'을 제시하였다. 특별위원회는 용어, 기본 원칙, 대상환자 및 대상 의료, 환자의 의사결정과정, 연명의료와 관련된 문화 조성 방안 등에 대해 논의하고 그 결과를 '연명의료결정에 관한 권고(안)'으로 제3기 국가생명윤리심의위원회에 보고하였다. 제3기 국가생명윤리심의위원회는 이 권고안을 바탕으로 2013년 국가생명윤리심의위원회 정기회의를 통해 정부에 '연명의료결정에 관한 권고'를 제시하였으며 이를 바탕으로 하는 특별법 제정을 권고하였다.

이를 받아들인 정부(보건복지부)는 연명의료결정 제도화 방안 및 인프라 구축방안에

---

9 국가생명윤리정책원, "연명의료결정 법제화 백서", 2018.12.
10 대한의사협회, 대한의학회, 대한병원협회, 연명치료 중지에 관한 지침 제정 특별위원회), "연명치료 중지에 관한 지침", 대한의사협회. 2009.9.
11 한국보건의료연구원, "무의미한 연명치료 중단을 위한 사회적 합의안 제시", NECA- 협력연구, 2009.10.

대한 연구용역을 실시하여 '연명의료결정법(안)'을 마련하였다. 이후 법률 제정을 위해 자문단을 구성하여 마련된 법률 초안에 대하여 검토하였으며, 의료계, 환자단체, 종교계, 언론계 등 전문가 및 이해관계자들을 대상으로 정책간담회 개최하였다. 다양한 경로와 여러 분야의 전문가들의 의견을 반영하여 마련된 법률(안)은 국가생명윤리심의위원회 심의를 거쳐 최종 결정되었으며 이후 국회를 통한 입법 논의가 진행되었다.

19대 국회에 들어 김세연 의원이 '삶의 마지막 단계에서 자연스러운 죽음을 맞이할 권리에 관한 법률((안), 2014.3.3.)', 신상진 의원이 '존엄사법률((안), 2015.6.9.)' 및 김재원 의원이 '호스피스·완화의료의 이용 임종과정에 있는 환자의 연명의료결정에 관한 법률 ((안), 2015.7.7.))' 등이 관련 법률(안)으로 발의되었다. 발의된 법률(안)들은 보건복지위원회에서 병합 심의되었으며 '호스피스·완화의료 및 임종과정에 있는 환자의 연명의료 결정에 관한 법률(대안)'12으로 마련되어 법제사법위원회를 통과하고 국회 본회의(제338회 국회 제3차 본회의, 2016.1.8.)에 부의되어 가결13되었다.

국회를 통과한 법률안은 2016년 1월 22일 정부로 이송되어 2016년 2월 3일14 **「호스피스·완화의료 및 임종과정에 있는 환자의 연명의료결정에 관한 법률**(약칭: 연명의료결정법, 이하 '연명의료결정법'이라고 함)」로 공포되었다. 2017년 8월 4일부터 호스피스 완화의료 관련 조항들이 시행되었으며 2018년 2월 4일부터 연명의료결정 관련 조항들이 시행되었다.

나. 법률의 내용

1) 목적

"연명의료결정법"은 '호스피스·완화의료와 임종과정에 있는 환자의 연명의료와 연명의료중단등결정 및 그 이행에 필요한 사항을 규정함으로써 환자의 최선의 이익을 보장하고 자기결정을 존중하여 인간으로서의 존엄과 가치를 보호'하는 것을 목적15으로 하는 특별법이다.

---

12 보건복지위원장, 호스피스 완화의료 및 임종과정에 있는 환자의 연명의료결정에 관한 법률안(대안), 2015.12.9. 상정, 2015.12.9. 처리(대안 가결)

13 전문위원 심태규, 호스피스·완화의료 및 임종과정에 있는 환자의 연명의료결정에 관한 법률안 (대안) 검토 보고, 법제사법위원회, 2015.12.30. 상정, 2016.1.8. (수정가결)

14 [시행 2017. 8. 4.] [법률 제14013호, 2016. 2. 3., 제정] (현행 법률은 [시행 2020. 4. 7.] [법률 제17218호, 2018. 12. 11., 일부개정]이다.)

15 연명의료결정법 제1조(목적)

연명의료결정과 관련하여서는 의료에 관한 다른 법률보다 우선하여 적용16되는 것이다. 법률의 목적에서 언급한 바와 같이 이 법률은 생의 말기의 돌봄과 연명의료결정을 환자 자신의 자기결정권을 존중하거나 환자의 최선의 이익을 고려하여 이행함으로써 삶을 존엄하게 마무리할 수 있도록 도와주는 것이다.

2) 주요내용

연명의료결정법은 6개의 장과 43개의 조로 구성되어 있다. 총칙, 연명의료중단등결정의 관리체계, 연명의료중단등결정의 이행, 호스피스·완화의료, 보칙, 벌칙으로 6개의 장으로 구분되어 있다.

제1장 총칙에서는 법의 목적과 용어정의, 기본 원칙, 다른 법률과의 관계, 국가 및 지방자치단체의 책무, 호스피스의 날 지정, 종합계획의 시행·수립, 국가호스피스연명의료위원회 조항을 두어 법률의 큰 체계를 규정하였다. 제3조에서는 '호스피스와 연명의료 및 연명의료중단등결정에 관한 모든 행위는 환자의 인간으로서의 존엄과 가치를 침해하여서는 아니되고, 모든 환자는 최선의 치료를 받으며, 자신이 앓고 있는 상병(傷病)의 상태와 예후 및 향후 본인에게 시행될 의료행위에 대하여 분명히 알고 스스로 결정할 권리가 있다'라고 연명의료결정법의 기본 원칙을 천명하고 있다. 또한 「의료법」에 따른 의료인은 환자에게 최선의 치료를 제공하고, 호스피스와 연명의료 및 연명의료중단등결정에 관하여 정확하고 자세하게 설명하며, 그에 따른 환자의 결정을 존중하여야 할 것을 명시하고 있다. 더불어 국가 및 지방자치단체의 책무(제5조)로서 환자의 인간으로서의 존엄과 가치를 보호하는 사회적·문화적 토대 구축을 위해 노력해야 하며, 환자의 최선의 이익을 보장하기 위해 호스피스 이용 기반 조성에 필요한 시책을 우선적으로 마련해야 하는 의무를 부여하고 있다. 삶과 죽음의 의미와 가치를 널리 알리고 범국민적 공감대를 형성하며 호스피스를 적극적으로 이용하고 연명의료에 관한 환자의 의사를 존중하는 사회 분위기를 조성하고자 법률에 매년 10월 둘째 주 토요일은 "호스피스의 날"로 지정하였으며, 국가와 지방자치단체는 호스피스의 날의 취지에 부합하는 행사와 교육·홍보를 실시하도록 노력하도록 요구하고 있다(제6조). 제7조(종합계획의 시행·수립)에는 보건복지부장관은 호스피스와 연명의료 및 연명의료중단등결정의 제도적 확립을 위하여 관계 중앙행정기관의

---

16 연명의료결정법 제4조(다른 법률과의 관계)

장과 협의하고, 국가호스피스연명의료위원회의 심의를 거쳐 호스피스와 연명의료 및 연명의료중단등결정에 관한 종합계획을 5년마다 수립·추진하여야 한다고 규정하여 정부는 구체적이며 장기적인 계획을 가지고 연명의료결정제도를 운영할 것을 명시하고 있다.

제2장에서는 연명의료중단등결정의 관리체계를 명문화하였다. 연명의료결정제도의 중심역활을 하는 국립연명의료관리기관의 설립 근거 및 업무, 연명의료계획서의 작성과 등록에 관한 사항, 사전연명의료의향서 등록기관, 사전연명의료의향서의 작성 및 등록에 관한 사항, 등록기관의 지정 취소, 의료기관윤리위원회의 설치 및 운영 등에 대해 규정하였다. 국립연명의료관리기관은 연명의료계획서 및 사전연명의료의향서에 대한 데이터베이스의 구축 및 관리, 사전연명의료의향서 등록기관 관리, 연명의료, 연명의료중단등결정 및 그 이행의 현황에 대한 조사·연구 등의 업무를 수행한다. 사전연명의료의향서 등록기관은 의향서 등록, 의향서에 관한 설명 및 작성 지원, 상담, 정보제공 및 홍보 등의 업무를 수행하여 법률에 의한 연명의료결정제도의 관리 주체가 되도록 하고 있다. 의료기관윤리위원회는 연명의료중단등결정 및 그 이행에 관하여 임종과정에 있는 환자와 그 환자가족 또는 의료인이 요청한 사항에 관한 심의, 환자와 환자가족에 대한 연명의료중단등결정 관련 상담 등 연명의료중단등결정 및 그 이행에 관한 업무를 하도록 하여 해당 의료기관 내에서 연명의료결정제도의 전반을 아우를 수 있도록 제도 마련을 하였다한다.

제3장에서는 연명의료중단등결정 이행을 위한 대상 환자는 누가 될 수 있는지, 환자의 의사확인은 어떻게 확인하는지, 환자의 의사를 확인하지 못하는 경우는 어떻게 하는지, 연명의료결정 관련 기록의 보존은 어떻게 하는 지 등 연명의료중단등결정의 이행에 대해 규정하였다.

제4장에서는 호스피스·완화의료에 대한 것으로, 호스피스사업의 내용, 중앙호스피스센터의 지정, 권역별호스피스센터의 지정, 호스피스전문기관의 지정, 호스피스 신청 등에 대해 규정하고 있다.

3. 호스피스·완화의료 제도 현황

가. 정의 및 개요

호스피스란 말기치료(죽음이 예견되는 환자를 말기시기에 돌보는 치료)와 죽음 및 사별까지 포괄하여 돌보는 치료이며, 완화의료는 호스피스뿐만 아니라 항암제 등을 사용하는 생명연장치료를 포괄한 치료이다.[17] 죽음을 앞두고 있는 임종기 환자나 더 이상의 회복가능성이 없는 만성질환자를 대상으로 적극적이고 종합적인 치료 대신에 안위적 간호를 통해서 육체적 고통을 감소시켜 주고 자연스럽게 죽음을 받아들이게 함으로써 환자와 가족에게 정신적 위안을 제공하는 시설, 간호 모두를 의미한다.[18] 호스피스의 목적은 임종환자, 가족들을 돌보고 지지하고 남은 생을 편안하게 살도록 돕고 생명연장보다는 삶의 질을 최대로 높일 수 있도록 도우며 가능한 한 모든 자원을 통원하여 신체적, 사회적, 심리적, 영적 요구를 지지하게 해며, 죽음을 준비하게 하는 것이라고 할 수 있다.[19] 결국 호스피스는 삶의 마지막 단계에 있는 환자와 가족들에게 남은 기간을 보다 평온하고 고통스럽지 않게, 하루하루가 의미 있고 최상의 날들이 되기 위하여 통증관리와 신체적 증상을 조절하여 가능한 편안한 죽음을 맞이할 수 있도록 돕는 것이다.[20] 또한 완화의료란 삶이 제한된 말기환자를 대상으로 그들의 삶의 질을 최대한 높이는 데 목적을 두고 연구하며 치료하는 것으로 보기도 한다.[21] 한편 세계보건기구(WHO)는 완화의료(palliative care)를 생명을 위협하는 질환과 관련된 문제에 직면한 환자 및 그 가족의 삶의 질을 향상시키기 위한 접근으로, 통증이나 신체적, 심리사회적, 영적 문제를 조기에 파악하고 평가 및 치료를 통해 고통을 예방하고 완화시키는 것이라고 정의하였다.[22]

연명의료결정법에서 정의한 "호스피스·완화의료"(이하 "호스피스"라 한다)란 암, 후천성면역결핍증, 만성 폐쇄성 호흡기질환, 만성 간경화 및 그 밖에 보건복지부령으로 정하는 질환[23] 중 어느 하나에 해당하는 질환으로 말기환자로 진단을 받은 환자 또는 임종과정에 있는 환자(이하 "호스피스대상환자"라 한다)와 그 가족에게 통증과 증상의 완화 등을 포함한 신체적, 심리사회적, 영적 영역에 대한 종합적인 평가와 치료를 목적으로 하는 의료를 말한다.[24]

---

17 배한익 외, 『쉽게 간추린 의료생명윤리』, JMK, 2018, p.92. 재인용
18 조유향, "호스피스·완화의료와 윤리적 쟁점", 『한국노년학연구』 Vol. 24, 2015, pp. 75−103 재인용
19 유민 외, 『생명윤리』, JMK, 2018, p.178. 재인용
20 조유향, "호스피스·완화의료와 윤리적 쟁점", 『한국노년학연구』 Vol. 24, 2015, pp. 75−103 재인용
21 유민 외, 『생명윤리』, JMK, 2018, p.178. 재인용
22 WHO Definition of Palliative Care (접근일: 2019.3.19.) https://www.who.int/cancer/palliative/definition/en/
23 2016.2.3. 제정된 법률(제14013호)은 말기환자에 해당하는 질환을 암, 후천성면역결핍증, 만성 폐쇄성 호흡기질환, 만성 간경화, 그 밖에 보건복지부령으로 정하는 질환으로 한정하였으나, 2018.12.11., 일부개정(법률 제15912호)되면서 호스피스·완화의료대상환자의 범위를 암, 후천성면역결핍증, 만성 폐쇄성 호흡기질환, 만성 간경화, 그 밖에 보건복지부령으로 정하는 질환으로 개정되었다. 2021년 1월 20일 기준으로 보건복지부령으로 위임한 사항을 규정한 하위법령은 없다.
24 연명의료결정법 제2조제6호

이 때, "말기환자(末期患者)"란 적극적인 치료에도 불구하고 근원적인 회복의 가능성이 없고 점차 증상이 악화되어 보건복지부령으로 정하는 절차와 기준에 따라 담당의사와 해당 분야의 전문의 1명으로부터 수개월 이내에 사망할 것으로 예상되는 진단을 받은 환자[25]를 말한다.

나. 관리체계

연명의료결정법은 호스피스·완화의료와 연명의료중단등결정 및 그 이행에 관한 업무를 종합적으로 관리하기 위하여 국가호스피스연명의료위원회가 있으며, 위원회 산하에 호스피스완화의료와 연명의료 관련 전문위원회를 두고 있다(〈그림 14-2〉). 호스피스·완화의료와 관련된 관리체계는 중앙호스피스센터, 권역별 호스피스센터, 호스피스전문기관으로 구분된다.

보건복지부장관은 말기환자의 현황 및 진단·치료·관리 등에 관한 연구, 호스피스사업에 대한 정보·통계의 수집·분석 및 제공, 호스피스사업 계획의 작성, 호스피스에 관한 신기술의 개발 및 보급, 호스피스대상환자에 대한 호스피스 제공, 호스피스사업 결과의 평가 및 활용 등의 업무를 수행하기 위해 중앙호스피스센터를 지정[26]할 수 있다. 권역별 호스피스센터는 중앙호스피스센터와 같이 말기환자의 현황 및 진단·치료·관리 등에 관한 연구를 수행하는 것은 동일하나, 권역 내 호스피스 서비스의 체계적 제공 및 질 향상을 위해 권역을 나누어 해당 권역의 호스피스사업의 지원, 해당 권역의 호스피스전문기관들에 관한 의료 지원 및 평가, 호스피스대상환자의 호스피스 제공, 해당 권역의 호스피스사업에 관련된 교육·훈련 및 지원 업무, 해당 권역의 호스피스에 관한 홍보, 말기환자 등록통계자료의 수집·분석 및 제공 등을 수행[27]한다.

또한 호스피스전문기관은 호스피스대상환자에게 입원형, 자문형, 가정형 호스피스 서비스를 제공하는 의료기관이다.[28]

다. 호스피스·완화의료 서비스 유형

현재 호스피스 서비스는 가정형, 자문형, 입원형으로 구분된다. 가정형 호스피스는 환자의 가정에서 환자와 가족을 대상으로 포괄적인 초기 평가 및 돌봄 계획 수립과 상담, 환

---

25 연명의료결정법 제2조제3호
26 연명의료결정법 제23조(중앙호스피스센터의 지정 등)
27 연명의료결정법 제24조(권역별호스피스센터의 지정 등)
28 연명의료결정법 제25조(호스피스전문기관의 지정 등)

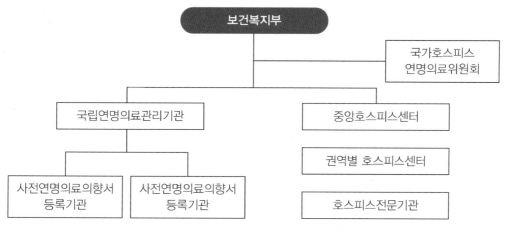

[그림 14-2] 호스피스 관련 관리체계 조직도

자 및 돌봄 제공자 교육, 24시간 주 7일 전화상담, 심리적·사회적·영적지지, 임종준비 교육과 돌봄 지원, 사별가족 돌봄 서비스, 장비 대여·연계 및 의뢰 서비스를 제공하는 것이다. 자문형 호스피스는 일반 병동 또는 외래에서 진료 받는 대상 질환에 해당하는 환자를 대상으로 담당의사의 의뢰 하에 신체증상관리 자문, 생애말기 돌봄 계획 및 상담 지원, 재가 서비스 연계, 심리적·사회적·영적지지, 사전 돌봄 계획 상담, 자원 연계, 임종준비 교육과 돌봄 지원, 말기 암인 경우 호스피스 입원 연계 서비스가 제공되는 것이다. 입원형 호스피스는 호스피스 병동에 입원한 호스피스 대상 환자(*호스피스완화의료 홈페이지에는 대상질환이 '말기 암'이라고 기재되어있으나, 말기암 환자만 호스피스 서비스를 받은 것은 아님. 4개 질환도 가능함[29])와 가족을 대상으로 포괄적인 초기평가와 돌봄계획 수립 및 상담, 통증 및 신체증상 완화, 음악·미술 요법 등 프로그램, 사별가족 돌봄 서비스, 임종 관리, 자원 연계와 이벤트 프로그램 운영, 환자와 가족교육(환자 돌보는 방법, 증상조절 등)이 포함된다.[30]

라. 호스피스·완화의료 서비스 이용

호스피스대상환자가 호스피스전문기관에서 호스피스를 이용하려는 경우에는 호스피스 이용동의서(전자문서로 된 동의서를 포함한다)와 의사가 발급하는 호스피스대상환자임을

29 연명의료결정법 제2조6호
30 호스피스완화의료 웹사이트 (접근일: 2019.2.25.) http://hospice.cancer.go.kr/hospice/hospiceServiceType.do?menu_no=581&brd_mgrno=

나타내는 의사소견서(전자문서로 된 소견서를 포함)를 첨부하여 호스피스전문기관에 신청하여야 한다. 호스피스대상환자가 의사결정능력이 없을 때에는 미리 지정한 지정대리인이 신청할 수 있고 지정대리인이 없을 때에는 법 제17조제1항제3호 각 목31의 순서대로 신청할 수 있다. 또한 호스피스대상환자는 언제든지 직접 또는 대리인을 통하여 호스피스의 신청을 철회할 수 있다.32

마. 호스피스·완화의료 현황

1) 호스피스·완화의료 시스템 등록 현황

2018-2019 중앙호스피스센터 연례보고서(국립암센터, 중앙호스피스센터)에 따르면 호스피스·완화의료 시스템에 입력된 2018년 등록환자는 총 18,653명으로, 이 중 신규 이용자 수는 18,120명, 재이용자 수는 533명, 사망자 수는 15,715명으로 매년 증가하고 있다 (〈표 14-1〉).33

[표 14-1] 호스피스·완화의료 시스템 등록현황

연도	호스피스·완화의료			
	등록환자			사망자
	소계	신규	재이용	
2016년	13,949	13,662	287	11,821
2017년	17,686	17,333	353	14,412
2018년	18,653	18,120	533	15,715

※ 2016년 이후 호스피스·완화의료 시스템을 통한 환자 등록자료 수집 및 관리
※ 자료: 중앙호스피스센터, 「호스피스·완화의료 시스템」

---

31 가. 배우자
　　나. 직계비속
　　다. 직계존속
　　라. 가목부터 다목까지에 해당하는 사람이 없는 경우 형제자매
32 연명의료결정법 제28조(호스피스의 신청)
33 국립암센터 중앙호스피스센터, "2018-2019 중앙호스피스센터 연례보고서", 2020.3. p. 53 재인용

2) 호스피스·완화의료 기관

말기환자에 대한 호스피스 서비스를 확대 보급하기 위해 "말기환자 전문의료기관 지정기준 고시"에 따라 2008년 9월 호스피스전문기관 지정제가 도입되었으며, 2011년 이후 암관리법, 2017년 8월 4일 이후 연명의료결정법에 의해 호스피스 전문기관이 지정되고 있다.

호스피스·완화의료기관은 지속적으로 증가하고 있으며, 2018년 12월 31일 기준 입원형 호스피스 기관 84개소, 가정형 호스피스 시범사업기관 33개소, 자문형 호스피스 시범사업기관 25개소, 소아청소년 완화의료기관 2개소 등 총 105개의 호스피스·완화의료기관(총 158개소 중 중복 제외)이 운영되고 있다(〈그림 14-3〉).[34]

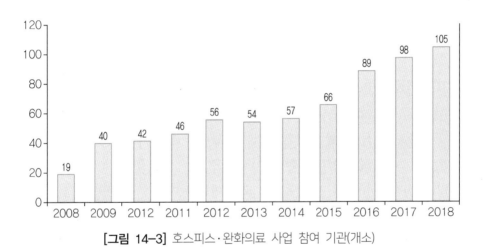

[그림 14-3] 호스피스·완화의료 사업 참여 기관(개소)

3) 호스피스·완화의료 서비스 이용

연도별 암 및 호스피스 사업 대상질환의 호스피스·완화의료 이용률은 매년 증가하고 있으며, 2018년 암환자 사망자 수의 22.9%가 호스피스·완화의료 서비스를 이용하였고, 호스피스 사업 대상질환의 20.9%가 호스피스·완화의료 서비스를 이용하였다(〈그림 14-4〉).[35]

34 보건복지부, 중앙호스피스센터, "2018 국가호스피스·완화의료 연례보고서", 2020.4. p. 1
35 국립암센터 중앙호스피스센터, "2018-2019 중앙호스피스센터 연례보고서", 2020.3. p. 50

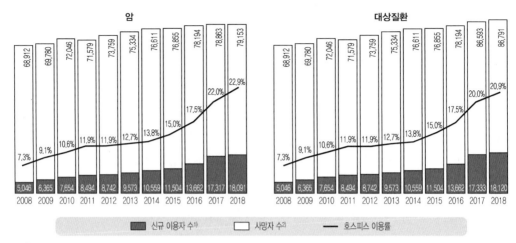

※ 자료
1) '08–'15년 사업신청서 내 호스피스 진료현황(기관보고), '16–'18년 호스피스·완화의료 시스템(중앙호스피스센터)
2) '08–'18년 사망원인통계(통계청), 암(C00–C97), '17.08.04. 만성 폐쇄성 호흡기질환(J40–44), 만성 간경화(K74), 후천성 면역 결핍증(B20–24) 포함

[그림 14-4] 연도별 호스피스·완화의료 이용률

환자가 이용할 수 있는 호스피스·완화의료 서비스 이용은 입원형, 자문형, 가정형이다. 2018년 호스피스·완화의료 서비스 신규 이용환자의 유형별 이용 분포를 살펴보면, 입원형을 포함한 다른 서비스를 중복으로 이용한 환자는 총 15,859명이며, 이 중 입원형 호스피스만 단일 서비스로 이용하는 환자가 13,401명으로 가장 많다. 그 다음으로 많이 이용한 서비스는 자문형이며, 세 가지 유형을 모두 이용한 환자는 242명이다(〈그림 14-5〉).[36]

현행 호스피스·완화의료 서비스 체계가 입원형, 가정형, 자문형으로 나뉘어 구성되어 있으나, 실제 입원형 위주에 이용이 편중되어 있다. 이는 제도 도입 초기 단계로 인하여 가정형이나 자문형 호스피스 정착에 시간이 필요한 것으로 여겨진다. 또한 환자 본인이 살던 곳에서 사망하는 것을 원하는 사람들의 바람을 충족시켜주기 위해서는 가정형 호스피스·완화의료 정착을 위한 보완이 필요하다.

---

[36] 보건복지부, 중앙호스피스센터, "2018 국가호스피스·완화의료 연례보고서", 2020.4. p. 16

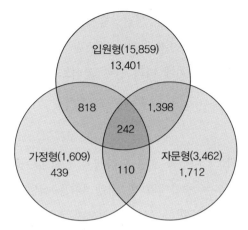

2018년 신규 이용환자 수
Total=18,120

입원형(15,859)
13,401

818

1,398

242

가정형(1,609)
439

110

자문형(3,462)
1,712

※ (　): 해당 유형을 한 번이라도 이용한 경험이 있는 환자 수
예) 입원형(15,859)=입원형 단일 이용 환자(13,401)+입원형 복합 이용 환자(818+1, 398+242)

[그림 14-5] 2018년 호스피스·완화의료 서비스 유형별 신규 이용 환자(명)

4. 연명의료결정 제도 현황

가. 정의 및 개요

　연명의료결정법에서 '"연명의료중단등결정"이란 임종과정에 있는 환자에 대한 연명의료를 시행하지 아니하거나 중단하기로 하는 결정을 말한다.[37]'라고 하여 연명의료의 중단만을 대상으로 하는 것이 아니라 연명의료 시행을 유보하는 것도 제도의 대상으로 하고 있다.

　제정 연명의료결정법에서는 "연명의료"를 임종과정에 있는 환자에게 하는 심폐소생술, 혈액 투석, 항암제 투여, 인공호흡기 착용 및 그 밖에 대통령령으로 정하는 의학적 시술로서 치료효과 없이 임종과정의 기간만을 연장하는 것으로 정의하고 있어 법률에 따라 결정할 수 있는 연명의료는 4가지(심폐소생술, 혈액 투석, 항암제 투여, 인공호흡기 착용)로 한정되었다. 그러나 임상현장에서는 4가지 이외에도 더 중요하고 심각한 연명의료 종류가 많음에도 불구하고 결정하지 못하는 모순이 있다는 의견이 많아 의견을 수렴하고, 법률 개정을 통해 결정할 수 있는 연명의료의 범위를 확대하였다.[38] 그 결과 결정할 수 있는 연

37　연명의료결정법 제2조제5호
38　2016.2.3. 제정된 법률(제14013호)은 연명의료 대상인 의학적 시술의 범위를 심폐소생술 등 4가지로 한정하고, 연명의료계획서 작성 시기를 말기 또는 임종기에만 작성할 수 있도록 하는 등 연명의료결정을 위한 환자의 선택권을 지나치게 제한하고 있어 기존 4가지(심폐소생술, 혈액 투석, 항암제 투여, 인공호흡기 착

명의료에 체외생명유지술(ECLS),³⁹ 수혈, 혈압상승제 투여 및 그 밖에 담당의사가 환자의 최선의 이익을 보장하기 위해 시행하지 않거나 중단할 필요가 있다고 의학적으로 판단하는 시술도 포함되도록 하였다.⁴⁰ 이에 따라 관련 서식도 변경되었다.^{41 42}

나. 관리체계⁴³

연명의료중단등결정과 그 이행을 위한 관리체계(〈그림 14-6〉)는 다음과 같다. 연명의료결정법에 따라 보건복지부는 종합계획 및 시행계획을 심의하기 위해 보건복지부장관 소속 '국가호스피스연명의료위원회'를 두고⁴⁴ 있으며, 연명의료, 연명의료중단등결정을 위해 연명의료, 연명의료중단등결정 및 그 이행에 관한 사항을 적정하게 관리하기 위하여 '국립연명의료관리기관' 설치·운영⁴⁵하고 있다. 국립연명의료관리기관은 연명의료결정제도 관련 데이터베이스의 구축 및 관리, 사전연명의료의향서 등록기관에 대한 관리 및 지도·감독, 연명의료, 연명의료중단등결정 및 그 이행의 현황에 대한 조사·연구, 정보수집 및 관련 통계의 산출 등의 업무를 수행한다. 또한 보건복지부장관은 사전연명의료의향서 작성 및 등록 등의 업무를 지원하기 위해 지역보건의료기관, 의료기관, 사전연명의료의향서에 관한 사업을 수행하는 비영리법인 또는 비영리단체 등 중에서 적정요건을 갖춘 기

용) 및 '그 밖에 대통령령으로 정하는 의학적 시술'로 그 범위를 확대하였다. (2018.3.27, 일부개정(법률 제15542호)) (출처: 법제처 '제정·개정이유'), 시행 2019.3.28

39 ECLS(Extracorporeal life support: 심각한 호흡부전·순환부전 시 체외순환을 통해 심폐기능 유지를 도와주는 시술(일반적으로 '에크모(ECMO)'로 불리는 시술을 포괄하는 개념)

40 보건복지부, 국립연명의료관리기관 「연명의료결정법」 개정 시행에 따른 주요내용 안내" (접근일: 2019.4.5.) http://hospice.cancer.go.kr/square/archivesView.do?brd_no=91721

41 삭제: [별지 제1호], [별지 제6호], [별지 제11호], [별지 제12호], 4개 항목에서 8개 항목으로 확대: [별지 제13호]

42 2019년 3월 개정 이전에는 연명의료중단등결정항목이 4가지였으나, 개정 후 확대됨에 따라 연명의료중단등결정을 이행하려고 할 때, 어떻게 적용할 것인지 혼란이 있을 수 있다. 담당의사는 해당하는 환자에게 필요한 연명의료의 범위를 설명하고 계획서를 작성하였으므로 이미 작성된 계획서를 존중하면 된다. 다만 환자 상태가 달라져서 환자의 최선의 이익과 의학적 판단으로 추가로 고려 가능한 연명의료가 생겼고 환자가 충분한 의사능력이 있다면, 설명하는 것이 적절하다. 만약 이때 환자가 의사능력이 없다면, 추가 논의가 필요한 시술에 대해 가족에게 설명하고, 담당의사는 환자 가족 2인 이상의 진술 또는 환자가족 전원합의로 연명의료중단등결정을 추가로 진행할 수 있다 (출처: 보건복지부, 국립연명의료관리기관 「연명의료결정법」 개정 시행에 따른 주요내용 안내" (접근일: 2019.4.5.) http://hospice.cancer.go.kr/square/archivesView.do?brd_no=91721)

43 보건복지부, 국가생명윤리정책연구원 국립연명의료관리기관 설립추진단. "연명의료결정 제도 안내(의료기관용)" 책자 2017.12. p. 13

44 연명의료결정법 제8조(국가호스피스연명의료위원회)

45 연명의료결정법 제9조(국립연명의료관리기관)

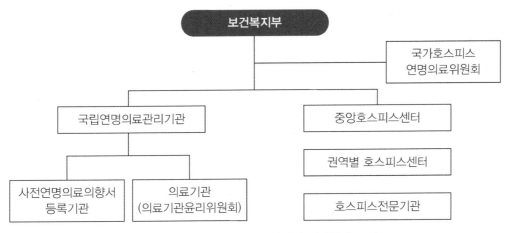

[그림 14-6] 연명의료결정제도 관련 관리체계 조직도

관을 '사전연명의료의향서 등록기관'을 지정46할 수 있다. 사전연명의료의향서 등록기관은 의향서 등록, 의향서에 관한 설명 및 작성 지원, 상담, 정보제공 및 홍보 등의 업무를 수행한다. 연명의료중단등결정 및 그 이행에 관한 업무를 수행하려는 의료기관은 보건복지부령으로 정하는 바에 따라 해당 의료기관에 '의료기관윤리위원회'를 설치하고 이를 보건복지부장관에게 등록하도록 하여 법률에 따른 연명의료결정을 하기 위해서는 반드시 의료기관윤리위원회를 설치하여야 한다.47

다. 환자의 의사 확인

연명의료결정법에서 환자의 의사는 연명의료계획서, 사전연명의료계획서를 통해 확인을 할 수 있도록 하고 있다.

1) 연명의료계획서

(1) 정의

"연명의료계획서"란 말기환자등의 의사에 따라 담당의사가 환자에 대한 연명의료중단등결정 및 호스피스에 관한 사항을 계획하여 문서(전자문서를 포함한다)로 작성한 것을

---

46   연명의료결정법 제11조(사전연명의료의향서 등록기관)
47   연명의료결정법 제14조(의료기관윤리위원회의 설치 및 운영 등)

말한다.48

연명의료계획서는 환자의 의사에 따라 담당의사가 질환에 관계없이 말기환자 또는 임종과정에 있는 환자에 대해 작성하나, 그 결정의 이행은 임종과정에 있는 환자로 판단되는 경우에만 가능하다. 담당의사는 대상 환자여부와 의사능력이 있음을 확인하고 설명 및 상담을 거쳐 연명의료계획서를 작성 및 등록한 후 연명의료정보처리시스템을 통해 작성 사실을 통보해야 한다. 연명의료계획서 작성은 의료기관윤리위원회가 설치된 의료기관에서 가능하며, 국립연명의료관리기관 홈페이지(https://www.lst.go.kr)에서 의료기관윤리위원회가 설치된 의료기관을 확인할 수 있다. 2021년 1월 20일 기준으로 연명의료계획서의 작성이 가능한 의료기관은 총 297곳(보건복지부에 등록된 의료기관윤리위원회 현황)이다.

연명의료중단등결정은 임종과정에 있는 환자로 판단되고, 연명의료계획서 또는 사전연명의료의향서를 통해 환자의 연명의료결정에 대한 의사표시가 있음을 확인하면 그에 따라 이행한다. 환자의 의사표시가 없는 경우 환자의 의사능력이 있다면 연명의료계획서를 작성하여 이행하고, 환자의 의사능력이 없다면 환자 가족 2인의 진술로 환자의 의사를 추정하여 이행한다. 이 때 환자의 의사를 확인할 수 없는 경우49 환자가족 전원의 합의로 결정할 수 있다. 이 때 환자 가족은 19세 이상인 사람으로 '배우자, 1촌 이내의 직계 존속·비속'이 우선 해당되고, 이에 해당하는 사람이 없는 경우, '2촌 이내의 직계 존속·비속'이, 이에 해당하는 사람도 없는 경우 '형제자매'에 해당하는 것으로 개정50되었다.

연명의료중단등결정을 이행한 후에 담당의사는 연명의료중단등결정 이행서를 작성하고 의료기관은 이행 결과를 지체없이 [별지 제13호서식] '연명의료중단등결정 이행서'에 따라 관리기관에 통보51하고 그 기록을 이행 후 10년동안 보관해야 한다.52 해당 서식에는 환자의 성명과 주민등록번호, 이행 담당의사와 의료기관의 정보, 이행일을 작성하고 이행내용(8개 체크항목, '그밖의 연명의료'에 체크했다면 해당 내용 작성)과 환자 의사의 확인방법을 표시하고 작성일과 담당의사의 성명과 서명(또는 인)을 기재하면 된다.

---

48 연명의료결정법 제2조 제8호
49 연명의료결정법 제18조(환자의 의사를 확인할 수 없는 경우의 연명의료중단등결정)
50 2018.12.11. 개정 사항이며 2019.3.28.부터 시행되었다. 개정 이전에는 환자가족 전원합의를 통하여 환자의 연명의료중단등결정을 할 때(제12호서식), 환자가족의 범위는 19세 이상인 사람으로 배우자, 직계비속, 직계존속으로 촌수의 제한이 없고 이에 해당하는 사람이 없는 경우 형제자매를 확인하도록 했으나, 가족의 범위가 너무 넓으므로 이를 개선해 환자의 존엄한 임종을 돕고, 의료현실에서 발생하는 어려움을 해소하기 위함이다.
51 연명의료결정법 제19조(연명의료중단등결정의 이행 등)
52 연명의료결정법 제20조(기록의 보존)

(2) 작성

의사능력이 있는 말기환자 또는 임종과정에 있는 환자는 연명의료계획서를 작성할 수 있다. 연명의료계획서 서식(〈그림 14-7〉)은 연명의료결정법 시행규칙 [별지 제1호서식] '연명의료계획서'에 따르며, 환자의 인적사항, 담당의사 정보를 기재한다. 2019년 3월 개정 이전에는 연명의료중단등결정 항목을 4가지 항목 중 선택하였으나, 법률이 개정되면서 연명의료의 의학적 시술 범위가 확대되어 현행 서식(〈그림 14-7〉)으로 변경되었다. 호스피스 이용을 선택하는 것은 수요조사로써 호스피스를 확실히 이용할 수 있다는 것을 의미하지는 않는다. 또한 담당의사의 설명사항을 확인에 표시, 환자 사망 전 열람허용 여부 항목을 선택하고 일자와 담당의사의 성명, 서명을 기재한 후 연명의료정보처리시스템에 등록해야 법적 효력이 발생한다. 작성 및 등록된 연명의료계획서라도 환자는 언제든지 연명의료계획서 변경 또는 철회를 요청할 수 있고 담당의사는 그 요청을 반영해야 한다.

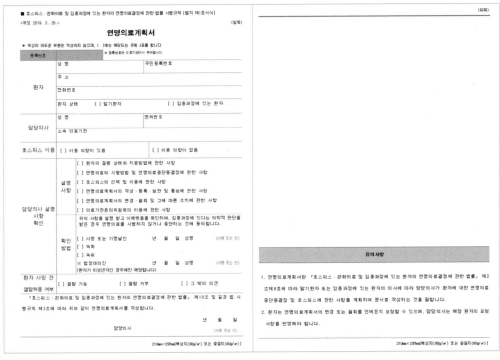

[그림 14-7] [별지 제1호서식] 연명의료계획서

2) 사전연명의료의향서

(1) 정의

"사전연명의료의향서"란 19세 이상인 사람이 자신의 연명의료중단등결정 및 호스피스에 관한 의사를 직접 문서(전자문서를 포함한다)로 작성한 것을 말한다.[53] 이는 미래 발생할 수 있는 상황에 대해 건강할 때 자신의 연명의료 및 호스피스에 관한 의향을 미리 표현하는 것으로 작성 시기 제한 없이 언제든 작성이 가능하다. 반드시 보건복지부가 지정한 사전연명의료의향서 등록기관에서 상담을 받은 후 작성하여야 한다. 작성할 수 있는 등록기관은 국립연명의료관리기관 홈페이지(https://www.lst.go.kr)에서 확인할 수 있으며, 2021년 1월 20일 기준으로 총 476개의 기관이 등록기관으로 지정되어 있다.

(2) 작성

사전연명의료의향서 서식(〈그림 14-8〉)은 연명의료결정법 시행규칙 [별지 제6호서식] '사전연명의료의향서'에 따른다. 작성자는 인적사항을 작성하고, 호스피스 이용 계획을 선택(결정하지 못했을 경우 표시하지 않을 수 있음), 등록기관의 설명사항을 확인하여 서명한다. 다만, 서식에서 호스피스 이용계획은 수요조사로, 호스피스를 확실히 이용할 수 있다는 것을 의미하지 않는다. 환자 사망 전 열람허용 여부 항목을 두어 환자가족이 열람을 요청하더라도 작성자가 '열람거부'를 표시하였을 경우 관리기관의 장은 열람을 제공하지 않을 수 있다. 또한 등록기관 및 상담자 정보를 작성하고 작성일, 작성자, 등록일, 등록자를 기재하면 된다.[54] 의향서를 작성한 사람은 언제든지 그 의사를 변경하거나 철회할 수 있으며, 작성·등록된 사전연명의료의향서는 연명의료 정보처리시스템의 데이터베이스에 보관되어 법적 효력을 갖는다. 의향서에 기록된 연명의료중단등결정에 대한 작성자의 의사는 향후 작성자를 진료하게 될 담당의사와 해당 분야의 전문의 1인이 동일하게 작성자를 임종과정에 있는 환자라고 판단한 경우 이행될 수 있다.

사전연명의료의향서와 연명의료계획서의 비교하면 다음과 같다(〈표 14-2〉).

---

53 연명의료결정법 제2조제9호
54 2019년 3월 개정 이전에는 연명의료중단등결정항목 4가지 중 선택항목을 체크하고, 의향서 보관방법을 작성하였다.

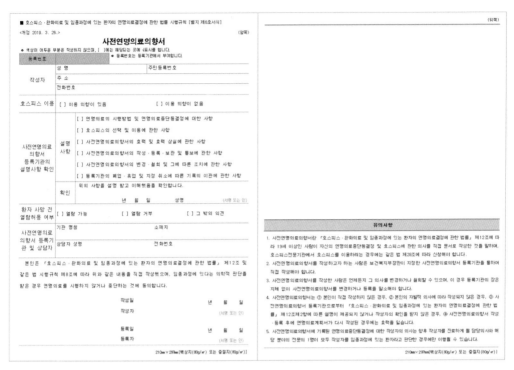

[그림 14-8] [별지 제6호서식] 사전연명의료의향서

[표 14-2] 사전연명의료의향서와 연명의료계획서

	사전연명의료의향서	연명의료계획서
작성자	성인(만 19세 이상)	담당의사
(미성년자)	작성 불가	담당의사가 미성년자와 법정대리인에게 모두 설명한 후 작성 가능
작성기관	사전연명의료의향서 등록기관	의료기관윤리위원회 설치 의료기관
작성시점	항상 가능	말기환자 또는 임종환자에 있는 환자
활용시점(의미)	미래 (사전 유언)	현재(의료행위에 대한 명령)

　　환자가 사전연명의료의향서를 작성해두었을 경우 담당의사는 연명의료결정법 시행
규칙 [별지 제10호서식]인 '연명의료중단등결정에 대한 환자의사 확인서(사전연명의료의향
서)'를 작성(〈그림 14-9〉)하여 이행하여야 한다. 해당 서식에는 환자의 정보(성명, 주민등록
번호)를 기재하고 환자가 의사능력 유무에 표시하고, 사전연명의료의향서의 등록여부 표
시 및 조회일자와 등록번호, 작성일자와 담당의사의 정보(성명, 소속의료기관, 면허번호) 등을

■ 호스피스·완화의료 및 임종과정에 있는 환자의 연명의료결정에 관한 법률 [별지 제10호서식] 〈개정 2018. 2. 2.〉

연명의료중단등결정에 대한 환자의사 확인서(사전연명의료의향서)

※ 색상이 어두운 부분은 작성하지 않으며, [ ]에는 해당되는 곳에 √표시를 합니다.

등록번호		※ 등록번호는 의료기관에서 부여합니다.
환자	성 명	주민등록번호

[ ] 환자가 의사능력이 있는 경우

사전연명의료의향서	[ ] 등록된 의향서 있음	
	조회 일자	등록번호

위 환자에 대하여 「호스피스·완화의료 및 임종과정에 있는 환자의 연명의료결정에 관한 법률」 제17조에 따라 조회된 사전연명의료의향서의 내용을 환자 본인에게 확인하였습니다.

년 월 일

담당의사 성명 소속 의료기관 (서명 또는 인)
면허번호

[ ] 환자가 의사능력이 없는 경우

사전연명의료의향서	[ ] 등록된 의향서 있음	
	조회 일자	등록번호

「호스피스·완화의료 및 임종과정에 있는 환자의 연명의료결정에 관한 법률」 제17조에 따라 해당 환자가 사전연명의료의향서의 내용을 확인하기에 충분한 의사능력이 없다는 의학적 판단 하에 조회된 사전연명의료의향서가 같은 법 제2조제4호의 범위에서 같은 법 제12조에 따라 작성되었다는 사실을 확인하였습니다.

년 월 일

담당의사 성명 소속 의료기관 (서명 또는 인)
면허번호
해당 분야의 전문의 성명 소속 의료기관
전문과목 전문의 자격 인정번호 (서명 또는 인)

210㎜×297㎜[백상지(80g/㎡) 또는 중질지(80g/㎡)]

[그림 14-9] [별지 제10호서식] 연명의료중단등결정에 대한 환자의사 확인서(사전연명의료의향서)

■ 호스피스·완화의료 및 임종과정에 있는 환자의 연명의료결정에 관한 법률 시행규칙 [별지 제11호서식] <개정 2019. 3. 26.>

연명의료중단등결정에 대한 환자의사 확인서(환자가족 진술)

※ 색상이 어두운 부분은 작성하지 않으며, [ ]에는 해당되는 곳에 √표시를 합니다.

등록번호		※ 등록번호는 의료기관에서 부여합니다.
환자	성 명	주민등록번호
환자가족	총 명	※ 19세 이상인 사람만 해당합니다.
진술 내용	환자가족 성명	진술 내용
	필요시 칸 추가	

위 환자의 환자가족으로서 환자가 임종과정에 있다는 의학적 판단을 받은 경우 연명의료를 시행하지 않거나 중단할 것을 원하는 등 연명의료중단등결정에 관한 의사로 보기에 충분한 기간 동안 연명의료중단등에 관한 의사를 일관하여 표시했다는 점에 대하여 위와 같이 진술합니다.

연번	환자가족 성명	환자와의 관계	주민등록번호	연락처	서명란
1					(서명 또는 인)
2					(서명 또는 인)
3					(서명 또는 인)
4	필요시 칸 추가				(서명 또는 인)

「호스피스·완화의료 및 임종과정에 있는 환자의 연명의료결정에 관한 법률」 제17조제1항제3호에 따라 환자가족이 위와 같이 진술했음을 확인합니다.

년 월 일

담당의사 성명 소속 의료기관 (서명 또는 인)
면허번호
해당 분야의 전문의 성명 소속 의료기관
전문과목 전문의 자격 인정번호 (서명 또는 인)

유의사항

1. 19세 이상의 환자가 의사를 표현할 수 없는 의학적 상태인 경우에만 작성할 수 있습니다.
2. 환자의 연명의료중단등결정에 관한 의사로 보기에 충분한 기간 동안 일관하여 표시된 환자의 의사에 대하여 환자가족 2명 이상의 일치하는 진술(환자가족이 1명인 경우 해당 1명의 진술을 말합니다)을 해야 합니다.
3. 환자가족은 19세 이상인 사람으로서 ①배우자, ②직계비속, ③직계존속, ④형제자매(①~③에 해당하는 사람이 없는 경우만 해당합니다)를 말합니다.
4. 환자가족의 진술과 배치되는 내용의 다른 환자가족의 진술 또는 객관적인 증거가 있는 경우에는 작성할 수 없습니다.
5. 담당의사와 해당분야의 전문의가 환자의 의사를 확인하는 경우에는 해당 환자의 가족관계증명서 등 해당 환자의 가족임을 증명할 수 있는 서류를 확인해야 합니다.

210㎜×297㎜[백상지(80g/㎡) 또는 중질지(80g/㎡)]

[그림 14-10] [별지 제11호서식] '연명의료중단등결정에 대한 환자의사 확인서(환자가족 진술)

기재하도록 하고 있다. 다만, 사전연명의료의향서를 작성했다하더라도 이후 의사와 논의 후 결정된 연명의료계획서가 있다면 사전연명의료의향서는 효력을 잃는다.[55]

3) 환자의사의 추정

환자의 명시적 의사를 확인할 수 있는 방법이 없고, 환자가 의사표현을 할 수 없는 의학적 상태일 때[56] 환자의사를 추정할 수 있다면, 환자가족 2인 이상의 일치하는 진술(환자가족인 1인뿐인 경우, 1인의 진술로도 가능)로 환자의 의사를 확인한 담당의사 및 전문의는 그 결과를 연명의료결정법 시행규칙 [별지 제11호서식]인 '연명의료중단등결정에 대한 환자의사 확인서(환자가족 진술)'에 작성(〈그림 14-10〉)하여 그 결정을 이행할 수 있다. 해

55 연명의료결정법 제12조제8항제4호

56 연명의료결정법 제17조제1항제3호

당 서식에는 환자의 정보(성명, 주민등록번호) 기재, 환자가족(19세 이상)의 수와 진술 내용 (환자가족성명, 진술 내용), 환자 가족57의 정보(성명, 환자와의 관계, 주민등록번호, 연락처, 서명란) 및 작성일을 기재하고 담당 의사와 해당분야의 전문의 정보(성명, 소속의료기관 등) 기재 및 서명하면 된다. 이 때, 가족은 19세 이상인 사람으로서 ① 배우자, ② 1촌 이내의 직계 존속·비속, ③ 2촌 이내의 존속·비속(①~②에 해당하는 사람이 없는 경우), ④형제자매(①~ ③에 해당하는 사람이 없는 경우)를 말한다.

4) 환자의 의사 추정 확인 불가

환자가 연명의료계획서나 사전연명의료의향서의 작성이 없이 의식이 없고 환자 가족의 진술로 환자의 의사 추정이 불가능한 경우58 연명의료결정법 시행규칙 [별지 제12호서식]

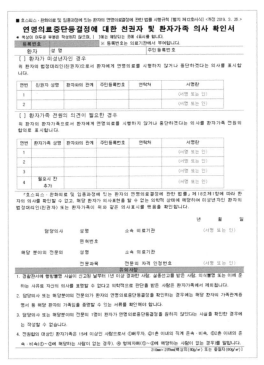

[그림 14-11] [별지 제12호서식] 연명의료중단등결정에 대한 친권자 및 환자가족 의사 확인서

---

57 가족관계증명서만을 요구했으나, 개정이후에는 제적 등본 등 "해당 환자의 가족임을 증명할 수 있는 서류" 라면 가능.
58 연명의료결정법 제18조(환자의 의사를 확인할 수 없는 경우의 연명의료중단등결정)

인 '연명의료중단등결정에 대한 친권자 및 환자가족 의사 확인서'(〈그림 14-11〉)를 작성하여 연명의료중단등결정을 할 수 있다. 이 때에는 가족과 협의하여 담당의사와 해당분야 전문의 1인이 작성한다. 해당 서식에는 환자의 정보(성명, 주민등록번호) 기재, 환자가 미성년자인 경우 또는 환자가족 전원의 의견이 필요한 경우에 표시하고, 환자 가족의 정보(성명, 환자와의 관계, 주민등록번호, 연락처, 서명란)과 작성일, 담당 의사와 해당분야의 전문의 정보(성명, 소속의료기관, 서명란 등)를 기재하면 된다. 이때, 전원합의 대상인 환자가족은 19세 이상인 사람으로서 ①배우자, ②1촌 이내의 직계 존속·비속, ③2촌 이내의 존속·비속(①~②에 해당하는 사람이 없는 경우), ④ 형제자매(①~③에 해당하는 사람이 없는 경우)를 말한다.59

다만, 환자가 미성년자인 경우에는 미성년자인 환자의 법정대리인(친권자에 한정)이 연명의료중단등결정의 의사표시를 하고 담당의사와 해당 분야 전문의 1명이 확인하여 해당 환자를 위한 연명의료중단등결정이 있는 것으로 본다.60

라. 연명의료결정의 이행 절차

연명의료중단등결정 절차를 요약하면 〈그림 14-12〉61와 같다.

1) 임종과정에 있는 환자 판단

먼저 대상 환자는 임종과정에 있는 환자여야 한다. 이에 담당의사는 해당 분야 전문의 1명과 함께 임종과정에 있는지 여부에 대해 판단하고 연명의료결정법 시행규칙 [별지 제9호서식] '임종과정에 있는 환자 판단서'(〈그림 14-13〉)에 따라 기록해야 한다.62 해당 서식은 환자의 정보(성명과 주민등록번호, 진단명)와 담당의사와 전문의 각각의 정보(성명, 소속의료기관, 판단내용, 판단일시 등)를 작성하고 담당의사의 성명과 서명(또는 인)을 기재하면 된다. 다만, 2019년 3월 개정되면서, 환자가 호스피스전문기관에서 호스피스를 이용하는 말기환자라면 환자가 임종과정에 있는지에 대한 판단은 담당의사 1인의 판단만으로도 가능하다(해당 칸 체크, 전문의 작성란은 선택사항임).63

---

59 연명의료결정법 제18조제1항제2호
60 연명의료결정법 제18조제1항제1호
61 국가생명윤리정책원, "연명의료결정 법제화 백서", 2018.12. p 101
62 연명의료결정법 제16조(환자가 임종과정에 있는지 여부에 대한 판단)
63 연명의료결정법 제16조제2항 신설

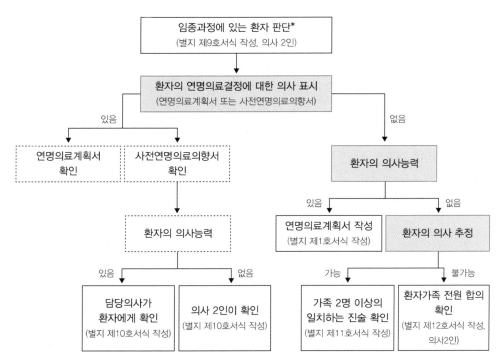

[그림 14-12] 연명의료중단등결정의 절차

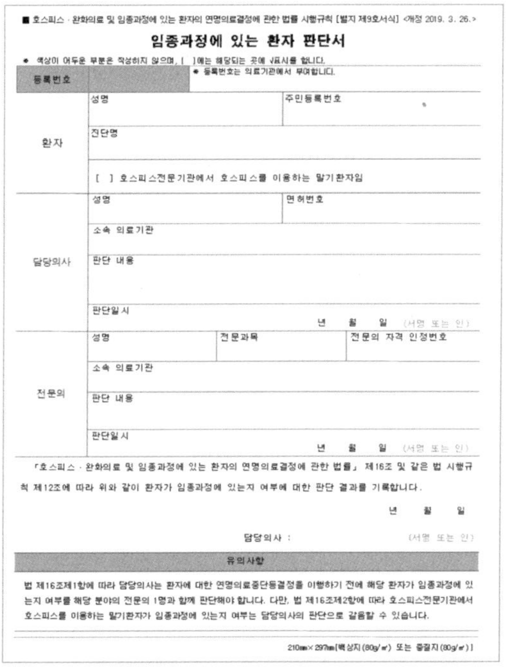

[그림 14-13] [별지 제9호서식] 임종과정에 있는 환자 판단서

2) 연명의료중단등결정 이행

임종과정에 있는 환자라는 판단이 확인되면, 사전에 환자의 연명의료결정에 대한 의사표시 유무에 따라 이행절차가 다음과 같이 진행된다.

(1) 사전에 환자 본인의 의사 표시가 있는 경우

① 연명의료계획서 확인64

환자가 연명의료계획서([별지 제1호서식] '연명의료계획서') 미리 연명의료결정에 대한 의사 표시를 한 경우 연명의료계획서를 확인하여 이에 따라 이행한다.

② 사전연명의료의향서 확인65

환자가 사전에 사전연명의료의향서([별지 제6호서식] '사전연명의료의향서')에 연명의료결정에 대한 의사 표기를 한 경우 환자의 의사능력에 유무에 따라 이행한다.

환자에게 의사능력이 있는 경우라면 담당의사가 환자에게 환자의 의사를 확인, 환자에가 의사능력이 없는 경우라면 의사 2인(담당의사와 해당분야 전문의 1인)이 확인한 후 이행한다.

이 때 의사 2인은 [별지 제10호서식] '연명의료중단등결정에 대한 환자의사 확인서'를 작성하고 이행한다.

(2) 사전에 환자 본인의 의사표시가 없는 경우

① 환자의 의사능력이 있는 경우66

환자가 임종과정에 있는 환자로 판단되었으나, 환자가 연명의료 결정에 대한 의사표시를 하지 않았고, 환자의 의사능력이 있다면 연명의료계획서([별지 제1호서식] '연명의료계획서')를 작성하여 이에 따라 이행한다.

② 환자의 의사능력이 없는 경우(환자의 의사 추정)

환자의 의사능력이 없다면 환자의 의사를 추정하는데, 환자의 의사 추정이 가능하다면 가족 2명 이상의 일치하는 진술을 확인하고, 의사 2인(담당의사와 해당분야 전문의 1인)이 [별지 제11호서식] '연명의료중단등결정에 대한 환자의사 확인서(환자가족 진술)'를 작성하여 이에

---

64 연명의료결정법 제17조제1항제1호
65 연명의료결정법 제17조제1항제2호
66 연명의료결정법 제17조제1항제1호

따라 이행한다.[67] 이때, 환자의 가족이 1명뿐인 경우에는 그 한사람의 진술로도 가능하다.[68]

반면, 환자의 의사 추정도 불가능하다면 환자가족 전원의 합의를 확인 한 후 의사 2인(담당의사와 해당분야 전문의 1인)은 [별지 제12호서식]인 '연명의료중단등결정에 대한 친권자 및 환자가족 의사 확인서'를 작성하고 연명의료중단등결정을 이행한다.[69]

3) 연명의료중단등결정 이행 후

연명의료중단등결정을 이행한 후 의료기관의 장은 그 결과를 지체없이 보건복지부령으로 정하는 바에 따라 [별지 제13호서식] '연명의료중단등결정 이행서'(〈그림 14-14〉)를 작성하여 관리기관의 장에게 통보[70]하여야 하고, 그 기록(연명의료계획서, 담당의사와 해당분야전문의 1명의 판단 또는 확인 결과 등)을 연명의료중단등결정 이행 후 10년 동안 보존하여야 한다.[71]

■ 호스피스 · 완화의료 및 임종과정에 있는 환자의 연명의료결정에 관한 법률 시행규칙 [별지 제13호서식] <개정 2019. 3. 26.>

연명의료중단등결정 이행서

※ [ ]에는 해당되는 곳에 √표시를 합니다.

환자	성명	주민등록번호
담당의사	성 명	면허번호
	소속 의료기관	
의료기관	의료기관 명칭	요양기관기호
	소재지	전화번호
이행일	년 월 일	
이행 내용	[ ] 심폐소생술 [ ] 인공호흡기 착용 [ ] 혈액투석 [ ] 항암제 투여 [ ] 체외생명유지술 [ ] 수혈 [ ] 혈압상승제 투여 [ ] 그 밖의 연명의료( )	
환자의 의사 확인방법	[ ] 별지 제1호서식의 연명의료계획서(법 제17조제1항제1호) [ ] 별지 제10호서식의 연명의료중단등결정에 대한 환자의사 확인서(사전연명의료의향서) (법 제17조제1항제2호) [ ] 별지 제11호서식의 연명의료중단등결정에 대한 환자의사 확인서(환자가족 진술) (법 제17조제1항제3호) [ ] 별지 제12호서식의 연명의료중단등결정에 대한 친권자 및 환자가족 의사 확인서(법 제18조)	

「호스피스 · 완화의료 및 임종과정에 있는 환자의 연명의료결정에 관한 법률」 제19조 및 같은 법 시행규칙 제15조에 따라 위와 같이 연명의료중단등결정 이행 과정 및 결과를 기록합니다.

년 월 일

담당의사 (서명 또는 인)

210㎜×297㎜[백상지 80g/㎡(재활용품)]

[그림 14-14] [별지 제13호서식] 연명의료중단등결정 이행서

67 연명의료결정법 제17조제1항제3호

68 매일경제 인터넷 기사(2018.3.19.) https://www.mk.co.kr/news/view/it/2019/03/163992/

69 연명의료결정법 제18조

70 연명의료결정법 제19조(연명의료중단등결정의 이행 등)

71 연명의료결정법 제20조(기록의 보존)

마. 연명의료결정제도 시행현황[72]

사전연명의료의향서를 작성한 사람은 2020년 12월 31일 기준으로 약 79만명을 넘어섰다. 성별 분포는 남성에 비해 여성이 매우 많은 것을 보여준다(〈그림 14-15〉).

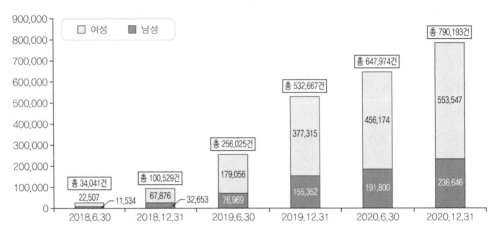

[그림 14-15] 사전연명의료의향서 등록 추이(반기별)

또한 연명의료계획서를 작성하여 등록한 사람은 2020년 12월 31일 기준으로 57,512명으로 여성에 비해 남성이 더 많은 것을 보여준다(〈그림 14-16〉).

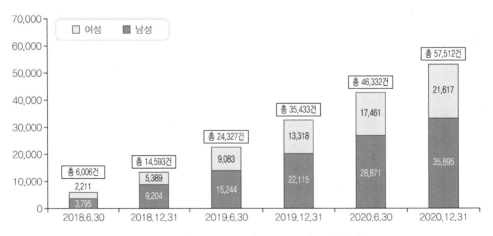

[그림 14-16] 연명의료계획서 등록 추이(반기별)

---

72 출처: 국립연명의료관리기관 데이터 추출 (포털 등 기존 통계자료는 법 시행일인 2018.2.3. 기준인 매월
3일 기준으로 작성되어 있어 본 자료와 수치가 상이할 수 있음)

연명의료유보 및 중단 등 임종기에 연명의료중단등 결정을 한 사람은 2020년 12월 31일 기준으로 약 13만 5천여명이며, 이는 본인 의사확인, 환자가족 2인의 동의와 추정, 가족전원의 합의 등으로 인한 것이다. 그동안 연명의료중단등결정의 유형(결정방법)별 이행은 각 결정별로 꾸준히 증가하고 있다(〈그림14-17〉).

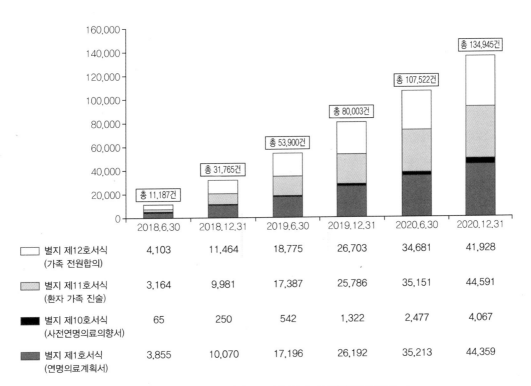

[그림 14-17] 연명의료중단등결정 이행현황(반기별)

2020년 12월 31일 기준으로 누적된 총 134,945건 중 법 제17조제1항제3호(별지 제11호서식의 연명의료중단등결정에 대한 환자의사 확인서(환자가족 진술))에 의한 이행이 44,591명(33.0%), 법 제17조제1항제1호(별지 제1호서식)에 따른 연명의료계획서에 의한 이행이 44,359명(32.9%), 법 제18조(별지 제12호서식의 연명의료중단등결정에대한 친권자 및 환자가족 의사확인서)에 의한 이행(환자의 의사를 확인할 수 없는 경우)이 41,928명(31.%), 법 제17조제1항제2호(별지 제10호서식의 연명의료중단등 결정에 대한 환자의사 확인서, 사전연명의료의향서)에 의한 이행이 4,067명(3.0%)이다(〈그림 14-18〉).

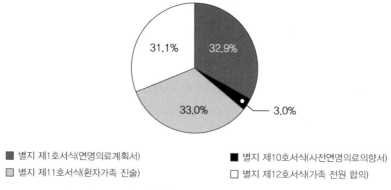

별지 제1호서식(연명의료계획서)   ■ 별지 제10호서식(사전연명의료의향서)
별지 제11호서식(환자가족 진술)   □ 별지 제12호서식(가족 전원 합의)

[그림 14-18] 연명의료중단등결정 이행현황(반기별)

또한 연명의료중단등결정 이행자는 남성이 총 80,594명, 여성이 54,351명으로 남성이 여성보다 많으며, 연령대별 성별 분포는 40세 미만 연령대와 80세 이상 연령대는 남성과 여성이 비슷하다고 볼 수 있으나, 50대, 60대, 70대는 남성이 특히 더 많다(〈그림14-19〉).

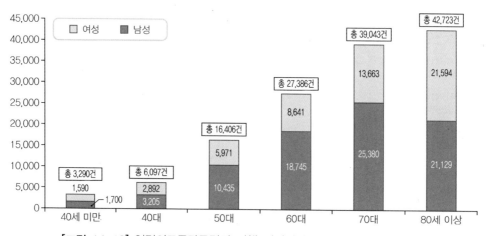

[그림 14-19] 연명의료중단등결정 이행 연령대별 성별 분포현황(반기별)

제2절 | 문제점 및 대안

1. 호스피스·완화의료

가. 서비스 이용대상 범위 확대

법률에서 규정한 호스피스·완화의료 대상자는 4가지 질환(암, 후천성면역결핍증, 만성 폐쇄성 호흡기질환, 만성 간경화) 및 그 밖에 보건복지부령으로 정하는 질환 중 어느 하나에 해당하는 질환으로 말기환자로 진단을 받은 환자 또는 임종과정에 있는 환자와 그 가족이다. 법률에서 규정한 '그 밖에 보건복지부령으로 정하는 질환'은 아직 시행규칙에서 규정하고 있지 않다.

그러나 호스피스·완화의료 대상은 법률에서 규정한 범위를 넘어 그 외 질환, 더 나아가 질병의 종류와 상관없이 돌봄이 필요하다. 앞서 언급한 바와 같이 WHO는 2002년, 완화의료(palliative care)를 신체적, 정신적 또는 영적 문제와 통증의 조기 발견, 이에 대한 올바른 평가와 치료를 통해 고통을 예방하고 경감함으로써 생명을 위협하는 질환과 관련된 문제에 직면한 환자(성인과 어린이)와 그 가족의 삶의 질을 향상시키는 접근법으로 정의한 바 있다.[73]

2014년 1월 발간된 WPCA와 WHO 보고서에 의하면 완화의료가 필요한 성인의 질환은 알츠하이머 및 기타 치매, 암, 자궁경부질환(갑작스런 사망 제외), 당뇨병, HIV/AIDS, 신장 기능 부전, 다발성 경화증, 파킨슨 병, 류마티스 성 관절염, 약물 내성 결핵(TB)이 포함하였다.[74] 이후 2014년 4월, 제67차 세계보건총회(World Health Assembly)에서 호스피스 개념에서 더 나아가 그 시기가 말기에만 해당하는 것이 아니라 모든 만성질환을 대상으로 확대, 돌봄의 연속성 안에서 통합된 치료로서의 완화의료의 강화에 대해 논의하였다.[75]

대만의 경우 2003년 말기암환자호스피스·완화의료 서비스 제공이 포함된 암관리법 제정 및 국가 암관리 정책을 수립, 시행하였으며 이후 호스피스 대상 질환을 8개의 비암

---

[73] National cancer control programmes: policies and managerial guidelines. 2nd edition. Geneva: World Health Organization; 2002.

[74] WPCA(Worldwide Palliative Care Alliance), WHO(World Health Organization) "Global atlas of palliative care at the end of life", 2014.1, p. 10

[75] WHO, "Strengthening of palliative care as a component of integrated treatment throughout the life course", SIXTY-SEVENTH WORLD HEALTH ASSEMBLY 해당 웹사이트: http://apps.who.int/gb/ebwha/pdf_files/WHA67/A67_31-en.pdf

성질환을 포함, 비암성 말기환자까지 보험적용을 확대하고 시행 중이다.[76] 우리나라도 중장기적으로 보면 질환의 범위를 확대, 더 나아가 질환명의 구분 없이 호스피스·완화의료의 목적과 의미에 맞는 돌봄을 제공하는 것이 바람직하다.

반면, 연명의료계획서에는 질환의 종류와 상관없이 호스피스의 이용 계획에 대한 의향을 선택하도록 하고 있어 이 또한 임종과정에 있는 환자로 판단되면 질환의 종류에 상관없이 호스피스 이용이 가능한 것으로 오인할 수 있다.[77]

나. 전문기관 선정과 질 평가

완화의료와 호스피스는 연속선상에 있다. 완화의료가 진단시기부터 시작하여 치료와 동시에 병행하는 것이라면 호스피스는 질병치료를 위한 적극적 치료가 중단되고 완치 가능성이 없다는 말기 진단 하에, 보통 생존 6개월 미만으로 예측될 때 제공된다.[78]

현대적 의미의 호스피스는 초창기 호스피스에서 제공했던 간호의 영적 지지 및 정서적 지지뿐만 아니라 말기환자의 관리와 증상조절에 초점을 두어 죽음을 앞둔 종말기 환자나 회복 가능성이 없는 만성 질환자 대상으로 적극적이고 종합적 치료 대신 안위적 간호를 통해 육체적 고통을 감소시켜주고 자연스럽게 죽음을 받아들일 수 있도록 환자와 그 가족에게 정신적 위원을 제공하는 시설 및 간호 모두를 의미한다.[79]

호스피스·완화의료는 병원 내 말기환자만을 위한 병동 중심의 '병동형(입원형) 호스피스·완화의료', 병원 내 일반환자와 말기 환자가 함께 입원하는 상태에서 운영되는 '산재형 호스피스·완화의료', 호스피스 환자만을 위한 별도의 독립된 공간에서 입원형, 가정형, 주간호스피스를 통합적으로 운영하는 '독립시설형 호스피스·완화의료', 가정에 있는 말기환자 대상으로 가정호스피스 담당의와 간호사, 사회복지사, 사목자, 봉사자 등 호스피스 팀이 방문하여 제공하는 '가정형 호스피스·완화의료', 호스피스·완화의료 팀이 말기진단을 받은 환자와 가족을 대상으로 주치의 변경 없이 서비스에 대한 자문을 제공하는 '자문형 호스피스·완화의료', 통원 형식의 '주간보호 호스피스' 등 다양한 형태가 있다.[80]

---

76 노유자 외 공저, 『호스피스·완화의료』, 현문사, 2018, p.66.

77 김명희, "연명의료결정법의 문제점 및 개선 방안", 『한국호스피스완화의료학회지』 Vol. 21, No.1, 2018.03, p 5 재인용

78 노유자 외 공저, 『호스피스·완화의료』, 현문사, 2018, p.76

79 조유향, "호스피스·완화의료와 윤리적 쟁점", 『한국노년학연구』 Vol. 24, 2015, pp 79-80

80 노유자 외 공저, 『호스피스·완화의료』, 현문사, 2018, pp.81-82

우리나라의 호스피스·완화의료 서비스는 각각의 개별 의료기관 중심으로 제공되고 있다. 가정형, 입원형, 자문형으로 구분되어 있는 서비스는 서비스를 받는 장소에 따라 구분 되었다고 볼 수 있다. 가정형이라고 하면 병원에서 서비스를 제공하기 위해 대상자의 가정으로 방문하는 것으로, 이 역시 의료기관 주축의 서비스가 제공되고 있다. 물론 의료기관 중심의 의료서비스 제공도 필요하다. 그러나 호스피스의 본질은 의료 중심이 아니라 전인적 돌봄이다. '완치보다는 삶의 질과 안위에 초점을 두어 말기환자의 마지막 단계에 있는 사람들을 지지하기 위해 고안된 돌봄'[81]인 것이다.

효율적 운영을 위해 개별 의료기관 중심의 서비스 제공보다 전문기관을 통한 통합적 관리를 고려할 수 있다. 2005년 15개 의료기관이 참여한 호스피스전문기관 지원사업을 시작으로 암관리법을 지나, 현재 연명의료결정법에 따라 2017년 8월 4일부터 시행되고 있는 호스피스·완화의료 서비스는 아직 구체적인 현황 분석이나 제공하고 있는 서비스의 구체적인 내용에 대한 정보가 부족하다. 그러므로 기관별 현황을 수집·분석하고 기관별 제공하는 서비스의 어느 정도 수준 이상의 확보(제공하는 서비스 수준의 형평성) 및 질 관리를 위한 질 평가도 필요하다.

다. 서비스의 다양화 및 통합적 관리

양질의 호스피스·완화의료 제공을 위한 토대이자 핵심은 대상 환자에 대한 총체적 고통과 전인적 평가이다(〈그림 14-20〉[82] 참조). 호스피스·완화의료 서비스는 통증관리, 호흡기계, 림프부종, 전신증상, 신경계 등 신체적 관리와 정신적 심리적 반응에 대한 돌봄 및 영적 돌봄, 장기요양급여, 공적 부조 등 제도적 자원과 연계하는 사회적 돌봄과 임종준비교육과 임종증상 관리 등 임종관리, 사별가족 돌봄 등 다방면에서 다분야 전문가 및 전담인력의 통합적인 관리가 필요하다.

우리나라는 2018년 12월 31일 기준으로 105개의 호스피스·완화의료기관이 지정되어 있으나 기관별로 입원형, 가정형, 자문형 서비스 제공의 여부가 선택적이다.[83] 유형별로 차이가 있지만, 실제 환자가 이용할 수 있는 기관의 수는 서울 중심이고, 대도시라도 해도 2-3곳에 불과하거나 일부 유형만 이용이 가능하다.

81 노유자 외 공저, 『호스피스·완화의료』, 현문사, 2018, p.76
82 배한익 외 공저, 『쉽게 간추린 의료생명윤리』, JMK, 2018, p.94 재인용
83 보건복지부, 중앙호스피스센터, "2018 국가호스피스·완화의료 연례보고서", 2020.4. pp. 2~5

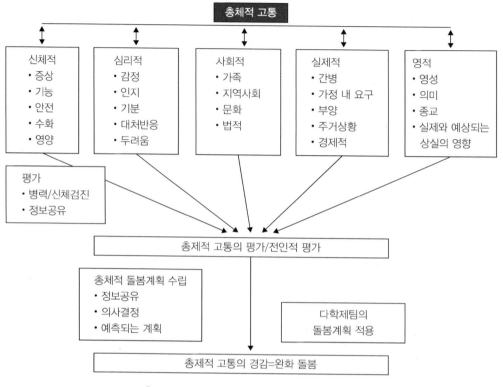

[**그림 14-20**] 총체적 고통과 전인적 평가

우리나라 가정형 호스피스·완화의료의 경우, 1970년대 후반 강릉에 있는 어느 의원의 가정돌봄에서 시작하여 자발적인 자선사업의 일환으로 이루어졌다. 암 관리법과 연명의료법에 근거하여 정보의 노력과 함께 종교계와 지방자지단체 지원으로 일부 진행 중이나 지역 사회 내 전문이력과 시설 인프라가 여전히 부족하다. 또한 24시간 전화상담 및 갑작스러운 응급상황 대비방안 마련, 필수 인력 외 영적 돌봄제공자, 자원봉사자 및 요법 프로그램 강사 등의 다양한 분야의 팀원 구성 및 운영 등 보다 다양한 형태의 운영모델 개발과 시행이 필요하다.[84]

또한 호스피스·완화의료 서비스를 받는 대상자 뿐 아니라 호스피스·완화의료 돌봄제공자의 스트레스 관리도 고려해야 할 것이다.

---

[84] 노유자 외 공저, 『호스피스·완화의료』, 현문사, 2018. pp.296-303

2. 연명의료결정제도

가. 무연고자, 독거노인 등 가족의 동의가 불가능한 경우

연명의료결정법은 환자의 의사 확인 또는 가족에 의한 환자의 의사추정, 환자 가족 전원의 동의에 의해 연명의료결정이 가능하도록 하고 있다. 그러므로 무연고자인 환자가 의식이 없고 미리 작성해둔 연명의료계획서나 사전연명의료의향서가 없는 경우에는 환자의 의사를 알 수 없고 연명의료결정이 불가능하며 독거노인 등 가족이 있으나 연락이 되지 않은 자가 본인의 연명의료결정과 관련된 의사를 미리 밝혀 놓지 않는다면 임종기에 연명의료결정을 하는 것이 매우 어려운 제도이다. 제3기 국가생명윤리심의위원회의 권고에서는 무연고자의 의사를 알 수 없는 경우 의료기관윤리위원회가 연명의료결정을 하도록 정하였다. 그러나 의사추정이 불가능한 무연고자의 경우 환자의 최선의 이익을 보장하고 제도 남용을 감시할 공적감시기구와 함께 의료기관윤리위원회가 연명의료중단등을 결정할 수 있도록 입법적 제도가 필요[85]하지만, 무연고자에 대해 남용의 부작용을 예방할 법적장치가 미비하고, 헌법재판소가 무연고 시신을 본인 의사와 상관없이 의과대학 해부실습용으로 제공하는 것이 위헌이라고 한 결정에 비추어 볼 때 무연고자에 대한 대리결정 제도 도입에는 신중함이 필요하다는 국회 법제사법위원회 회의에서의 의견[86]에 의해 입법논의 마지막 단계에서 해당 내용은 삭제되었다. 이에 따라 가족이 없어 가족 2인에 의한 의사추정이나 가족 전원의 합의가 불가능한 무연고자, 독거노인의 경우 환자 자신이 연명의료계획서를 쓰거나 사전연명의료의향서를 쓰지 않았다면 연명의료결정이 가능하지 않다.[87]

미국의 경우 주 별로 무연고자에 대한 연명의료를 결정할 수 있는 주체를 주법에 명시하였고, 영국은 의사결정능력이 없는 사람을 위한 의사결정대리인제도를 운영하고 있다.[88] 우리나라도 사각지대에 놓인 이들도 연명의료중단등결정이 가능하도록 제도를 개선

---

85 이재석, ""호스피스·완화의료 및 임종과정에 있는 환자의 연명의료결정에 관한 법률"에 대한 비판적 고찰". 한국법학회. 『법학연구』vol.16, no.4, 통권 64호, 2016, pp. 219-245

86 제338회 국회(임시회) 법제사법위원회회의(2016.1.8.) / 전문위원 심태규, 호스피스·완화의료 및 임종과정에 있는 환자의 연명의료 결정에 관한 법률안(대안) 검토보고, 법제사법위원회, 2015.12.9. 회부, 2015.12.30. 상정, 2016.1.8. 처리.

87 김명희, "연명의료결정법의 문제점 및 개선 방안", 『한국호스피스완화의료학회지』Vol. 21, No.1, 2018.03, p 5 재인용

88 김보배, 김명희, "무연고자의 연명의료결정: 제도적 관점에서", 『한국의료윤리학회지』21권 2호 2018, pp. 114-128

할 필요가 있다.

나. 대리인 지정제도의 필요

통계청은 고령 인구와 1인 가구가 가파르게 증가하고 있어 2035년에는 1인가구가 전체 가구의 약 34.3%까지 증가하며 독거노인의 비율이 높아질 것으로 전망한다.[89] 독거노인이라 반드시 환자가족이 없다고 보기는 어려우나 가족이 없는 경우나 가족이 있더라도 연명의료결정법에 따른 법적 가족이 없는 경우, 가족이 있더라도 연락이 되지 않는 경우도 있다.

미국의 경우 사전지시서의 양식은 주별로 다르지만 대리인 지정, 보건의료에 대한 본인의 의사, 본인의 서명 및 입회인 등의 내용이 포함되어 있다. 사전지시에 명시된 대리인은 환자의 연명의료지시서도 작성할 수 있어[90] 대리인을 통한 연명의료중단등에 대한 결정에 따라 이행할 수 있다. 우리나라도 미리 작성된 사전연명의료의향서를 통해 결정하기 어렵거나, 연명의료계획서를 작성하지 않아 환자의 의사를 추정하기 어려우며, 환자의 가족이 없어 결정을 하지 못하는 경우 대리인 제도를 활용할 수 있도록 하여야 할 것이다.

반면, 연명의료결정법 내에서도 호스피스 신청에서는 지정대리인이 가능(법 제28조제2항)하여 지정대리인제도를 인정하고 있다. 이는 한 법률 안에서 환자의 의사 대리결정의 절차가 상이한 모순을 보이고 있다.

다. 미성년자 의사결정

미성년자의 경우 사전연명의료의향서 작성은 불가능하며, 미성년자가 연명의료계획서 작성 시 환자와 그 법정대리인의 확인을 받는다(법 제10조제3항). 또한 미성년자인 환자의 의사를 확인할 수 없는 경우 연명의료중단등결정은 미성년자의 법정대리인(친권자)이 의사표시를 하고 담당의사와 해당분야 전문의 1인이 확인하여 결정한다(법 제18조제1항).

그러나 미성년자라 하더라도 미성년자 본인의 의사결정을 존중하고 반영해야 한다.

---

89 통계청 통계개발원. "1인가구의 추세와 특색". 한국의 사회동향 2012 . pp.68−76 / 통계청 통계개발원. "1인가구의 증가와 주택시장 및 주거형태의 변화". 한국의 사회동향 2016 . pp.225−230

90 김보배, 김명희, "연명의료결정법의 한계를 극복하기 위한 대리인 지정제도 도입방안 모색", 『한국의료윤리학회지』 21권 2호 2018, pp. 95−113

친권자와 미성년자 본인의 의사가 상이할 경우 그들과 이해관계가 없는 제3자가 친권자와 미성년자의 의견을 참고하여 결정하는 것이 바람직하다. 의료기관윤리위원회를 활용할 수 있을 것이다.

라. 의료기관윤리위원회 설치의 의무화

연명의료결정법은 의료기관윤리위원회 설치를 의무화하고 있지 않다. 그러므로 연명의료결정제도의 시행 여부는 각각의 병원의 자율에 맡겨져 있다고 볼 것이다. 그러므로 의료기관윤리위원회의 미설치 의료기관에서 연명의료결정이 어떻게 이루어지는지를 파악할 수도 제도를 이용할 수도 없는 상황이다. 연명의료결정제도가 보편화되기 위해서는 사망의 발생이 가능한 모든 병원에서 의료기관윤리위원회가 설치되어야 할 것이다. 이를 위해서는 법률의 개정을 통해 의료기관윤리위원회의 설치를 의무화하거나 공용의료기관윤리위원회를 활성화 할 수 있을 것이다. 현재는 의료기관이 공용의료기관윤리위원회와 협약을 맺을 수 있으나 활성화되어 있지 않다. 모든 대상자가 본인의 연명의료결정에 대한 본인의 의사를 표현하고 그것에 따라 이행될 수 있도록 공용의료기관윤리위원회의 활성화를 통해 모든 의료기관 내의 환자들이 연명의료결정제도를 이용할 수 있도록 하여야 할 것이다.

마. 가족 2인 이상 일치된 진술의 함정

현행 법률에서는 환자가 연명의료결정에 대한 의사표시를 사전에 하지 않았고, 환자의 의사능력이 없어 표현이 불가능할 경우 환자의 의사를 환자가족 2인 이상의 일치된 진술로 추정하여 연명의료결정이 가능하도록 하고 있다. 그러나 환자의 의사추정은 진위 여부를 증명하기에는 한계가 있다. 환자가족의 범위가 19세 이상의 '배우자, 1촌 이내의 직계 존속·비속'이 우선 해당되고, 이에 해당하는 사람이 없는 경우, '2촌 이내의 직계 존속·비속'이, 이에 해당하는 사람도 없는 경우 '형제자매'의 확인하는데, 과연 그러한 가족의 범위 내 환자 가족의 진술의 신빙성은 있는 것이며 어떻게 증빙하여야 할 것인가 하는 문제가 있다. 또한 가족 중 1인이라도 연명의료중단등결정을 반대할 경우 2인 이상의 일치된 진술을 하더라도 실제 의료인이 연명의료중단등결정을 내리기 어려울 것이다. 의료윤리위원회도 그 결정에 부담을 느낄 것이다. 또한 환자의 가족이 경제적인 사유로 연명의료중단등결정을 할 수도 있어 이러한 허점을 이용하는 경우도 있을 것이다. 그러므로 연명의료결정을 둘러싼 다양한 문제들은 단순히 제도적으로 해결할 수 있다기보다 환자-가족-의료인의 신뢰 구축, 사회적 분위기 및 인식전환을 통해 개선하도록 하여야 할 것이다.

제3절 ┃ 제언

법률이 제정됨으로써 그동안의 갈등을 해결하는 방안이 마련되었지만 여전히 여러 한계와 어려움이 있다. 우선 두 가지 다른 내용이 하나의 법에 규정되어 자세한 내용을 충분히 담기 어렵다는 한계가 있다. 법률의 구조 및 내용상 호스피스는 생의 말기의료 제공, 돌봄에 대한 사항이지만, 연명의료는 임종기의 연명의료 시행 절차에 대한 내용이다. 실제로 적용 대상의 범위가 다를 수 있어 호스피스·완화의료와 연명의료가 연계되지 않을 수도 있다. 그러나 연명의료결정과 호스피스·완화의료에 대한 내용을 동일 법률에 규정하고 있다.

둘째, 용어 사용상 혼란이 있다. 연명의료결정에 관한 논의 과정에서 그 대상의 범위가 확대되면 윤리적 문제가 발생할 가능성이 있어 연명의료결정의 대상이 되는 환자를 사망시점에 임박한 시점으로 하고자 말기라는 용어가 아닌 임종기라는 용어를 사용하기로 하였다. 하지만 호스피스·완화의료에 대한 내용이 하나의 법률에 담겨지면서 말기라는 용어도 사용하게 되었다.[91] 그러나 '임종기'와 '말기'를 구분하기 어렵다는 현실적인 문제가 있다. 법률에서 규정한 "말기환자"는 '의학적으로 적극적인 치료에도 불구하고 근원적인 회복의 가능성이 없고 점차 증상이 악화되어 수개월 이내에 사망할 것으로 예상되는 진단을 받은 환자'이며, "임종과정"이란 '회생의 가능성이 없고, 치료에도 불구하고 회복되지 아니하며, 급속도로 증상이 악화되어 사망에 임박한 상태'라고 하여 법률에서 규정한 정의에 따라 구분하기 어렵다는 문제가 있다. 실제 임상에서 말기라는 용어를 임종기와 별 구분이 없이 사용하고 있으며 임상적으로 말기와 임종기를 명확하게 구분하기는 매우 어려운 일이다. 일부에서는 임종기와 말기의 구분을 없애고 '말기환자'의 경우

---

[91] 김명희, "연명의료결정법의 문제점 및 개선 방안", 『한국호스피스완화의료학회지』 Vol. 21, No.1, 2018.03, p 5 재인용

연명의료결정을 대상으로 포함시켜야 한다는 주장도 있다.[92] 실제 법률에서 연명의료에 대한 결정이나 호스피스·완화의료서비스를 받는 환자를 말기환자 또는 임종과정의 환자를 모두 포함(다만, 호스피스·완화의료 대상 환자는 일부 해당되는 질환을 제한함. 이는 시기에 따른 구분이라기보다 질환유무에 따른 구분임)하고 있다.

셋째, 앞서 언급한 바와 같이 호스피스·완화의료 서비스 대상자는 법률에서 일부 질환으로 말기환자로 진단을 받은 자 또는 임종과정에 있는 환자와 그 가족으로 한정하고 있다. 그러나 호스피스·완화의료의 본래의 취지는 질환의 제한 없이 다양한 접근의 돌봄을 제공하는 것이다. 또한 다각적 전문가 및 전문인력을 통해 다양한 형태의 다양한 서비스를 제공해야 할 것이다. 이를 위해 개별 의료기관 중심의 서비스 제공이 아니라 전문기관을 통한 통합적 관리와 현황 분석 등 질 관리가 필요하다. 또한 연명의료중단등결정에 대해서는 법률에서 기본적인 틀과 절차 등을 규정하고 있지만 무연고자, 독거노인 등 가족의 동의가 불가능한 경우나 1인가구 증가 등으로 대리지정이 필요한 경우, 미성년자의 의사결정 등에 대한 내용은 규정하고 있지 않아 법률 적용을 받지 못하고 있다는 문제점도 지니고 있다.

반면, 제도도 중요하지만 죽음에 대한 인식에 대한 인식 전환이 필요하다. 누구나 맞을 수밖에 없는 죽음에 대하여 피하는 것이 아니라 자연스럽게 받아들일 수 있는 인식 전환을 위한 활발한 논의와 생전의 다양한 교육 및 관련 연구가 필요하다.

또한 의료인, 환자, 환자 보호자, 일반 시민 등 다양한 집단을 대상으로 하는 삶과 죽음에 대한 논의가 일상에 이루어질 수 있도록 하여야 할 것이다. 이를 위해서는 의료인 양성과정 중 관련 교육 실시 및 의료현장에서의 관련자 보수교육, 환자 및 환자 보호자 대상 홍보 등 대상한 활동들이 필요하고 그것을 가능하게 하기 위하여서는 무엇보다도 정부의 의지와 재정적인 지원이 뒷받침되어야 할 것이다. 또한 소통과 논의의 장을 통해 다양한 의견 수렴 및 사회 분위기 변화를 인식하고 그 변화에 맞춰 시의적절한 제도가 마련되도록 노력을 아끼지 말아야 할 것이다.

---

92 선종수, "「연명의료결정법」의 문제점과 향후 과제", 『형사법의 신동향』 Vol. 55, 2017., pp 163-190

참고문헌

1. 단행본

곽윤직(편), 『민법주해』, 박영사, 2009.

권복규·김현철, 『생명윤리와 법』, 이화여자대학교 출판부, 2009.

권영성, 『헌법학원론』, 법문사, 2006.

김대규, 『한국결핵사』, 대한결핵협회, 1998.

김성수, 『일반행정법』, 홍문사, 2012.

김소윤 외, 『환자안전을 위한 의료판례분석 성형편』, 박영사, 2017, 159.

김우주, 『이기적인 바이러스 플루』, 동아일보사, 2009.

김윤환, 『한국노동운동사』, 일조각, 1982, 29-32.

김창엽, 『건강할 권리』 후마니타스, 2013.

김형배, 『채권총론』, 박영사, 1998.

노유자 외 공저, 『호스피스·완화의료』, 현문사, 2018.

다카하시 데쓰야, 한승동 역, 『희생의 시스템 후쿠시마 오키나와』, 돌베게, 2013.

대한예방의학회(편), 『예방의학과 공중보건학』, 계축문화사, 2011.

미셸린 이사이 지음, 조효재 역, 『세계인권사상사』, 도서출판 길, 2010.

박재영, 『개념의료』, 청년의사, 2013.

배한익 외, 『쉽게 간추린 의료생명윤리』, JMK, 2018.

성낙인, 『헌법학』, 법문사, 2015.

신현호·백경희, 『의료분쟁 소송·조정 총론』, 육법사, 2011.

여인석, 『한국의학사』, KMA의료정책연구소, 2012.

유민 외, 『생명윤리』, JMK, 2018

유승흠, 『양재모의 보건학』, 계축문화사, 2005.

유진홍, 『감염학』, 군자출판사, 2014.

이상돈, 『기초법학』, 법문사, 2010.

이상돈·김나경, 『의료법강의』, 법문사, 2009.

이상돈, 『법이론』, 세창출판사, 2005.

이시윤, 『신민사소송법』, 박영사, 2009.

이재상, 『형법총론』, 박영사, 2011.

이종인, 『불법행위법의 경제학』, 한울, 2010.

임재홍·류은숙·염형국, 『인권법』, 한국방송통신대학교출판문화원, 2014.

임재홍·정경수, 『국제인권법』, 한국방송통신대학교출판문화원, 2014.

전광석, 『복지국가론』, 신조사, 2013.

전광석. 『한국헌법론』, 집현재, 2015.

전광석, 『한국헌법론』, 집현재, 2016

차흥봉, 『의약분업 정책과정』, 집문당, 2006.

최인홍, 대한의학미생물학회 편, 『의학미생물학』, 엘스비어코리아, 2014.

최제창, 『한미의학사』, 영림카디널, 1996.

하상락, 『한국사회복지사론』, 박영사, 1998, 101-102.

한국의료법학회·보건의료법학편찬위원회, 『보건의료법학』, 동림사, 2004.

홍정선, 『행정법 특강(제12판)』, 박영사, 2013.

홍준형, 『법정책의 이론과 실제』 법문사, 2008.

2. 논문 및 보고서

강명신·손명세, "의료윤리학의 학문적 위상과 학제적 연구의 범위에 대한 일고", 한국 의료윤리학회지, 2009.

강선주, "응급구조사의 자격과 면허에 대한 소고". 한국응급구조학회지. 2011, 15(2): 5-14.

강성태, "근로기준법상 휴식 제도의 개정", 「노동법연구」, 제41호, 2016, 97-136.

강희원, "근로기준법의 법체계적 위상의 재정립", 「노동법연구」, 제40호(서울대학교 노동법연구회, 2016), 87-160.

고신정, "불법 딱지 PA, 전문간호사로 양성화되나", 메디칼업저버 2018년 11월 1일자.

고용노동부, "2016년 산업재해현황", http://kosis.kr/statisticsList/statisticsListIndex.do?menuId=M_01_01&vwcd=
        MT_ZTITLE&parmTabId=M_01_01&parentId=D2.1;118_11806.2;#SelectStatsBoxDiv", (2019/2/24)

고용노동부, "비정규직 고용동향", http://www.index.go.kr/potal/main/EachDtlPageDetail.do?idx_cd=2477 (2019/2/2)

고용노동부, "출산 및 육아휴직 현황", http://www.index.go.kr/potal/main/EachDtlPageDetail.do?idx_cd=1504
        (2019/2/2)

고용노동부, "폭염, 물, 그늘, 휴식으로 노동자를 지켜주세요", http://www.moel.go.kr/news/enews/report/enews
        View.do?news_seq=9051, (2019/2/16)

고준기, "노인장기요양보험법의 문제점과 개선방안", 「동아법학」 제57호, 동아대학교 법학연구소, 2012, 292.

곽숙영, "한의사의 의료기기 사용에 대한 판례의 입장고찰". 「의료법학」, 2014, 15(1): 59-80.

국가생명윤리정책원, "연명의료결정 법제화 백서", 2018.12.

국가생명윤리정책원, 영국 북아일랜드에서 낙태에 대한 엄격한 법을 완화하는 가이드라인이 공표됨[3월 29일],
        2016.03.29.

국가통계포털 KOSIS (접근일: 2021.1.20.) http://kosis.kr/

국립국어원 표준국어대사전 표제어 '노화'

국립암센터 중앙호스피스센터, "2018-2019 중앙호스피스센터 연례보고서", 2020.3.

국립연명의료관리기관 홈페이지-소통공간-월별통계 (2019.4.3. 기준) https://www.lst.go.kr/comm/monthlyStatis
        tics.do

국립중앙의료원. 응급실 폭력방지를 위한 전국응급의료기관 실태조사 분석보고. 2013.

국민건강보험공단, 2017 지역별의료이용통계연보

국민건강보험공단. 국민건강보험 보장성 확대를 위한 국민참여위원회 운영. 2012.

국회속기록 제15회 제20호

권미향, "응급실 폭력과 간호사의 반응에 관한 연구", 한양대 임상간호정보대학원 석사학위논문, 2010.

권범선, "재활의료 공급체계와 전달시스템", 「J Korean Med Assoc」 제60권 제11호, 대한의사협회, 2017, 860.

권상옥, "의철학 연구의 최근 경향: 의철학과 생명의료윤리학의 관계를 중심으로", 의철학연구(한국의철학회, 2008), 제6호.

권상옥, "한국에서 의철학하기", 의철학연구(한국의철학회, 2006), 제2호.

기획재정부 보도자료, "4차 투자활성화 대책", 2013.12.13.

김광재, "낙태 문제에 관한 비교법적 연구-세계 각국의 입법례와 판례를 중심으로", 인권과정의 2018.05, 217-242.

김기경 · 조재현, "전문간호사 자격인정의 공공성", 대한의료법학회, 2005, 6(2): 291-310.

김나경, "의사의 설명의무와 법적 이해", 한국의료법학회지(한국의료법학회, 2007), 제15권 제1호.

김남중, "국내 HIV 감염인의 기회감염증 치료와 예방에 관한 임상진료지침권고안", 서울: 대한에이즈학회, 2012.

김동식 · 김영택 · 이수연, "피임과 낙태 정책에 대한 쟁점과 과제: 여성의 재생산권과 건강권을 중심으로", 한국여성정책연구원, 2014.

김명수, "보건의료법제에서 포괄적 위임금지원칙에 관한 고찰", 세계헌법연구 제20권 1호, 2014.

김명희, "연명의료결정법의 문제점 및 개선 방안", 「한국호스피스완화의료학회지」, Vol. 21, No.1, 2018.03, pp 1-8.

김민중, "의사책임(醫師責任) 및 의사법(醫師法)의 발전에 관한 최근의 동향(상).(하)", 인권과 정의(대한변호사협회, 1991), 제180, 181호.

김민혜 · 박승배, "응급실 폭력예방을 위한 서비스디자인-고려대 응급실 사례 중심으로", 기초조형학연구 2016, 17(3): 29-44.

김병주, "국내 다제내성 결핵의 실태", 마산: 보건복지부; 2006.

김보배 · 김명희, "무연고자의 연명의료결정: 제도적 관점에서", 「한국의료윤리학회지」, 21권 2호 2018, pp. 114-128.

김보배 · 김명희, "연명의료결정법의 한계를 극복하기 위한 대리인 지정제도 도입방안 모색", 「한국의료윤리학회지」 21권 2호 2018, pp. 95-113.

김선영, "국내 다제내성 및 광범위내성결핵의 최근 현황", 서울: 대한결핵 및 호흡기내과학회; 2010.

김성률 · 오호철, "비정규직 근로자의 고용상 문제점과 개선방안에 대한 연구", 「법이론실무연구」 제5권 제2호, 2017, 59-80.

김성수, "헌법은 존속하고 행정법은 변화한다", 공법연구(한국공법학회, 2013), 제41집 제4호.

김솔아, "급성 출혈성 뇌졸중에서 응급의료서비스 이용이 사망 및 장애에 미치는 효과", 서울대 임상의과학과 석사학위논문. 2016.

김영곤, "낙태규정에 관한 입법론적 고찰", 연세대학교 보건대학원 석사학위논문, 2006.

김영신, "의료법상 "치과의료"의 범위: 대법원 2013도7796판결을 중심으로", 한국의료법학회지, 2018, 26(1): 281-306.

김은경, "태아의 피보험적격 인정여부에 관한 보험법적 논의", 「한국보험학회지」 제112호, 2017, 1-35.

김재희, "산업재해보상보험법 제정사", 법학논총/29(2), 2016, 55-97, 국민대학교 법학연구소.

김정오, "비판으로서의 법학", 법철학연구(한국법철학회, 2006), 제9권 제1호.

김종국, "칸트 대 공리주의", 칸트연구(한국칸트학회, 2004), 제14집.

김지훈. "의료취약지역에 있는 응급의료기관의 첫 대면 의사의 전공과 응급전원 적절성과의 관계", 서울대학교 보건학과 석사학위논문, 2017.

김천수, "불법행위법의 확장과 의료과오책임의 현대적 동향"사법(사법발전재단, 2012), 제21호.

김천수, "의료계약", 민사법학(한국민사법학회, 1997), 제15호.

김한나·김계현, "의사·한의사의 업무범위에 관한 검토-한의사의 의료기기 사용에 관한 문제를 중심으로", 한국의료법학회지, 2016, 24(1): 97-116.

김혜란, "감정노동자의 직무 스트레스와 사업주 역할", 「KiRi고령화리뷰」 제24호, 2018, 17-19.

김희진, "한국에서의 결핵현황", 서울: 대한결핵협회; 대한내과학회지 제82권 제3호, 2012.

노동부, 「산업안전보건법 제·개정 발자취」, 노동부, 2003.11. 3면.

노동부, 「산재보험 40년사 1964~2004」, 2004, 4-5면.

노동청, 「노동행정 10년사」, 1973, 250면.

노병호·정용진, "업무상 질병 인정기준의 개선방안", 「법한논고」 제45권, 2014, 481-512.

노상헌, "산업안전보건법의 제정과 법적 쟁점", 「사회법연구」, 제14호(한국사회법학회, 2010), 63-89.

대한민국국회도서관 법률쟁점서비스

대한의사협회·대한의학회·대한병원협회 연명치료중지에 관한 지침 제정 특별위원회, "연명치료 중지에 관한 지침", 대한의사협회, 2009.9.

도규엽, "중간적, 혼합적, 중첩적 의료영역과 치과의사의 무면허 의료행위", 형사정책연구, 2017, 28(2): 123-154.

류우진, "결핵관리를 위한 민간과 공공 의료협력", 서울: 대한결핵협회; 2003.

명순구 외, "요양병원 간병비 급여화 방안 연구", 고려대 보건의료법정책연구센터, 2018, 29.

문성우, "응급의료와 건강형평성: 취약계층 응급의료 이용현황 및 문제점", 대한응급의학회 학술대회, 2015(2): 33.

문성현, "일본 후기고령자의료제도의 정책과정과 향후 과제". 경영컨설팅연구, 13(1), 489-509, 491, 2013.

민경호 외, "2017 한국치과의료연감", 서울: 대한치과의사협회 치과의료정책연구원; 2018.

박귀천, "모의 업무에 기인한 태아의 건강손상에 대한 책임", 「법학논집」 제22권 제2호, 2017, 141-175.

박승호, "모자보건법 제14조에 대한 헌법적 검토", 法學論叢(Soong Sil Law Review), 31, 87-123, 2014.

박용덕·엄태진·홍승국, "치과의사법 제정안과 정책제언", 서울: 대한치과의사협회 치과의료정책연구원; 2018.

박유리·강연석·백경희·라세환, "한의사와 의사의 업무 범위와 관련된 법령 고찰", 대한예방한의학회지 2014, 18(3): 91-104.

박은자, "노년기 건강 수준과 정책과제", 「보건복지포럼」, 2016(10), 2016, 68.

박은정, "경영상 해고에 관한 대법원 판례 분석과 평가", 「노동법학」 제53호, 2015, 111-151.

박재석, 결핵지침개정위원회 편, 결핵 진료 지침, 오송: 결핵지침개정위원회; 2014.

박정연, "복지서비스의 민간공급에 관한 공법적 규율-노인요양서비스를 중심으로", 고려대학교 일반대학원 박사

학위논문, 2016, 27.

박정연, "장기요양기관의 지위에 관한 행정법적 고찰", 「법학논총」 제34집, 숭실대학교 법학연구소, 2017, 228.

박지용, "보건의료에 대한 헌법적 기초로서 개념적 및 역사적 접근", 헌법학연구(한국헌법학회, 2013), 제19권 제4호.

박지용, "의료분쟁조정법의 내용과 향후 과제", 辯護士(서울지방변호사회, 2012), 제42호.

박지용, "의료사고 민사책임에 있어 계약법적 접근론에 대한 비판적 고찰", 서울법학(서울시립대학교 법학연구소, 2014), 제21권 제3호.

박지용, "의약품 리베이트 쌍벌제와 의료분쟁조정법", 의료정책포럼(대한의사협회 의료정책연구소, 2012), 제10권 제4호.

박학영, DNR에 대한 응급의료종사자의 인식과 윤리적 태도. 인제대학교 석사학위논문. 2010.

박학영·성미혜, "심폐소생술 금지에 대한 응급의료종사자간 인식과 윤리적 태도의 차이", 기본간호학회지, 2011, 18(3): 411-420.

박현애·박정호·박성애·윤순녕·오효숙·김증임 등, "국내외 전문간호사에 대한 현황과 발전방향", 대한간호, 2000, 39(4): 51-52.

박흥식, "의사의 치료행위에 대한 형법적 이해", 법학논집(이화여자대학교 법학연구소, 2013), 제17권 제3호.

배현아, "응급의료체계 내에서 진료정보교류의 법제", 한국의료법학회지, 2016, 24(2): 7-22.

백경희, "미용성형수술에 관한 면허 외 의료행위에 관한 고찰", 법학연구, 2017, 58(1): 133-157.

백경희·장연화, "양상의료행위와 한방의료행위의 의의 및 중첩 양상에 관한 판례의 태도에 대한 고찰", 한국의료법학회지, 2014, 22(1): 123-143.

백상숙, "요양병원 치매환자 삶의 질 향상 연구- 의료인 심층면담 중심으로-", 연세대학교 보건대학원 석사논문, 2015.

범경철, "의료영역과 한방의료영역의 업무구분에 관한 고찰", 의생명과학과법, 2009, 2: 49-100.

변성영, "비정규직 차별시정제도의 실무상 쟁점들", 「한국노사관계학회 학술대회」, 2018, 343-359.

보건복지가족부 보건의료정책실. 의료법령 민원질의·회신사례집. 서울: 보건복지가족부; 2008.

보건복지부 보도자료, "4대 중증질환 치료, 모두 건강보험으로 해결한다", 2013.6.26.

보건복지부 보도자료, "7개 질병군 포괄수가제 올해 7월 병의원급 의무적용 확대", 2012.2.15.

보건복지부 보도자료, "의사-환자간 원격의료 도입 관련 의료법 개정안 수정", 2013.12.10.

보건복지부 보도자료, 낙태허용주수 단축 및 산후조리원 3층 이상 개설금지, 2009.04.03

보건복지부, 2018 모자보건사업 안내, 2018

보건복지부, 국가생명윤리정책연구원 국립연명의료관리기관 설립추진단. "연명의료결정 제도 안내(의료기관용)" 책자, 2017.12.

보건복지부, 국립연명의료관리기관 "「연명의료결정법」 개정 시행에 따른 주요내용 안내" (접근일: 2019.4.5.) http://hospice.cancer.go.kr/square/archivesView.do?brd_no=91721

보건복지부, 보도자료 의료기기 인허가 규제, 전면 개편한다!, 2018.

보건복지부. (2011) 치매노인실태조사 보고서.

보건복지부. 2015년 국가결핵관리지침.

보건복지부, 중앙호스피스센터, "2018 국가호스피스·완화의료 연례보고서", 2020.4.

보건복지부·연세대학교, 전국 인공임신중절 변동 실태조사, 2011.10

보건복지부/한국건강증진개발원, 제4차 국민건강증진종합계획(2016-2010), 2015.12, 415면.

서유정·박윤희, "국내외 직장 괴롭힘 관련 법령 및 정책 분석-우리나라 직장 괴롭힘 대응에 대한 시사점", 「비서사무경영연구」 제26권 제1호, 2017, 181-201.

서제희 외, "지역사회 기반 노인 친화적 통합의료서비스 제공모형-재활의료서비스를 중심으로", 한국보건사회연구원 연구보고서, 2017.

석희태, "환자의 모를 권리와 의사의 배려의무", 의료법학 제19권 제1호, 2018.

선종수, "「연명의료결정법」의 문제점과 향후 과제", 「형사법의 신동향」 Vol. 55, 2017.6, pp. 163-190.

설미이, "국내전문간호사의 현황과 발전과제", 서울대학교 간호과학연구소 간호정책포럼 발표자료, 2017.3.31.

성정엽, "기본권충돌에 대한 헌법이론적 접근", 서울: 한국비교공법학회; 1999.

손준규, "한국의 복지정책 결정과정에 대한 연구: 행정부 내 정책결정과정을 중심으로", 1981, 52.

송석윤, "국가역할의 역사적 변천", 법과 사회(법과 사회 이론학회, 2001), 제20호.

송오식, "의료과실의 계약법적 구성", 법학연구(부산대학교 법학연구소, 2007), 제48권 제1호.

식품의약품안전처, 글로벌 의료기기 최신 규제 동향, 2018.

식품의약품안전처, 중국 규제 기관, 임상 시험 면제 목록에 의료기기, IVD 추가, 2018.

신명희, "현행 재활의료전달체계와 개선방향", 『HIRA』 제11권 제5호, 2017, 8.

신승균, "응급실 폭력에 대한 대응 및 개선방안", 한국민간경비학회보. 2016, 15(2): 65-78.

신옥주, "낙태죄의 위헌성에 관한 고찰", 「생명·윤리와 정책」 제2권 제1호, 2018.4, 19-51.

신호성·홍수연, "치과의사 인력현황 및 수급예측", 보건사회연구, 2007, 27(1): 81-102.

안전정보, "Special repoart", https://www.ipcc.ch/sr15/ (2019/2/16)

양승엽, "업무상 원인으로 인한 장애아 출산과 산재보험의 적용 범위", 「노동법학」 제59호, 2016, 161-165.

양희숙, "지역응급의료센터 내원환자의 응급의료체계 이용의 적절성에 관한 연구: 119 구급대를 통해 내원한 환자를 중심으로", 아주대 공공정책대학원 석사학위논문, 2010.

엄주희, "DNA 프라이버시와 적법절차: 디엔에이법 헌법불합치 결정(헌재 2016헌마344)에 관한 검토", 한국헌법판례연구학회 월례발표회, 2019.3.

엄주희, "뇌신경윤리에 관한 법제 연구", 법제처, 법제 통권 683호, 2018.

엄주희, "대만 환자 자주 권리법에 대한 연구", 법학논고 제64집, 2019.

엄주희, "미성년자 연명의료 결정에 관한 소고: 미국에서의 논의를 중심으로", 법학논총 제41집, 2018.

엄주희, "생명권의 헌법적 근거와 연명치료중단에서의 생명권의 보호범위", 헌법학연구 제19권 제4호, 2013.

엄주희, "영아의 생명권을 위한 규범적 고찰-베이비박스에 관한 영아유기 문제를 중심으로", 서울법학 제23권 제3호, 2016.

엄주희, "혼돈에 빠진 평등론에 관한 토론문", 제11회 한국법률가대회, 2018.10.

엄주희, "환자의 생명 종결 결정에 관한 연구: 입법적 실천 방안을 위한 미국과의 비교법적 모색", 연세대학교 대학원 법학과 박사학위논문, 2013.

엄주희, "환자의 생명 종결 결정에 관한 헌법적 고찰-한국과 미국의 헌법 판례를 중심으로", 헌법판례연구 14, 2013.

엄주희·김명희, "호스피스 완화의료와 의사조력자살 간 경계에 관한 규범적 고찰", 법학연구 제28권 제2호, 2018, 22.

엄주희·양지현, "낙태와 관련한 자기결정권의 행사와 그 한계에 대한 재조명", 성균관법학 제30권 제4호, 2018.

에르빈 도이취, 양삼승 역, "의사법(醫師法) 및 의사의 책임에 관한 최근의 국제적 동향", 법조(법조협회, 1983), 제32권 제8호.

오상호, "산업안전보건법상 도급인 사업주의 책임 인정기준과 유형", 「노동법포럼」 제23호, 2018, 181-216.

오영호 외. "보건의료인력 중·장기 수급추계연구: 2015~2030", 세종: 한국보건의료인국가시험원; 2014.

오윤식, "업무상 재해 요건과 증명책임", 「저스티스」 제140호, 2014, 365-392.

오재호, "지구온난화에 따른 한국에서 자연재해 발생 전망", 「충북대학교 국가위기관리연구소 학술세미나」, 2007, 69-82.

오종은, "산재보험 사각지대 해소를 위한 연구: 퀵서비스종사자를 중심으로", 「사회보장연구」 제27권 제4호, 2011, 111-135.

왕승혜, EU의 의료기기 법제에 관한 분석. 최신외국법제정보 Issue Brief on Foreign Laws. 2017.08.03.

우명숙, "한국의 복지제도 발전에서 산재보험 도입의 의의", 「한국사회학」, 제41집 3호, 2007, 175.

유호종, "'유전정보의 모를 권리'의 윤리적 법적 근거와 실현 방법," 한국의료법학회지 22(1), 2014.

윤애림, "복수의 사업주에게 노동력을 제공하는 자에 대한 산재보험 적용 방안", 「노동법연구」 제34호, 2013, 289-319.

윤애림, "산재보험법의 특수형태근로종사자 특례제도의 문제점과 대안", 「노동법연구」 제33호, 2012, 47-91.

윤영미, "2012년 헌법 중요 판례", 인권과정의, 432, 6-21, 2013.8.

윤지영, "육아휴직제도의 현황 및 문제점", 「사회보장법연구」 제7권 제2호, 2018, 139-164.

윤진수, "법의 해석과 적용에서 경제적 효율의 고려는 가능한가?", 고학수, 허성욱(편), 경제적 효율성과 법의 지배, 박영사, 2009.

윤진숙, "낙태 법제에 대한 이론적 고찰", 법조협회, 43-77, 2012.

의료기기정보기술지원센터, 의료기기 RA전문가 교육 교재, 2016.

이광재, "노인장기요양보험제도의 정책과정의 이해", 공동체, 2010, 38.

이기원, "낙태죄 허용사유에 관한 비교법적 고찰", 法學論叢(Chosun law journal), 19(3), 401-426, 2012.

이달휴, "최저임금법상 문제점과 해결방향", 『노동법논총』 제41권, 2017, 191-219.

이백휴, "의료법상 태아 성감별 및 고지 금지 규정에 대한 검토", 한국의료법학회지 제18권 2호, 2010.

이백휴·이평수, "의사와 한의사의 업무갈등 사례분석 및 대응방안연구", 서울: 의료정책연구소; 2011.

이백휴·이평수·박윤형, "의사와 한의사의 의료기기 상호활용 가능성과 한계-소위 IMS 시술관련 판결을 중심으로", 한국의료법학회지, 2011, 19(2):139-160.

이상돈, "법을 통한 보건과 의료의 통합?-보건의료기본법 체계기획에 대한 비판과 전망", 고려법학(고려대학교 법학연구소, 2001).

이상돈, "전문법-이성의 지역화된 실천", 고려법학(고려대학교 법학연구소, 2002), 제39호.

이상영 외, "치과의사 전문과목 신설 등 전문의제도 개선방안에 관한 연구", 세종: 한국보건사회연구원; 2016.

이상철, "한의사 혈액·소변검사, 형사고발 등 강력 대응", 후생신보 2019.3.25.

이석배, "낙태죄 존치론에 대한 반론", 한국의료법학회지 제26권 제1호, 2018.6, 75-98.

이석배·배현아·정중식·김미란·김지희, "응급의료의 법과 윤리", 대한응급의학회지, 2009, 20(6): 593-603.

이선순, "낙태논쟁 속 법담론의 탈관계성 비판-낙태죄 헌법소원을 중심으로", 젠더와 문화 제7권 제1호, 2014.6, 169-203.

이승길·이주호, "스마트기기를 활용한 근로와 근로시간의 쟁점 및 개선방안-퇴근 후 카톡금지법을 중심으로", 「노동법논총」 제38권, 2016, 145-180.

이원철, "일개 권역응급의료센터의 중증 외상환자의 전원 현황과 문제점", 아주대학교 대학원 석사학위논문, 2011.

이윤경, "노인의 건강과 돌봄", 「보건복지포럼」 2018(10): 21, 2018.

이은영·강현희·김윤덕 외, "모자보건법 제14조 '인공임신중절수술의 허용한계' 개정방향", 한국의료윤리교육학회지, 11(2): 163-182, 2008.12.

이은영·김소윤·손명세·이일학, "낙태 관련 의사결정의 합리화: 각국의 낙태 상담절차와 규정", 한국의료법학회지, 18(1): 105-128, 2010.

이인영, "미국에서의 낙태 규범과 범죄와의 상관관계 분석 연구에 한 고찰", 형사법연구 24(4): 281-282, 2012.

이재석, ""호스피스·완화의료 및 임종과정에 있는 환자의 연명의료결정에 관한 법률"에 대한 비판적 고찰", 한국법학회. 『법학연구』 vol.16, no.4, 통권 64호 219-245, 2016.

이재학, "낙태죄의 비범죄화 논란에 대한 소고-생명과 자유의 화합의 관점에서", 法學論攷 第59輯, 2017.8, 113-151.

이정원, "낙태죄의 구조와 문제점-독일형법에서의 낙태죄 규제와의 비교를 중심으로", 법제연구 54, 193-216.

이종한·이권섭·박진우·한규남, "사업장 MSDS 영업비밀 적용실태 및 제도 개선방안에 관한 연구", 「한국산업위생학회지」 제21권 제3호 128-138, 2011.

이한국·도병수·이삼범, "구급차 동승을 통한 지역주민의 응급의료체계 이용의 적절성 및 성향조사", 대한응급의학회지, 21(5): 525-530, 2010.

이현아·문한나·김보배·김명희, "보조생식술 관련 법제도 개선방안 연구", 「생명·윤리와 정책」, 1(1): 109-141, 2017.

이흥재, "근로기준법 제정심의의 주요쟁점", 서울대학교 법학연구소, 서울대학교 法學/50(3): 89-127, 2009.

이희훈, "영국·미국·독일·프랑스의 낙태 규제 입법과 판례에 대한 비교법적 고찰", 일감법학 제27호 703-738, 2014.

임득호·정태녕·이창재·진수근·김의중 외, "응급의료전달체계의 각 요인이 중증외상환자의 예후에 미치는 영향 분석", 대한외상학회지, 24(2): 89-94, 2011.

임민경, "사회적 가치에 근거한 보건의료자원 분배기준", 서울대 보건대학원 박사학위논문. 2013.

장봉석, "노인장기요양보험 시행 이후 노인복지법의 역할에 관한 소고", 「법학연구」 제32집, 전북대학교 법학연구소, 2011, 406-407.

장봉석·박정연, "노인돌봄체계의 개선방안에 관한 고찰", 「법학연구」 제58집, 전북대학교 법학연구소, 2018, 105.

장연식, "헬리콥터를 이용한 병원이송체계의 비용-편익 분석", 서울대학교 보건대학원 석사학위논문. 2016.

장우찬, "산재보험법상 특수형태근로종사자 적용 특례 조항의 비판적 검토", 「노동정책연구」 제14권 제1호 155-185, 2014.

장우찬, "연차휴가 개선방안의 실효성에 관한 연구-사용 촉진에 대한 기여를 중심으로", 「노동법학」, 제61호 179-206, 2017.

장철준, "의료행위와 기본권: 헌법 해석적 접근", 의료법학 제15권 제1호, 2014.

전광석, "지속가능성과 복지국가", 법학연구(연세대학교 법학연구원, 2012), 제22권 제2호.

전영, "프랑스에서의 임신중절에 관한 연구", 헌법재판소 헌법재판연구원.

전영선, "치과전문의, 올해 688명 신규배출", 치과신문 2019년 2월 14일자.

전학선, "프랑스 헌법재판소의 임신중절 결정", 외법논집 36(4), 2012.

정성필, "응급의료기본계획 정책추진 및 성과분석", 2017년도 대한응급의학회 추계학술대회. 2017.

정영철, "공법적 시각에서 본 임의비급여의 제한적 허용의 쟁점", 법학논고 제40집, 2012.

정영호 외, "효과적인 만성질환 관리방안 연구", 한국보건사회연구원, 2013, 13.

정은경, "2014년 결핵환자 신고현황 연보", 충청북도: 질병관리본부; 2015.

정은옥, "한국형 결핵발생 예측모형 개발과 결핵퇴치정책의 효과분석", 서울: 건국대학교 이과대학 수학과, 2011.

정종섭, "우리 법학의 올바른 자리매김을 위하여-헌법학의 통합과학적 연구에로", 법과 사회(법과 사회 이론학회, 1990), 제2호.

정철, "헌법재판소의 낙태결정(2010헌바402)에 대한 헌법적 검토", 헌법학연구 제19권 제2호, 한국헌법학회, 2013.

정희진, "전문간호사의 법적책임", 서울: 이화여자대학교 대학원 석사학위논문, 2009.

제338회 국회(임시회) 법제사법위원회회의(2016.1.8.)/전문위원 심태규, 호스피스·완화의료 및 임종과정에 있는 환자의 연명의료 결정에 관한 법률안(대안) 검토보고, 법제사법위원회, 2015.12.9. 회부, 2015.12.30. 상정, 2016.1.8. 처리.

조강희, "재활의료서비스의 이상적인 전달체계", 「J Korean Med Assoc」 제60권 제11호 886-887, 대한의사협회, 2017.

조유향, "호스피스·완화의료와 윤리적 쟁점", 「한국노년학연구」 Vol. 24 75-103, 2015.

조재호, "업무상 질병에서의 인과관계 입증책임", 「사회보장법연구」 제2권 제1호 159-183, 2013.

주호노, "낙태에 관한 규정의 현황과 모자보건법의 합리적 개정방안", 한국의료법학회지, 20(2), 51-81, 2012.

중앙응급의료센터. 응급의료 통계 연보. 2017.

채희태·방강수, "감정노동에 관한 제도적 교율의 문제점과 개선방학", 「법학논총」 제34권 제3호, 235-261.

최경석, "생명윤리와 생명윤리법: 다원주의 사회에서 학제적 생명윤리학의 학문적 정체성과 미래", 법학논집(이화여자대학교 법학연구소, 2012), 제17권 제1호.

최규진, "낙태죄의 역사", 의료와사회 제8호, 2017.12, 262-273.

최금연, "마취전문간호사의 소진과 조직몰입간의 관계", 부산: 부산가톨릭대학교 생명과학대학원 석사학위논문, 2011.

최령·황병덕, "소득계층에 따른 응급의료이용", 한국병원경영학회지, 2013, 18(4): 78-96.

최행식, "의료행위와 의료계약에 관한 기초론적 고찰", 법학연구(한국법학회, 2004), 제14집.

최현정, "낙태죄 헌법소원의 쟁점들", 여/성이론 통권 제39호, 2018.12, 262-274.

최현정, "낙태죄의 문제점 및 개선방향", 이화젠더법학 제8권 제3호(통권 제18호), 2016.12, 225-258.

최호진, "의료분야에서 부패범죄의 양상과 대책", 비교형사법연구(비교형사법학회, 2011), 제13권 제2호.

최홍조, "결핵의 사회적 결정요인 관점에서 바라본 한국결핵의 현재와 향후방향", 서울: 고려대학교 대학원 보건학과, 보건과 사회과학 제35집, 2014.

통계청 통계개발원. "1인가구의 증가와 주택시장 및 주거형태의 변화", 한국의 사회동향 2016, 225-230.

통계청 통계개발원. "1인가구의 추세와 특색", 한국의 사회동향 2012, 68-76.

표명환, "기본권적 보호이익의 침해에 대한 승낙과 그 한계", 서울: 한국비교공법학회, 2008.

표명환, "태아의 생명보호에 관한 헌법적 고찰", 土地公法研究(Public land law review), 51, 343-364, 2010.

하명호, "신체의 자유와 인신보호절차", 서울: 고려대학교출판부, 2013.

한국노동사회연구소, "한국 사회 감정노동 실태와 개선방향 연구", 「경제사회발전노사정위원회」 2014.

한국보건의료연구원, "무의미한 연명치료 중단을 위한 사회적 합의안 제시", NECA-협력연구, 2009.10.

한국보건의료연구원, 홈페이지, https://www.neca.re.kr

한국산업안전보건공단 연구원, "날씨와 산업재해", http://www.kosha.or.kr/kosha/report/pressreleases.do?mode=view&boardNo=507&articleNo=336367&attachNo=, (2019/2/16)

한국산업안전보건공단, "감정노동평가 지침", 「KOSHA GUIDE H-163-2014」, 2014.

한권탁, "1953년 근로기준법의 노동 정책적 의의", 「경희법학」, 제52권 제2호(경희법학연구소, 2017), 443.

한인상, "근로기준법 개정의 주요 내용과 쟁점", 「의정연구」 제52권, 2017, 217-226.

한인상, "근로기준법상 이행강제금제도의 입법효과 및 개선방안", 「노동법논총」 제37권, 2016, 311-349.

한인상, "휴일근로 관련 쟁점 분석 및 동향", 「노동리뷰」 제113권, 2014, 46-60.

허성욱, "한국에서 빅데이터를 둘러싼 법적 쟁점과 제도적 과제", 경제규제와 법 제7권 제2호(통권 제14호), 2014.

허종렬·엄주희·박진완, "헌법상 기본권 개정안 논의동향과 성과 검토-2018 한국헌법학회 헌법개정연구위원회 기본권분과위원회의 활동을 중심으로", 법학논고 제63집, 2018.

호스피스완화의료 웹사이트 (접근일: 2019.2.25.) http://hospice.cancer.go.kr/hospice/hospiceServiceType.do?menu_no=581&brd_mgrno=

호승희 외, "재활의료 전달체계 및 정책 개선방안 연구", 국립재활원, 2017, 1.

홍완식, "입법의 원칙에 관한 연구, 법제처", 법제, 2006.

홍완식, "헌법과 사회보장법에서의 보충성의 원리", 공법연구 제28권 제4호 제2권, 2000.

홍완식, "헌법재판소의 결정을 통해 본 입법의 원칙", 헌법학연구 제15권 제4호, 2009.

KTV 국민방송 (2019.2.11.), https://m.post.naver.com/viewer/postView.nhn?volumeNo=17835761&memberNo=
4328593&vType=VERTICAL)

KOTRA 암스테르담 무역관 자료, 2018.

3. **법률**

「근로기준법」

「보건범죄 단속에 관한 특별조치법」

「산업안전보건법」

「산업재해보상보험법」

「의료법」

「의료기기법」

「한의약 육성법」

「호스피스·완화의료 및 임종과정에 있는 환자의 연명의료결정에 관한 법률(약칭: 연명의료결정법)」

4. **판결**

대법원 1974.11.26. 선고 74도1114 판결

대법원 1987.12.8. 선고 87도2108 판결

대법원 1989.12.26. 선고 87도840 판결

대법원 1994.12.27. 선고 94도78 판결

대법원 1996.7.39. 선고 94도1297 판결

대법원 1999.6.25. 선고 98도4716 판결

대법원 1999.6.25. 선고 98도4716 판결

대법원 2003.5.3. 선고 2003도939 판결

대법원 2004.6.24. 선고 2002도995 판결

대법원 2005.1.28. 선고. 2003다14119

대법원 2007.6.28. 선고 2005도8317 판결

대법원 2007.9.6. 선고 2006도2306 판결

대법원 2008.10.9. 선고 2008두11594 판결

대법원 2008.2.28. 선고 2006두17956 판결

대법원 2009.5.21. 선고 2009다17417 판결

대법원 2010.3.25. 선고 2008도590 판결

대법원 2011.5.13. 선고 2007두18710 판결

대법원 2011.5.26. 선고 2009도6980 판결

대법원 2011.6.9. 선고 2011두3944 판결

대법원 2012.5.10. 선고 2010도5964 판결

대법원 2013.2.13. 선고 2010도10352 판결

대법원 2014.1.16. 선고 2011도16649 판결

대법원 2016.3.24. 선고 2015도8621 판결

대법원 2016.7.21. 선고 2013도850 판결

서울고등법원 2006.6.30. 선고 2005누1758 판결

대전지방법원 2015.5.28. 선고 2014노3568 판결

부산지방법원 2015.1.9. 선고 2013고합140, 2013고합196, 2013고합468, 2013고합480, 2013고합625, 2013고합631, 2014고합154, 2014고합279(병합) 판결

서울남부지법 2015.5.22. 선고 2014노1201 판결

서울행정법원 2008.10.10. 선고 2008구합 11945 판결

헌법재판소 2003.2.27. 선고 2002헌바23 결정

헌법재판소 2012.2.23. 선고 2009헌마623 결정

헌법재판소 2012.8.23. 선고 2010헌바402 결정

헌법재판소 2013.12.26. 선고 2012헌마551 결정

헌법재판소 2015.5.28. 선고 2013헌마799 결정

헌법재판소 2019.04.11. 선고 2017헌바127 결정

5. 뉴스

"33명의 죽음, 잊었나⋯되풀이 되는 현대제철 사고" 노컷뉴스 인터넷 기사(2019.02.21.) https://www.nocutnews. co.kr/news/5107763

"55만명 新특수고용 노동자, 산재 혜택조차 못받아 여건 최악" 한국일보 인터넷 기사(2019.03.25.) http://www. hankookilbo.com/News/Read/201903221941311863?did=NA&dtype=&dtypecode=&prnewsid=

""꽃 같은 아들을 이제 떠나보냅니다" 호스피스 병동 르포" 서울신문 인터넷 기사(2019.03.11.) http://www. seoul.co.kr/news/newsView.php?id=20190311500228&wlog_tag3=naver

"내 어머니는 살아 있습니까, 죽고 있습니까" 오마이뉴스 인터넷 기사(2019.03.13.) http://www.ohmynews.com/ NWS_Web/View/at_pg.aspx?CNTN_CD=A0002518400&CMPT_CD=P0010&utm_source=naver&utm_medium =newsearch&utm_campaign=naver_news

"부산국제영화제 스태프 체불 5억원 넘어" 미디어오늘 인터넷 기사(2019.03.21.) http://www.mediatoday.co.kr/ ?mod=news&act=articleView&idxno=147436#csidx0021f623c01517190bb7edb7451785b

"부산 요양병원 건물서 화재⋯ 3년전 장성 요양병원 참사 악몽 떠올라" 라포르시안(2017.3.3.) http://www. rapportian.com/news/articleView.html?idxno=102288

"부분 출산 낙태는 살인" 미주 중앙일보(2003.10.21.)

"'사망예견 환자퇴원 철퇴'에 의료계 반발" 문화일보 인터넷 기사(2004.6.30.) https://news.naver.com/main/

read.nhn?mode=LSD&mid=sec&sid1=102&oid=021&aid=0000074075

"상담원 이문수 자살이 아니라 산재였다" 한겨레21 인터넷 기사(2019.01.04.) http://h21.hani.co.kr/arti/society/ society_general/46425.html

"'손쉽게 질병 검사' 체외진단기기 시장출시 빨라진다." 서정원, 매일경제신문(2019.04.01.) https://www.mk.co.kr/ news/it/view/2019/04/195520/

"(시론)연명의료 중단 허용의 의미" 뉴스토마토 인터넷 기사 (2015.12.21.) http://www.newstomato.com/Read News.aspx?no=609962

"연명의료 결정 대상시술 확대" 매일경제 인터넷 기사(2018.3.19.) https://www.mk.co.kr/news/view/it/ 2019/03/163992/

"잇단 과로사…공직사회 '술렁'" 한국경제 인터넷 기사(2017.03.07.) https://www.hankyung.com/article/2017030 712801?nv=o

"[장성 요양병원 화재] 순식간에 병실 덮친 유독가스, 환자들 피신할 틈도 없었다" 경향신문(2014.5.28.) http://news.khan.co.kr/kh_news/khan_art_view.html?artid=201405282145155&code= 940202

"장성요양병원 화재 참사 원인 '간병인' 부재" 의협신문(2017.3.31.) http://www.doctorsnews. co.kr/news/art icleView.html?idxno=116163

"직장인 77.7% "나도 감정노동자"" 프라임경제 인터넷 기사(2018.12.07.) http://www.newsprime.co.kr/news/art icle.html?no=439093

"靑, '낙태죄' 국민청원에 답…"임신중절 현황 파악부터"", 노컷뉴스(2017.11.26.).

"[최신미국판례] 여성의 낙태권과 국가의 태아생명보호의무간 충돌 해결점" 법률신문 오피니언, 김정훈 변호사 (2001.05.07.)

"PA(진료지원인력) '무면허 의료행위' 커지는 딜레마" 채지선, 한국일보(2016.10.6.)

6. 외국문헌

Annas, The Rights of Patients: The Authoritative ACLU Guide to the Rights of Patients (NYU Press, 2004).

Barry R. Furrow. Health Law, cases, materials and problems. MN: West; 2013.

Bartha Maria Knoppers, From the Right to Know to the Right Not to know, 42 J.L. Med. & Ethics 6, 2014.

Barton, Understanding the U.S. Health Services System (Health Administration Press, 2009).

Bayer, Ronald, *Public health ethics: theory, policy, and practice*, Oxford University Press, 2007.

Bayer, Ronald, *Public health ethics: theory, policy, and practice*, Oxford University Press, 2007.

Beauchamp, Childress, Principles of Biomedical Ethics (Oxford University Press, 2012).

Bodenheimer, Grumbach, Understanding Health Policy (McGraw-Hill Medical, 2012).

Burg, "Law and Bioethics", H. Kushe, P. Singer, A Companion to Bioethics (Wiley-Blackwell, 2009).

Burris, Mays, Scutchfield, J. Ibrahim, "Moving from Intersection to Integration: Public Health Law Research and Public Heath Systems and Services Research", The Milbank Quarterly Vol. 90 No. 2(2012. 6.).

CDC. The Centers for Law and the Public's Health: A Collaborative at Johns Hopkins and Georgetown Universities, Tuberculosis Control Laws and Policies: A Handbook for Public Health and Legal Practitioners. 2009..

Dawson, Angus, *Public Health Ethics: Key Concepts and Issues in Policy and Practice*, Cambridge University Press, 2011.

Dawson, Angus, *Public Health Ethics: Key Concepts and Issues in Policy and Practice*, Cambridge University Press, 2011.

Epstein, "In Defense of the 'Old Public Health'", 69 Brook. L. Rev. 1421 (2003-2004).

eur-lex.europa.eu

FDA Center for Devices and Radiological Health (CDRH), Digital Health Innovation Action Plan, 2017.

Fremgen, Medical Law and Ethics (Pearson, 2012).

Gostin, "Legal Foundations of Public Health Law and its Role in Meeting Future Challenge", Public Health 120 Supplement 1(2006. 8.).

Gostin, Burris, Lazzarini, "The Law and the Public's Health: A Study of Infectious Disease Law in the United States", 99 Colum. L. Rev. 59 (1999).

Gostin, Lawrence O, *Public health law: power, duty, restraint*, University of California Press, 2008.

Gostin, Public Health Law: Power, Duty, Restraint (University of California Press, 2008).

Holliday, R. (1997). Understanding ageing. Philosophical Transactions of the Royal Society of London B: Biological Sciences, 352(1363), 1793-1797. p.1794, 1796.

http://www.koreadaily.com/news/read.asp?art_id=250107

http://www.nibp.kr/xe/news2/57296

https://www.guttmacher.org/state-policy/explore/overview-abortion-laws

https://www.lawtimes.co.kr/Legal-Opinion/Legal-Opinion-View?serial=27938

https://www.nocutnews.co.kr/news/4883030

Hunter, "Public-Private Health Law: Multiple Directions in Public Health", 10 J. Health Care L. & Pol'y 89 (2007).

IPCC, "Special repoart", https://www.ipcc.ch/sr15/ (2019/2/16)

Jonathan hsrring, Charles Foster, "Please Don't Tell me"-The Right Not to know, 21 Cambridge Q. Healthcare Ethics 20, 2012.

Kushe, Singer, "What Is Bioethics? A Historical Introduction", Kushe, Singer(ed), A Companion to Bioethics (Wiley-Blackwell, 2009).

Lawrence O. Gostin. Public Health Law power, duty, restraint. Berkeley: UC Press; 2008.

Melisa L. Thombley, JD, MPH., Daniel D. Stier, JD.. Menu of Suggested Provisions for State Tuberculosis

Prevention and Control Laws. CDC. 2010.

Montgomety, Health Care Law (Oxford University Press, 2002).

Nobili et al., "Multiple diseases and polyharm", *Journal of Comorbidity,* 2011.

OECD, "Help Wanted? Providing and Paying for Long-Term Care: Chapter 1 Long-term Care: Growing Sector, Multifaceted Systems", 2011, p.39. available at 〈http://www.oecd.org/els/health-systems/4788 4520.pdf〉 검색일: 2019.2.15.

OECD.Stat (Dataset: Health Care Resources, Density per 1000 population (head counts)) https://stats.oecd.org/

Oscar A. Cabrera, James G. Hodge, Lawrence O. Gostin. Express Tuberculosis Control Laws in Selected U.S. Jurisdictions, A Report to the CDC. CDC. 2008.

OSHA. Guidelines for preventing workplace violence for healthcare and social service workers. 2016.

Pilot LR, Waldmann DR. Food and Drug Administration Modernization Act of 1997: medical device provisions. Food Drug Law J. 1998;53(2):267-295.

Robin, The World According to Monsanto (New Press, 2012).

Roemer, National Health Systems of the World: Volume 1: The Counties (Oxford University Press, 1991)

Rosenbaum, Frankford, Law, Rosenblatt, Law and the American Health Care System (Foundation Press, 2012).

Starr, The Social Transformation of American Medicine (Basic Books, 1984).

The Committee on Legal Issues in Health Care, "Medical Malpractice Threat: A Study of Defensive Medicine", 1971 Duke L. J. 939 (1971).

The New York Times, #Shout Your Abortion Gets Angry Shouts Back, https://www.nytimes.com/2015/10/ 02/us/hashtag-campaign-twitter-abortion.html

The Task Force on Health Law Curricula of the American Society of Law and Medicine, "Health Law and Professional Education", 63 U. Det. L. Rev. 245 (1985-1986).

Thomas C. Timmreck, Dictionary of health services management, 2nd ed. 2011.; 〈https://www.ncbi.nlm.nih. gov/mesh/68002908〉 검색일: 2019.2.22.

Turnock, Bernard J, *Public Health: What It Is and How It Works,* John and bartlett publishers, 2008.

Turnock, Public Health: What It Is and How It Works (APHA Press, 2012).

Wachter, Understanding Patient Safety (McGraw-Hill Professional, 2012).

Webster, The National Health Service: A Political History (Oxford University Press, 2002).

WHO Definition of Palliative Care (접근일: 2019.3.19.) https://www.who.int/cancer/palliative/definition/en/

WHO. 25 Questions and Answers on Health and Human Rights. WHO; 2002.

WHO. Global tuberculosis report 2015. WHO; 2015.

WHO. Good Practice in Legislation and Regulations for TB Control: An Indicator of Political Will. WHO; 2001.

World Health Organization, Strengthening Health System to Improve Health Outcomes: WHO's Framework for Action (World Health Organization, 2007).

World Health Organization, WHO Recommendations for the Prevention and Management of Tobacco Use and Second-hand Smoke Exposure in Pregnancy (World Health Organization, 2013).

World Health Organization, World Health Report 2000. Health System: Improving Performance (World Health Organization, 2000).

World Health Organization. (2015). World report on ageing and health. World Health Organization.

WPCA(Worldwide Palliative Care Alliance), WHO(World Health Organization) "Global atlas of palliative care at the end of life", 2014.1.

강선주　간호사이며 법학박사이다. 국군간호사관학교를 졸업하고 연세대학교에서 법학사와 간호관리학 석사 그리고 대전대학교에서 법학 석사와 박사학위를 취득하였다. 1998년부터 2018년까지 간호학과 교수로 재직하다가 2019년부터는 연세대학교 보건대학원에 연구교수로 재직 중이다. 한국의료법학회, 대한환자안전학회, 국제보건의료학회 및 이준국제법연구원 등 다수의 학회에서 이사로 있다.

권오탁　법학박사이다. 현재 건강보험심사평가원 부연구위원으로 재직 중이며 사회적 기본권, 건강권, 건강보험제도, 보험급여 및 의료자원·의료정보 관련 연구를 진행하고 있다.

김명희　마취통증의학과 전문의이자 보건학박사이다. 연세대학교에서 석사와 박사 학위를 취득하였다. 현재 재단법인 국가생명윤리정책원 원장으로 재직 중이며, 연명의료관리센터장을 역임하였다.

김소윤　예방의학전문의이자 보건학박사이다. 현재 연세대학교 의과대학 의료법윤리학과장을 맡고 있다. 보건복지부 사무관, 기술서기관 등을 거쳐 연세대학교 의과대학에 재직 중이며, 보건대학원 국제보건학과 전공지도교수, 의료법윤리학연구원 원장, 대한환자안전학회 정책이사 등도 맡고 있다.

김태현　의료경영학박사이다. 미국 버지니아 주립대학교(Virginia Commonwealth University)에서 박사 학위를 취득하였다. 미국 일리노이주 거버너스 주립대학교(Governors State University) 의료경영학과 조교수를 거쳐, 연세대학교 보건대학원 조교수, 부교수(병원경영전공 지도교수, 의료기기산업학과 겸직교수)로 재직 중이다. 병원경영학회 부회장(편집위원장), 보건경제정책학회 학술이사, 보건행정학회 집행이사 등도 맡고 있다.

김한나　의사이자 법학박사이다. 연세대학교 의과대학 인문사회의학교실 의료법윤리학과에서 기초연구조교수로 재직 중이다.

박정연　법학박사로서 고려대학교에서 석사 학위와 박사 학위를 취득하였다. 법제처 및 한국법령정보원 연구원, 이화여대 생명의료법연구소 박사후연구원, 고려대학교 법학전문대학원 연구교수로 근무했으며, 현재 국립 한경대학교 법학과 교수로 재직 중이다.

박지용　변호사로서 연세대학교 의과대학 연구조교수를 거쳐 현재 연세대학교 법학전문대학원 조교수로 재직 중이다. 연세대학교 법학연구원 의료과학기술법센터장을 맡고 있다.

백상숙　보건학박사이다. 연세대학교 보건대학원 노인·정신보건분야 연구교수로 재직 중이다.

엄주희　법학박사이자 법률가이다. 연세대학교에서 법학 학사, 석사, 박사 학위를 취득하였다. 국가생명윤리정책원 팀장, 연세대학교 보건대학원 연구교수를 거쳐 현재 건국대학교 법학전공 조교수로 재직 중이다. 한국헌법학회 기획이사, 한국의료법학회 학술이사, 미래의료인문사회과학회 상임이사, 국가호스피스연명의료위원회 위원와 연명의료전문위원회 위원 등을 맡고 있다.

왕승혜　법학박사이며, 보건의료행정법, 식의약안전법에 관한 연구를 수행하고 있다. 한국법제연구원에 재직 중이다.

원종욱　예방의학과전문의, 직업환경의학과전문의, 가정의학과전문의이자 보건학박사이다. 연세대학교 의과대학을 졸업하고, 연세대학교 대학원에서 석사 학위를 취득하고, 가톨릭대학교 대학원에서 박사 학위를 취득하였다. 현재 연세대학교 의과대학에 재직 중이며, 연세대학교 보건대학원 원장으로 재직 중이다. 대한직업환경의학회 회장을 맡고 있다.

이동현 보건학박사이다. 연세대학교에서 보건학 석사와 박사 학위를 취득하였으며 현재 연세대학교 의과대학 의료법윤리학과에서 박사후 과정 및 의료법윤리학연구원 전문연구원으로 재직 중이다.

이미진 보건학박사이다. 현재 아주대학교 의과대학 인문사회의학교실에 재직 중이다.

이세경 가정의학과전문의이자, 의학박사, 법학박사, 신학박사이다. 연세대학교 의료법윤리학과 연구강사 및 인제대학교 인문사회의학교실 조교수를 거쳐 현재 임상의료분야에 재직 중이다. 한국의료법학회 이사, 미래의료인문사회과학회 이사, 고신대학교 생리학교실 외래교수 등을 맡고 있다. 주요관심분야는 의료와 인권이다.

이연호 보건학박사이다. 연세대학교에서 석사와 박사 학위를 취득하였으며, 현재 재단법인 국가생명윤리정책원에 재직 중이다.

이 원 간호사이자 보건학박사이다. 현재 중앙대학교 간호학과에서 조교수로 재직 중이며, 주요관심분야는 환자안전이다. 대한환자안전학회 이사, 간호법교육학회 이사 등을 맡고 있다.

이유리 연세대학교에서 간호학과 정치외교학을 전공하고 동대학원에서 보건학 석사와 보건학 박사 학위를 취득하였다. 세계보건기구 서태평양지역사무처, 한국국제보건의료재단, 연세대학교 보건대학원에서 연구교수로 근무하였으며 현재는 명지전문대학 보건의료정보과에서 조교수로 재직 중이다.

이은영 생명의료윤리학을 전공한 문학박사이다. 연세대학교 의료법윤리학협동과정에서 박사 학위를 취득하였다. 동아대학교 철학생명의료윤리학과 조교수와 인제대학교 의과대학 인문사회의학교실 자문교수를 역임하였다. 현재 국가생명윤리정책원 선임연구원으로 재직 중이다.

이일학 문학박사이며, 연세대학교 의과대학에서 의료법윤리 강의를 담당하고 있다. 연명의료, 삶의 마지막 시기에 관심이 많으며, 관련 연구를 수행하고 있다.

이정배 직업환경의학과 전문의이자 보건학박사이다. 차의과대학교를 졸업하고, 연세대학교 대학원에서 박사 학위를 취득하였다. 현재 단국대학교 의과대학에 재직 중이다.

장승경 중앙대학교 간호대학을 졸업하고 연세대학교에서 보건학 박사 학위를 취득하였다.

장 욱 연세대학교 법학과를 졸업하고, 연세대학교에서 법학 석사와 박사 학위를 취득하였다. 미국 Indiana University-Bloomington LL.M을 거쳐, 현재 연세대학교 보건대학원에서 연구교수를 맡고 있다.

최성경 중앙대학교 간호대학을 졸업하고 연세대학교에서 보건학 박사 학위를 취득하였다. 현재는 연세대학교 의과대학 인문사회의학교실 의료법윤리학과에서 연구조교수로 재직 중이다.

보건의료법윤리학

| 초판발행 | 2021년 2월 28일 |
| 중판발행 | 2021년 10월 15일 |

| 지은이 | 손명세 외 |
| 펴낸이 | 안종만·안상준 |

편 집	한두희
기획/마케팅	손준호
표지디자인	박현정
제 작	고철민·조영환

펴낸곳	(주) **박영사**
	서울특별시 금천구 가산디지털2로 53, 210호(가산동, 한라시그마밸리)
	등록 1959. 3. 11. 제300-1959-1호(倫)

전 화	02)733-6771
f a x	02)736-4818
e-mail	pys@pybook.co.kr
homepage	www.pybook.co.kr
I S B N	979-11-303-0840-1 93510

| 정 가 | 28,000원 |